學齡前兒童精神健康手冊
——發展、疾病和治療

Handbook of Preschool Mental Health:
Development, Disorders, and Treatment

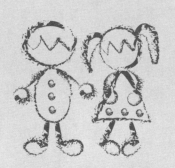

Joan L. Luby　主編

林政佑、陳芝萍、陳威勝　譯

HANDBOOK OF
PRESCHOOL MENTAL HEALTH
Development, Disorders, and Treatment

Edited by
JOAN L. LUBY

目錄

第三部分　學齡前幼兒的評估與介入治療

⊙ • ⊙ • ⊙ • *Contents* • ⊙ • ⊙ • ⊙

主編者簡介

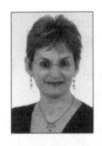

　　Joan L. Luby 醫學博士是一位嬰幼兒／學齡前兒童領域的精神科醫師，且是聖路易華盛頓醫學大學兒童精神學系的助理教授，並在該校創立及指導幼兒情緒發展計畫（Early Emotional Development Program），該項著重於學齡前孩童之情緒疾患的臨床暨研究計畫，更是全國首創。Luby 博士在早發性情緒疾患現象學上的研究，也榮獲美國國家心理衛生研究院（National Institute of Mental Health）以及美國國家精神分裂和憂鬱症研究聯合會（National Alliance for Schizophrenia and Depression）的援助。她目前擔任美國兒童及青少年精神學會之成長初期委員會（Infancy Committee of the American Academy of Child and Adolescent Psychiatry）的主席，並為著重於研發學齡前疾患適齡之診斷標準的多個科學顧問小組服務。

作者群

Thomas F. Anders, MD, Department of Psychiatry and Behavioral Sciences, University of California, Davis, M.I.N.D. Institute, Sacramento, California

Adrian Angold, MRCPsych, Center for Developmental Epidemiology, Department of Psychiatry and Behavioral Sciences, Duke University Medical Center, Durham, North Carolina

Andy C. Belden, PhD, Department of Child Psychiatry, Washington University School of Medicine, St. Louis, Missouri

Anne Leland Benham, PhD, Department of Psychiatry and Behavioral Sciences, Stanford University School of Medicine, Palo Alto, California

Somer L. Bishop, MA, Department of Psychology, University of Michigan, Ann Arbor, Michigan

Melissa M. Burnham, PhD, Department of Human Development and Family Studies, University of Nevada, Reno, Reno, Nevada

Irene Chatoor, MD, Department of Psychiatry and Pediatrics, George Washington University, and Children's National Medical Center, Washington, DC

Brent R. Collett, PhD, Department of Psychiatry and Behavioral Sciences, University of Washington School of Medicine, and Children's Hospital and Regional Medical Center, Seattle, Washington

Geraldine Dawson, PhD, Department of Psychology and University of Washington Autism Center, University of Washington, Seattle, Washington

Susanne A. Denham, PhD, Department of Psychology, George Mason University, Fairfax, Virginia

Helen Link Egger, MD, Center for Developmental Epidemiology and Department of Psychiatry and Behavioral Sciences, Duke University Medical Center, Durham, North Carolina

Susan Faja, MS, Center on Human Development and Disabilities, University of Washington, Seattle, Washington

Erika E. Gaylor, PhD, Center for Education and Human Services, Policy Division, SRI International, Menlo Park, California

Rebecca Goodvin, MA, Department of Psychology, University of Nebraska, Lincoln, Nebraska

Amy K. Heffelfinger, PhD, Departments of Neurology and Neurosurgery, Medical College of Wisconsin, Milwaukee, Wisconsin

Audrey Kapilinsky, LCSW, Child Development Center, University of California, Irvine, Irvine, California

Deepa Khushlani, MD, Department of Psychiatry and Behavioral Medicine, Children's National Medical Center, Washington, DC

Ron Kotkin, PhD, Department of Pediatrics and Child Development Center, University of California, Irvine, Irvine, California

Marc Lerner, MD, Department of Pediatrics, University of California, Irvine, Irvine, California

Alicia F. Lieberman, PhD, Department of Psychiatry, University of California, San Francisco, San Francisco, California

Catherine Lord, PhD, Department of Psychology and Psychiatry, University of Michigan Autism and Communication Disorders Center, Ann Arbor, Michigan

Joan L. Luby, MD, Department of Psychiatry, Washington University School of Medicine, St. Louis, Missouri

Jon M. McClellan, MD, Department of Psychiatry and Behavioral Sciences, University of Washington School of Medicine, and Children's Hospital and Regional Medical Center, Seattle, Washington

Sara Meyer, MA, Department of Psychology, University of California, Davis, Davis, California

Christine Mrakotsky, PhD, Department of Psychiatry, Harvard Medical School, and Children's Hospital Boston, Boston, Massachusetts

Carol M. Rockhill, MD, PhD, Department of Psychiatry and Behavioral Sciences, University of Washington School of Medicine, Seattle, Washington

Michael S. Scheeringa, MD, MPH, Institute of Infant and Early Childhood Mental Health and Department of Psychiatry and Neurology, Tulane University School of Medicine, New Orleans, Louisiana

Carol Fisher Slotnick, MSW, PhD, Department of Psychiatry and Behavioral Sciences, Stanford University School of Medicine, Palo Alto, California

Matthew L. Speltz, PhD, Department of Psychiatry and Behavioral Sciences, University of Washington School of Medicine, and Children's Hospital and Regional Medical Center, Seattle, Washington

Brian S. Stafford, MD, MPH, Department of Pediatrics and Child Psychology, Denver Children's Hospital, and The Kempe Center, Denver, Colorado

Robin Steinberg-Epstein, MD, Department of Pediatrics, University of California, Irvine, Irvine, California

Kenneth W. Steinhoff, MD, UCI Child Development Center, University of California, Irvine, Irvine, California

James M. Swanson, PhD, UCI Child Development Center, University of California, Irvine, Irvine, California

Ross A. Thompson, PhD, Department of Psychology, University of California, Davis, Davis, California

Patricia Van Horn, PhD, Department of Psychiatry, University of California, San Francisco, San Francisco, California

Sharon Wigal, PhD, Department of Pediatrics, University of California, Irvine, Irvine, California

Tim Wigal, PhD, Department of Pediatrics, University of California, Irvine, Irvine, California

Charles H. Zeanah, MD, Department of Psychiatry and Pediatrics, Tulane University, New Orleans, Louisiana

譯者簡介

林政佑（負責第一至五章、第十六章之翻譯）

現　職：臺北縣學校系統職能治療師

學　歷：臺灣大學國際企業碩士

臺灣大學職能治療學士

著譯作：譯有《兒童與青少年心理健康職能治療》

陳芝萍（負責第六至十章之翻譯）

現　職：臺北市職能治療師公會理事

學　歷：臺灣大學醫學工程研究所博士候選人

臺灣大學職能治療學士

著譯作：著有《精神健康職能治療——理論與實務》；譯有《幼兒教育導論》、《職能治療實務——臨床病歷撰寫》、《兒童與青少年心理健康職能治療》等書

陳威勝（負責主編者簡介、序、第十一至十五章、第十七章之翻譯）

現　職：臺北市立陽明教養院保健課課長

臺北市職能治療師公會理事

學　歷：臺灣大學職能治療碩士

臺灣大學職能治療學士

著譯作：著有《精神健康職能治療——理論與實務》；譯有《幼兒教育導論》、《職能治療實務——臨床病歷撰寫》、《兒童與青少年心理健康職能治療》等書

主編者序

為了取暖

我將臉埋進雙手

　　並不是因為哭泣

我將臉埋進雙手

　　維持我寂寞的溫暖

　　雙手提供保護

　　雙手提供滋潤

　　雙手提供預防

我的靈魂離開我

　　因為憤怒。

——一行禪師（Thich Nhat Hanh）

　　透過簡短幾個字，這篇詩文巧妙地捕捉到早期情緒發展的重要性，以及對人類健康狀況的重要性。亦即願意且能夠擁抱並經歷完整的各種情緒狀態，包括令人痛苦和沮喪的，以及對心理健康及適應性之個人發展極為重要的情緒。如同精神分析理論數十年來的建議，經由情緒功能的發展，能夠增長我們看待自己與他人的能力，誠懇地參與人類的經驗及所有的變化無常。引導孩童生命在此領域的早期發展，和學習走路與說話一樣可賦予孩童更大的能力。不過，因為屬於無法量化的抽象概念，且身為成人的我們亦未完全掌握，故此目標已困惑我們許久。

　　本書的目標旨在以基礎的發展觀點，討論學齡前孩童的早發性心理疾患。為達此目標，本書第一部分致力於回顧直接和心理疾患有關之領域的實證發展文獻；包括自我概念（第一章）、情緒和社會化（第二章）、認知（第三章）發展的新資料。在情緒發展之多種基本元素的發展文獻中，

有令人驚訝的落差,雖然第十章已經回顧此領域文獻中的關鍵元素,有助於我們了解早期生活中正常及怪異的情感。

雖然孩童心理健康服務提供者會同意關於正常發展的基礎知識對臨床實務而言極為重要,但通常只在訓練及臨床應用中帶來短暫的懺悔。在應用發展原則時,常傾向於應用傳聞、非正式且不正確的知識。當我們嘗試辨識幼童及年幼族群之心理疾患時,這些元素的細項知識,在我們想要從常態中辨識臨床上重要問題以及暫時性之情緒及行為極端和早期發展障礙時,變得相當重要。

過去十年以來,對於三到六歲學齡前孩童之心理疾患的了解有著重要的進展,同時對於六歲以上之孩童的了解已有一段時間。本書第二部分綜覽在大量資料中所發現的各種疾病診斷的實證資料。第六章與第九章分別為飲食及睡眠障礙,透過學齡前孩童的各種臨床閾值提供這些問題最新的臨床實務說明。第七章與第十章分別描述焦慮及情緒疾患,第八章則描述創傷後壓力症候群(PTSD),並回顧實證資料庫。在情緒疾患及創傷後壓力症候群方面的耕耘,已在驗證與釐清依年齡調整後的症狀獲致可觀的能量。

在學齡前階段(應將目標放在掌握這些疾患的最新發展階段)辨識自閉症光譜疾患已有大量的研究成果。從多場所治療研究中,已有關於學齡前孩童注意力缺損/過動症候群的新實證發現結果(參見第四章),這些發現對於診斷及治療均極為有用。這些章節適用於所有專業的臨床人員,作為如何適當診斷並開始為早發型之疾患形成治療策略的知識參考。

雖然關於學齡前疾患之特殊治療的領域仍是欠缺實證探索的領域,第三部分的章節內容,回顧目前專門為學齡前孩童設計之治療媒介的知識範圍,涵蓋領域從互動式遊戲治療(第十五章與第十六章)到精神藥理學(第十四章),著重內容從理論性(例如:遊戲治療)到高度實證性(例如:自閉症光譜疾患的治療;第十七章),取決於各診斷領域可取得的專屬資料內容。

第十四章精神藥理學在廣泛回顧應用於治療幼童之各種病症時,所找出的實證研究卻相當匱乏。考慮到文獻中的大幅落差,本章節並列出未來的研究建議。給開立處方之醫師的基礎指引及原則,亦有助於此領域的臨

床決策，因為醫師常在缺乏引導治療決策之實證資料的情況下，承受大量的社會壓力。第三部分的第十三章則著墨於學齡前孩童的神經心理學評估，這仍是發展中的領域，提供可能有助於輔助診斷性的評估工具之適合年齡層的新評估方法。

　　本書呈現的章節內容對於服務幼童的臨床人員及研究人員極為有用，列出的原則對於評估和治療各年齡層之心理疾患的臨床工作人員，亦相當有用且具應用價值。尤其是，發展性的觀點可對病因學形成更具知識基礎的假設，且對於評估各年齡層的適應功能上，亦極為有用。如此一來，可能也能夠應用在預防及個人成長模式中。

　　佛教的精神領袖一行禪師（Thich Nhat Hanh）與其他類似的人物，提供個人尋求更高階之情緒知覺能力，以及從情緒壓力中尋求紓解的模式。我相當感激我本身的受苦經驗並感到謙恭，因此我不斷努力「保持溫暖」。就在他的精心妙語優雅傳遞的同時，完整體驗各種經驗並同時調整各種適當的情緒是相當重要的，因為有助於個人體驗各種程度之歡樂的能力，例如從極度痛苦中體驗歡樂（作為一種範例），經由如此將可完整投入並享受人類的關係。這些原則也有助於我們更清楚地看待情緒，包括情緒的範圍及內容，並應用此觀點至我們感興趣的領域——早發性情緒疾患。我相信這對於保持我們寂寞「溫暖」——一行禪師的建議，觸及寂寞和類似的情緒，但未被擊垮——極為重要，亦即維持平衡以及了解，幫助我們在孩童與我們本身中辨識、耐受、體驗與調節這些情緒。

　　我希望本書對臨床人員、發展學家及對幼童有興趣的研究人員能夠帶來幫助。學齡前心理健康領域隨著我們對早期發展的了解而有了大幅的進展。對幼童的情緒及認知能力了解愈多，可為臨床人員及研究人員開啟設計符合年齡之方法的大門，以貼近尚未發展出語言之孩童的內在情緒。本書回顧的研究發現，證實許多心理疾患比過去了解的發生時間點更早，使早期且更有效的介入研究更形重要與有前途。這些精進對學齡前兒童是極受歡迎的新消息，並可使致力於學齡前孩童的我們感到相當高興與滿足，也可能對各年齡層的心理疾病發展歷程造成衝擊。學齡前心理健康領域能有如此多的進展，使本書如此豐厚，是極令人興奮與感到滿足的。

譯者序

　　初次在網路上看到這本書籍時，就感到相當興奮。主標題「Handbook of Preschool Mental Health」的每個字都相當吸引著我。Preschool——學齡前階段是早療的黃金時期，面對大腦可塑性最高的孩童，臨床服務人員與孩童的家長們常常既感興奮又感壓力，尤其是在光陰流逝時更容易倍感焦慮。隨著腦科學的精進，我們對認知功能發展的了解已可大致掌握，於是我們開始探究更高階的心理情緒功能——Mental Health。現在的教育已逐漸強調 EQ 的重要性，但誠如原書作者所言，EQ 一方面比 IQ 來得抽象，一方面成人本身均未必能掌控好 EQ，是以，孩童的 EQ 長期以來受到忽略，尤其是在六歲前的孩童，甚至是牙牙學語的嬰幼兒階段。如何辨識、評估、介入孩童早期的情緒功能，不只是臨床人員、家長需要關心，對教育界人士而言，更應值得重視。此外，Handbook 代表著這是一本實用性極高的書籍，搭配本書副標題「Development, Disorders, and Treatment」幾個字告訴讀者本書含括的內容。讓我隨即決定向出版社推薦此書，心理出版社也出乎我的預期，在極短的時間內就告知進行翻譯合約簽訂，並立即將原文書籍寄至家中。

　　拿到這本書時，一方面興奮一方面又是倍感壓力。興奮的是這本書的內容、章節跟當初的預期相符，是一本閱讀性與實用性極高的書籍，但開始著手翻譯後，發現這本書看似教科書，卻更像是論文集，各章節大量引用參考文獻，像極了描述性的後設分析。可以想像作者們閱讀了大量的文獻後，以實證性的角度撰寫各章內容的勞心與勞力。因此，本書許多內容都是最新且具實證性的資料，但翻譯時也倍覺困難，既然是最新的資料，許多名詞並無既定的統一翻譯，這也突顯出國內此領域的發展仍在起步階段，許多術語在專業間的普及性仍為不足，更遑論對家長而言。

　　面對黃金期的兒童，我們不得不戒慎恐懼，各專業均需一再檢視提供

之服務內容的實證性，以確保是在幫助孩童而不是延誤孩童的發展。據此，在合約的時間壓力下，我們仍盡力完成此本內容艱澀的臨床用書翻譯，讓忙碌的現代人——臨床人員、研究人員、家長、教育界人士——能夠在短暫的時間內吸收本書的內容，了解學齡前孩童心理健康的發展現況。本書的內容相當豐富，我們建議以此書作為參考工具，作為學齡前孩童精神健康服務的「地圖」，按圖索驥由本書找出有興趣的參考文獻後，再調出文獻詳加閱讀。

踏入翻譯領域已有近十年的時間，初期的熱忱迄今仍未曾減弱。從《兒童與青少年心理健康職能治療》、《幼兒教育導論》、《職能治療實務——臨床病歷撰寫》到本書《學齡前兒童精神健康手冊》，以及後續即將出版的幾本書籍，取得版權、簽訂合約與翻譯的過程雖然相當辛苦，僅盼能對國內讀者有所助益。最後，仍要感謝國內幾家出版社對專業發展的支持與鼓勵，相較於通路較廣的科普書籍，對於願意持續投入專業書籍之翻譯及著作出版的出版社而言，應該得到更多的鼓勵與支持。

臺北市立陽明教養院保健課課長
臺北市職能治療師公會理事
陳威勝
98 年 8 月 7 日

第一部分

學齡前階段的常態發展

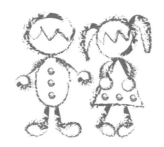

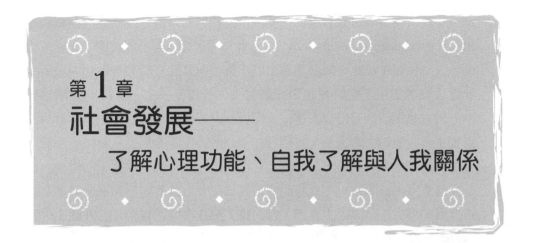

第 1 章
社會發展——
了解心理功能、自我了解與人我關係

Ross A. Thompson、Rebecca Goodvin、Sara Meyer　著

　　所有學齡前兒童都是發展中的個體，不論是自閉症、焦慮症、情緒障礙或是其他心理問題，他們都處於學習自我察覺與被社會了解的過程，並且努力地去了解且控制自我的情緒。而學齡前兒童的心理發展深深受到與他們密切相關的主要照顧者所影響。一般兒童與特殊兒童都會面對類似的發展挑戰與機會，這種看法乃是發展心理病理學觀點的重要核心。本書將會包含這種觀點以及過去二十五年有關早期兒童心理健康的理論與研究（參見 Cicchetti & Cohen, 2005），這樣的看法整合了在學齡前發展過程中，較常出現對於心理健康問題的挑戰；這種整合性的看法是相當重要的，因為此看法是按照最新的嬰幼兒早期心理健康問題的概念、預防與治療所發展出來的。了解發展過程與形成早期社會、情緒、人格發展的影響，有助於改善知識來源不足的問題，並且可以有益學齡前學童心理健康的研究。

　　本章節與第二章（Denham）提供在情緒、社會與人格發展的基本過程中全面性的了解（參見 Thompson, 2006，有更多對於這些議題相關延伸的討論）。在這裡，我們主要強調早期心理發展的三個面向，特別是著重於學齡前的階段。首先，幼童發展出對他人有戲劇性的理解，幼童了解到意

念、慾望、情緒與信念會驅使人們做自己想做的事情,我們將此稱為心理
領悟(psychological understanding)。此種心理領悟對心理健康是相當重要
的,因為個體在社會、情緒理解上的差異,與其社交能力息息相關,所以
缺乏社交能力是某些心理疾患相當重要的特徵。其次,早期的發展過程
中,當兒童開始進行自我表達以及出現相關的心理特徵時,兒童對於自我
察覺是具有戲劇化的進展,我們將在下一節有相關的描述。最後,由於幼
兒在親密關係中的經驗,對於兒童心理領悟以及其他心理因子的成長,具
有相當重要的影響性,因此我們將在第三部分討論此親密關係的影響及其
對發展的重要性。透過本章節,我們將了解在發展過程中,心理健康的意
涵及其影響。

心理領悟的發展

傳統觀念認為幼童過度專注於自我的想法,容易出現自我中心的情
形,而無法理解他人的情緒、需求和想法。然而,當代發展心理學家對學
齡前孩童能在早期就成功地掌握其他人的心理狀態感到非常驚訝,甚至這
些情緒、信念、需求都有別於孩童本身的想法。幼童有時候會出現較自我
中心的情況,主要是受限於現有的社會知識,例如:當他們猜測什麼樣的
禮物或點心對大人是具有吸引力時,就會以自我本位主義進行判斷。然
而,透過更精準的研究發現,即使在嬰兒時期,小嬰兒就知道洞悉他人的
情緒狀態是了解他人行為的關鍵因素,在學齡前階段,幼童對各種複雜情
緒的本質就能夠有驚人的了解,此階段中最重要的心理領悟的特徵,在於
幼童處於「心智理論」(theory of mind)的發展階段。心智理論的發展包
含:⑴能夠理解行為時的心理狀態;⑵了解造成心理狀態的各種不同因
子,⑶了解心理狀態之間的關聯性;⑷了解內在的情緒未必與外顯的情緒
表達具有一致性。這些概念的建立是相當重要的,因為是否具有了解感
受、需求與想法的能力,將會影響幼童未來的社交能力、情緒敏感度和自
我心理領悟的開端。

⟳ 嬰兒：開啟心理領悟的社交催化劑

　　在嬰兒時期，最早的心智理論發展起源於對周遭所互動的人事物感到興趣，進一步試圖了解行為預測的規律性，例如：在出生後的幾個月，透過面對面遊戲的階段，嬰兒與照顧者親密地透過表情、聲音、碰觸、姿勢或其他的方式來進行互動（Malatesta, Culver, Tesman, & Shepard, 1989; Tronick, 1989）。這些短暫卻普遍的互動方式，除了得到愉悅的互動經驗外，更提供嬰兒早期社交技巧發展的平台，並讓嬰兒在成人的社會期望下成長。透過這些轉化的過程，嬰兒逐漸學習到大人會對他們的行為刺激產生反應，並發現這些社交互動過程是動態且不斷變化，表情、聲音、行為的情緒表達都會一起發生。此外，因為面對面遊戲的階段，常常會在聲音與動作行為的高、低協調性之間進行變化，所以嬰兒也能了解到自己的動作與感覺會影響到與他人的社會互動（Thompson, 2006）。

　　這項學習的重要性可以從「無表情效應」（still-face effect）的研究看出。在「無表情效應」的研究中，要求母親在面對面遊戲的階段時，採取不表露情感並且不對嬰兒的行為產生反應；結果發現，在這樣的情境下，嬰兒出現正向情感減少、退縮、自導性行為、有時候會出現社交誘發（social elicitations）（例如：出現短暫的笑容、短暫的聲量增大與動作表達）與負向情感交替的現象，這樣的反應表示嬰兒對於互動的期待，成人與之互動時，應該要表現出熱絡。當母親接著採取正常的互動方式時，嬰兒的社交性會有所提升，但是仍處於減弱的階段（參見 Adamson & Frick, 2003）。研究也顯示，與非憂鬱的母親相較，情緒低落的母親容易出現缺乏反應，情緒表達降低、面對面遊戲技巧差的現象。孩子出生二至三個月後，情緒低落的母親所撫養的嬰兒較一般小孩容易出現反應較少、情緒低落的情況（e.g., Cohn, Campbell, Matias, & Hopkins, 1990; Field et al., 1988）。此外，若是母親的情緒持續處於憂鬱的狀態，則一年後，嬰兒與情緒相關的額葉活動模式將有異於其他由穩定情緒的母親照顧下的嬰兒（Dawson et al., 1999）。所以，早期社會反應的差異對於社會期待與社交技巧的發展具有重要的影響，而早期不良的互動經驗將會影響心理健康能

力的成長。

　　稍後在出生的第一年，嬰兒開始具備有自行移動的能力；這些移位的表現常伴隨著目的性的意義，使嬰兒能夠去接近其所感興趣的人或物，這些移位的行為通常也會在父母親的監控和介入下完成。不可避免地，當嬰兒接近危險或是禁止的物品時，往往就會在嬰兒的自主意識與父母親的保護觀念中產生衝突。然而，這類型的衝突在概念上是重要的，因為在這樣的互動過程中，能使嬰兒了解到社會化過程中，存在他人的想法與自我意圖具有不同的現象（Campos et al., 1999）。或許正因為這類型的經驗，Woodward 和其他學者便發現，九至十二個月的嬰兒就開始能夠察覺到其他人目的導向的行為與意圖（參見 Woodward, Sommerville, & Guajardo, 2001）。換句話說，在這個階段的嬰兒若看到他人伸手拿東西、指物品或是朝某個物體前進時，他就已經能夠了解到這些行動都是具有目的性，在細心的照顧者協助下，他們常常利用口語強調自己從事的動作或是指出小孩目前所做的活動；並且在活動完成時，照顧者會利用肯定的語氣說明，讓嬰兒因此理解到行為動作是具有目的性。

　　因此九至十二個月的嬰兒已經開始可以理解他人的行為意圖可能與自己的想法是不同的。他們在很多方面都表現出對於這項觀念的理解，例如與成人產生共同注意力（joint attention）或是社會參考行為（social referencing behavior）。所謂的「共同注意力」是指：當成人凝視物品或望向某個物品時，嬰兒就會看向相同的地方，接著又往成人的臉上望去，最後又能夠注視物品的過程。這樣的反應表示具有注意力方向與物品注視之間初步關聯性的理解，有時候嬰兒則似乎意圖想要改變大人對於物體的注視方向而產生反應，例如：透過重新讓大人注意到玩具，讓他自己能夠更接近玩具（Tomasello & Rakoczy, 2003）。「社會參考行為」發生在人會使用其他人的情緒線索來解釋不確定的事件，而一歲大的嬰兒會在不熟悉的情境下觀察母親的表情（Baldwin & Moses, 1996）。這些事件顯示，九至十二個月大的嬰兒就能夠善用情緒線索，並且了解就如同他們所見一般，他人的情緒會被所見到的特殊物品或事件所誘發，因此他們也會利用這樣的理解來對事件進行解釋。也就是說，在共同注意力與社會參考行為的研究中具

有驚人的發現，有時候當嬰兒的主觀見解被觀察與改變時，一歲大的孩童能夠以非自我中心的方式去關心他人的想法。

了解他人的慾望與情緒

　　當學步中的幼童了解到慾望和情緒會如何影響人們的行為時，他們便進入心智理論發展階段。對幼童而言，理解這些無形且多重因子決定的心理階段是相當大的挑戰，但十八個月左右的幼童就漸漸可以對慾望的差異性擁有重要且初步的理解。Repacholi 和 Gopnik（1997）對於十四個月與十八個月的幼童進行一項研究，使用兩種不同的小點心，分別是孩童喜歡與不喜歡的口味。成人吃其中第一種零食時，一邊吃一邊發出愉悅的聲音並且面露微笑；而吃第二種點心時，則皺眉且發出難受的聲音。若是在喜好與反應正常配對的情況下，大人的喜好與孩童相同，然而若在不正常的反應配對情況下，當大人表現出喜歡孩童討厭的點心，並且伸出手說：「我想多吃一點零嘴，你可以拿給我嗎？」這時候，十八個月的孩童不論在何種情境下都能正確無誤的將大人想要的零食拿給大人。反之，對於十四個月大的孩童而言，不管哪種情況，都是拿自己偏愛的食物給大人。即使是在成人與孩童的偏愛有所衝突的情況下，十八個月大的孩童對慾望的差異性敏感度與其自發性的口語表現較具一致性，且他們也能開始提出對慾望的比較性描述，例如：比較兩個人對物品渴望程度的不同（Bartsch & Wellman, 1995）。

　　在兩歲大時，孩童也會開始自發性地談論自己的情緒以及產生情緒的原因，甚至是對自我情緒控制的努力（e.g., Bartsch & Wellman, 1995; Wellman, Harris, Banerjee, & Sinclair, 1995）。仔細地分辨語調言辭的內容會發現，在這個時期的孩子由於常常會對照自己與他人的情緒，因此把情緒視為人與人之間可以變化的主觀心理狀態。在兩歲半之後，孩童開始了解到慾望與情緒之間的關聯性，例如：人們拿到自己想要的東西時會感到快樂；當無法達到自己想要的目的時，則會出現負面情緒（Wellman & Woolley, 1990）。在三歲大時，幼童開始了解到情緒與對事件的期待和信念之間具有關聯性，例如：參觀農場時，看到長頸鹿時的驚訝情緒（Wellman & Banerjee, 1991）。幼童理解情緒與想法之間的關聯性，也顯示出他們可以體會到過去的情緒經驗是如何引起情緒，以五歲大的小孩為例，他們可以理解為什麼有人看到貓會覺得悲傷，因為貓讓那個人想起走失的寵物（Lagattuta & Wellman, 2001）。這種洞察力不僅僅幫助幼童理解他人情感的源由與結果，同時也讓孩子們能夠了解到自我情緒以及該如何進行情緒管理（Thompson, 1994）。

領悟信念與錯誤的信念

思考接下來的情況：實驗者拿出一個糖果罐，並問孩童糖果罐裡面裝什麼，孩童很自然就會回答：「糖果。」接著打開糖果罐給孩童看，結果他發現裡面是石頭而不是糖果。然後，又把糖果罐關起來，再以相同的問題詢問另一名沒有看過糖果罐內部的孩童，結果五歲或更年長的小孩會回答只有天真的小小孩才會覺得裡面有糖果；然而，小小孩會表示只有幼稚的小孩才會想在糖果罐裡面找到石頭，實際上，他們會否認期待從糖果罐裡找到其他的東西。就心智理論發展而言，這樣的差異性是可以了解的，小小孩無法了解心智表徵（mental representation）與現實之間有可能產生不一致性；反之，對四到五歲的小孩而言，他們能理解現實生活中會發生很多不同的變化，以及人們可能會在不一致的心智表徵下從事活動（Wellman, 2002）。幼童對錯誤信念的初步理解是相當重要的，不僅揭露出孩童覺察到心智事件（mental event）與物質實體，而且是理解其他心理實體（psychological reality）的敲門磚，例如：個人心靈經驗的隱私性、對他人錯誤信念的建立，以及獨立於生活經驗之外的心智活動。或是心智的解釋活動是不受經驗控制的。簡言之，幼童開始能了解他人的感受或未表現出來的想法需求，亦或是發現其他人也能夠被欺騙，以及不需憑藉經驗就能夠產生想法。

在心智理論發展過程中，孩童逐漸理解到錯誤信念與其他早先的判斷能力，因為他們會小心地觀察其他人的表現，並認真思考他們所觀察到的事件表現。幼童會觀看人們從事有目的的活動，並觀察他們在完成時所表現的愉悅情感，或是在不同的情境下所表現出的各種情緒，以及將聽到的

談話與表現出的心理狀態進行結合，例如：「我還以為你已經離開了」；孩童就透過這樣的過程，逐漸建構出對這些現象的理解。此外，其他的社會經驗也是心理領悟發展的重要催化劑，特別是當孩童能夠實際地與大人、同伴或是同儕互動相處，都將會是對於心智事件發展的重要來源。在這些互動溝通的過程中，孩童透過言語，使得想法與感受能夠更加明確，以更有效地學習心智事件，讓孩童能在比較他人與自己的信念與期待中，進一步從所觀察的人們所表達出來的行為意涵中得到益處（Thompson, Laible, & Ontai, 2003）。因此，當父母親愈常與孩童討論到心理狀態（包含情緒），並且能夠更精細地剖析造成情緒的原因時，學齡前的孩童將愈容易對他人的想法、感受與意圖有更深入的了解（Astington & Baird, 2005; Thompson et al., 2003）。的確，若在社會互動中具有一些概念性的催化劑，例如：母親對嬰兒的心理狀態具有高敏感度時，將意外地有助於幼童提早邁入心智理論的發展（Meins et al., 2002）。

　　總體來說，日常生活中的對話對孩童獲得價值、自我參考信念、因果假設、道德因子或是其他複雜的心理層面的發展皆具有重要性。舉例來說，研究發現母親與情感相關的談話將有助於孩子的心理發展；在這個過程中，讓孩童能理解他人的感受將有助於學齡前孩童的心理領悟發展（Ruffman, Perner, & Parkin, 1999; Thompson et al., 2003）。這或許有助於解釋為什麼在孩童心智理論發展過程中，特別是錯誤信念建立、情緒理解，個體化的差異會與幼童的同儕互動能力具有相關性（Denham et al., 2003; Dunn, Cutting, & Demetriou, 2000）。

　　在兒童早期，心理領悟明顯的進展是孩子對於他人與自我具有較高的覺察力。以五至六歲的孩童為例，他們開始能夠透過心理動機與特徵來察覺他人的狀態，並且透過推論他人的特性表現來產生適合的期待（Heyman & Gelman, 2000）。他們也開始考慮在同儕關係的公平性，雖然他們已經從社會團體中學習到許多相關的經驗，但不會認為男女之間應該有所不同（Killen, Pisacane, Lee-Kim, & Ardile-Rey, 2001）。也就是說，學齡前的孩童對他人具有更深入的洞察力與心理領悟，同時也更進一步了解自我。

　　在學齡前孩童的心理健康範疇內，心理領悟發展的相關發現有著重要

的教養意涵。嬰兒跟幼童很明顯地不僅僅只對於人們的行為產生反應，他們透過推論人們的各項反應，以及透過與家庭成員互動溝通的過程中所建構的內心世界，同時也會對他人的情緒、意圖、慾望和信念產生反應。欲了解兩代互動的影響性必須包含早期與家庭成員互動時，家人對孩童情緒與意圖的敏感度，以及在親子溝通過程中，歸因偏誤、道德判斷和動機評估是如何在親子間進行傳達；而在具有遺傳疾病、不良的家庭情緒氣氛、高壓式家庭互動的問題家庭中，往往因為上述功能的不完善而導致出現內向性疾患與外向性疾患（internalizing and externalizing disorder）的風險提高。此外，早期的同儕關係也會受到心理領悟發展的影響；因此，在問題家庭中由於互動所產生的情緒問題，有可能會造成孩童在同儕的社交互動中產生困難。最後，很明顯地，學齡前的孩童不擅長欺騙他人，但在早期心智理論發展成熟時，就具有建立個人心理經驗隱私的初步了解；這提供一個心理假設的基礎，孩童能初步了解如何在所處的現實世界中建構自己的心智狀態，這將有助於我們達到治療的目的。

發展自我了解

發展自我了解對兒童早期的心理健康發展是相當重要的，因為「自我」將會組織經驗並引導行為。相當驚人的是，我們在幼童時期就能夠透過在過去認知與未來期待之間建立連續性，以進一步表達自我。在學齡階段所發展的自我記憶將會深刻地烙印於過去經驗所建立的自我了解（Nelson & Fivush, 2004），就如同孩童所發展出自我人格特質的了解將會成為未來行動的準則（Froming, Nasby, & McManus, 1998）。舉例來說，當一個小孩認為自己天性害羞，他在學校就不會主動與新同學產生互動。因此，自我相關信念會影響孩童的經驗建構和環境互動性，因為自我相關信念會使孩童選擇所要接近的夥伴、挑戰與機會。堅強、協調性高且具有正面自我表達的人會在負向的環境中擁有一種心靈緩衝的作用；反之，負面自我表達的特質往往是臨床問題的危險因子（Cicchetti & Rogosch, 1997; Harter, 1999）。發展高協調性、自發性的自我以及自我概念的特質對精神發展與

心理疾患的風險具有明顯的重要性。

自我特徵的發展

　　雖然自主性的自我判斷力在傳統觀念中被認為在童年時期會發展成熟，然而有許多自我了解的基礎在嬰兒階段就已經完成發展（Thompson, 2006）。以未滿六個月大的嬰兒為例，經由感覺動作活動、情感以及與所處世界互動所得到的知覺經驗，他們就發展出自我覺察的早期概念（Neisser, 1993）。小嬰兒對自身行為以及由自己所引發的知覺經驗具有高度的專注，也因此初期的自我概念開始建立（Gergely & Watson, 1999）。而九到十二個月大的幼童會努力協調自己與他人的意圖、主觀的狀態（例如：共同注意力），以及了解自己也可以成為他人注意與情感的焦點，而社交互動將有助於此類早期人際與內部的自我覺察。在十八個月大時，嬰兒將會擁有另一項自我覺察的能力，也就是能夠在鏡子前面辨認自我（Lewis & Brooks-Gunn, 1979），對研究者而言，這代表自我認知概念的產生（Howe & Courage, 1997）。上述的項目都是自我發展的重要基礎，同時也強調自我概念的產生並不是一種單向過程，而是包含在幼童時期不同階段中所出現自我表達的各種面向。

　　一直要到兩歲之後，幼童的自我了解能力的品質才會與我們所知道年齡層較大的孩童相似。在此時期，孩童開始出現語言的自我指涉（self-referencing）（例如：我也是！），也開始確認自我的能力（例如：拒絕他人的協助），同時能夠利用內在心理狀態的字彙指出自我的感覺與需求，以及描述自我的經驗（Bretherton & Beeghly, 1982; Stipek, Gralinski, & Kopp, 1990）。幼童也對其他人對他的評價變得較敏感，有部分的原因是因為他們開始對自己的行為具有概念並且開始設定行為的標準；因此，其他人對他們的評價是重要且有影響力的（Stipek, Recchia, & McClintic, 1992; Thompson, Meyer, & McGinley, 2006）；這有助於早期自我指涉（self-referential）情緒的經驗發展，例如：自尊心、羞恥感、罪惡感、尷尬，這將會擴展情緒經驗，並且將情緒發展與自我概念進行連結（Lewis, 2000; Stipek et al., 1992）。

因此，在三歲的階段，孩童開始有全面性情感與評估的自我表達，然而，與傳統想法不同的地方在於，三歲大的幼童對於自我察覺只限於外表與行為（例如：棕色的頭髮、跑快一點）；三歲半到四歲間的孩童則開始發展出和諧的心理導向自我概念，這些現象都可以很明顯地在研究中發現，因此學者不再使用開放性問題要求孩童進行具體的自我描述，而是傾向使用對比的描述性問題請孩童描述自我的特徵（例如：「我喜歡與其他人相處」和「我喜歡獨處的情境」）（e.g., Brown, Mangelsdorf, Agathen, & Ho, 2004; Eder, 1990; Marsh, Ellis, & Craven, 2002; Measelle, Ablow, Cowan, & Cowan, 1998）。這些研究都使用此類型的測量方式，表示孩童已經具有能力能夠條理清楚地表達自己的心理與情緒，並具有描述個別差異的基本技巧（physical skill）、課業能力、與父母同儕的關係，以及社交能力，甚至是與憂鬱、焦慮、侵犯或敵意相關的自我情感。此外，幼童的自我描述具有穩定性，不會隨時進行更改；同時也跟母親或老師對幼童人格特質的問卷調查具有一致性（Brown et al., 2004; Eder & Mangelsdorf, 1997; Measelle et al., 1998）。

總而言之，未來的研究必須說明幼童使用特徵標籤（trait label）的內在涵義，雖然對年紀較大的孩童而言，使用這些概念時並沒有過多的內在意涵；但很明顯孩童在進入國小的前幾年，自我覺察具有重要的成長，他們會開始從心理層面來進行思考。這表示學齡前孩童的心理健康具有兩項重要的考量因子。首先，心理自我概念在兒童期很早的階段就已經出現，因此孩童在兒童期很早的階段就很可能受到家庭情緒氣氛的影響，這些問題都會在之後的內文中進行討論。其次，因為心理的自我覺察在兒童早期的出現較為緩慢，因此小兒臨床工作者必須小心謹慎地進行學齡前孩童狀態的推論，需要謹記幼童通常使用不同於成人概念的特徵表達（參見Luby & Belden，本書第十章）。如果幼童宣稱自己能夠完成一件不可能的任務或是不喜歡與其他人相處，不能將此視為與年紀較大的孩子或成人所說出的言論具有相同的自我歸因（self-attribution）。

因此，在幼稚園的最後一年，雖然在自我了解的深度、複雜度與細微度上仍具有成長空間，但已經具備提供未來如何看待自己的基礎。即使如

此，五歲大的孩童已能夠以複雜的心智模式察覺自我，並且結合他人對自我的評價，進行評估自己的特點與成就，以及具有自我指涉情緒的經驗。此外，這個年齡層的孩童也能在廣泛的時間架構下，結合過去的經驗與未來的期待進行自我考量，這也是自傳性記憶（autobiographical memory）的重要概念基礎（Nelson & Fivush, 2004; Povinelli, 2001）。這些能力的發展同時也有助於自我調控的重要進展，使學齡前的孩童能夠比嬰兒期更具有能力去駕馭自己的行為表現、注意力、想法與情緒，但是更進一步的發展仍有待培養（Fox & Calkins, 2003; Kopp, 1982）。因此學齡前的孩童已經能夠用自己的想法看待自己與他人，成為擁有複雜心理狀態的個體。

　　兒童早期所受到的影響是發展心理自我領悟及自我概念的重要因素。在臨床上評估具有情緒障礙或其他障礙類別的幼童的心理危機時，是值得特別注意的，例如：當幼童擁有不良的早期照護經驗時，會深刻影響兒童早期自我呈現的發展。以被虐待的嬰兒與幼童為例，與一般孩童相較，他們在外顯的自我概念中出現較多的負面或是中性的情感，以及較少使用口語化的自我指涉與內在情緒字彙，特別是使用更少負向情感字彙（Beeghly & Cicchetti, 1994; Schneider-Rosen & Cicchetti, 1991）。幼童與他人對自己的評價具有相同的感受，當照顧者對幼童出現較負面的評價時，幼童也容易對自己有負面評價的傾向；此外，在某些情況下，這些負面的自我評估也會導致之後出現憂鬱症的風險（Kistner, Ziegert, Castro, & Robertson, 2001）。這些研究發現照護關係、自我領悟發展、精神疾患和幼童期出現臨床失能表現之間具有關聯性。

自我呈現發展的影響因子

　　就許多方面而言，早期的家庭經驗對發展自我領悟是相當重要的。如同之前所說，照顧者或其他與孩童相關的人員將提供幼童發展自我領悟的評估向度，他們對待幼童的方式、對於互動情況的解釋，和幼童成就、錯誤行為與人格特質的評估，將會如同鏡像一般，影響幼童對於自我的判斷。考慮到幼童互動關係的重要性，就不難想像外在評價將會合併或是內化幼童的自我關注（self-regard）發展。就此著眼點而言，表面的互動內容

都會影響幼童的自我概念。互動內容包括父母親如何對學步中嬰兒自我完成的堅持，到對於反抗態度的管教，以及包含如何表達與評估孩童的主動行為、表現與特質等，都會影響幼童的自我概念。然而，相較於 Mead 在 1934 年所提出的「鏡像自我」（looking glass self），在本研究的成果指出早期自我概念是更加深刻的，因為幼童能夠獨立的自我評量，同時明顯地形成評量他人的能力。

　　另一個顯著的影響是幼童與父母親或其他照顧者的對話，將會協助幼童對於個人經驗的理解，因此有助於自傳式自我呈現（Nelson & Fivush, 2004）。如同情緒和信念的語言一般，成人口中有關自我的對話會提供幼童一個明確、清楚的方向去理解個人的心理過程，這種心理過程是複雜、無形並且難以理解的。即使他們在之前會直接參與討論自己相關的事件，幼童常常還是會處在照顧者或是他人說故事的情境中。幼童會專心於談話中，開始意識到何時自我會成為談話中主角，以及他們從這些故事中得到有關自我人格的適當資訊（Miller, Potts, Fung, Hoogstra, & Mintz, 1990）。不久之後，父母親就會跟子女們談論到包含外顯行為與內隱訊息的經驗分享，例如：孩童情感（當你的小狗不見了，你覺得很難過），以及孩童行為（你今天看起來很害羞），並且提供孩子對於行為與情緒的評估建議（「你不用覺得害怕」或「你是個很好的傾聽者」），有時候甚至會談論到有關行為的準則。來自不同文化與社會背景的孩童，由於父母與其他照顧者給予關注與重視的人格項目不同，使得孩童對自我觀念的想法也出現差異（Mullen & Yi, 1995; Wiley, Rose, Burger, & Miller, 1998）。因此，成人在日常生活中談話的品質是很重要的，研究亦顯示相較於談話過程較不細心的母親而言，當母親談論孩子的經驗時，能夠以仔細的態度同時提供豐富的細節以及背景資訊，則他們的孩子能夠較一致且仔細地描述自己的情況（e.g., Haden, Haine, & Fivush, 1997）。

　　這些與自我領悟發展相關的影響常常發生在大多數的情境中。嬰兒與幼童發展出與父母親強烈的情感聯繫，這對心理狀態發展具有相當重要的影響性，尤其是當這些依附影響是出現在他人呈現、自我呈現與彼此的關聯時。依附理論學家認為當孩子與父母親之間出現穩定的聯繫時，這些正

向又溫暖的互動經驗將會培育孩子具有正向情緒的自我理解；若父母親出現拒絕或是不一致的互動反應時，將會在親子之間出現不穩定的關係，則孩子容易出現整體較負面的自我概念。在幼童安全感與自我概念的相關研究中也支持這項想法，此外，研究亦發現孩子與父母親具有穩定的互動時，他們能夠了解自我並且平衡自己的正負面特質（Cassidy, 1988; Clark & Symons, 2000; Goodvin, Meyer, Thompson, & Hayes, 2006; Verschueren, Marcoen, & Schoefs, 1996）。這些研究發展顯示出親子關係的情緒品質對自我領悟亦具有重要的影響力。

互動關係是心理發展的環境

　　早期的重要環境是指塑造心理成長的互動關係環境，對於兒童早期的社交與情緒發展而言，與了解他們並不斷給予個別化照顧、情感互動的照顧者之間的互動經驗，對孩子會有深刻的影響。因此，嬰兒或幼童與照顧者之間的情緒聯繫會增加照顧者對孩子早期在自我覺察、心理領悟、情緒成長與社交能力的影響力。然而，這種早期關係的影響亦像是雙面刃一般，亦可能會造成孩童心理疾患發展的危機。正向互動關係可以提供一種心理健康發展的基礎以及面對壓力與困難時的緩衝器，然而，不安與暴力的失能互動狀況會明顯提高孩童心理疾患發展的風險（Thompson, Flood, & Goodvin, 2006）。

關係進程與心理健康

　　近來的研究已經強調幼童在臨床問題的早期不足處以及互動關係對兒童早期發展的重要性，例如：母性拒絕（maternal rejection）、憂鬱、親子衝突或是其他家庭困難因子的互動，可能會產生學齡前孩童的行為問題（Owens & Shaw, 2003; Shaw, Gilliom, Ingoldsby, & Nagin, 2003）。有憂鬱傾向的照顧者，其悲傷、易怒、無助感和罪惡感行為會導致幼童受此行為影響，將自己的小缺點內化成為問題（Goodman & Gotlib, 1999）。處於具有婚姻衝突和家暴的幼童會表現出對父母親悲傷與憤怒情感的敏銳度增

強，傾向變得對父母親的情緒衝突過度專注，反而無法調控自身所出現的情緒衝突，同時也會出現其他心理問題的徵兆（Cummings & Davies, 1994; Grych & Fincham, 1990）。以焦慮症孩童的問題為例，若父母親本身容易對孩童的焦慮問題感到緊張、困擾時，卻又常容易依照孩子的要求避免讓孩子遇到害怕的事物，這將會導致孩童焦慮症問題的惡化（Thompson, 2001; Vasey & Ollendick, 2000）。而更常見的情況是，父母親的情緒表露出對孩子的問題出現批評、困擾或過度情緒專注時，會造成孩童期與青少年期出現的臨床問題（參見 Thompson et al., 2006）。

這些研究表示親子關係會在不同的層面上影響早期幼童的心智發展與罹患心理疾患的風險。溫暖且敏感的親子關係是發展出穩定且安全的親子互動的重要因素，同時也對心理健康發展中的安全依附關係具有重要影響。家中的情緒氣氛是由與母親互動關係以及外在家庭需求所構建而成，對幼童情緒的安全感發展具有重大的影響（Cummings & Davies, 1994; Davies & Cummings, 1994）。然而，父母親與子女互相處理彼此間產生的衝突，這些衝突包括父母親的管教方式、彼此間的溝通品質、協商討論的機會、幼童對父母行為的解讀。這些處理過程對社交與情緒人格的塑造是重要的家庭影響因素，將有助於幼童發展出自控行為以及內化成為行為準則（Grusec & Goodnow, 1994）。親子間彼此的互動溝通是對他人與自我概念性理解相當重要的催化劑，因為談話的過程提供價值傳送、價值判斷、歸因與假設的途徑。同時，這些談話也有助於兩代之間傳遞對信念與文化等心理層面的概念。父母親透過仔細地安排日常生活活動與其他活動的經驗，使幼童能夠自我控制情緒，而協助幼童發展情緒的管理能力。此外，父母親也會事先與孩子預測一些新的經驗，例如：看醫生會發生的事情，並且教導他們如何去調適處理。根據上述所言，父母親在情緒功能的模型中具有重要角色，並且在培育子女的社交情緒能力過程中扮演即時增強物的提供者（參見 Laible & Thompson, in press）。

就學齡前孩童在社交發展與心理健康的角度而言，精神病理學觀點發展的重要性在於強調隨著家庭功能完善與否，親子經驗對孩子的心理健康如何提供支持或是造成破壞。因此，若以此觀點進行討論，當學齡前孩童

出現行為問題（參見 Rockhill, Collett, McClellan, & Speltz，本書第五章）、
憂鬱症狀（參見 Luby & Belden，本書第十章）、高度焦慮（參見 Egger &
Angold，本書第七章）或是其他明顯的臨床問題，都有可能反映出家庭或
幼童本身出現待解決的困難。因而，當提出孩子出現的問題時，也要提出
在家中何種情緒環境引起這些問題，的確，親子關係（特別是母親與孩子
的關係）在早期並非唯一重要的關係影響因素。幼童與其他家庭成員，主
要照顧者、幼稚園老師、手足與同儕之間的關係，都對於發展心理領悟與
提供重要的心理支持或是心理風險具有明顯的影響。但是，因為父母親持
續且廣泛的影響，以及他們之間所分享的情緒依附關係，對於早期的親子
關係而言，是不容忽視其重要性的。

依附關係的安全性

在幼童與照顧者的關係中，其中重要的一環是來自他們所給予幼童的
安全感，而依附理論也提供重要的方法以了解幼兒期的安全感的來源與後
果（參見 Cassidy & Shaver, 1999; Thompson, 2006）。對一歲大的嬰兒而
言，敏感度高的母親照顧有助於安全感的信賴度，反之亦然。然而，母親
敏感度品質的差異性也導致嬰兒出現不同的不安全感類型，特別是當母親
對嬰兒的行為一致性不給予反應時，孩子容易出現「不安全依附—逃避型
行為」（insecure-avoidant behavior）；而母親對嬰兒行為出現不一致性的
反應時，則容易出現有「不安全依附—抗拒型」（insecure-resistant）類型
的孩子。而第三種不安全感類型「不安全依附—混亂型」（insecure-disori-
ented or disorganized）則與低敏感度母親、母親處於受威脅、驚嚇的環境，
或是母親出現讓嬰兒驚恐的行為有關，此類型的孩子容易出現在具有社會人
口統計風險的家庭中，特別是在有虐童情況的家庭（Lyons-Ruth & Jacobvitz,
1999）。大部分典型無發展風險的嬰幼兒都是處於穩定的依附關係中，而
處於不穩定依附關係的孩子，則有較高比例出現在臨床或處境危難的家庭
採樣中（參見 Stafford & Zeanah，本書第十一章）。

早期出現的安全感或不安全感會改變嗎？可以以此預測往後的行為
嗎？研究顯示，穩定的依附關係可以預測未來的社會與情緒功能，特別是

與母親照顧敏感度的高低具有相關性。換句話說,當嬰兒一直受到高敏感度的照顧者所看護,嬰兒就能夠保持他們的安全感。然而,隨著時間流逝,安全感會常常發生改變,這也反映出在家中母子親密互動的壓力或轉變(Thompson, 2006)。雖然這顯示出早期的安全感建立並不能夠保證孩子未來能夠保持其安全感,但若著重於介入效果而言,此結論則可以樂觀看待治療介入所會產生的成效。來自於低敏感度母親照顧而產生不安全感的幼童,不一定就會一直保持這樣的狀態,特別當他們的母親能夠以更溫情、敏銳的方式與之互動時,幼童的情況就能夠得到改變。

假如母親照顧的敏感度保持一致,在孩子成長的過程中,就能夠預視由於安全感的建立,而出現較正面的親子關係;同時,有安全感的孩子也較容易在其他的關係中建立起良好的互動,例如:同儕友情、師生關係(Thompson, 1999, 2006)。有穩定家庭關係的孩童在情緒健康、自尊、正向情感以及其他人格面向的評分往往得到較高的分數。發展學專家也對孩童在安全感和心理領悟發展之間的關係感到興趣,他們的看法與依附理論相同,認為早期的親子經驗會影響幼童對他人、自我、互動關係三者之間的理解程度。具有安全感的學齡前孩童往往具有較優勢的情緒理解、善惡觀念、朋友概念以及其他的社會理解能力,然而這方面的研究也有待更多深入的探討(Thompson, 2006)。

安全感與之後產生心理疾患是否具有相關性?因為安全依附關係與心理和社會息息相關,更有助於正向心理健康的發展,以及扮演在情緒遭遇困難與壓力時的緩衝器。兩相對照之下,無穩定依附的關係有可能是危險因子,因此有許多研究將焦點放在依附關係中的第三種類型「不安全依附─混亂型」。的確,有許多學者發現此類型的嬰兒在童年時期容易出現外向性或內向性疾患,因此需要謹記當家庭出現失序的依附關係時容易導致的不良結果(參見 Thompson, 2006)。即使如此,研究仍顯示,在困難家庭或問題家庭中,不穩定的早期親子關係會提高幼童發展困難的可能性。在更極端的情境下,特別是父母親具有精神疾病或有虐童的情況時,親子問題會成為產生依附障礙的催化劑(參見 Stafford & Zeanah,本書第十一章)。

　　總而言之，在依附關係與家庭中親子互動脈絡影響的相關研究發現，親子互動經驗在幼童的身心健康發展中扮演重要的關鍵因素。如上所述，親子互動影響的多樣性是相當重要的，而且必須重新了解幼兒期的心理健康問題。相對於傳統精神病理學看待個案的方式，發展精神病理學對早期心理健康的觀點是探討孩子與主要照顧者之間的關係是否處於完善的狀態。同樣地，在對幼童的治療介入中，若有必要也應該將主要照顧者納入治療的範疇中，因為早期的互動關係是持續性精神發展的背景（參見 Van Horn & Lieberman，本書第十六章）。

結論

　　為什麼對小兒心理健康臨床工作者與學者而言，有志於社會發展的標準化是重要的？其中一項原因在於目前的研究顯示，幼兒對人際與內心的察覺力和複雜度皆高於過去的發現。在傳統概念中，兒童早期的自我中心與孩童具體且物質化的自我描述已經被另一種觀念取代，幼童可在內心察覺自我與他人，並且對他人的心理與情緒過程的想法具有更深刻的洞察，以及擁有個別化的心理特徵，這也引發新的問題，具有臨床徵兆的孩童和在具有家庭壓力或父母間患有精神疾患的環境中成長的孩子，將如何重新建構自己內在心理健康與外在人際互動的關係。近來，在發展精神病理學方面的研究著重於情緒了解、自我察覺、情緒調控、社交能力的早期臨床問題，此外，這些問題也在兒童發展學的研究與臨床工作者的努力下開始被了解。

　　另一個原因是社會發展的標準化對了解早期兒童心理健康是非常重要的。我們特別強調家庭情境對心理發展的重要性，因為在依附關係與家庭歷程的相關研究中，我們發現親子關係對心理疾患風險的產生與心理健康的損傷具有重大意義。因此觀察、了解孩童在環境中的主要互動關係，對探討兒童疾患起源、相關預防與治療介入是有其必要性的。雖然這已經超過本章的範疇（會在本書其他章節中進行討論），但研究早期的兒童心理健康應該將兒童與家庭的廣泛性社交系統納入考量。具有心理疾患危機的

孩童常常也處於社會環境的危機中，他們的家庭往往受貧窮所苦、處於危險的環境中，以及其他直接或間接有害於心理健康發展的因子。

隨著發展科學學者持續針對處境困難的孩童進行研究，我們也能夠從發展精神病理學的觀點中了解典型兒童的發展狀況。相較於典型發展的兒童，我們發現困難兒童所面臨的風險與支持層面是相當廣大的，所以我們必須更加精確地認識親子關係如何對兒童的情緒理解、自我察覺與內心世界的理解度產生影響。最後，透過發展學專家與臨床工作者的觀念思想交流讓我們能夠構建出對發展中孩子的了解。

參考文獻

Adamson, L., & Frick, J. (2003). The still face: A history of a shared experimental paradigm. *Infancy, 4,* 451–473.

Astington, J., & Baird, J. (Eds.). (2005). *Why language matters for theory of mind.* New York: Oxford University Press.

Baldwin, D., & Moses, L. (1996). The ontogeny of social information-processing. *Child Development, 67,* 1915–1939.

Bartsch, K., & Wellman, H. (1995). *Children talk about the mind.* London: Oxford University Press.

Beeghly, M., & Cicchetti, D. (1994). Child maltreatment, attachment, and the self system: Emergence of an internal state lexicon in toddlers at high social risk. *Development and Psychopathology, 3,* 397–411.

Bretherton, I., & Beeghly, M. (1982). Talking about internal states: The acquisition of an explicit theory of mind. *Developmental Psychology, 18,* 906–921.

Brown, G. L., Mangelsdorf, S. C., Agathen, J. M., & Ho, M. (2004). *Young children's psychological selves: Convergence with maternal reports of child personality.* Manuscript submitted for publication.

Campos, J., Anderson, D., Barbu-Roth, M., Hubbard, E., Hertenstein, M., & Witherington, D. (1999). Travel broadens the mind. *Infancy, 1,* 149–219.

Cassidy, J. (1988). Child–mother attachment and the self in six-year-olds. *Child Development, 59,* 121–134.

Cassidy, J., & Shaver, P. R. (Eds.). (1999). *Handbook of attachment: Theory, research, and clinical applications.* New York: Guilford Press.

Cicchetti, D., & Cohen, D. (Eds.). (2005). *Developmental psychopathology* (2nd ed.). New York: Wiley.

Cicchetti, D., & Rogosch, F. A. (1997). The role of self-organization in the promotion of resilience in maltreated children. *Development and Psychopathology, 9,* 797–815.

Clark, S. E., & Symons, D. K. (2000). A longitudinal study of Q-sort attachment security and self-processes at age 5. *Infant and Child Development, 9,* 91–104.

Cohn, J., Campbell, S., Matias, R., & Hopkins, J. (1990). Face-to-face interactions of postpartum depressed and nondepressed mother–infant pairs at 2 months. *Developmental Psychology, 26,* 15–23.

Cummings, E. M., & Davies, P. (1994). *Children and marital conflict: The impact of family dispute and resolution.* New York: Guilford Press.

Davies, P. T., & Cummings, E. M. (1994). Marital conflict and child adjustment: An emotional security hypothesis. *Psychological Bulletin, 116,* 387–411.

Dawson, G., Frey, K., Panagiotides, H., Yamada, E., Hessl, D., & Osterling, J. (1999). Infants of depressed mothers exhibit atypical frontal electrical brain activity during interactions with mother and with a familiar, nondepressed adult. *Child Development, 70,* 1058–1066.

Denham, S., Blair, K., DeMulder, E., Levitas, J., Sawyer, K., Auerbach-Major, S., et al. (2003). Preschool emotional competence: Pathway to social competence. *Child Development, 74,* 238–256.

Dunn, J., Cutting, A., & Demetriou, H. (2000). Moral sensibility, understanding others, and children's friendship interactions in the preschool period. *British Journal of Developmental Psychology, 18,* 159–177.

Eder, R. A. (1990). Uncovering young children's psychological selves: Individual and developmental differences. *Child Development, 61,* 849–863.

Eder, R. A., & Mangelsdorf, S. C. (1997). The emotional basis of early personality development: Implications for the emergent self-concept. In R. Hogan, J. Johnson, & S. Briggs (Eds.), *Handbook of personality psychology* (pp. 209–240). Orlando, FL: Academic Press.

Field, T., Healy, B., Goldstein, S., Perry, S., Bendell, D., Schanberg, S., et al. (1988). Infants of depressed mothers show "depressed" behavior even with nondepressed adults. *Child Development, 59,* 1569–1579.

Fox, N., & Calkins, S. (2003). The development of self-control of emotion: Intrinsic and extrinsic influences. *Motivation and Emotion, 27,* 7–26.

Froming, W. J., Nasby, W., & McManus, J. (1998). Prosocial self-schemas, self-awareness, and children's prosocial behavior. *Journal of Personality and Social Psychology, 75,* 766–777.

Gergely, G., & Watson, J. (1999). Early socio-emotional development: Contingency perception and the social-biofeedback model. In P. Rochat (Ed.), *Early social cognition* (pp. 101–136). Mahwah, NJ: Erlbaum.

Goodman, S. H., & Gotlib, I. H. (1999). Risk for psychopathology in the children of depressed mothers: A developmental model for understanding mechanisms of transmission. *Psychological Review, 106,* 458–490.

Goodvin, R., Meyer, S., Thompson, R. A., & Hayes, R. (2006). *Self-understanding in early childhood: Associations with attachment security, maternal perceptions, and the family emotional climate.* Manuscript in preparation, University of Nebraska–Lincoln.

Grusec, J., & Goodnow, J. (1994). Impact of parental discipline methods on the child's internalization of values: A reconceptualization of current points of view. *Developmental Psychology, 30,* 4–19.

Grych, J. H., & Fincham, F. D. (1990). Marital conflict and children's adjustment: A cognitive-contextual framework. *Psychological Bulletin, 107,* 267–290.

Haden, C. A., Haine, R. A., & Fivush, R. (1997). Developing narrative structure in parent–child reminiscing across the preschool years. *Developmental Psychology, 33,* 295–307.

Harter, S. (1999). *The construction of the self: A developmental perspective.* New York: Guilford Press.

Heyman, G., & Gelman, S. (2000). Preschool children's use of trait labels to make inductive inferences. *Journal of Experimental Child Psychology, 77,* 1–19.

Howe, M., & Courage, M. (1997). The emergence and early development of autobiographical memory. *Psychological Review, 104,* 499–523.

Killen, M., Pisacane, K., Lee-Kim, J., & Ardila-Rey, A. (2001). Fairness or stereotypes?:

Young children's priorities when evaluating group exclusion or inclusion. *Developmental Psychology, 37,* 587–596.

Kistner, J. A., Ziegert, D. I., Castro, R., & Robertson, B. (2001). Helplessness in early childhood: Prediction of symptoms associated with depression and negative self-worth. *Merrill–Palmer Quarterly, 47,* 336–354.

Kopp, C. (1982). Antecedents of self-regulation: A developmental view. *Developmental Psychology, 18,* 199–214.

Lagattuta, K., & Wellman, H. (2001). Thinking about the past: Young children's knowledge about links between past events, thinking, and emotion. *Child Development, 72,* 82–102.

Laible, D., & Thompson, R. A. (in press). Foundations of socialization. In J. Grusec & P. Hastings (Eds.), *Handbook of socialization.* New York: Guilford Press.

Lewis, M. (2000). Self-conscious emotions: Embarrassment, pride, shame, and guilt. In M. Lewis & J. M. Haviland-Jones (Eds.), *Handbook of emotions* (2nd ed., pp. 563–573). New York: Guilford Press.

Lewis, M., & Brooks-Gunn, J. (1979). *Social cognition and the acquisition of self.* New York: Plenum Press.

Lyons-Ruth, K., & Jacobvitz, D. (1999). Attachment disorganization: Unresolved loss, relational violence, and lapses in behavioral and attentional strategies. In J. Cassidy & P. Shaver (Eds.), *Handbook of attachment* (pp. 520–554). Chicago: University of Chicago Press.

Malatesta, C., Culver, C., Tesman, J., & Shepard, B. (1989). The development of emotion expression during the first two years of life. *Monographs of the Society for Research in Child Development, 54*(1–2, Serial No. 219).

Marsh, H. W., Ellis, L. A., & Craven, R. G. (2002). How do preschool children feel about themselves?: Unraveling measurement and multidimensional self-concept structure. *Developmental Psychology, 38,* 376–393.

Mead, G. H. (1934). *Mind, self, and society.* Chicago: University of Chicago Press.

Measelle, J. R., Ablow, J. C., Cowan, P. A., & Cowan, C. P. (1998). Assessing young children's views of their academic, social, and emotional lives: An evaluation of the self-perception scales of the Berkeley Puppet Interview. *Child Development, 69,* 1556–1576.

Meins, E., Fernyhough, C., Wainwright, R., Gupta, M., Fradley, E., & Tuckey, M. (2002). Maternal mind–mindedness and attachment security as predictors of theory of mind understanding. *Child Development, 73,* 1715–1726.

Miller, P. J., Potts, R., Fung, H., Hoogstra, L., & Mintz, J. (1990). Narrative practices and the social construction of self in childhood. *American Ethnologist, 17,* 292–311.

Mullen, M. K., & Yi, S. (1995). The cultural context of talk about the past: Implications for the development of autobiographical memory. *Cognitive Development, 10,* 407–419.

Neisser, U. (1993). The self perceived. In U. Neisser (Ed.), *The perceived self: Ecological and interpersonal sources of self-knowledge* (pp. 3–21). New York: Cambridge University Press.

Nelson, K., & Fivush, R. (2004). The emergence of autobiographical memory: A social–cultural developmental theory. *Psychological Review, 111,* 486–511.

Owens, E. B., & Shaw, D. S. (2003). Predicting growth curves of externalizing behavior across the preschool years. *Journal of Abnormal Child Psychology, 31,* 575–590.

Povinelli, D. (2001). The self: Elevated in consciousness and extended in time. In C. Moore & K. Lemmon (Eds.), *The self in time* (pp. 75–95). Mahwah, NJ: Erlbaum.

Repacholi, B., & Gopnik, A. (1997). Early reasoning about desires: Evidence from 14– and 18–month-olds. *Developmental Psychology, 33,* 12–21.

Ruffman, T., Perner, J., & Parkin, L. (1999). How parenting style affects false belief understanding. *Social Development, 8,* 395–411.

Schneider-Rosen, K., & Cicchetti, D. (1991). Early self-knowledge and emotional development: Visual self-recognition and affective reactions to mirror self-images in maltreated and non-maltreated toddlers. *Developmental Psychology, 27,* 471–478.

Shaw, D. S., Gilliom, G., Ingoldsby, E. M., & Nagin, D. S. (2003). Trajectories leading to school-age conduct problems. *Developmental Psychology, 39,* 189–200.

Stipek, D., Recchia, S., & McClintic, S. (1992). Self-evaluation in young children. *Monographs of the Society for Research in Child Development, 57*(1, Serial No. 226).

Stipek, D. J., Gralinski, J. H., & Kopp, C. B. (1990). Self-concept development in the toddler years. *Developmental Psychology, 26,* 972–977.

Thompson, R. A. (1994). Emotion regulation: A theme in search of definition. In N. Fox (Ed.), The development of emotion regulation and dysregulation: Biological and behavioral aspects. *Monographs of the Society for Research in Child Development, 59*(2–3, Serial No. 240), 25–52.

Thompson, R. A. (1999). Early attachment and later development. In J. Cassidy & P. Shaver (Eds.), *Handbook of attachment* (pp. 265–286). New York: Guilford Press.

Thompson, R. A. (2001). Childhood anxiety disorders from the perspective of emotion regulation and attachment. In M. W. Vasey & M. R. Dadds (Eds.), *The developmental psychopathology of anxiety* (pp. 160–182). London: Oxford University Press.

Thompson, R. A. (2006). The development of the person: Social understanding, relationships, self, conscience. In W. Damon & R. M. Lerner (Series Eds.), N. Eisenberg (Vol. Ed.), *Handbook of child psychology* (6th ed.): *Vol. 3. Social, emotional, and personality development* (pp. 24–98). New York: Wiley.

Thompson, R. A., Flood, M. F., & Goodvin, R. (2006). Social support and developmental psychopathology. In D. Cicchetti & D. Cohen (Eds.), *Developmental psychopathology* (2nd ed.): *Vol. III. Risk, disorder, and adaptation.* New York: Wiley.

Thompson, R. A., Laible, D., & Ontai, L. (2003). Early understanding of emotion, morality, and the self: Developing a working model. In R. Kail (Ed.), *Advances in child development and behavior* (Vol. 31, pp. 137–171). San Diego: Academic Press.

Thompson, R. A., Meyer, S., & McGinley, M. (2006). Understanding values in relationship: The development of conscience. In M. Killen & J. Smetana (Eds.), *Handbook of moral development* (pp. 267–297). Mahwah, NJ: Erlbaum.

Tomasello, M., & Rakoczy, H. (2003). What makes human cognition unique?: From individual to shared to collective intentionality. *Mind and Language, 18,* 121–147.

Tronick, E. (1989). Emotions and emotional communication in infants. *American Psychologist, 44,* 11–19.

Vasey, M. W., & Ollendick, T. H. (2000). Anxiety. In M. Lewis & A. Sameroff (Eds.), *Handbook of developmental psychopathology* (2nd ed., pp. 511–529). New York: Plenum Press.

Verschueren, K., Marcoen, A., & Schoefs, V. (1996). The internal working model of the self, attachment, and competence in five-year-olds. *Child Development, 67,* 2493–2511.

Wellman, H. (2002). Understanding the psychological world: Developing a theory of mind. In U. Goswami (Ed.), *Handbook of childhood cognitive development* (pp. 167–187). Oxford, UK: Blackwell.

Wellman, H., & Banerjee, M. (1991). Mind and emotion: Children's understanding of the emotional consequences of beliefs and desires. *British Journal of Developmental Psychology, 9,* 191–214.

Wellman, H., Harris, P., Banerjee, M., & Sinclair, A. (1995). Early understanding of emotion: Evidence from natural language. *Cognition and Emotion, 9,* 117–149.

Wellman, H., & Woolley, J. (1990). From simple desires to ordinary beliefs: The early development of everyday psychology. *Cognition, 35*, 245–275.

Wiley, A., Rose, A., Burger, L., & Miller, P. (1998). Constructing autonomous selves through narrative practices: A comparative study of working-class and middle-class families. *Child Development, 69*, 833–847.

Woodward, A. L., Sommerville, J. A., & Guajardo, J. J. (2001). How infants make sense of intentional action. In B. F. Malle, L. J. Moses, & D. A. Baldwin (Eds.), *Intentions and intentionality* (pp. 149–169). Cambridge, MA: MIT Press.

第2章
情緒能力於社交功能的意涵

Susanne A. Denham 著

　　四歲大的 Robbie 和 Jamila 正在玩假扮消防員的遊戲。他們戴著消防員的帽子、穿著消防靴,甚至還有一台可以乘坐的玩具消防車。他們在搖床中與一隻絨毛小狗假裝睡覺,直到有人搖起消防鈴。他們對這個遊戲樂在其中!Robbie 開著消防車到 Jamila 所說的地點,拯救被困在火海中的人們!然而,隨著互動持續進行產生複雜且快速的變化;Jamila 突然決定,她想當消防車的駕駛員,並試著將 Robbie 從駕駛座上推下。同一時間,一直在旁邊觀看的 Tyrone 也跑過來不斷要求要加入遊戲,但快掉下駕駛座的 Robbie 不想要 Tyrone 參加遊戲,還跟他說:「你太小不能玩。」這時,Jamila 從搖床上掉到地上,並開始嚎啕大哭。而這時,班上的惡霸 Tomas 經過,開始嘲笑他們居然在玩這種假扮遊戲跟哭泣中的 Jamila。

　　與一般簡單的遊戲相較,上述的過程中有許多重要的資訊。為了能夠成功地協調遊戲互動的過程,社會情緒學習(social-emotional learning, SEL)的技巧是需要的。舉例來說,Robbie 必須知道如何解決因為消防車

而產生的衝突、以不傷害他人情感的方式與 Tyrone 互動，並且適當地回應
Tomas 出現的狀況。更廣泛地來說，Robbie 應該要學習如何適當地（尤其
是使用符合社會期待的方式表達情緒）與他人進行良好的溝通、控制憤怒
不滿的情緒、更正向地與他人互動且建立關係。總之，上述這些重要的能
力對 Robbie 未來如何與他人相處、了解自我以及讓他自己與其周遭的人都
能夠擁有良好的感受，都具有重要的影響。

因此，社會情緒學習是學齡前孩童發展課題中重要的議題，以這個個
案為例，就是學習如何與同年齡的孩童互動。如果能夠成功地約束 Jamila、
Tyrone、Tomas 在遊戲中的互動，Robbie 在社會情緒學習方面就具備適當
的發展，他開始能夠表露出：(1)自我覺察（特別是經驗和了解自我的情
緒）；(2)自我管理（特別是情緒調控）；(3)社會覺察（特別是了解他人的
情緒與觀點）；(4)可靠的決策過程；(5)關係管理（Collaborative for Aca-
demic Social and Emotional Learning, 2003; Payton et al., 2000）。

這些社會情緒學習的重要元素明顯地包含許多與情緒特定相關的能
力。許多與 Robbie、Jamila 年紀相仿的孩童，都正在學習如何處理自己的
情緒以及與他人互動時產生的情緒障礙。更多幼童必須學習特定的情緒處
理能力如下：

• 對各種不同的情緒能夠依照經驗，有目的地表達而不產生情緒障礙。
• 了解自己與他人的情緒。
• 不論有過多或過少的情緒經驗或為了符合他人的期待而有過度或不足
  的情緒表達，幼童都必須學習調控並處理自己的情緒。

本章節的目的在於了解社會情緒學習在學齡前孩童正常發展過程中的
概要，並且深入了解無論在學齡前後，當孩童缺乏社會情緒發展能力時，
會導致的發展困難和心理問題。首先，定義本章所採取的發展理論觀點在
於以社會情緒學習為中心，並且考慮孩童所處環境以及孩童本身的認知與
情緒特質。接著，我們會描述符合學齡前階段發展的社會情緒學習過程所
顯露的特徵，以及孩童在實務上的社會與認知功能的表現；換句話說，我
們會從理論觀點和實證研究來了解社會情緒學習及其對學齡前孩童的重要

性，並且會特別重視情緒能力的要素——經歷情緒、表達情緒、理解情緒與調控情緒，這將會詳細地描繪出社會情緒學習的各種面向。我們也會討論在學齡前階段孩童的決策過程與關係管理。最後，我們會討論社會情緒學習對學齡前心理健康的意義和未來的研究方向。

社會情緒學習的發展觀點

　　針對照顧者如何增進孩童的社會情緒學習、學齡前孩童心理健康計畫以及預防與治療介入的策略，都是依照兒童發展的基本理論（Shonkoff & Phillips, 2000）來設定。依據這樣的基礎，筆者認為從組織與生態的角度來看待發展，不同的年齡層有不同的發展任務（Weissberg & Greenberg, 1998）。從一個發展階段轉變為另一個階段時，不只是會從學習新的任務中重整，也有賴之前發展項目的成熟度。成功且良好的兒童發展有賴於兒童本身的能力、發展過程、性向以及孩童所處的直接環境（例如：與父母親或老師的互動），或是孩子所處環境中的其他互動關係（例如：親師互動）。此外，孩童所處的直接環境中的各項因子（例如：包括父母親的時間、精力，甚至是父母親具有憂鬱症或是其他的精神疾病），以及孩童所處的大環境中的社會政治情況（例如：社會福利），也都會對兒童發展具有影響。所以想了解孩童的社會情緒學習的情況時，就必須考慮這些要素。

　　這些發展的里程碑並不會主動出現。相對地，即使小到像神經元的單位，在兒童早期，發展里程碑的出現都會深深受到環境刺激的影響（Greenberg, Domitrovich, & Bumbarger, 2001; Greenberg & Snell, 1997）。也就是說，環境因子將培育且增強社會情緒學習技巧的應用。事實上，許多孩童情緒能力的個別差異性都是因為孩童從家庭與幼稚園中獲得不同的經驗所致（Denham, 1998; Hyson, 1994）。

　　學齡前孩童在日常生活與父母、老師、照顧者和同儕互動過程中，情緒社會化過程是無所不在的。筆者認為情緒社會化包含三種略微重疊的面向。首先是所有與孩子互動的人所表現出來而孩童可觀察到的情緒；其次是孩子透過與已社會化成人的互動中常常能獲得強烈的情感。最後，覺得

情緒管理是重要教養議題的成人教導孩子了解情緒的世界（Dix, 1991; Eisenberg & Fabes, 1994; Eisenberg, Fabes, & Murphy, 1996; Eisenberg, Fabes, Nyman, Bernzweig, & Pinuelas, 1994; Eisenberg et al., 1999; Gottman, Katz, & Hooven, 1997）。此三種情緒社會化的機制──塑造情緒表達、孩童情緒反應和情緒教導，都會影響孩童的社會情緒學習的要素（Denham, 1998; Denham, Bassett, & Wyatt, in press; Denham, Grant, & Hamada, 2002; Eisenberg, Cumberland, & Spinrad, 1998; Halberstadt, 1991）。

當然，內在因子也是相當重要的；兒童本身的能力與特質也會影響社會情緒學習。舉例來說，有些孩童擁有較高的認知與語言技巧，使得他們較能夠了解社交世界以及包含在其中的情緒；同時在社會互動與關係中，較能夠溝通表達出自己的情感、願望、需求與目標（Cutting & Dunn, 1999）。能夠更彈性思考、靈活應變的學齡前孩童會考慮其他人的情緒觀點，例如：有些人真的很害怕游泳池，雖然他們害怕的樣子讓我覺得很有趣。同樣地，當孩子具有較好的口語能力時，就可以更深入地詢問關於自己與他人的情緒問題，例如：「他為什麼在哭？」並且了解這些問題的答案將會有助於他們更進一步了解與調控情緒，舉例來說，一個具有較好的言語表達能力的學齡前孩童也可以更深入地描述自己的情緒（例如：「我不想睡覺！」「我生氣了喔！」），這不僅讓孩子能夠了解自己的情緒交叉點，而且讓其他人可以與自己溝通，並且提供解決情緒問題的可能性。

同樣地，不同的情緒傾向（例如：孩子與生俱來的不同氣質）也會影響情緒能力的表現。舉例來說，我們可能會發現高負面情緒的孩童較需要情緒調控，然而我們同時也發現他缺乏調控的能力，這樣的雙重束縛讓孩童無法從強烈的情緒經驗中擺脫出來（參見 Eisenberg et al., 1993, 1994, 1997）。相反地，當孩童本身的氣質能使他較彈性地專注於令他感到舒服的行為、物品或想法上，並且能夠從苦惱中轉移注意力時，則孩子即使面對較緊張的狀況，也能夠調整自己的情緒。這個來自社會情緒學習及其延伸理論的發展架構，現在正是更進一步了解其發展細節的時機。

學齡前階段社會情緒學習發展的合適表現

準備階段：發展任務

在學齡前階段，能否與同儕具有良好的互動並管理在互動中產生的情緒，都是組成社會情緒學習技巧的過程（Howes, 1987; Parker & Gottman, 1989）。雖然這對剛加入同儕團體的孩童而言，要達到這些技巧是困難的。但是能否與同儕成功地互動，是孩子在幼稚園階段與未來是否能夠達到身心健康、學校適應、學習跟課業成功表現的重要指標（Birch, Ladd, & Blecher-Sass, 1997; Denham & Holt, 1993; Ladd, Birch, & Buhs, 1999; Ladd, Kochenderfer, & Coleman, 1996; Robins & Rutter, 1990; Smith, 2001）。尤其是當學齡前孩童無法達成社會情緒學習發展的里程碑時，他們不論是在當下或未來的生活中都具有罹患心理疾患的風險（Cytryn, McKnew, Zahn-Waxler, & Gershon, 1986; Denham, Zahn-Waxler, Cummings, & Iannotti, 1991; Roff, 1990）。筆者將更深入描述重要的學齡前社會情緒學習技巧。

社會情緒學習技巧：自我覺察與情緒表達

社會情緒學習的核心是自我覺察與情緒表達，特別是認識與傳達情緒訊息。情緒必須在符合目的的條件下，依照所處的社會情境進行傳達；無論是自我與他人的目的都必須要協調；換句話說，社會情緒學習技巧中關於自我覺察的要素包含經驗情緒與傳達情緒。

情緒表達對孩童與其所處的團體到底有什麼樣的特殊意義？最重要的是，不論是孩童或其他人對情緒訊號的經歷與傳遞都是必須的，它們可以協助調整或繼續從事具有目的導向的行為（參見 Campos, Mumme, Kermoian, & Campos, 1994）。因此，這些訊息可以塑造孩子的行為，以「快樂」為例：如果一個小男孩與其他人在玩紅綠燈這個遊戲時，曾經歷過快樂的情緒，或許他也會找其他人參與其他的活動，甚至問他的母親什麼時候可以讓其他小孩到家中玩耍。愉快的經驗給予小男孩重要的訊息，進而影響到

後來的行為。此外，情緒之所以重要，是因為它提供相關的社會訊息給他人，並且影響到其他人的行為。同年齡的孩童可以從觀察他人的情緒表達中獲益，例如：當一個女孩的朋友觀察到她生氣的社會訊息時，他們從經驗中就可以知道最合適的回應方式到底是要採取回嘴或迴避。

　　因此，學齡前孩童正在學習使用情緒的溝通傳達有關社會情境或人際關係的非口語訊息，例如：給予擁抱。他們也發展出能夠同理他人的情緒，例如：當小嬰兒跌倒，摔到膝蓋時，他們會親親這個小嬰兒。而且，他們表現出複雜的社會情緒與自我情感，例如：在適當的情境下會出現罪惡感、榮譽感和羞恥感（Alessandri & Lewis, 1993; Garner, 2003; Lewis, Alessandri, & Sullivan, 1992; Strayer & Roberts, 1997, 2004a, 2004b; Walter, 2002）。

　　所有情緒的傳達都必須考慮社會情境且符合個人的目的（Halberstadt, Denham, & Dunsmore, 2001）。這並不是一件簡單的事，因為自己與他人的目的必須要進行協調；換句話說，幼童在互動過程中與其他玩伴之間產生衝突的意見時，必須能夠進行協調。在整合衝突的基礎下，學齡前孩童盡其所能地調整自己的情緒表達，用以協助互動的流暢性。因此，情緒能力包含情緒表達，有益於此時此刻互動與人際關係。例如，Robbie 在幼稚園通常都是跟其他孩子有良好的互動，因為他總是作出充滿令人愉悅與快樂的舉動。

　　很明顯地，具有情緒能力的個體知道情緒訊息是需要被傳遞的。但是為了能夠成功地互動，什麼樣的情緒訊息需要被傳遞呢？首先，孩子慢慢學習到何種情緒表現會達到特定的目的。Tyrone 學習到發牢騷、擺臭臉，甚至是一些肢體動作，而這對加入遊戲是沒有幫助的。其次，孩子學習到某些情緒在情境中或針對特定對象，是唯一有效、適合的方法。例如：Tyrone 可能學習到微笑和其他冷靜的行為舉止是成功與 Robbie 及 Jamila 一起玩的重要關鍵；另一方面，假如他需要保護自己，生氣地擺臭臉或許會暫時讓 Tomas 不敢接近他。孩童也會發現情緒訊息的表達方法、表現強度與表達時機對情緒意義的重要性，並且決定最終的成敗與否。Robbie 學習到當他不同意 Jamila 的意見時，用微怒的方式告知 Jamila 與用生氣的方式互

動，將具有明顯的差異。當 Robbie 以微怒的方式告知時，他跟 Jamila 能夠享受一起玩耍的時光並持續當玩伴與朋友的可能性會提高，因為他們會彼此調整行為而出現彼此都滿意的遊戲互動。高強度且長時間的憤怒會得到更不利的結果，激發雙方的情緒並且疏離彼此，將會使兩人之間的長短期互動變得更加困難。

最後，孩子的情緒表達可能在學齡階段會變得更複雜。幼童開始了解人們內在的情緒感受與外在的行為舉止可能會具有差異性（Denham, 1998）。尤其是他們學習到社會明顯不允許的情緒表達方式需要被控制或抑制，他們應該要表現出社會許可的合適情緒。例如：在被老師或家長告誡，或當大人要求孩子暫停從事某項活動時，如當 Robbie 的老師說現在是收拾玩具的時間，不可以再玩扮消防員的遊戲，孩子會出現沮喪，甚至生氣的相關情緒，而孩童對大人表現出生氣通常是不加思索的。有些情緒表達是與情境相關，不相關的情緒則需要被抑制；當在玩一個新遊戲時，緊張的情緒可能與遊戲中得到的樂趣是不相關的，這時候緊張的情緒就需要被抑制。因為自我控制與情境具有關聯性，也就是說學齡前孩童的表達技巧——也就是使用文化表現規則的能力——很明顯與情緒調控相關，此部分我們將會在回顧情緒能力時進行深入的討論。

成功的社交情緒表達所代表的意涵

累積的證據顯示，社會情緒學習要素有助於與同伴間互動的整體成功性。簡單來說，情緒表達能力可以參照孩童基本與複雜情緒的頻率、強度和長度的側寫，這些情緒包含快樂、悲傷、生氣、害怕、罪惡感、同理心等。是否能夠成功地和同儕互動，以及師長對他們包含友善度與攻擊性的社交功能評估，將會與學齡前孩童情緒表達的模式相關。對於社會轉變的啟蒙與調控，正向情感是重要的；分享正向情感將有助於友誼的建立，並且產生更令人喜愛的互動形式（Denham, McKinley, Couchoud, & Holt, 1990; Lemerise, 2000; Park, Lay, & Ramsay, 1993; Sroufe, Schork, Motti, Lawroski, & La Freniere, 1984）。反之，負面情緒（特別是生氣）會讓社交互動更容易出現問題，也會成為成功建立友誼的障礙物（Denham et al., 1990; Lemerise

& Dodge, 2000; Rubin & Clark, 1983; Rubin & Daniels-Beirness, 1983）。

比較常出現愉快而非生氣情緒的孩子：⑴在友善度、肯定度上的評量，老師會給予較高的分數；攻擊性與悲傷程度則獲得較低的分數；⑵對同儕的情緒反應較符合社會化；⑶看起來更被同儕所喜愛（Denham, 1986; Denham et al., 1990; Denham, Renwick, & Holt, 1991; Eisenberg et al., 1997; Rydell, Berlin, & Bohlin, 2003; Sroufe et al., 1984; Strayer, 1980）。然而，在課堂上或是與母親互動過程中，出現悲傷或害怕情感的孩子，老師在退縮與內化困難的評分上具有正相關（參見 Denham, Renwick, et al., 1991; Rydell et al., 2003）。

最後，證據顯示（Denham et al., 2001）：經由老師與同儕的評分，在遊戲團體中表現出負面氣質的特性、在幼稚園中容易表達生氣或對他人容易有負面情緒反應的學齡前孩童，他在社會情緒學習能力至少落後一年以上（Denham, 1986; Denham et al., 1990; Denham, Renwick, et al., 1991; Eisenberg et al., 1997; Rydell et al., 2003; Sroufe et al., 1984; Strayer, 1980）。換句話說，具有負面情緒的三歲大學齡前孩童會與同樣具有負面情緒的同齡孩童遊戲，並且持續在下一年與團體中的這個玩伴互動，這有可能是因為他們都具有較低的社會化程度。這種現象在小男孩的身上更容易觀察到，如果這樣的互動關係模式已經在幼稚園時建立，有可能在往後的日子，其他的孩子會持續避免與這群容易生氣、難相處或具有威脅性的同學互動。

此外，有些負面情緒的形式是與特定的背景情境相關。例如嘲笑，當一名小孩的嘲笑造成另一名小孩的心理或生理上的傷害時，這個表面上看來像是正向的表達方式，但其實對他人的情緒是具有攻擊性。在衝突中表現出來的開心嘲弄可預測負面的同儕狀況，且老師對於社會功能的責備會比衝突中的忿怒表現更強烈（Miller & Olson, 2000）；畢竟，大部分學齡前孩童在衝突中公開表達忿怒，故此種表達是正常的。開心嘲弄這種不正常的行為，可預測社交障礙。

總而言之，很容易想像為什麼孩子的情緒表達模式會成為與同齡孩子的內在支持或絆腳石（Campos & Barrett, 1984）。一個看似難過或生氣的孩童離開團體不開心地坐在一旁，沒有什麼東西可以讓她覺得開心，所以

她也較不能夠看到他人的情緒需求。那麼我們就不難理解她的同學（另一個三歲大的研究受訪者）會說：「她今天早上打我、咬我，還踢我，我不喜歡她！」反之，一個較開心的學齡前孩童比較有可能與其他人有良好的互動。整體說來，幼童的自我情緒表達通常與周遭重要的人（例如：老師、同儕、父母），對其社會能力表現的評估具有正相關性。

情緒表達對課業表現的意涵

老師也發現表達較多正向情緒與能夠調整緊張情緒的孩子，較容易教導、在學校也有較好的學業表現（Keogh, 1992; Martin, Drew, Gaddis, & Moseley, 1988; Palinsin, 1986）。事實上，我們觀察到在幼稚園的第一天，與母親的互動出現較少負面情緒的孩子，在國中前都能夠具有較好的學業表現（Morrison, Rimm-Kauffman, & Pianta, 2003）。

對孩童而言，情緒經驗與一般常見的情緒表達能力一樣重要。因為情緒將會協助組織與指導認知能力（Blair, 2002），因此控制情緒經驗與情緒表達的整合與學習，對孩童而言是很重要的。所以情緒調控是情緒能力的重要因素。

社會情緒學習技巧：自我管理／情緒調控

當情緒經驗、情緒表達或其他變數的強度與持續度，和孩子及其社交夥伴的目的與期待具有落差時，那麼孩子們就有必要調控自我的情緒（Cole, Martin, & Dennis, 2004; Denham, 1998; Saarni, 1999; Thompson, 1994）。調控的方向有兩種，第一種是調整嫌惡的情緒，這類型的情緒有部分是具有正面意義的；第二種是為了內在心理或外在人際策略的原因而擴大情緒反應。

對孩子而言，開始上幼稚園或托兒所是重要的轉變，會加重孩子對情緒調控技巧的負擔。在這個情境中，孩子關心自己與其他孩子是否能夠成功互動，但與成人不同的是，這群全新且重要的同伴不僅缺乏協調技巧，也無法提供情緒調控的協助。同時對老師與同儕而言，面對情緒失控孩子的社會成本是很高的；如何開始遊戲、持續遊戲、協調遊戲中的困難，並

且得到他人的認可，都需要孩子全神貫注才能達成（Raver, Blackburn, & Bancroft, 1999）。正因為有如此多的情緒正在進行，因此必須增加幼童在情緒與社會需求的複雜度，所以孩子有必要發展出有組織性的情緒管理能力。

孩子學習如何維持並獲得相關且有用的情緒經驗，減弱有關聯性但無用的情緒，並且消除那些無關聯性的情緒，這些技巧有助於孩子體會更多的幸福，並且維持與其他人互動關係的滿意度。舉例來說，Robbie 或許知道表現過多的憤怒會傷害 Tyrone，但對 Tomas 表現過少的生氣反應，會使他容易成為 Tomas 攻擊的目標。管理錯誤的訊息也是很重要的，例如一個小男孩加入追逐的遊戲中，在靠近其他人時突然覺得「肚子咕嚕咕嚕叫」，但是他不覺得這件事與遊戲有什麼關係，因為他並不害怕。

在學齡前早期，許多自我管理是屬於生物行為（例如：吸吮大拇指），或者經由成人獲得外在的自我管理；例如玩伴把玩具通通拿走時，雖然感到難過，但他會尋找主要照顧者的協助，而非訴諸暴力。父母親或老師幫助孩子獲得最終使用的認知性處理策略（例如：有目的性地重新調整注意力）。大人也會使用情緒的詞彙藉由辨認與解釋孩子的情感，幫助他們調控情緒（例如：這會有點痛），並且幫助孩子理解事件與情緒之間的因果關係。大人在面對解決情緒問題時，會表現出他們行為處理的策略或是幫孩子建構以利於增加情緒調控的環境，例如：母親會避免帶女兒去會讓她感到驚恐的環境。

因為認知能力的增加與注意力和情緒的控制（Lewis, Stanger, & Sullivan, 1989），孩子在幼稚園階段明顯發展出較獨立的情緒調控能力。他們開始了解到情緒調控的必要性，並且更能夠使用各種情緒調控的策略。隨著時間過去，他們也能夠注意到自己在情緒調控的成果是否奏效。

最後，當他們開始更靈活地選擇處理特定情境的理想模式時，孩子在自我調控上逐漸開始使用特定的處理策略──解決問題、尋求幫助、保持距離、內隱或外顯問題、注意力轉移、重組、重新定義問題，或是採取認知麻木與否認，很多這樣的策略對情緒調控是相當有用的，而且它們都與減少憤怒具有關聯性（e.g., Gilliom, Shaw, Beck, Schonberg, & Lukon,

2002）。因此，學齡前孩子愈有能力進行情緒調控，就愈能夠在文化規則下表現出符合社會期待的情緒反應（Kieras, Tobin, & Graziano, 2003）。

成功社會化的情緒調控意涵

很顯而易見地，情緒調控對在人際互動情境中的需求管理是重要的能力（Parker & Gottman, 1989）。當幼童開始調整自己的情緒時，他就較能夠成功地與同儕和大人相處，例如：Eisenberg 等學者（1993, 1994, 1997, 2001, 2003）發現，學齡前和國小孩童的理想情緒調控與他們是否符合社會化行為表現具有相關性。尤其是，依賴於注意力移轉的策略與低外顯問題和高合群性有一致性。相對地，依賴以問題為主的調控策略，例如：蒐集更多的資訊去解決問題，則與獨斷性具有正相關（Gilliom et al., 2002）。換句話說，在兩歲大時缺乏情緒與行為調控，即使攻擊行為已經受到控制，仍可以預測在四歲大時可能出現外顯問題，因此缺乏面對豐富正向情緒與害怕的調控能力，分別與情緒外顯及內化困難具有關聯性（Rydell et al., 2003）。總而言之，不論從幼稚園到小學，孩童若能調整自己的情緒以符合社會所預期的年齡發展，較容易受到大人與同儕的喜愛與注意。入學後，缺乏情緒調控能力的孩子會明顯出現行為困難的問題。

如上所述（Kieras et al., 2003），情緒調控與情緒表達能力通常是相互影響的。尤其是經常容易有緊張情緒且情緒調控困難的幼童，容易出現不能維持正向社會行為，以及擁有較糟糕的同儕關係（Eisenberg, Fabes, Guthrie, et al., 1996; Eisenberg et al., 1995, 1997; Murphy, Shepard, Eisenberg, Fabes, & Guthire, 1999）。在其他研究中（Denham et al., 2003; Denham, Blair, Schmidt, & DeMulder, 2002），幼稚園老師觀察到容易生氣且不能或不願意調節情緒的學齡前孩子，容易在兩年後出現反抗性人格。相反地，即使是高度負面情緒的孩子遭遇到同儕相處問題，也可以透過照顧者教導他們良好的情緒調控技巧進行情緒的緩衝。

調控情緒經驗和表達對高階的認知處理需求是顯而易見且同時進行的。尤其是當孩童在互動回應中，利用退縮、過度警覺或發洩的方式進行情緒調整，而非使用高認知能力的處理過程（例如：問題解決、注意力轉

移、重新建構問題），則高階的認知能力會因為過少使用而無法進一步發展（Blair, 2002）。例如：三歲大的 Karen 在幼稚園裡將大部分的注意力與精力放在誰擋了她的路、她的嚴重感冒、誰要玩哪個玩具等問題上，所以她可能沒有剩餘的認知能力去參與且了解課堂上所介紹的故事、詩和歌曲等內容。簡而言之，情緒調控對幼童的社會與認知功能是重要的核心，值得臨床工作者的關注。

情緒的自覺評估被認為超過學齡前孩童的能力（Blair, 2002）。這種主張或許對幼童所經歷的情緒察覺是正確的；然而，也有人主張在這個年齡階段，有些情緒經驗也需要意識反射（conscious reflection）（Denham, 1998）。無論何種說法較接近事實，無庸置疑的是孩子在兒童早期的學習已經可以對情緒產生足夠的了解。這項知識在孩子處於冷靜且非情緒化的時刻最容易獲得，是幼童形成對自己與他人情緒評估發展的重要基礎。

社會情緒學習技巧：自我與他人的情緒覺察／情緒知識

情緒知識與正確的社會察覺能力具有絕對的關聯性。身為社交世界的主動參與者，學齡前孩童不斷地對自己與他人的行為和情緒進行解釋與歸因（Dodge, Pettit, McClaskey, & Browm, 1986; Miller & Aloise, 1989）。事實上，在幼童的世界中，察覺自己與他人的情緒是重要的經驗──對他們的社會互動具有立即性、顯著性和重要性。學齡前孩童會在自發性的溝通中，談論並反應自己與他人的情感，討論自己及他人的情緒經驗與表達的原因和結果（Dunn, 1994; Fabes, Eisenberg, McCormick, & Wilson, 1988）。

一旦察覺到情緒，就必須正確地解釋情感訊息，因為錯誤的解釋會導致內在與社交困難。如果 Robbie 誤認 Tomas 板著臉是表示快樂時，Tomas 或許會揍他。更深入來說，情緒知識會產生與自己及他人情緒表達和經驗以及環境事件相關的資訊。在學齡前階段，大部分的孩子可以從表情或情境推測基本的情緒種類（Denham, 1986）。他們對快樂的表達與情境的理解勝於負面表達與情境理解（Fabes, Eisenberg, Nyman, & Michealieu, 1991）。

了解更複雜且精密的情緒

在學齡階段的最後階段，孩子開始了解更多會誘發基本情緒的微妙表達與情境觀點：

- 區別自己與他人情緒，例如：在幼稚園老師說「遊戲時間結束」時，孩童可以了解他人的情緒是難過多過於生氣。

- 更深入了解引起抽象情緒的表達與情境，能夠對特定對象（例如：自己、同儕、父母）情緒的起因做出更複雜的歸因（Dunn & Hughes, 1998）。隨著他們漸增的社交敏感度和經驗，年紀較大的學齡前孩童在接受到較不明顯的提示時，會發展出自己對他人情緒的評估策略，通常會強調個人的情緒而非目的，例如：會表示「自己今天過得很糟糕不開心」，而不是「不想跟 Billy 玩」。

- 掌握自己與他人情緒會產生的結果（Denham, 1997）。明顯地，知道情緒為什麼被表達（它的原因）以及可能的後果（自己或他人行為的結果），將會增加孩子在行為與情緒的調控，同時也知道如何去應對他人的情緒。

此外，幼童開始分辨其他人與自己不同的情緒，例如：知道媽媽在進家門時的微笑，表示她很滿意今天的工作狀況，所以今晚可能不會出現罵人的行為。為了更準確地解釋情緒資訊，掌握在特定情境中特定對象的特殊訊息是必要的，重要的情緒資訊包含：(1)無論情境是否模稜兩可，例如：可以引起超過一種情緒反應的情境；(2)人們的表達模式與情境衝突；(3)情境衝突程度是隨著特定人士有所不同。雖然情緒知識的觀點非常重要，但只有在學齡前階段的末期，孩童才開始獲得並使用這些技巧（Gnepp, 1989; Gnepp & Chilamkurti, 1988; Gnepp & Gould, 1985; Gnepp, McKee, & Domanic, 1987）。

在這個發展階段結束後，學齡前孩童也開始了解情緒經驗的複雜面向，例如：表現規則（display rules）。由於孩童在引起情緒的情境下（例如：生氣的情緒）（Feito, 1997），開始服從社會壓力運用這些規則，進而

了解這些規則（Banerjee, 1997; Josephs, 1994; Rozek, 1987）。對於較年長的學齡前孩童在情緒領悟觀點的熟悉程度有賴於測量方式，研究者使用方法論中符合發展的簡化問項發現，雖然較年長的學齡前孩童跟幼稚園孩子對於情緒仍有許多有待學習的地方，但對表達規則的了解已經有深厚的基礎。

最後，在大孩子跟成人的身上，經驗與了解「複合式情緒」是相當常見的。例如：當小弟弟用滑稽的動作逗弄年紀較大的姊姊，姊姊會覺得很開心、好笑；但是當他試著跳過姊姊的背包，結果失敗跌落在背包上，並且壓壞裡面的耳機，姊姊則會感到惱怒（Harter & Whitesell, 1989）。然而，因為幼童在離開學齡前階段時，表達能力開始變得愈來愈複雜，他們也開始經歷且了解到同時發生情緒跟矛盾的情況。此外，研究者透過符合年齡的方式詢問孩童問題，顯示出學齡前孩童對複合式情緒的了解超越過去的假設（Donaldson & Westerman, 1986; Kestenbaum & Gelman, 1995; Peng, Johnson, Pollock, Glasspool, & Harris, 1992）。

因為幼童與同齡孩子開始表達複雜情緒，我們可以期待他們了解其中部分的含義；然而，這樣的理解是受到侷限的，理解過程發展得相當緩慢。即使年紀較大的學齡前孩子也無法適當地表達出驕傲、罪惡感、羞恥心等情感；反之，他們只能表達簡單的情緒（Arsenio & Lover, 1995; Berti, Garattoni, & Venturini, 2000; Harter & Whitesell, 1989; Nunner-Winkler & Sodian, 1988）。

簡而言之，學齡前孩童獲得很多的情緒知識以支持他們與家人、同儕的社會互動。然而，對學齡前孩童而言，很多情緒知識較細微的差異不是已經整合，就是在未來會得到進一步的理解。

情緒知識對成功社交的意涵

雖然在情緒知識的各種觀點上具有發展性的進展，隨著表達知識與情境知識領先於其他種類的理解，也在發展上具有明顯的個體差異（Dunn, 1994）。因為在情緒交流過程中，個人經驗與社會互動和人際關係是受到規範和限制的（Denham, 1998; Halberstadt et al., 2001; Saarni, 1999），所以

會隨著情緒知識的程度表現出個人與社交的成就。

　　情緒知識使學齡前的孩童能夠適當地與他人互動，因此增強社會關係。與具有情緒知識的同齡孩子互動，其過程可能被認為是令人滿意，也較討人喜愛。舉例來說，了解其他人情緒的幼童可能更有能力幫助生氣或難過的朋友，而較能夠談論自己情緒的學齡前孩童，也較能夠協調朋友之間產生的爭執。同樣地，老師也能夠了解由情緒知識而產生的行為證據，例如：使用情緒語言、關懷的反應，並能夠正向地評估孩童的情緒知識。因此，了解情緒的孩子更能夠對同儕產生符合社會要求的反應，也會在老師對其社交技巧評量中得到較高的分數，也較被同儕所喜愛（Denham, 1986; Denham & Couchoud, 1991; Denham et al., 1990; Roberts & Strayer, 1996; Smith, 2001; Strayer, 1980）。

　　更精確來說，在與朋友對話中的情緒情境知識（emotion situation knowledge）與情緒言語，應該包含衝突解決、合作、分享扮演遊戲與成功的溝通（Dunn & Cutting, 1999; Dunn & Herrera,1997）。因此，幼童對情緒情境的了解與同儕互動中非功能性的生氣反應具有負相關（Garner & Estep, 2001）。此外，學齡前孩童對情緒表達和情緒情境的了解，與其在和兄弟姊妹進行爭論時，是否能使用有事實根據的言論具有正相關（Dunn, Slomkowski, Donelan, & Herrera, 1995; Garner, Jones, & Miner, 1994）。

　　相反地，具有攻擊性與反抗性人格特質或有同儕問題的學齡前孩童，會在幼稚園與之後的發展階段，表現出對情緒表達與情緒情境理解的缺損（Denham et al., 2003; Denham, Blair, et al., 2002; Denham, Caverly, et al., 2002; Hughes, Dunn, & White, 1998）。因此，當研究者思考學齡前口語能力和自我控制的評估表現時，具有情緒表達理解困難的一年級孩子，常會出現同儕互動問題與社交退縮（Izard et al., 2001; Schultz, Izard, Ackerman, & Youngstrom, 2001; Smith, 2001）。

　　其他研究也已經對幼童情緒理解失誤的意涵進行更深入的探討。例如：Barth 和 Bastiani（1997）發現和具有攻擊性孩童產生社交困難有些微關係的理論：學齡前孩童在生氣時，對過度歸因於同儕的表達產生認知偏誤，類似大孩子對敵意歸因的偏誤，這種歸因偏誤與負向社交行為具有相

關（Dodge & Somberg, 1987）。在情緒理解中，對憤怒的過度歸因也與學齡前男孩的攻擊行為具有相關性，同時也與同儕排斥具有關聯性（Schultz, Izard, & Ackerman, 2000）；Denham 與其他學者（1990）也發現，當孩童出現混淆快樂感覺的負面情緒或是擁有混淆的負面情緒時，則與其社交喜愛度具有負相關。

總而言之，這些研究結果認為，兒童早期的情緒知識缺乏與幼稚園前或是就學時出現的社交與行為問題具有相關。在入學前，提高情緒知識與使用是相當重要的。未來，在攻擊行為與其他困難形成前，發覺早期社會認知困難，將使孩童在治療介入上更加容易。

獨立的決策制定

因為認知能力（例如：思考、注意力）與情緒是一起運作的，很重要的是依據每個孩子不同的情緒經驗和知識、情緒調控與表達去滿足他們關於人際互動上的思考技巧。當學齡前孩童在每日的社會互動頻率與複雜度增加時，獨立的決策制定是重要的。幼童必須學習分析社交情境、訂定社交目標，並且決定有效的方式以解決在自己與同儕間的差異。所以學齡前孩童開始學習這些重要的思考技巧，以協助他們可以適應日漸增加的複雜社會互動，例如能夠正向遊戲、合作、顯露其他社交技巧（Mize & Cox, 1990; Pettit, Dodge, & Brown, 1988）。

社會資訊處理理論（social information-processing theory）形成訓練獨立決策制定的基礎（Crick & Dodge, 1994）。社會資訊處理步驟包含將社會環境中的問題解碼、進行解釋、形成目標，並選擇與進行最有利的反應。這個理論也已經將情緒資訊與內容全面納入（Lemerise & Arsenio, 2000），其針對情緒的每個步驟，都是重要且正確的。

在解碼與解釋的步驟中，孩子得到許多重要資訊，這些資訊包含他人的行為、情緒與意圖、他人行為可能導致的結果，以及自己與他人的互動關係。例如：Robbie 發現，Jamila 對現在誰在玩消防車很苦惱、Tyrone 對要求加入遊戲感到害怕、Tomas 試圖尋找機會故意挖苦別人。

接著下一個步驟是目標的說明，孩子在警醒狀態會形成明確的目標，

這能夠激勵他自己產生結果。當孩子不能夠調控情緒，他會專注於外在目標，例如：報復或退縮至被動的狀態，這兩者都不會促進成功的互動。愈能成功調控情緒的孩子更能專注於關係獲得的目標上，孩子也察覺到他人的情緒會影響到目標的選擇；例如：孩子過度嘲笑遇到困難的玩伴，可能導致玩伴的報復或退縮。如果當 Tomas 挖苦別人時，Robbie 選擇反擊，如此一來，Robbie 會轉移原先設定的社交目標而出現口語挖苦的行為，甚至跟 Tomas 打架。

最後一個步驟是孩子最終的行為反應：形成反應方案、評估合適性、決定最終反應。真實行為反應的選擇會隨著孩子與目標相關的情緒不同而有所差異；例如：被同學弄壞自己的畫時會覺得難過，或許對同學這樣的行為會出現不同於生氣的反應。

因此，清楚知道獨立的決策制定與其他社會情緒學習觀點是需要一同合作，才能達成孩子的理想表現。例如：能夠調控自己情緒的學齡前孩童在被推倒之後，可以調整情緒讓自己覺得舒服，但可能會出現對這樣的行為不知如何反應。沒有獨立的決策制定技巧時，有良好情緒調控的孩子無法有效地運用認知處理來選擇理想的行為反應。相反地，一個具有良好問題解決能力的孩童，在被推倒後出現強烈的情緒反應，他也能想出應對的方法。

假如 Robbie 可以透過先前提出的情緒調控策略察覺到自我的情緒處理，他就可以保持冷靜，選擇可以提升人際互動關係的行為反應。即使他對 Tomas 感到害怕，但他仍可以說出一些排除 Tomas 惡意的話（並且藉由處理問題來調控自己的情緒），例如：「很好笑耶，Tomas，你想不想玩。」另一種方式是他可以尋求老師的協助，幫忙解決這個問題。

人際關係的管理

其他人際關係技巧出現在社會情緒學習最後的要素中，包含善意地邀請他人一起遊戲、開始並維持對話、主動聆聽、分享、輪流、協調、在必要時說「不」或尋求協助（Doyle & Connolly, 1989; Honig, 1999; Honig & Wittmer, 1996）。根據個案中的情況，Robbie 可能會使用一些技巧幫助他

與玩伴相處。他可能提出一個與 Jamila 合作的方法、試圖與 Tyrone 協調一個讓彼此都滿意的解決方案，並且尋求幫忙以處理 Tomas 的問題。這些重要且清楚的能力能夠強化自我察覺與他人察覺、自我管理與負責任的自我決策。

結論與未來方向

　　本章的目標在解釋與概述學齡前階段的社會情緒學習的發展狀況，及其對心理健康和社會情緒功能的重要性。雖然這些能力相當重要，但筆者只能淺述相關的證據與意涵，以及此能力可以被大人協助發展的部分。許多在這個領域的基本研究工作仍需進行，特別是探討社會情緒學習所有要素共同作用的影響，而非分別進行要素探討。因此，透過在這裡提及的理論架構，將孩子視為整體以定義社會情緒學習能力，進而了解社會情緒學習如何同時且具有預測性地與認知、語言及其他發展要素產生關聯。

　　我們現階段的知識已足以探討更多其他的應用議題。當學齡前孩童的社會與學科學習前期技巧相關的重要發展項目被正確評估時，心理學家能夠更有效地協助家長與老師促進孩童的理想發展（Denham & Burton, 2003）。我們需要更多研究以釐清社會情緒學習的其他間接因素，例如：父母親的精神狀態、離婚、貧窮、孩童照護品質，以及彼此的互動。

　　臨床工作者、父母親、幼稚園老師或是托兒所人員一起努力，我們可以確認如 Robbie 這樣的學齡前孩童，他們在情緒社會能力的進展能夠成功符合識字、問題解決的挑戰，以及維持與他人更複雜、完善的互動關係。我們可以幫助像 Tyrone、Tomas，甚至 Jamila 這樣的孩子，找到與他人互動的最佳方法，讓他們有良好的情緒調控能力，可以應付未來日子裡的社會、情緒與課業的需求。

參考文獻

Alessandri, S. M., & Lewis, M. (1993). Parental evaluation and its relation to shame and pride in young children. *Sex Roles, 29(5–6),* 335–343.

Arsenio, W., & Lover, A. (1995). Children's conceptions of sociomoral affect: Happy victimizers, mixed emotions and other expectancies. In M. Killen & D. Hart (Eds.), *Morality in everyday life: Developmental perspectives* (pp. 87–128). Cambridge, UK: Cambridge University Press.

Banerjee, M. (1997). Hidden emotions: Preschoolers' knowledge of appearance–reality and emotion display rules. *Social Development, 15,* 107–132.

Barth, J. M., & Bastiani, A. (1997). A longitudinal study of emotional recognition and preschool children's social behavior. *Merrill–Palmer Quarterly, 43,* 107–128.

Berti, A. E., Garattoni, C., & Venturini, B. A. (2000). The understanding of sadness, guilt, and shame in 5–, 7–, and 9–year-old children. *Genetic, Social, and General Psychology Monographs, 126,* 293–318.

Birch, S. H., Ladd, G. W., & Blecher-Sass, H. (1997). The teacher–child relationship and children's early school adjustment: Good-byes can build trust. *Journal of School Psychology, 35,* 61–79.

Blair, C. (2002). School readiness: Integrating cognition and emotion in a neurobiological conceptualization of children's functioning at school entry. *American Psychologist, 57,* 111–127.

Campos, J. J., & Barrett, K. C. (1984). Toward a new understanding of emotions and their development. In C. E. Izard, J. Kagan, & R. B. Zajonc (Eds.), *Emotions, cognition, and behavior* (pp. 229–263). New York: Cambridge University Press.

Campos, J. J., Mumme, D. L., Kermoian, R., & Campos, R. G. (1994). A functionalist perspective on the nature of emotion. *Monographs of the Society for Research in Child Development, 59(2–3),* 284–303.

Cole, P. M., Martin, S. E., & Dennis, T. A. (2004). Emotion regulation as a scientific construct: Methodological challenges and directions for child development research. *Child Development, 75,* 317–333.

Collaborative for Academic, Social, and Emotional Learning. (2003). *Safe and sound: An educational leader's guide to evidence-based social and emotional learning (SEL) programs.* Chicago, IL: Author.

Dunn, J. (1994). Understanding others and the social world: Current issues in developmental research and their relation to preschool experiences and practice. *Journal of Applied Developmental Psychology, 15,* 571–583.

Crick, N., & Dodge, K. A. (1994). A review and reformulation of social information-processing mechanisms in children's social adjustment. *Psychological Bulletin, 115,* 74–101.

Cutting, A. L., & Dunn, J. (1999). Theory of mind, emotion understanding, language, and family background: Individual differences and interrelations. *Child Development, 70,* 853–865.

Cytryn, L., McKnew, D. H., Zahn-Waxler, C., & Gershon, E. S. (1986). Developmental issues in risk research: The offspring of affectively ill parents. In M. Rutter, C. E. Izard, & P. B. Read (Eds.), *Depression in young people: Developmental and clinical perspectives* (pp. 163–188). New York: Guilford Press.

Denham, S. A. (1986). Social cognition, social behavior, and emotion in preschoolers: Contextual validation. *Child Development, 57,* 194–201.

Denham, S. A. (1997). "When I have a bad dream, Mommy holds me": Preschoolers' consequential thinking about emotions and social competence. *International Journal of Behavioral Development, 20,* 301–319.

Denham, S. A. (1998). *Emotional development in young children.* New York: Guilford Press.

Denham, S. A., Bassett, H. H., & Wyatt, T. (in press). The socialization of emotional competence. In J. Grusec & P. Hastings (Eds.), *Handbook of socialization.* New York: Guilford Press.

Denham, S. A., Blair, K. A., DeMulder, E., Levitas, J., Sawyer, K. S., Auerbach-Major, S. T., et al. (2003). Preschoolers' emotional competence: Pathway to mental health? *Child Development, 74,* 238–256.

Denham, S. A., Blair, K. A., Schmidt, M. S., & DeMulder, E. (2002). Compromised emotional competence: Seeds of violence sown early? *American Journal of Orthopsychiatry, 72,* 70–82.

Denham, S. A., & Burton, R. (2003). *Social and emotional prevention and intervention programming for preschoolers.* New York: Kluwer Academic/Plenum Press.

Denham, S. A., Caverly, S., Schmidt, M., Blair, K., DeMulder, E., Caal, S., et al. (2002). Preschool understanding of emotions: Contributions to classroom anger and aggression. *Journal of Child Psychology and Psychiatry, 43,* 901–916.

Denham, S. A., & Couchoud, E. A. (1991). Social–emotional predictors of preschoolers' responses to an adult's negative emotions. *Journal of Child Psychology and Psychiatry, 32,* 595–608.

Denham, S. A., Grant, S., & Hamada, H. A. (2002). *"I have two 1st teachers": Mother and teacher socialization of preschoolers' emotional and social competence.* Paper presented at the Symposium submitted to the 7th Head Start Research Conference, Washington, DC.

Denham, S. A., & Holt, R. W. (1993). Preschoolers' likability as cause or consequence of their social behavior. *Developmental Psychology, 29,* 271–275.

Denham, S. A., Mason, T., Caverly, S., Schmidt, M., Hackney, R., Caswell, C., et al. (2001). Preschoolers at play: Co-socializers of emotional and social competence. *International Journal of Behavioral Development, 25,* 290–301.

Denham, S. A., McKinley, M., Couchoud, E. A., & Holt, R. (1990). Emotional and behavioral predictors of peer status in young preschoolers. *Child Development, 61,* 1145–1152.

Denham, S. A., Renwick, S., & Holt, R. (1991). Working and playing together: Prediction of preschool social–emotional competence from mother–child interaction. *Child Development, 62,* 242–249.

Denham, S. A., Zahn-Waxler, C., Cummings, E. M., & Iannotti, R. J. (1991). Social competence in young children's peer relationships: Patterns of development and change. *Child Psychiatry and Human Development, 22,* 29–43.

Dix, T. (1991). The affective organization of parenting: Adaptive and maladaptative processes. *Psychological Bulletin, 110,* 3–25.

Dodge, K. A., Pettit, G., McClaskey, C. L., & Brown, M. M. (1986). Social competence in children. *Monographs of the Society for Research in Child Development, 51*(2), 1–85.

Dodge, K. A., & Somberg, D. R. (1987). Hostile attribution biases among aggressive boys are exacerbated among conditions of threat to the self. *Child Development, 58,* 213–224.

Donaldson, S. K., & Westerman, M. A. (1986). Development of children's understanding of ambivalence and causal theories of emotions. *Developmental Psychology, 22,* 655–662.

Doyle, A.-B., & Connolly, J. (1989). Negotiation and enactment in social pretend play: Relations to social acceptance and social cognition. *Early Childhood Research Quarterly, 4*(3), 289–302.

Dunn, J., & Cutting, A. L. (1999). Understanding others, and individual differences in friendship interactions in young children. *Social Development, 8,* 201–219.

Dunn, J., & Herrera, C. (1997). Conflict resolution with friends, siblings, and mothers: A developmental perspective. *Aggressive Behavior, 23,* 343–357.

Dunn, J., & Hughes, C. (1998). Young children's understanding of emotions within close relationships. *Cognition and Emotion, 12,* 171–190.

Dunn, J., Slomkowski, C., Donelan, N., & Herrera, C. (1995). Conflict, understanding, and relationships: Developments and differences in the preschool years. *Early Education and Development, 6,* 303–316.

Eisenberg, N., Cumberland, A., & Spinrad, T. L. (1998). Parental socialization of emotion. *Psychological Inquiry, 9,* 241–273.

Eisenberg, N., & Fabes, R. A. (1994). Mothers' reactions to children's negative emotions: Relations to children's temperament and anger behavior. *Merrill–Palmer Quarterly, 40,* 138–156.

Eisenberg, N., Fabes, R. A., Bernzweig, J., Karbon, M., Poulin, R., & Hanish, L. (1993). The relations of emotionality and regulation to preschoolers' social skills and sociometric status. *Child Development, 64,* 1418–1438.

Eisenberg, N., Fabes, R. A., Guthrie, I. K., Murphy, B. C., Maszk, P., Holmgren, R., et al. (1996). The relations of regulation and emotionality to problem behavior in elementary school children. *Development and Psychopathology, 8,* 141–162.

Eisenberg, N., Fabes, R. A., Murphy, B., Maszk, P., Smith, M., & Karbon, M. (1995). The role of emotionality and regulation in children's social functioning: A longitudinal study. *Child Development, 66,* 1360–1384.

Eisenberg, N., Fabes, R. A., & Murphy, B. C. (1996). Parents' reactions to children's negative emotions: Relations to children's social competence and comforting behavior. *Child Development, 67,* 2227–2247.

Eisenberg, N., Fabes, R. A., Nyman, M., Bernzweig, J., & Pinuelas, A. (1994). The relation of emotionality and regulation to preschoolers' anger-related reactions. *Child Development, 65,* 1352–1366.

Eisenberg, N., Fabes, R. A., Shepard, S. A., Guthrie, I., Murphy, B. C., & Reiser, M. (1999). Parental reactions to children's negative emotions: Longitudinal relations to quality of children's social functioning. *Child Development, 70,* 513–534.

Eisenberg, N., Fabes, R. A., Shepard, S. A., Murphy, B. C., Guthrie, I. K., Jones, S., et al. (1997). Contemporaneous and longitudinal prediction of children's social functioning from regulation and emotionality. *Child Development, 68,* 642–664.

Eisenberg, N., Gershoff, E. T., Fabes, R. A., Shepard, S. A., Cumberland, A., Losoya, S., et al. (2001). Mothers' emotional expressivity and children's behavior problems and social competence: Mediation through children's regulation. *Developmental Psychology, 37,* 475–490.

Eisenberg, N., Valiente, C., Morris, A. S., Fabes, R. A., Cumberland, A., Reiser, M., et al. (2003). Longitudinal relations among parental emotional expressivity, children's regulation, and quality of socioemotional function. *Developmental Psychology, 39,* 3–19.

Fabes, R. A., Eisenberg, N., McCormick, S. E., & Wilson, M. S. (1988). Preschoolers' attributions of the situational determinants of others' naturally occurring emotions. *Developmental Psychology, 24,* 376–385.

Fabes, R. A., Eisenberg, N., Nyman, M., & Michealieu, Q. (1991). Young children's appraisal of others spontaneous emotional reactions. *Developmental Psychology, 27,* 858–866.

Feito, J. A. (1997). Children's beliefs about the social consequences of emotional expression. *Dissertation Abstracts International, 59*(03B), 1411.

Garner, P. W. (2003). Child and family correlates of toddlers' emotional and behavioral responses to a mishap. *Infant Mental Health Journal, 24,* 580–596.

Garner, P. W., & Estep, K. M. (2001). Emotional competence, emotion socialization, and young children's peer-related social competence. *Early Education and Development, 12*, 29–48.

Garner, P. W., Jones, D. C., & Miner, J. L. (1994). Social competence among low-income preschoolers: Emotion socialization practices and social cognitive correlates. *Child Development, 65*, 622–637.

Gilliom, M., Shaw, D. S., Beck, J. E., Schonberg, M. A., & Lukon, J. L. (2002). Anger regulation in disadvantaged preschool boys: Strategies, antecedents, and the development of self-control. *Developmental Psychology, 38*, 222–235.

Gnepp, J. (1989). Personalized inferences of emotions and appraisals: Component processes and correlates. *Developmental Psychology, 25*, 277–288.

Gnepp, J., & Chilamkurti, C. (1988). Children's use of personality attributions to predict other people's emotional and behavioral reactions. *Child Development, 59*, 743–754.

Gnepp, J., & Gould, M. E. (1985). The development of personalized inferences: Understanding other people's emotional reactions in light of their prior experiences. *Child Development, 56*, 1455–1464.

Gnepp, J., McKee, E., & Domanic, J. A. (1987). Children's use of situational information to infer emotion: Understanding emotionally equivocal situations. *Developmental Psychology, 23*, 114–123.

Gottman, J. M., Katz, L. F., & Hooven, C. (1997). *Meta-emotion: How families communicate emotionally.* Mahwah, NJ: Erlbaum.

Greenberg, M. T., Domitrovich, C., & Bumbarger, B. (2001). The prevention of mental disorders in school-aged children: Current state of the field. *Prevention & Treatment, 4*, Article 1. http://journals.apa.org/prevention/

Greenberg, M. T., & Snell, J. L. (1997). Brain development and emotional development: The role of teaching in organizing the frontal lobe. In P. Salovey & D. J. Sluyter (Eds.), *Emotional development and emotional intelligence* (pp. 93–119). New York: Basic Books.

Halberstadt, A., Denham, S. A., & Dunsmore, J. (2001). Affective social competence. *Social Development, 10*, 79–119.

Halberstadt, A. G. (1991). Socialization of expressiveness: Family influences in particular and a model in general. In R. S. Feldman & S. Rimé (Eds.), *Fundamentals of emotional expressiveness* (pp. 106–162). Cambridge, UK: Cambridge University Press.

Harter, S., & Whitesell, N. R. (1989). Developmental changes in children's understanding of single, multiple, and blended emotion concepts. In P. Harris & C. Saarni (Eds.), *Children's understanding of emotion* (pp. 81–116). Cambridge, UK: Cambridge University Press.

Honig, A. S. (1999, Spring). Creating a prosocial curriculum. *Montessori LIFE*, pp. 35–37.

Honig, A. S., & Wittmer, D. S. (1996). Helping children become more prosocial: Ideas for classrooms, families, schools, and communities. *Young Children, 51*(2), 62–70.

Howes, C. (1987). Social competence with peers in young children: Developmental sequences. *Developmental Review, 2*, 252–272.

Hughes, C., Dunn, J., & White, A. (1998). Trick or treat?: Uneven understanding of mind and emotion and executive dysfunction in "hard-to-manage" preschoolers. *Journal of Child Psychology and Psychiatry, and Allied Disciplines, 39*, 981–994.

Hyson, M. C. (1994). *The emotional development of young children: Building an emotion-centered curriculum.* New York: Teachers College Press.

Izard, C. E., Fine, S., Schultz, D., Mostow, A., Ackerman, B., & Youngstrom, E. (2001). Emotions knowledge as a predictor of social behavior and academic competence in children at risk. *Psychological Science, 12*, 18–23.

Josephs, I. (1994). Display rule behavior and understanding in preschool children. *Journal of Nonverbal Behavior, 18*, 301–326.

Keogh, B. K. (1992). Temperament and teachers' views of teachability. In W. Carey & S. McDevitt (Eds.), *Prevention and early intervention: Individual differences as risk factors for the mental health of children* (pp. 246–254). New York: Brunner/Mazel.

Kestenbaum, R., & Gelman, S. (1995). Preschool children's identification and understanding of mixed emotions. *Cognitive Development, 10*, 443–458.

Kieras, J. C., Tobin, R. M., & Graziano, W. G. (2003, April). *Effortful control and emotional responses to undesirable gifts.* Paper presented at a meeting of the Society for Research in Child Development, Tampa, FL.

Ladd, G. W., Birch, S. H., & Buhs, E. S. (1999). Children's social and scholastic lives in kindergarten: Related spheres of influence? *Child Development, 70*, 1373–1400.

Ladd, G. W., Kochenderfer, B. J., & Coleman, C. C. (1996). Friendship quality as a predictor of young children's early school adjustment. *Child Development, 67*, 1103–1118.

Lemerise, E. A., & Arsenio, W. F. (2000). An integrated model of emotion processes and cognition in social information processing. *Child Development, 71*, 107–118.

Lemerise, E. A., & Dodge, K. A. (2000). The development of anger and hostile interactions. In M. Lewis & J. M. Haviland-Jones (Eds.), *Handbook of emotions* (2nd ed., pp. 594–606). New York: Guilford Press.

Lewis, M., Alessandri, S. M., & Sullivan, M. W. (1992). Differences in shame and pride as a function of children's gender and task difficulty. *Child Development, 63*, 630–638.

Lewis, M., Stanger, C., & Sullivan, M. E. (1989). Deception in three-year-olds. *Developmental Psychology, 25*, 439–443.

Martin, R. P., Drew, D., Gaddis, L. R., & Moseley, M. (1988). Prediction of elementary school achievement from preschool temperament: Three studies. *School Psychology Review, 17*, 125–137.

Miller, A. L., & Olson, S. L. (2000). Emotional expressiveness during peer conflicts: A predictor of social maladjustment among high-risk preschoolers. *Journal of Abnormal Child Psychology, 28*, 339–352.

Miller, P. H., & Aloise, P. A. (1989). Young children's understanding of the psychological causes of behavior: A review. *Child Development, 60*, 257–285.

Mize, J., & Cox, R. A. (1990). Social knowledge and social competence: Number and quality of strategies as predictors of peer behavior. *Journal of Genetic Psychology, 151*, 117–127.

Morrison, E. F., Rimm-Kauffman, S., & Pianta, R. C. (2003). A longitudinal study of mother–child interaction at school entry and social and academic outcomes in middle school. *Journal of School Psychology, 41*, 185–200.

Murphy, B. C., Shepard, S., Eisenberg, N., Fabes, R. A., & Guthrie, I. K. (1999). Contemporaneous and longitudinal relations of dispositional sympathy to emotionality, regulation, and social functioning. *Journal of Early Adolescence, 19*, 66–97.

Nunner-Winkler, G., & Sodian, B. (1988). Children's understanding of moral emotions. *Child Development, 59*, 1323–1338.

Palinsin, H. A. (1986). Preschool temperament and performance on achievement tests. *Developmental Psychology, 22*, 766–770.

Park, K. A., Lay, K., & Ramsay, L. (1993). Individual differences and developmental changes in preschoolers' friendships. *Developmental Psychology, 29*, 264–270.

Parker, J. G., & Gottman, J. M. (1989). Social and emotional development in a relational context: Friendship interaction from early childhood to adolescence. In T. J. Berndt & G. W. Ladd (Eds.), *Peer relationships in child development* (pp. 95–131). New York: Wiley.

Payton, J. W., Wardlaw, D. M., Graczyk, P. A., Bloodworth, M. R., Tompsett, C. J., & Weissberg, R. P. (2000). Social and emotional learning: A framework for promoting mental health and reducing risk behaviors in children and youth. *Journal of School Health, 70*(5), 179–185.

Peng, M., Johnson, C. N., Pollock, J., Glasspool, R., & Harris, P. L. (1992). Training young children to acknowledge mixed emotions. *Cognition and Emotion, 6*, 387–401.

Pettit, G. S., Dodge, K. A., & Brown, M. M. (1988). Early family experience, social problem solving patterns, and children's social competence. *Child Development, 59*, 107–120.

Raver, C. C., Blackburn, E. K., Bancroft, M., & Torp, M. (1999). Relations between effective emotional self-regulation, attentional control, and low-income preschoolers' social competence with peers. *Early Education and Development, 10*, 333–350.

Roberts, W. R., & Strayer, J. A. (1996). Empathy, emotional expressiveness, and prosocial behavior. *Child Development, 67*, 449–470.

Robins, L. N., & Rutter, M. (1990). *Straight and devious pathways from childhood to adulthood.* Cambridge, UK: Cambridge University Press.

Roff, J. D. (1990). Childhood peer rejection as a predictor of young adults' mental health. *Psychological Reports, 67*, 1263–1266.

Rozek, M. K. (1987). Preschoolers' understanding of display rules for emotional expression. *Dissertation Abstracts International, 47*(12B), 5076.

Rubin, K. H., & Clark, M. L. (1983). Preschool teachers' ratings of behavioral problems: Observational, sociometric, and social-cognitive correlates. *Journal of Abnormal Child Psychology, 11*, 273–286.

Rubin, K. H., & Daniels-Beirness, T. (1983). Concurrent and predictive correlates of sociometric status in kindergarten and grade 1 children. *Merrill–Palmer Quarterly, 29*, 337–352.

Rydell, A.-M., Berlin, L., & Bohlin, G. (2003). Emotionality, emotion regulation, and adaptation among 5- to 8-year-old children. *Emotion, 3*, 30–47.

Saarni, C. (1999). *Children's emotional competence.* New York: Guilford Press.

Schultz, D., Izard, C. E., & Ackerman, B. P. (2000). Children's anger attribution bias: Relations to family environment and social adjustment. *Social Development, 9*, 284–301.

Schultz, D., Izard, C. E., Ackerman, B. P., & Youngstrom, E. A. (2001). Emotion knowledge in economically disadvantaged children: Self-regulatory antecedents and relations to social difficulties and withdrawal. *Development and Psychopathology, 13*, 53–67.

Shonkoff, J. P., & Phillips, D. A. (2000). *From neurons to neighborhoods: The science of early childhood development.* Washington, DC: National Academy Press.

Smith, M. (2001). Social and emotional competencies: Contributions to young African-American children's peer acceptance. *Early Education and Development, 12*, 49–72.

Sroufe, L. A., Schork, E., Motti, F., Lawroski, N., & LaFreniere, P. (1984). The role of affect in social competence. In C. E. Izard, J. Kagan, & R. B. Zajonc (Eds.), *Emotions, cognition, and behavior* (pp. 289–319). Cambridge, UK: Cambridge University Press.

Strayer, J. (1980). A naturalistic study of empathic behaviors and their relation to affective states and perspective-taking skills in preschool children. *Child Development, 51*, 815–822.

Strayer, J., & Roberts, W. (1997). Facial and verbal measures of children's emotions and empathy. *International Journal of Behavioral Development, 20*(4), 627–649.

Strayer, J., & Roberts, W. (2004a). Children's anger, emotional expressiveness, and empathy: Relations with parents' empathy, emotional expressiveness, and parenting practices. *Social Development, 13*, 229–254.

Strayer, J., & Roberts, W. (2004b). Empathy and observed anger and aggression in five-year-olds. *Social Development, 13*, 1–13.

Thompson, R. A. (1994). Emotion regulation: A theme in search of definition. *Monographs of the Society for Research in Child Development, 59*(2–3, Serial No. 240), 25–52.

Walter, J. L. (2002). *The emergence of the capacity for guilt in preschoolers: The role of personal responsibility in differentiating shame from guilt.* Eugene, OR: University Microfilms International.

Weissberg, R. P., & Greenberg, M. T. (Eds.). (1998). *Child psychology in practice: Vol 4. School and community competence-enhancement and prevention programs* (5th ed.). New York: Wiley.

第3章
認知發展

Amy K. Heffelfinger、Christine Mrakotsky　著

　　正確的心理健康診斷必須了解孩童的認知能力與發展狀況，尤其是學齡前階段的孩童。這可以從兩個重要的面向進行討論，首先，認知能力的發展通常是與情緒和行為調控的發展緊密結合（Bell & Wolfe, 2004）；在這個觀念下，三歲大的幼童只有兩歲左右的行為和情緒調控能力，表示不僅僅只是包含認知能力，同時也包括他的社會情緒發展狀況。其次，雖然對神經心理學與學齡前孩童精神病理學關聯性的研究較缺乏，但我們可以發現具有精神問題的大孩子與成人是發生某些特定的神經心理困難的高危險群。有可能某些特定的神經病理上的認知缺損在學齡前階段就已經出現。因此，為了了解學齡孩童是否有特定的認知困難，就有必要先了解典型認知發展的情況。

認知功能中廣泛與特定的領域

　　認知（cognition）或智力（intelligence）的定義在過去已經被廣泛地爭辯，而對象通常是成人。一開始，智力被認為是單變數，在童年期以直線方式增加（Binet & Simon, 1908; Terman, 1916）。而神經病理學方面的研

究，特別是損傷的研究，發現大腦中某些特定類型與受傷部位比起全面的損傷容易出現特定智力功能上的影響；因此，整體認知功能被認為應該包含智力功能上數個特定的區域（Lezak, 1983）。

　　智力被認為是終身穩定的。然而，因為在出生到一歲左右，早期發展能力是不穩定，也無法預測未來的智力；而這些能力的總體表現才會被通稱為「認知」。認知是一種推論與了解事實的過程，可以在學齡前階段進行評估，包含增加對事實（草是綠色的）的知識基礎以及物理過程（地心引力）的理解。認知包含口語和非口語的能力，包含問題解決的能力以及與事實相關的知識。口語能力指的是口語事實的知識和口語推論能力；非口語能力一般是指知覺推理與空間架構的能力。依照定義，他們不需要口語傳遞或口語知識。當學齡前的孩童有能力分辨相似的物品，可以進行認知、配對、選擇或區分細微的差異，例如：顏色、形狀、大小等，我們就能確認其視覺知覺發展的狀況。

　　因此，神經心理學依照目前的大腦系統進行大腦主要功能的分類，包含感覺、動作、注意力、執行力、語言、視覺空間、記憶力等各自獨立卻又息息相關的能力。大部分的成人在專長領域的認知能力都有相對應的優缺點，我們相信在孩童身上也是一樣的。

特定神經心理能力的發展

　　典型早期發展是指在特定認知領域獲得符合年齡的技巧，並且在前五年內出現快速成長的發展軌跡。了解各年齡層的正常發展現象將有助於決定：(1)孩子是否需要進行評估；(2)孩子的發展程度是否可以解釋其行為或情緒功能。願意協助孩童的家長、老師與醫療專業人員通常會考慮到孩子是否面臨符合年紀技巧的發展遲緩。然而，更值得關注的是，由於對典型發展缺乏認知，導致真實出現的發展遲緩現象沒有被發現與治療。在這個章節中，將對學齡前孩童的正常發展進行討論。

感覺知覺

基本的感覺知覺包含聽覺、視覺，是腦部高階功能發展的重要因子。在出生一個月大時，進行協調基本感覺的神經系統已有初步的發展。事實上，新生兒擁有察覺光線、聲音、味道、氣味與碰觸的基本技巧（參見Spreen, Risser, & Edgell, 1995; Nelson & Luciana, 2001）。在出生前數週，聽力系統就開始運作，新生兒不成熟地定位聲音、藉由對聲音的偏好辨認出相似的聲音（Aslin & Hunt, 2001; Hecox & Burkard, 1982）。聽覺知覺在前六個月時出現劇烈的改善，大約七個月大的嬰兒就能成功整合並擁有類似於成人的聽覺知覺（Clarkson & Clifton, 1985）。但是當時的聽覺知覺並未達到成熟，真正的成熟階段至少要等到學齡前階段（Whiteman, Allen, Dolan, Kistler, & Jamieson, 1989）。

視覺系統的發展已有廣泛且深入的研究（Dannemiller, 2001）。在剛出生時，嬰兒可以初步察覺與定位有形的物體，對基本形狀和顏色辨認產生反應，這些能力會隨著滿月而逐漸展現（Atkinson, Hood, Wattam-Bell, Anker, & Tricklebank, 1988; Dannemiller, 2001; Johnson, 1990），所以新生兒也能區分不同的人的臉（Morton & Johnson, 1991）。這些運動知覺能力在懷孕六至八週時已開始發展（Wattam-Bell, 1991），而深度知覺則會在出生三到四個月後進行整合（Birch, Gwiazda, & Held, 1982）。一般而言，基本感官知覺會在出生六至十個月後發展成熟，並成為高層次認知發展的基礎。

假如孩子不是處於典型發展的狀況，而是擁有不成熟的感官知覺能力，可能會被誤認為精神病理學上的徵兆。舉例來說，語言遲緩伴隨著對名字沒有反應，通常是自閉症的常見徵兆，但也有可能是孩子出現聽力失能的情況。假如一個孩子無法看見東西，非口語或知覺的能力將無法依循一般的管道發展，因為盲童對所處世界中的經驗探索是與無視力損傷的孩子相當不同的。同樣地，失聰也會改變語言發展的過程，具有某項感覺知覺缺損時，需要特殊與加強治療介入以利於促進整體發展。

對感覺刺激的察覺異常通常與孩童氣質具有關聯性，一般稱為感覺統合失調，而且容易減少孩子對探索環境與新鮮事物的意願。調控感覺輸入

的困難常常被誤解為發展問題的主要原因，而不被認為是非典型神經發展的早期症狀或副作用。

動作技巧

　　基本粗大動作技巧指的是移位與擺位，通常被視為整體發展的典型指標。然而，孩子們並不是都在相同的年紀獲得動作技巧。而是孩子的動作技巧發展有一個年齡的標準範圍。例如：十二個月大被視為會開始走路的指標，而大部分的孩子是在九至十五個月之間開始步行。父母親通常也會被詢問其他的發展指標，例如：他們的小孩何時開始會翻身、不需要東西支撐就可以坐著，以及何時會跑。在學齡前階段，粗大動作技巧會呈現高度發展，例如：在二至三歲間會開始出現跑、跳、平衡等動作。表 3.1 將介紹數個粗大動作發展的典型年齡範圍。

　　精細動作發展指的是細部的動作活動，例如：寫字、使用剪刀。對父母來說，精細動作發展比粗大動作發展較不容易記錄其發展時間。在一歲時，嬰兒通常不是用整個手掌抓物（full-hand grasp），就是用拇指與食指進行鉗狀抓握（pincer grasp），他們開始能夠使用湯匙將物體從容器中拿出，並且能夠將一到兩個物品放入較大開口的容器內。在兩歲大時，大部分的孩子可以使用鉗狀抓握，並且將簡單的圖形放入圖形配對箱（shape sorter）與形狀板中，並且可以水平地將錢幣放入存錢筒中。對三歲大的孩

表 3.1　典型動作發展里程碑的年齡範圍

月	粗大動作	精細動作
1-2	維持頭部擺位	
3-5	朝某個方向翻滾	將奶瓶就口
5-8	不用支撐即可坐立	用拇指與食指抓物
8-15	步行	將玩具放入容器內
15-21	跑步	堆疊兩個積木
20-28	跳	抓握小東西
30-36	不用輔助即可爬樓梯	能畫出兩個形狀

子而言，符合其年紀的動作技巧變得相當廣泛，很多孩子在這個時間可以畫出二至三個簡單的圖案、完成有界線的內嵌式拼圖、使用剪刀剪紙、會使用刀叉進食某些食物、能夠將硬幣放入各種方位的投幣口；然而，有些典型發展的孩子要到第三年末才具備這些能力。在三至四歲的階段，孩子在活動上需要更多視覺─動作的整合，或是將動作與目視的現狀進行整合，例如：追視（tracing）、上色和畫畫。

注意力

　　注意力包含定向、維持與選擇注意焦點（Posner & Petersen, 1990）。重要的影響變量包含注意力不集中（inattentiveness）和注意力分散（distractibility）、維持注意力或集中注意力的能力，以及衝動性或缺乏思考的行動。注意力定向與注意力轉移是注意力的基本要素，嬰兒在四個月大時，就會發展出這種近似大人的能力（Johnson, Posner, & Rothbart, 1991）。這些技巧明顯地出現在嬰兒能夠注意臉孔、聲音與環境等方面，並且對理想的依附關係與認知發展是具有必要性的。注意力轉移是一種正常的行為，也就是注意力能從某個活動脫離並注意其他地方的過程。大約三個月大時，嬰兒經歷稱為強制注視（obligatory looking）的階段，他們能夠集中注意力但難以產生注意力分散或脫離的情況（Johnson, 1990）。這個階段很短暫，因為注意力移轉能力會隨著時間進展，使嬰兒能夠探索環境。然而，過度注意力分散則非典型的發展狀況，最後會導致在需要長時間專注的活動上（例如：進食、聽指令或故事、看電視節目以及每日都要完成的事，像穿衣或清潔玩具）出現失能的表現。一般在出生後的六個月中，注意力分散的程度一開始會快速降低，接著會漸漸減弱（Ruff & Capozzoli, 2003）。

　　在嬰兒期與兒童早期結束後，持續性注意力在質與量上都有顯著的改善（Ruff & Lawson, 1990）。持續性注意力可分為三種互斥的項目：(1)隨意注意力（casual attention），只是看一下物體，但不會有視覺停留；(2)停頓注意力（settled attention），中斷隨意注意力，而專注在刺激物上；(3)集中注意力（focused attention），極度專心而減少動作或口語的產生（Ruff,

Capozzoli, & Weissberg, 1998; Ruff & Capozzoli, 2003）。在二至三歲半之間，隨意注意刺激物的時間並沒有顯著減少，然而在一至三歲半之間，停頓注意力與集中注意力則有一同增加的趨勢（Ruff & Capozzoli, 2003）。持續注意力的最高層級——集中注意力，在一至二歲之間是相對較低的，而在二至三歲半則會持續增加。在第四年，注意力系統受到目標導向行為與衝動控制能力所控制，可以高度集中注意力於任務或活動上。例如：對學齡前孩童而言，享受遊戲、完成活動以及遵守規則都是重要的目標（Ruff & Capozzoli, 2003）。

值得重視的是，注意力分散與持續注意力具有內部相關性。孩子很容易在持續注意力的隨意時期出現注意力分散的情況；而在集中注意力時期出現較少的注意力分散，並且增加較多的維持注意力。這種現象會出現在嬰兒與童年期，一般認為這種聚焦式的維持注意力會讓孩子較不容易對外界環境的干擾物產生反應（Richards & Cronise, 2000; Richards & Turner, 2001; Ruff & Capozzoli, 2003）。

執行功能

執行功能（executive functions）是一個泛指調控與後設認知功能的總和名詞，其核心能力在於規劃、組織與控制行為（Pennington & Ozonoff, 1996）。在過去，Vygotsky 和 Luria 認為語言具有指導性功能，使幼童可以組織和計畫其行為（Luria, 1961; Vygotsky, 1934/1962; Zelazo, 1999）。臨床神經心理學家則假設這些技巧一直到小學初期才開始發展，但是現在有大量的研究認為，執行功能在出生後的第一年就開始發展，而且持續緩慢發展到成年期（Diamond, 1991; Espy, Kaufman, McDiarmid, & Glisky, 1999; Gerstadt, Hong, & Diamond, 1994; Rothbart & Posner, 2001）。在學齡前階段，有三種快速發展的技巧領域是格外重要的：(1)規則的學習與遵守；(2)隨機應變的能力；(3)對新事物的問題解決能力。

在出生後的第一年，孩子就一直在學習規則。有些規則是原本就存在於活動或環境中，但有些規則必須被教導，例如：在某些特定的情境中，有哪些行為是合適的。一般廣為人知的，八至十二個月大的嬰兒已經能夠

了解基本的規則概念，他們的記憶力會隨著時間的進展而幫他們記住這些簡短的規則，例如：在這個階段，嬰兒了解物體恆定的概念，會記得令自己感興趣的物品，即使被藏起來或未在視線範圍內出現，這物品還是存在的（Piaget, 1954）。在二至三歲之間，孩子必須學習為獲得獎勵而採取不同的策略，這有賴於他們在不同規則與地點所獲得獎勵的記憶（Espy et al., 1999）。在第四年，孩子會學習到兩種不同的規則，這些規則可能與過去習得的規則互相牴觸，而他們會將這些新規則應用在行為上（Diamond & Taylor, 1996），例如玩「老師說」的遊戲。這個技巧在發展時，有一個令人訝異且苦惱的階段，孩子可以講出這些規則，但無法實際應用於行為上，而呈現出一種在衝動控制與認知知識之間的不對等技巧階段。Siegler（1998）的實證發現，四至六歲大的孩子只能夠針對一項問題使用一種規則，一旦孩子面臨問題時，能夠學習並遵循不同的規則，那麼他們便開始發展出能夠轉換已習得規範和新增規則的能力，例如：以標誌表示「前進」，紅色＝停止、綠色＝前進；但若以標誌表示「停止」，紅色＝前進、綠色＝停止。這種能在規則設定下進行轉換的能力，會在五到六歲時出現發展（Frye, Zelazo, & Palfai, 1995）。

上述的例子也明白指出，當孩子到達學齡階段時，行為中的彈性會增加。所謂「彈性」指的是在少量的準備或情緒壓力下，能夠在不同規則、行為、常規中轉換的能力。這項能力的發展會從童年期一直延伸到成人階段（Siegler, 1998），但很明顯地，學齡前的時期是最基礎的發展階段。彈性也被視為是天生氣質的一部分，在孩子入學且更加獨立後，此部分經驗的學習、合宜的舉止是具有必要性的。

在學齡前早期，大約二到三歲間，固執或是需要重複特定行為通常是合適的。在這個階段，孩子透過看相同的電視節目、聽一樣的歌曲、閱讀同樣的書籍而茁壯成長；他們也對能時常重複這些活動感到高興。雖然這些行為對成人或年長的手足而言十分無聊，但卻能夠促進幼童對這些活動項目的學習。同樣地，在這個具有固執行為傾向的年齡階段對訓練幼童生活常規是有很大的幫助，例如：如廁或刷牙的步驟順序。大約四歲時，很多學齡前的孩子開始變得更有彈性，重複性的練習也變得較少。這些「彈

性」技巧會隨著快速學習、遵循新規則能力的漸增，以及在學齡前後期習得許多重要的認知技巧而持續發展。

　　最後，新奇事物的問題解決能力也會在學齡前階段快速發展。問題解決能力需要數個步驟才能達到最後的目標，包含規劃、類比推理（analogical reasoning）、因果推論（causal inference）、工具使用、科學推理（scientific reasoning）、演繹推理（deductive reasoning）（Siegler, 1998）。在一到兩歲之間，很明顯會發現嬰兒努力用新方式思考，卻沒有試圖解決問題。即使無法完成目標，他們也會透過相同的方式不斷地進行活動。例如：他們可以輕而易舉地將物體放入容器上端的開口（Diamond, 1991），假如容器被轉向另一邊，他們就會不知道怎麼將物品放入容器內，因為開口已經不在上端。在兩歲大左右，幼童開始對這種單純的搜尋問題產生數種解決的方式。例如：一個兩歲大幼童的家長注意到孩子打開後門的策略：小男孩先拿了一張凳子擺在門外，接著他回過頭來把玩具擺在門內，然後他踩在玩具上跨過門到那張凳子上，他就自由了！因此，複雜的假扮性遊戲通常具有當下的新鮮感，特別當學齡前孩童能夠在相同的情境下產生不同的想法。學習並應用規則、具有彈性、產生對新事物問題解決的能力，在學齡前晚期就已經建立，使孩子能夠在入學後發展更高層次的執行功能。

🌀 語言

　　語言包含了解他人言語的接收性語言（receptive language），以及使用文字話語表達自我的表達性語言（expressive language），並且了解與使用非口語的社會溝通和符號。在出生後，未滿月的嬰兒對語音和非語音的聲音就有不同的反應（Dehaene-Lambertz, 2000）。這種現象顯示出聽覺知覺系統已經被建立，就某種程度而言，主要集中於語音和母語。雖然這種偏好至少一部分受到經驗的影響，但大腦的架構使語音知覺（speech perception）在年幼時即已出現，並隨神經發展與經驗累積而更加細緻，並增加語言能力（Werker & Vouloumanos, 2001）。

　　表達性語言一般是依照可預測的步驟發展，但在期待的時間架構下，

有些孩子的口語發展時間或早或晚，可能早自四到八個月，也可能晚至十八到三十個月。大部分的嬰兒會先開始發出低聲咿嗚的聲音（母音），接著開始發出單音節的子—母音（例如：達）。發出聲音通常是表達他們的狀態與進行聲音的探索，但是個別的發聲並沒有意義。接下來，他們開始使用重複音節或是子—母音的重複（例如：達達），以及其他近似字的音。對臨床工作者而言，很重要的是認清這並不代表嬰兒的第一個字，因為它可能沒有意義。不久就會出現第一個字，而它通常與其中一個常使用的子—母音相同，例如：看向爸爸時，就會發出達達的聲音（大約十一至十三個月）。在此刻，單字被用來歸類與溝通。自此開始，嬰兒通常會發展出慣用的名詞，一般來說是提到非常重要的人（媽媽、爸爸、奶奶）以及物體（球、果汁、瓶子）。第一批字彙有可能會在使用中不斷變化，直到字彙達到 10 個字。接下來，有一個緩慢而穩定的 50 至 75 個字的字彙建立過程。在字彙增加的同時，幼童會開始使用 2 至 3 個包含名詞與動詞的詞彙。接下來會再發生字彙的探索，在二十四個月時孩子的字彙平均增加為 300 個字，在三十個月時，則增為 500 個字（Fenson et al., 1994）。表 3.2 是語言發展里程碑的簡表。

表 3.2 典型語言發展里程碑的年齡範圍

月	表達性語言	接收性語言
5-9	發音與仿音	對「不」產生反應
10-14	發出單字，模仿單字	遵守「給我……」和「讓我看看」的指令
15-21	說 10 個字與第一批 2 至 3 個字組成的詞彙	辨別身體的部位，遵守一個步驟的指令
21-27	說一些 3 個字的句子或問題	遵守包含介系詞的指令
27-33	使用介系詞與代名詞	了解形容詞、代名詞與介系詞
33-39	回答邏輯性的問題	了解否定句

　　在二十至三十六個月時，文法也會出現爆炸性的發展（Bates & Roe, 2001; Fenson et al., 1994）。幼童傾向說完整的句子，但他們會出現很多文法和句法的錯誤。事實上，一至二歲時，孩童在說話時使用的動詞時態與形容詞是錯誤的，但在二至三歲時，孩童已經可以正確使用過去誤用的字彙。當孩子開始學習使用句子時，其句子常是由字彙機械式地串連、組合在一起，或是將相同的字彙依相同的順序排列。例如：一個兩歲大的孩子會說「爸爸去上班了」和「我要去上學」，這兩個句子都是使用固定而正確的句法。然而，在這個年齡層的孩子不會想創造新句子。當孩子開始透過想法將新句子組合在一起時，他們就必須練習字彙的規則，例如：過去式、現在式、未來式。在這段時間，孩子通常為了要遵守最普遍的語言規則，反而誤用不規則的動詞，例如：「爸爸去工作了」（Daddy goed to work）。這並不代表孩子語言的退步，反而是孩子在持續練習基本具體的語言。大約在三歲，孩子說話的流暢度會增加，包含連音，當孩子預測下一個發音，則會在上個發音結束時變換嘴型。當孩子四歲時，大部分的表達語言已經發展出來且合宜地使用（Bates & Roe, 2001）。在四到六歲時，孩子開始能夠正確的連接句子（Bates & Roe, 2001）。

　　語言的其他重要因子是接收性語言與文法性語言，在本章節只會簡單地進行討論。雖然新生兒在出生後可以辨認父母親的聲音，這只表現出聲音知覺與社會辨認，而不是語言意義的過程。接收性語言是與表達性語言一同發展，然而了解文字意義能力的發展略早於實際使用文字的能力。大約在八到十個月，嬰兒開始了解單字的真實意義，接著在之後的六到十二個月進行單字與接收性語言的探索（Ferson et al., 1994）。一開始會說二至三個字的詞彙，接著是出現句子，孩子可以了解句子的意義。文法與句法的了解發展則是在三到四歲時。

　　實用語言（pragmatic language）是指依據基本社會與文化規範相關的知識和覺察的溝通能力（例如：打招呼），而社會推理語言（social-inferential language）是指使用與察覺到雙關語、挖苦和笑話的能力（Bates & Roe, 2001）。根據 Vygotsky（1934/1962）表示，社交實務與互動的影響促使語言發展，尤指實用語言。在某種程度上，實用語言和社會推理語言皆

有賴更精密的社會認知。對學齡前孩童這些能力發展的相關研究有限，但很明顯這些能力都在此階段開始發展。在出生後的第一年末，嬰兒就會出現符合社會要求的打招呼動作，例如：在他人到達或離開時揮手。學齡前孩童已經可以察覺在高度誇張表情和音調的談話中，所出現的幽默感和多重意義，但是諷刺與開玩笑往往讓他們困惑，因為他們的想法依然停留在字面上的意思。同時，較小的學齡前孩童通常可以了解使用具體物體的隱喻，例如：「你像車子一樣快」，但無法了解使用具有抽象概念的隱喻，例如：「你像風一樣快」。這種社會語言技巧的發展不只包含基本語言技巧，也包括社會與認知技巧。

視覺—空間能力

視覺—空間能力所描述的技巧層面相當廣泛，例如：形狀辨認、了解與模仿二度空間的設計、空間定位、空間位移（navigation）、空間旋轉。在嬰兒時期，第一個整合的空間能力是與物體及空間定位有關。在這個階段的理論，Piaget（1952）認為嬰兒在前四個月無法區別出自己在空間中的行動與空間的差異性，嬰兒還無法辨別位置與狀態的改變，因此他們無法了解物體的位置。隨著能力的進展，大約在四到八個月時，嬰兒會開始觀察自己的動作，並且透過視覺協調而能初步了解外界物體的存在。而物體被放置於空間的位置則有賴於自我指涉，舉例來說，嬰兒不會尋找被蓋住的物體，可見物體的位置不只與主體相關，也與其他客體具有關聯性。空間與物體的概念持續發展至出生後的第一年末（約八到十二個月），嬰兒出現搜尋隱藏物體的能力，這是非常重要的；換句話說，孩子現在能夠留意到被藏起來的物體，並且拿回被藏起來的東西。在實務上出現物體恆定的概念，這項新能力被視為理解空間關係的重要因素。從十二至十八個月，嬰兒可以用客觀的態度看待空間，將物體從他們的活動中分離出來。不過他們還無法了解自身的空間位置，但他們開始透過移動能力和空間探索能力的增加，以獲得此項經驗與知識。在這個階段，孩子只會搜尋他們親眼看到物體被藏起來的地方。在第二年末期（十八至二十四個月），他們愈來愈能夠解決沒有看到的物體消失的情況（沒有親眼看到物體被藏起

來），也能夠察覺到自己在空間的定位。

　　大約一到四歲時，空間知覺與建構能力快速發展。約在十二個月時，孩子能夠用兩塊積木堆成塔狀、將圓形片放入形狀板中，這反映出早期空間概念的理解。接下來，孩子可以堆疊更高的積木塔、能將更多的形狀放入形狀板中、用蠟筆塗鴉。在第三年時，出現更複雜的構建技巧，孩童能夠建造三度空間的基本構造，接著可以分辨在圖形與尺寸的視覺—空間差異。之後，在學齡前階段的孩童可以從自己的想像或模仿中，堆疊出複雜的積木模型，例如：房子，甚至是城市。孩童在四歲時也能畫出數種不同的形狀，甚至有可能是注音符號。

　　能夠畫或模仿較複雜的設計有賴於計畫與組織能力，同時也與判斷線條的形狀與位置具有相關性，這些能力都有助於處理「視覺—空間能力」。在四到五歲，學齡前孩童能夠妥善仿畫與辨認簡單的圖形、繪畫、走斜線（Rudel, Holmes, & Pardes, 1988），表現出對空間關係的理解。在這個年紀的孩子也能畫出熟悉區域的地圖，並出現左右區辨的能力，以上這些能力的發展都與往後更高等的空間能力相關。

記憶能力

　　記憶與學習都是孩子認知發展與往後成就的基本基礎。記憶能力包含短期記憶期、立即或是延後提取記憶資訊與辨認資訊三大類。對孩子而言，解碼與提取新資訊的能力對認知發展是重要的。短期記憶，表示剛剛發生過的事件，通常包含回憶數秒或數分前發生的事情；評估這項能力的方法是要求孩子重複一連串的數字。約四歲時，孩子可以回憶二到三個數字；但是十二歲大的孩子可以回憶大約六個數字（Gathercole, 1998），低聲複誦是大孩子常用的策略，但沒有受過訓練的學齡前孩童則不會使用。短期記憶的範圍包括視覺—空間、聽覺資訊，此種能力會呈現急劇、線性上升的現象，直到中學階段才會達到如成人般的程度。

　　兩個月大的嬰兒具有前外顯記憶（preexplicit memory）與前陳述性記憶（predeclarative memory），會出現辨認記憶（recognition memory）的表現，他們會尋找熟悉的臉孔與物品（Nelson, 1994; Nelson & Xu, 1995; Nelson, 1997）。在一歲時，嬰兒會出現像成人一樣的陳述性記憶（declarative memory），在兩歲時則會長期儲存（Nelson, 1997）。陳述性記憶在學齡前階段（Gathercole, 1998; Luciana & Nelson, 1998）與童年期達到成熟。雖然學齡前受限於未成熟的記憶策略，但他們能快速獲得認知概念與字彙，這表示他們在某些方面具有功能性且更高等的陳述性記憶技巧。在學齡前階段，記憶依然是在評估項目中被忽略的技巧，然而這卻也是符合邏輯的，因為這些記憶技巧有賴於童年期所有成長的知識與技巧，因此記憶技巧是否能夠斷定未來的能力依然是不清楚的。

神經心理功能的相互關聯性

很重要的是我們了解到神經心理功能具有相互關聯，並且可能在彼此間具有層級關係。傳統使用的成人神經心理學評估（Boston process approach）主要是強調成功表現高階技巧所需的基本功能，例如：感覺與動作，高階技巧包括執行功能與語言（Kaplan, 1988）。從懷孕初期，大腦的功能系統就仰賴共享的營養成長因子、基因因子和經驗而共同發展。雖然這些功能性神經系統的內部都有所連結，但它們都是以特定的神經網絡以及每個個體適時的發展為基礎（Johnson, 2003）。想要了解孩子的神經心理能力需要察覺到這些功能系統的獨立性，以及知道這些系統間的相互依賴性。

舉例來說，感覺與動作技巧需要具有粗略的完整性，才能夠對其他能力進行正確評估。視覺受限的人無法完成視覺注意力測試；具有高張型下肢麻痺（spastic diplegia）的人會因為上肢受影響，而無法完成需要快速手眼協調的視覺空間測驗。在所有功能性活動中，特別是執行功能、語言、視覺─空間與記憶力工作等，都必須具有一致協調性的注意力，才能成功完成活動所需的空間知覺，所以相當依賴視覺、注意力與定位系統的完整發展；而視覺、注意力與定位系統會和計畫、問題解決與視覺─動作整合等動作一起發展。

最後，孩子的功能程度來自三個要素的連結：大腦、孩子的生長背景

與成長發展（Bernstein, 2000）。其他理論的評估基礎都著重在成長發展或大腦，卻未對發展原則、環境與神經系統三個部分進行整合（Taylor & Fletcher, 1990; Rourke, 1989）。在 Bernstein（2000）所提的理論表示，在評量每個孩童個體時，都必須將每個要素納入考量。孩子的大腦是學習的器官，它負責孩童所有的功能面向，然而，神經系統會隨著個體的生活背景而運轉。孩童的生活背景包含所有孩子在生命週期的各種面向：人口統計變數、情緒與環境。孩童的大腦與生活背景，需要透過對其成長發展的認識才能產生適當的了解。就如同 Berstein 所言：「孩子的重要特徵在於他們正在成長。」（p. 425）了解孩子在功能系統中的發展軌跡，包含現在與過去的技巧，是不可或缺的。因為在學齡前階段的大部分成長過程，特別是著重神經系統與孩童環境的神經心理功能是不斷在改變的。

總結

總而言之，當治療一個可能具有發展、行為與情緒問題的學齡前孩童，最重要的是要概略性地了解他的認知功能、環境與發展里程碑。首先，遲緩的認知發展可能會導致全面性遲緩，而出現情緒與行為控制緩慢的成長。其次，了解孩子在認知功能上的優缺點有助於解釋我們所關心的症狀。例如：一個有較高認知和語言能力的孩子卻擁有較差的注意力與執行功能；如此一來，儘管他了解自己的行為不恰當，但他很可能會出現控制衝動行為上的困難。表 3.3 提供各種年齡層孩童應該能夠表現的功能列表。假如孩童不能夠表現出這些功能，那麼父母親可能要請教小兒科醫師是否需要照會進行神經心理評估。

表 3.3　神經心理學測試表

12 個月	24 個月	36 個月	48 個月

感覺知覺

（所有的年齡層）視覺以是否能注意遠近的物體為準，透過配對區分顏色。
聽覺以是否能定位環境聲音與輕柔的人聲為準，特別是自己的名字、其他親近的人的稱呼，例如：媽媽，以及物體，像餅乾、球。

動作

12 個月	24 個月	36 個月	48 個月
不需要支撐即可坐著、可以撿起小東西、伸手並在中線擊掌	獨立且順暢地行走、自己用湯匙進食	都用同一隻的腳踏上台階、能夠跳、能夠協調地鉗狀抓握、畫出單一形狀	騎腳踏車、順暢地跑步、能畫出數個形狀、自己穿衣服、輕易地把錢幣放入存錢筒

注意力

12 個月	24 個月	36 個月	48 個月
注意有形的物體、新奇的聲音，以及用觸覺作為動作活動改變的證據	在探索或遊戲時，暫停片刻專注於單個物體	在單項遊戲中，至少集中注意力 5 分鐘（不只是電視或電腦）	在單項活動中，至少集中注意力 10 分鐘（不只是電視或電腦）

執行功能

12 個月	24 個月	36 個月	48 個月
尋找可能被藏起來、丟掉或是移動片刻後消失的物體	即使任務被改變或定位困難，仍會產生搜尋任務的解決方法	使用單一規則分類或是配對，只能短暫地抑制自己拿糖果、玩具和禮物	遵循兩步驟規則的遊戲，例如紅綠燈，以及抑制在遊戲中的衝動行為

語言

12 個月	24 個月	36 個月	48 個月
發出子─母音，了解自己的名字	使用約20個字彙、辨別身體的部位、常用的一步驟指令	了解 2 至 3 個字的詞彙、使用 300 個字彙	問與回答問題、使用數個句子表達想法、使用 500 個字彙

視覺─空間

12 個月	24 個月	36 個月	48 個月
把物體從容器中拿出來、故意把東西丟掉	將圓形放入形狀板內	能完成形狀板	完成至少 6 片互相連結的拼圖

註：假如孩童不能夠表現出這些功能，那麼父母親可能要請教小兒科醫師轉診進行神經心理評估。

　　最後，我們特別強調每個特定功能都是依循特定的發展，每種功能的發展軌跡都具有很大的差異，而在不同個體間的差異更是明顯。孩童在某一項功能的發展略微緩慢是正常的，而若是某項功能發展較其他同儕快也是正常的。父母親常常擔心自己的孩子是否在某些特定的領域發展緩慢。這些父母親可以放心，因為輕微的遲緩發展並不代表長期遲緩，若這項遲緩只是單一的困難問題，那麼它可能就不具有臨床問題。換句話說，假如學齡前孩童有一項以上的功能遲緩，例如在兩歲時還不會走或說話，我們就強烈建議進行了解病因的評估、合適的教育以及治療服務。同樣地，假如一個學齡前孩童有與情緒、行為相關的功能性困難，也有特定或全面的認知困難，那麼評估是需要的。

參考文獻

Aslin, R. N., & Hunt, R. H. (2001). Development, plasticity, and learning in the auditory system. In C. Nelson & M. Luciana (Eds.), *Handbook of developmental cognitive neuroscience* (pp. 205–220). Cambridge, MA: MIT Press.

Atkinson, H., Hood, B., Wattam-Bell, J., Anker, S., & Tricklebank, J. (1988). Development of orientation discrimination in infancy. *Perception, 17,* 587–595.

Bates, E., & Roe, K. (2001). Language development in children with unilateral brain injury. In C. Nelson & M. Luciana (Eds.), *Handbook of developmental cognitive neuroscience* (pp. 281–308). Cambridge, MA: MIT Press.

Bell, M. A., & Wolfe, C. D. (2004). Emotion and cognition: An intricately bound developmental process. *Child Development, 75,* 366–370.

Bernstein, J. H. (2000). Developmental neuropsychology assessment. In K. O. Yeates, M. D. Ris, & H. G. Taylor (Eds.), *Pediatric neuropsychology: Research, theory, and practice* (pp. 405–438). New York: Guilford Press.

Binet, A., & Simon, T. (1908). Le development de l'intelligence chez les enfants [The development of intelligence in children]. *L'Année Psychologique, 14,* 1–94.

Birch, E., Gwiazda, J., & Held, R. (1982). Stereoacuity development for crossed and uncrossed disparities in human infants. *Vision Research, 22,* 507–513.

Clarkson, M. G., & Clifton, R. K. (1985). Infant pitch perception: Evidence for responding to pitch categories and the missing fundamental. *Journal of the Acoustic Society of America, 77,* 1521–1528.

Dannemiller, J. L. (2001). Brain–behavioral relationships in early visual development. In C. Nelson & M. Luciana (Eds.), *Handbook of developmental cognitive neuroscience* (pp. 221–236). Cambridge, MA: MIT Press.

Dehaene-Lambertz, G. (2000). Cerebral specialization for speech and non-speech stimuli in infants. *Journal of Cognitive Neuroscience, 12,* 449–460.

Diamond, A. (1991). Neuropsychological insights into the meaning of object concept development. In S. Carey & R. Gelman (Eds.), *The epigenesis of mind: Essays on biology and cognition* (pp. 67–110). Hillsdale, NJ: Erlbaum.

Diamond, A., & Taylor, C. (1996). Development of an aspect of executive control: Development of the ability to remember what I say and to "Do as I say, not as I do. " *Developmental Psychobiology, 29*, 315–334.

Espy, K. A., Kaufman, P. M., McDiarmid, M. D., & Glisky, M. L. (1999). Executive functioning in preschool children: Performance on A-not-B and other delayed response format tasks. *Brain and Cognition, 41*, 178–199.

Fenson, L., Dale, P. S., Reznick, J. S., Bates, E., Thal, D., & Pethnik, S. J. (1994). Variability in early communicative development. *Monographs of the Society for Research in Child Development, 59*(5).

Frye, D., Zelazo, P. D., & Palfai, T. (1995). Theory of mind and rule-based reasoning. *Cognitive Development, 10*, 483–527.

Gathercole, S. E. (1998). The development of memory. *Journal of Child Psychology and Psychiatry, 39*(1), 3–27.

Gerstadt, C. L., Hong, Y. J., & Diamond, A. (1994). The relationship between cognition and action: Performance of children 3½–7 on a Stroop-like Day–Night Test. *Cognition, 53*, 129–153.

Hecox, K., & Burkard, R. (1982). Developmental dependencies of the human auditory evoked response. *Annals of the New York Academy of Science, 388*, 538–556.

Johnson, M. H. (1990). Cortical maturation and the development of visual attention in early infancy. *Journal of Cognitive Neuroscience, 2*, 81–95.

Johnson, M. H. (2003). Development of human brain functions. *Biological Psychiatry, 54*, 1312–1316.

Johnson, M. H., Posner, M. I., & Rothbart, M. K. (1991). Components of visual orienting in early infancy: Contingency learning, anticipatory looking, and disengaging. *Journal of Cognitive Neuroscience, 3*, 335–344.

Kaplan, E. (1988). A process approach to neuropsychological assessment. In T. Boll & B. K. Bryant (Eds.), *Clinical neuropsychology and brain function*. Washington, DC: American Psychological Association.

Lezak, M. D. (Ed.). (1983). *Neuropsychological assessment.* (2nd ed.). New York: Oxford University Press.

Luciana, M., & Nelson, C. A. (1998). The functional emergence of prefrontally-guided working memory systems in four- to eight-year-old children. *Neuropsychologia, 36*(3), 273–293.

Luria, A. R. (1961). *The role of speech in the regulation of normal and abnormal behaviour* (J. Tizard, Ed.). New York: Pergamon Press.

Morton, J., & Johnson, M. H. (1991). Conspec and Conlern: A two-process theory of infant face recognition. *Psychological Review, 98*, 164–181.

Nelson, C., & Luciana, M. (Eds.). (2001). *Handbook of developmental cognitive neuroscience*. Cambridge, MA: MIT Press.

Nelson, C. A. (1997). The neurobiological basis of early memory development. In N. Cowan (Ed.), *The development of memory in childhood* (pp. 41–82). Hove, East Sussex, UK: Psychology Press.

Nelson, D. L., & Xu, J. (1995). Effects of implicit memory on explicit recall: Set size and word-frequency effects. *Psychological Research, 57*(3–4), 203–214.

Nelson, K. (1994). Long-term retention of memory for preverbal experience: Evidence and implications. *Memory, 2*(4), 467–475.

Pennington, B. F., & Ozonoff, S. (1996). Executive functions and developmental psychopathology. *Journal of Child Psychology and Psychiatry, 37*(1), 51–87.

Piaget, J. (1952). *The origins of intelligence in children*. Oxford, UK: International Universities Press.

Piaget, J. (1954). *The construction of reality in the child*. New York: Basic Books.

Posner, M. I., & Petersen, S. E. (1990). The attention system of the human brain. *Annual Review of Neuroscience, 13*, 25–42.

Richards, J. E., & Cronise, K. (2000). Extended visual fixation in the early preschool years: Look duration, heart rate changes, and attentional inertia. *Child Development, 71*, 602–620.

Richards, J. E., & Turner, E. (2001). Extended visual fixation and distractibility in children from six to twenty-four months of age. *Child Development, 72*(4), 963–972.

Rothbart, M., & Posner, M. (2001). Mechanisms and variation in the development of attentional networks. In C. Nelson & M. Luciana (Eds.), *Handbook of developmental cognitive neuroscience* (pp. 353–364). Cambridge, MA: MIT Press.

Rourke, B. P. (1989). *Nonverbal learning disabilities: The syndrome and the model*. New York: Guilford Press.

Rudel, R. G., Holmes, J. M., & Pardes, J. R. (1988). *Assessment of developmental learning disorders: A neuropsychological approach*. New York: Basic Books.

Ruff, H. A., & Capozzoli, M. (2003). Development of attention and distractibility in the first 4 years of life. *Developmental Psychology, 39*(5), 877–890.

Ruff, H. A., Capozzoli, M., & Weissberg, R. (1998). Age, individuality, and context as factors in sustained visual attention during the preschool years. *Developmental Psychology, 34*, 454–464.

Ruff, H. A., & Lawson, K. R. (1990). Development of sustained, focused attention in young children during free play. *Developmental Psychology, 26*(1), 85–93.

Siegler, R. S. (1998). *Children's thinking* (3rd ed.). Upper Saddle River, NJ: Prentice-Hall.

Spreen, O., Risser, A. T., & Edgell, D. (1995). *Developmental neuropsychology*. New York: Oxford University Press.

Taylor, H. G., & Fletcher, J. M. (1990). Neuropsychological assessment of children. In G. Goldstein & M. Hersen (Eds.), *Handbook of psychological assessment* (2nd ed.). New York: Pergamon Press.

Terman, L. M. (1916). *The measurement of intelligence*. Boston: Houghton Mifflin.

Vygotsky, L. S. (1962). *Thought and language* (E. Hanfmann & G. Vakar, Trans.). Cambridge, MA: MIT Press. (Original work published 1934)

Wattam-Bell, J. (1991). Development of motion-specific cortical responses in infancy. *Vision Research, 31*, 287–297.

Werker, J. F., & Vouloumanos, A. (2001). Speech and language processing in infancy: A neurocognitive approach. In C. Nelson & M. Luciana (Eds.), *Handbook of developmental cognitive neuroscience* (pp. 269–280). Cambridge, MA: MIT Press.

Whiteman, F., Allen, P., Dolan, T., Kistler, D., & Jamieson, D. (1989). Temporal resolution in children. *Child Development, 60*, 611–624.

Zelazo, P. D. (1999). Language, levels of consciousness, and the development of intentional action. In P. D. Astington, J. W. Olson, & D. R. Zelazo (Eds.), *Developing theories of intention: Social understanding and self-control* (pp. 95–118). Mahwah, NJ: Erlbaum.

第二部分

學齡前階段
的疾病診斷

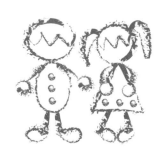

第4章
注意力缺損／過動症候群

Kenneth W. Steinhoff、Marc Lerner、Audrey Kapilinsky、
Ron Kotkin、Sharon Wigal、Robin Steinberg-Epstein、
Tim Wigal、James M. Swanson 　著

　　在過去，注意力缺損／過動症候群（attention-deficit/hyperactivity dis-order, ADHD）被視為是低年級孩童的失調現象。近來持續不斷地對這個疾病進行研究，尤其是針對失調的現象，而日益受到重視。然而此領域的研究蒐集了相當豐富的學齡孩童資料、部分成人資料、極少的青少年資料，卻幾乎沒有學齡前孩童的資料（Dulcan, 1997）。舉例來說，在 2002 年有個針對所有注意力缺損／過動症候群的精神藥物學研究回顧，將注意力缺損／過動症候群利用年齡分層（Wilens, Biederman, & Spencer, 2002），卻發現只有七項研究是針對學齡前孩童，而有 171 項研究針對學齡孩童。更深入的回顧（Connor, 2002）顯示，共有 206 個三至六歲的孩童參加控制刺激物的注意力缺損／過動症候群研究。受到想降低整體罹病率，更加了解疾病的病程發展、對幼年基因─環境互動的興趣、更加了解興奮現象與可能的關鍵期；目前對於盡早篩檢與介入此疾病已有更多的關注。基於對此項研究的興趣與少量的資料，本章節針對注意力缺損／過動症候群，比較對照已存在的學齡前孩童資料和完整建立的學齡 ADHD 孩童的研究。此

外，國際心理健康協會（National Institute of Mental Health, NIMH）所蒐集有關學齡前ADHD的治療研究，最近已經完成彙整，本章節中將會呈現初步的發現。

學齡前孩童的流行病學探討

學齡孩童在注意力缺損／過動症候群的盛行率，經過完整的調查發現約 4-12%（American Academy of Pediatrics, Subcommittee on ADHD, Committee on Quality Improvement, 2001），數據的差異來自於社群樣本所在地的社會經濟狀況（Goldman, Genel, Bezman, & Slanetz, 1998）。流行病學對學齡前ADHD孩童的發生率和盛行率的評估，認為其發展甚早。但大部分的資料來自臨床或轉介個案，而非田野研究；有效的社群樣本受限於特定單一的地理區域（Connor, 2002），因此無法正確地報告出全體族群的普及率評估。根據數據，在學齡前孩童族群上並未有大量多重社群樣本的普及率研究。

以依賴表單和面談為主的社群基礎流行病理學研究而言，以臨床為基礎的研究，其優點是具有臨床診斷評估的推論，而缺點則在於缺少具有體系的樣本檢驗。同樣地，如治療與轉介偏誤的傾向等選擇因素，都可能影響以臨床樣本為主的普及率調查。

一項具有較大量小兒樣本的研究顯示，在芝加哥都會區中 510 位二至五歲的孩童中，有 2% 被診斷為 ADHD（Lavigne et al., 1996）。而波士頓都會區也有一項行為診斷，有 200 位六歲以下經由一般精神評估轉介的孩子，發現在特殊的臨床樣本中具有 ADHD 的盛行率是 86%（Wilens, Biederman, Brown, Tanguay et al., 2002）。

學齡前孩童診斷的困難

在六至十二歲孩童的診斷中，注意力缺損／過動症候群已經成為許多調查的主體。《精神疾病診斷與統計手冊》（*Diagnostic and Statistical*

Manual of Mental Disorders, DSM）已經多次證實，ADHD 的準則對學齡前孩童具有臨床上的一致性與可信度。對學齡前孩童的診斷目前尚未有系統性的調查，但已提出會在這個年齡層出現的部分內在準則。

《精神疾病診斷與統計手冊》對於 ADHD 的診斷準則被特別設計針對六到十二歲的孩童。幼童的臨床判斷主要根據臨床工作者如何對三到六歲幼童進行準則的解釋。例如：「常常離開教室的椅子」可以簡單地轉換為「常常離開用餐的椅子」，但其他準則的轉換上具有較大的操作困難度。舉例來說，「常常無法遵守指令完成作業、日常雜務或工作場所的責任」如何轉換為像三歲大的孩子會出現的表現？如何分辨這是否屬於「正常」表現，尤其是這個孩子沒有上過幼稚園或其他結構化的場所？對父母親而言，期待三歲大的孩子完成哪一項日常雜務是適當的？當發現孩子無法完成某項日常雜務時，就表示他具有臨床症狀嗎？

這些問題的答案有待學齡前孩童在 ADHD 中疾病分類學上的系統性調查；更深入的解釋則有待田野追蹤和在各種不同年紀的心理測量分析調查。然而多數臨床工作者仍必須仰賴最佳的接近策略和尋找由這些症狀引起的明顯失能情況。

最新版的《精神疾病診斷與統計手冊》第四版修訂版（DSM-IV-TR）（American Psychiatric Association, 2000）診斷典型的 ADHD，都是依據明確且穩定的特定症狀。然而，當這種典型被應用於嬰幼童時，有些描述的觀點是不存在的。幼童沒有發展出自己使用的語言，尤其是針對自己內在情緒狀況的描述。學語前的孩子必須仰賴有限的肢體語言來傳達症狀。在學齡前的群體，ADHD 會在某些個案身上出現學習障礙、焦慮症、情緒障礙與攻擊性行為的症狀。

舉例來說，雖然 Conners 在 2001 年所提出具有可信度的心理測量特色的評量表，已經對三到六歲的孩子產生常模，這項資料主要是來自具有代表性的 198 位三到五歲的男孩與 177 位三到五歲的女孩與其他年齡層較大孩子中具有信效度的分析資料。以這個方式診斷的孩子，將無法利用縱向追蹤方式進一步了解：評量表是否反映出這些症狀或模式，以及是否能夠代表六到十二歲時的行為持續性，或是呈現過早或不明確的症狀群組。

在發展階段中的「過動」與「分心」

「安靜坐著並專心玩遊戲」的能力會隨著年紀增長而增加，這是眾所周知的常識。我們所不清楚的是在一般群體中，正常發展的變化量與廣度。若孩子的專注能力是合乎年齡且開始成長時，在其三歲大時，雖然符合依總體決定分類的 ADHD 的判斷原則，但也有可能在四歲後，因為能力快速發展而被視為正常。這樣的孩子應該被認為是正常發展的例外，而非真正的 ADHD。

另一方面，認為孩子隨著年紀增加將會解決之前出現的注意力問題，這樣的推論在缺乏明確的資料依據下，是相當不合理的。由於在過動與分心的常態發展軌跡中，缺乏合適的解釋因子，大部分的臨床工作者都會考慮將全面的缺損，視為是否需要治療的依據（參見 Heffelfinger & Mrakotsky，本書第三章）。

在 DSM-IV-TR 中，是利用整體功能評估（Global Assessment of Functioning, GAF）來進行最重要的缺損評量，但主要內容的措辭與設計是針對成人而非孩童。而在針對孩童方面（例如：評估學校功能），有些問題點是特別針對青少年（自殺與自殘的問題）或學齡孩童（學科功能），而非學齡前孩童。同樣地，臨床總體嚴重度量表（Clinical Global Index of Severity, CGI-S）也受限其架構，在多重領域（家庭、社會、工作或學校）的了解上有其困難。但是因為許多學齡前孩童主要是與家人互動，因此在這些領域上的評估便會出現困難。

在大家的焦點轉移到學齡前孩童（例如：愈來愈多的孩子去上幼稚園）以及對孩童的數量和差異性增加時，對失能的定義也必須改變。雖然在二十年前，我們很清楚地知道在高要求且高結構的學前環境中，孩子可以表現得相當良好；但是我們卻不知道若孩子在這樣的環境中，無法具有功能性表現時的象徵意義。提早上幼稚園或不要太早送小孩進幼稚園，有許多兩面的評價，對一些太早送小朋友上幼稚園的家長而言，他們並不擔心長期的不利，可是這種有制度的社交環境卻會使一個三歲大的孩子感到困惑；當孩子出現明顯且重複的失能時，目前卻沒有令人信服的評估工具

可以評量此失能的程度。

⚙ 消息來源的限制

父母親作為消息提供者

　　在某些方面，學齡前孩童的家長比起國小學童的家長擁有更多能提供的資訊，因為孩子往往會花一整天與其照顧者（包括父母親、親屬或保母）互動，這些人比起學校老師可以提供更接近關於孩童行為的資訊。一般來說，學齡前的孩子不會被強迫達到學齡孩童所必須具備的外界環境適應度。父母親往往會補償他們具有 ADHD 的行為限制，這些被稱為直昇機父母（因為他們必須盤旋在孩子身邊）的家長會提供輔助性衝動控制，以及為了方便性的目的而提供孩子協助，例如：幫小孩穿鞋、組織和清潔孩子的房間等等。在學齡前孩童的群體中，其發展速度各異，常常是以正常範圍進行考量。不過，未詢問父母親介入程度的簡單問題可能會低估症狀的嚴重度（例如，問題：「你的『孩子』是有組織性的嗎？」回答：「我們家都很有組織性。」問題：「你的『孩子』常常丟掉東西嗎？」回答：「沒有……『孩子』才三歲，所以我們會一起注意所攜帶的東西。」）。

　　沒有上幼稚園或托兒所時，孩童在家以外的社會活動會侷限於遊戲團體、宗教活動以及家庭聚會。在這類型的個案中，除了只能夠看到孩子從事缺乏結構性的活動外，父母親會受限於無法觀察到其他同齡的孩子，而無法產生符合發展的期待。

幼稚園老師作為資料提供者

　　幼稚園老師也可能無法察覺到 ADHD 的行為症狀，這將會取決於其專業訓練的程度。此外，在私立幼稚園的老師可能會因為將孩童的家庭視為顧客，而無法回饋重要的資訊。由於考慮個體差異性、發展軌跡中預測的變數、避免被貼上不成熟的標籤，許多幼稚園老師會避免描述問題行為，直到狀況已經變得無法忍受以及孩子突然被要求離開幼稚園。另一種極端現象，儘管他們的父母親已經被老師告知：孩子無法適應幼稚園生活，可是老師在評分表將孩子的表現評比為「輕微」，所以仍可能存在低估症狀

的嚴重度。

一般成人作為資料提供者

　　成人更容易比幼童出現偏誤的現象。舉例來說，當孩子開始發展獨立性時，幼童期的反抗行為有時候會被認為是「可愛」，甚至是被暗地溺愛著。此外，由於行為發展是多變的，也是一種階段性的產物，所以很多大人不願意在幼童身上貼上「標籤」。大人通常會害怕如果誤判孩子的狀況，會出現自我實現效應（self-fulfilling effect）。

學齡前孩童作為資料提供者

　　「坐立不安」是唯一一項需要個案表示自己內心狀態的ADHD徵兆。一般來說，幼童對自我的外向性問題行為症狀的自我評量，效果不佳，得等到青少年與成人期，對症狀的自我評量才被認為是有可信度的。

不同診斷的考量

學齡前階段出現的疾患

語音─語言障礙、聽力障礙與中耳炎

　　在幼童期，語音和語言發展是複雜且變化劇烈的。很多具有ADHD的徵兆，尤其是ADHD分心型，可能會出現直接或間接的語言障礙。舉例來說，接收性語言遲緩或許可以直接解釋成「好像沒有在聽別人說話」、「無法遵從指令」的行為；並且間接地解釋「容易粗心犯錯」的行為，是因為具有不好的語言理解度，以及「很難持續維持注意力」、「避免需要長久注意力的工作」、「容易分心」是因為理解度低而對事物感到無聊厭倦。

　　較廣義來說，語言能夠組織行為並反應出行為的組織性。當孩子沒有出現符合年紀的語言發展來組織規劃其內在衝動的滿足，以及與照顧者進行外在協商時，很多孩子的行為會出現衝動性與反抗性。相同的概念，若孩子無法使用語言組織自己的想法與記憶，就會出現分心與健忘的行為。

　　和語言發展息息相關的是聽覺敏銳度，低聽覺敏銳度是由不同的原因

所造成。而常見的慢性中耳炎和語音發展遲緩（Roberts, Rosenfeld, & Zeisel, 2004）的相關性是具有爭議的。

　　無論是單純的語音障礙或語音和語言混合障礙，已經有實證發現（Baker, Cantwell, & Mattison, 1980; Cantwell & Baker, 1987）容易出現較高比例的精神和學習障礙。超過一半具有溝通困難的孩子，無法在四年內彌補其能力，而這些問題的存在也可以預測在四年後出現較差的精神病理學結果。因此，臨床工作者在對 ADHD 幼童進行評估時，應該要留意其語音、語言以及聽力的問題。

阻塞型睡眠呼吸中止症候群

　　警醒度與注意力兩者的關係是複雜與協同的。一般而言，注意力容易受到疲累與心情感到無聊的程度所影響，所以不難想像當孩子具有睡眠障礙型的呼吸問題時，會成為「過動與學習障礙」的高危險群（Schechter, 2002）。在一項後設分析的研究中發現，有注意力與過動問題的孩子相對於對照組而言，有 2.93 倍的比率在睡眠時出現打鼾狀況。同樣地，ADHD 的學齡孩童常具有睡眠困難，出現較多的夜間活動時間、較少的快速眼球睡眠期（REM sleep）、白天時昏昏欲睡，以及有可能出現間歇的肢體移動的情況（Cohen-Zion & Ancoli-Israel, 2004）。

　　睡眠障礙型的呼吸問題常見於具有輕度過動與注意力問題的孩子身上，但是具有 ADHD 嚴重症狀的孩子，容易出現較少的快速眼球睡眠期（O'Brien et al., 2003）。這表示睡眠障礙型的呼吸問題會影響注意力與活動系統，所以睡眠結構的改變可能是出現 ADHD 的潛在神經系統問題。

廣泛性發展疾患

　　有些孩子患有廣泛性發展疾患，同時也具有注意力困難。然而，有時候我們很難分辨孩子是缺乏注意力（尤其是社會性暗示）或缺乏興趣。此外，很多患有 ADHD 的孩子由於缺乏合作性，較具有侵略性和衝動性的行為，而被排除於社交活動之外，也可以被視為是一種社交互惠過程的失敗。

對立性反抗疾患、行為疾患與攻擊行為

大約 50-70%被診斷為 ADHD 的學齡孩童，同時也符合對立性反抗疾患（oppositional defiant disorder, ODD）或是行為疾患（conduct disorder）的診斷標準（Reeves, Werry, Elkind, & Zametkin, 1987；參見 Rockhill, Collet, McClellan, & Speltz，本書第五章），同時也發現大約 40-70%對立性反抗疾患的學齡孩童符合 ADHD 的診斷標準（Anderson, Williams, McGee, & Silva, 1987）。雖然在學齡前出現攻擊行為是其中一種最可信的早期症狀（McKay & Halperin, 2001），但目前仍不清楚兒童早期的攻擊行為，是否能夠特別用於預測 ADHD 或在之後較嚴重的 ADHD 症狀，或是雙極性情感疾患（bipolar disorder，或稱躁鬱症）。目前我們所知道的是，兒童早期衝動而非計畫性的攻擊行為會加重較嚴重的 ADHD 症狀，例如：無法等待輪流、打斷他人說話、衝動性發言等行為。被診斷為 ADHD 的孩子，通常具有較差的衝動控制能力以及計畫能力，較無法看到限制性規則底下的價值，而會增加其遭遇挫折的情況。

🌀 學齡前階段對分心／過動的發展混淆

符合發展的適當焦慮反應

感到焦慮所出現的症狀會直接影響孩子是否能夠安靜地坐著、專心，以及表現他們的認知程度。在典型的性心理學發展中，四到六歲被歸類為戀母期（oedipal period），孩子容易出現對身體完整性恐懼的去勢焦慮（castration anxiety）、夢到怪物，以及偶爾會有強迫性防衛（obsessional defense）的情況。現在有更多的實證研究發現，嚴重的焦慮感會影響孩子而出現不正常的行為（Bell-Dolan, Last, & Strauss, 1990）。

符合發展的適當反抗行為

在學齡前階段，孩子偶爾出現不願意順從大人的要求是常見的。有些反抗行為對發展自我控制與自主性是必要的，然而我們很難分辨孩子是「不能」或「不要」遵從大人期待他們出現的行為。因為衝動性與計畫能力缺乏，ADHD 的孩童更容易出現無法管理自己的行為。

自然歷程

持續性

　　一般相信被診斷為 ADHD 的學齡前孩童與國小學生，他們具有相同的生理狀況與慢性失能情況。在一項長期追蹤研究中發現，三歲時被診斷為 ADHD 的孩童在六歲時的陽性預測值（positive predictive value）是 50%，而九歲時的陽性預測值為 48%。過動、注意力差和不服從等症狀也存在於同儕問題中（例如：不被同儕喜歡、不會分享）以及具有侵略行為（例如：破壞、說謊、打架），這些問題都可能會持續存在（Campbell & Ewing, 1990）。

　　近期的研究（Lahey et al., 1994）追蹤 96 位來自兩個不同城市，分別屬於三歲八個月到七歲完全符合 ADHD 診斷標準的孩子，在四年後仍完全符合 ADHD 診斷標準的陽性預測值為 0.75、陰性預測值（negative predictive value）為 0.86。有趣的是，這項研究也追蹤 29 位只有在某個場所中（例如：學校或家庭）符合 ADHD 診斷標準的孩子，換句話說，就是他們沒有符合完整的診斷標準。很明顯地，情境式注意力缺損／過動症候群的族群在四年後就無法完全符合診斷標準，只有 34% 的孩子在四年後符合診斷標準，是對照組的 3.1%。這些研究發現，在仔細診斷的個案中，其症狀與失能的情況具有穩定的形式，而且幼童在某些情境下才會出現的症狀，也更明顯地增加其嚴重度。

早期過動—衝動症狀的顯著性

　　依據《精神疾病診斷與統計手冊》第四版（DSM-IV）進行的田野調查，18%（276 位中有 50 位）的 ADHD 孩童被歸類為過動—衝動型（Lahey et al., 1998）。然而，這個調查群體的孩童有 75% 小於六歲，也就是說，平均年齡為五歲，較注意力欠缺型與混合型的孩童年齡平均少七個月。而在高年級的國小孩童身上發現，26% 注意力欠缺型的孩子、13% 的混合型

孩童、8%的過動─衝動型孩子，在七歲時首次出現症狀。總而言之，這些發現認為過動在幼童早期是顯著的，而注意力欠缺在年紀較大時較容易發現。然而，在本研究與其他類似的調查中，樣本選擇是採取臨床基礎而非流行病學的個案篩選策略，所以比例可能會因為參考較多外顯症狀的學齡前孩童而有所混淆。而且，過動症狀可能會遮掩或隱藏注意力欠缺的症狀。舉例來說，當孩子一直處於活躍的狀態或無法安靜坐著時，我們很難評估他對細節的注意力或遺忘度。當這兩個症狀同時存在時，父母親與老師似乎都會較關注於過動與反抗症狀上。

發育的影響

在傳統的觀念認為，興奮劑藥物會抑制ADHD孩童的發育，一項周密的研究（Spencer, Biederman, & Wilens, 1998）認為，發育遲緩比較有可能是由於疾病的本身所引起的（可能是因為協同定位基因或是常見的生理過程）。國際心理健康協會對ADHD孩童的多模式治療研究，再次將研究焦點放在興奮劑治療對發育抑制的影響。然而值得注意的是，在 MTA 的研究中發現，ADHD孩童在服藥的狀況下，發育的速度比沒有服藥的情況來得快（MTA Cooperative Group, 2004）。

在學齡前 ADHD 的治療研究（PATS）中發現，孩子發育狀況高於平均值。雖然這項研究和ADHD孩童其發育較快的假設符合，但有可能是因為較高大且有過動的孩子，因其衝動行為的破壞性以及在同儕互動中有其身材優勢，因此容易成為研究的採樣對象。

治療

在國際心理健康協會的 MTA 研究中，有許多針對 ADHD 的學齡孩童治療的豐富資訊，強調完整生理介入與藥物管理為治療介入的重要性；然而 MTA 卻未針對學齡前孩童進行研究。

🌀 父母親的訓練

　　許多已經發表的書籍教導父母親如何使用行為技巧教育學齡前孩童。然而，大部分的書籍主要是針對出現在孩子身上常見的行為問題，而沒有針對單一診斷孩童的狀況。此外，大部分研究只有包含小樣本的家庭數，如此一來，將會使結果難以有概括性的推論。

社群導向的父母教育體系

　　社群導向的父母教育體系（Community-Oriented Parent Educational System, COPE）課程，是一種為家中有行為障礙孩童的父母親所舉辦的訓練課程。總共有 3,564 個家庭參加十二週的個別家族治療、社群導向的父母教育體系或是在等待名單上的對照組。利用症狀檢核表進行評量，社群導向的父母教育體系群體證實在治療後有立即性的改善，而在六個月後也有改變（Cunningham, Bremner, & Boyle, 1995）。

　　與傳統的父母教育課程不同，社群導向的父母教育系統是針對大部分想增加互動與問題解決能力的家長而設計。治療師會在每堂課為家長充分介紹一項行為管理問題，常會使用影像記錄孩子典型的氣人行為（例如：忽略家長的指令）。在錄影帶中，孩子的行為總能適度地將注意力從孩子正在做什麼事情轉移到父母親在管理孩子行為的選擇。之後父母親會分成小組進行互動式問題解決，而治療師也會以符合行為治療的原則，指導每個小組有關實務與理論的項目。

ADHD 孩童的家庭處置模式

　　在學齡前 ADHD 的治療研究中（Greenhill, Kollins, Swanson, Abikoff, & Wigal, 2004），已有利用此模式針對被診斷為 ADHD 學齡前孩童家庭進行的深入評量。此研究也設計每週一次、一次兩小時課程，其內容主要是社群導向的父母教育體系訓練手冊中的十種模式。

　　除了教養課程外，同時也提供孩童訓練或照護的課程。經常性的提醒與讚美以及使用增強物的代幣制度（token system）都被用來塑造孩童的行為，以及實現父母親努力的正向成果。以孩童為主的課程會被設計成與教

養課程具有類似的主題。舉例來說，父母親被教導給予清楚且簡單的指令，以增加孩童遵從指令的可能性。而同時孩童也被教導要遵守大人的指令。

　　除了標準的社群導向的父母教育體系課程外，父母親也會接受每週的家庭電訪。在電話中，父母親被問到他們家庭實務練習進行的狀況，提醒他們要完成的作業，以及與父母親的訓練員可以一起解決個別家庭的狀況，因此能符合治療的效果。

篩檢／社群基礎介入的處置模式

　　由於利用獨特的健康照護模式，加州大學爾灣分校（University of California, Irvine）（UCI; Tamm et al., 2005）偏愛使用社群導向的父母教育體系來進行治療介入而非診斷。自我轉介參與社群導向的父母教育體系課程的家庭被分配為郡內的當地社群（包含三種不同的語言）。如果他們對分配的結果不滿意，將會提供完整的小兒發展臨床診斷評估。由此可知，愈早治療愈能得到正面的篩檢，同時也提供無治療成效的個案進行更仔細的診斷。

　　超過1,500個家庭已經接受過333期具有「教養策略」和「社交技巧」的課程。這些課程已經成功的得到許多的評量。父母滿意度的評量得到高滿意度，以及父母行為的改變也在ADHD以及對立性反抗疾患孩童行為量表上得到明顯的改善。一般的健康觀點，只有30%的家庭決定尋求更深入的多元臨床評估，而社群導向的父母教育體系治療的花費相對較低，因此這個治療模式被認為可以成為既經濟又能夠篩檢與治療的工具。

🌀 藥物

中樞神經興奮劑的「標籤」

　　中樞神經興奮劑治療是ADHD在所有年齡層中的主要治療模式。唯一受到美國食品藥物管理局（Food and Drug Administration, FDA）認可的非中樞神經興奮劑是六歲到成人服用的思銳（atomoxetine）以及六到十八歲服用的莫待芬寧（modafinil）。

在過去，中樞神經興奮劑的使用尚未引起大眾關注時，甲麻黃素（amphetamines）是美國食品藥物管理局認可的三歲以上 ADHD 的治療藥物。一直到 1960 年代末期，由於瑞典的藥物過度濫用，美國食品藥物管理局的顧問小組認為，應該限制中樞神經興奮劑的使用年齡範圍。因此當利他能（methylphenidate, MPH）上市後，美國食品藥物管理局規定只能讓六歲以上的病患使用（Greenhill et al., 2004）。

然而，美國兒童青少年精神協會（American Academy of Child and Adolescent Psychiatry, AACAP）在中樞神經興奮劑實務變數報告中，已經有八篇關於六歲以下服用利他能的相關研究，目前沒有任何關於培腦靈（pemoline）、迪西卷（dextroamphetamine，又名右旋安非他命）、混合型右旋苯異丙胺鹽的相關資料（Greenhill et al., 2001）。有關 ADHD 幼童藥物治療的大量資料主要著重於利他能的使用。

關於精神心理藥物的使用報告（Zito et al., 2000）發現，幼童使用利他能治療的比例有戲劇化的增加。利他能是目前這個年齡層中最受到研究的藥物，但是值得關心的是，它缺乏大樣本系統追蹤以及縱斷面追蹤的資料。

學齡前 ADHD 的治療研究

有愈來愈多學齡前孩童使用利他能治療以達到對 ADHD 的去標籤化，由國際心理健康協會的研究員與美國食品藥物管理局及藥物管制局（Drug Enforcement Administration, DEA）所進行的諮商，以及美國兒童青少年精神協會所發表的研究（Greenhill et al., 2003），都審慎對這個年齡層孩童用利他能的安全性進行探討。此外，也針對診斷的疑問、效能以及長期效果進行討論。

研究設計

研究樣本是三到五歲且有五個月被診斷為重度 ADHD 的過動─衝動類型以及混合型的孩子。這些孩子都必須上幼稚園，並且提供教師評分表，因為確認這些孩子是否具有嚴重的失能是很重要的。這些孩子在兒童整體評量表（Children's Global Assessment Scale）的表現低於 55 分、在症狀計分上離平均有 1.5 標準差的均值，而且大部分的孩子換過至少一間的幼稚

園，有幾位孩子甚至換過許多家幼稚園。

這項研究透過下列的階段進行：

1. 篩檢與診斷：這個階段包含八個小時的測試與面談，並且在書面與口頭會議討論中，獲得這個方案參與者全數贊成時，孩子才能進入這項計畫案中。一開始有 553 位個案進行臨床篩檢，最後只有 303 位個案能夠符合篩選標準而參與計畫。

2. 非藥物介入：在道德安全考量的科學複審中，本階段篩選出對其他非藥物治療就能夠有良好反應的孩童。為了達到這項目的，接著採取 10 週具有實證效果的社群導向的父母教育體系訓練課程。如果孩童在父母與教師評量表（Conners Parent and Teacher Rating Scales）具有 30% 的改善，他們將會被排除在藥物控制的研究外。總共有 279 位個案進入這個階段，261 位孩童完成這項研究，共有 19 位病患在行為評量面向上具有足夠的改善，因此無法參與研究的藥物階段。

3. 藥物耐受度：透過開放性漸增的利他能滴定法從每天一次 1.25 毫克到每天三次 7.5 毫克。共有 183 位個案進入這個階段，11 位個案由於藥物副作用而停止實驗，但沒有任何副作用是高危險性的，表示具有高藥物耐受度。

4. 交叉滴定：為了確定每個孩童最適合的藥量，每個孩子被隨機分配利用雙盲測試法（double-blind fashion）進行五種藥量試驗（安慰劑，1.25 毫克、2.5 毫克、5 毫克、7.5 毫克，每種每天提供三次），某種藥劑進行五週的測試。每週進行父母與教師評量表與副作用評量的比對，了解孩童最好的週表現以及最適合的藥物劑量。總共有 165 位個案進行交叉滴定，有 5 名孩童出現副作用以及對於利他能無反應。

5. 效能：在雙盲測試團體中，孩童服用最適合的藥量或安慰劑共四週的時間。總共有 114 位孩童進入這個階段，有 33 位個案因為行為惡化而提早離開實驗。

6. 開放性藥物維持：提供長期追蹤，參與者持續進行臨床追蹤十個

月，期間的服藥量可以依照醫師指示進行調整。

研究分析

研究的交叉部分：研究中的「交叉滴定期」是以受試者內設計（within-subjects design），也就是在受控制的情形下，允許孩童有某種行為，這將能夠計算在每個劑量下的效果，以及出現的藥物反應曲線，使研究者能辨認出孩童的最佳藥量。根據家長（Conners, Loney, & Milch; CLAM）和教師（Swanson, Kotkin, Alger, Flynn, & Pelham; SKAMP）評量表（Wigal, Gupta, Guinta, & Swanson, 1998），有 85% 的孩子對利他能有反應，10% 對安慰劑有反應，有 5% 的個案對利他能沒有反應。每日的服藥量平均略大於 14 毫克，在劑量比例上是 MTA 研究學齡兒童的一半，MTA 的服藥量是平均值的兩倍（MTA Cooperative Group, 1999）。

研究的效能：在第二個控制階段使用比較團體設計（最佳藥量與安慰劑）。在這個階段的主要測量方式是使用 SNAP（Swanson-Nolan-Pehlam，李克特四點量表統計 18 項在 DSM-IV 中 ADHD 症狀，0 分表示沒有、1 分代表少數、2 分則為常常、3 分代表總是）。安慰劑組平均得分為 1.8 分；服用最佳藥量組的平均得分則為 1.5 分，在 p 值上的顯著差異為 .02。

在這階段的效能區分也是依照藥物的服用比例（從 0.9 至 7.5 毫克，每天三次）。有趣的是，在開放性藥物維持階段，服藥量是依循一般的臨床診斷，平均劑量增加到每日 20 毫克，有部分結果可以透過從孩童的發育來進行解釋。

副作用

總體來說，幼童與年紀大的孩童出現相同的副作用。分析孩童無法繼續參與研究的原因發現，9% 的孩子是由於藥物副作用而終止研究參與，主要是因為哭鬧不安、易怒和失眠。

分析成長因子發現，在研究一開始，所有個案在疾病管制與預防中心（Centers of Disease Control and Prevention, CDC）的成長曲線（Greenhill et al., 2004）中，身高高於平均值 0.4 標準差，而體重高於平均值 0.7 標準差。根據服用藥物時間和疾病管制與預防中心的成長曲線的比較來進行身高的

分析，發現有抑制身高的現象，每年平均約 1.4 公分。這項結果大於 MTA 的研究，但是具有類似的結果。將抑制現象的結果與參與研究孩童高於一般平均身高、體重兩者進行連結，我們推測中樞神經興奮劑是將身高、體重趨於「常態」，而不是真正的「抑制」（MTA Cooperative Group, 2004）。更明確的答案有待長期的追蹤研究。就實務上的壞處著想，平均「抑制值」會隨著時間而出現減少的情況。

研究優點、缺點與總結

總而言之，學齡前 ADHD 的治療研究是以最長期與最大樣本的方式調查 ADHD 學齡前孩童治療的研究。在高度結構化與理解下，研究受到許多精密的步驟限制，希望達到最小的藥物副作用與最佳的安全考量（例如：規定在研究一開始就進行父母教育課程，這項靈活性使得父母親可以跳過安慰劑使用的階段，強調在限制劑量範圍下的最小劑量，並投入最多的時間在家庭上）。這項研究的缺點在於實驗過程中的磨損率較高，因為家長還是會害怕在學齡前孩童身上進行藥物實驗。然而，這項研究依然發現利他能具有良好的藥物耐受度、效能及安全性。學齡前 ADHD 治療研究（PATS）也將會在未來提出一些限制較少的研究。

學齡前孩童於利他能的藥物動力學

加州大學爾灣分校（Swanson et al., 1999）針對 ADHD 一日中藥物效果與血液濃度時效性的研究（Swanson et al., 2002）。一般來說，孩子在星期六早上被帶到實驗室並且待上一整天，在插上導管後，研究的過程被高度結構化，並且包含許多自然活動，在集中注意力與活動量上也會不斷地測驗。

這項實驗在加州大學爾灣分校被視為是 PATS 的附屬研究，共有 14 位學齡前孩童和 9 位國小孩童參加（Greenhill, 2004）。這些孩子都是在 PATS 的開放性藥物維持階段中服用穩定的利他能劑量。考慮到孩子的最理想服用劑量，所以兩個組別的藥量範圍從一天三次 2.5 毫克到一天三次 10 毫克。在實驗當天，只有服用早上的藥物，並在服藥前、服藥後一個小時、兩個小時、四個小時與六個小時時，分別進行血液採樣。令人驚訝的是，

學齡前組比起學齡組在藥物的排除上明顯緩慢，甚至將體重的因素納入考量時亦是。假設每個孩子都是服用最適當的藥量，這表示學齡前孩童的利他能血清濃度有 25% 的低敏感度。總體而言，與國小孩童相較，學齡前孩童具有較高的藥物耐受度，可能需要修正為較高的平均體重藥量。

給心理健康臨床工作者的建議

診斷

　　和學齡孩童的診斷方法相同，學齡前孩童的 ADHD 診斷主要也是依照孩童過去的表現。因此，在不同場所經由不同的受訪者提供過去表現的資料是相當重要的。因為某些症狀可能在某些情況下會被觀察到，例如：孩童被要求符合外在的規定，或在同儕團體中因為表現不同而更容易被察覺到。當無法觀察到個案在同儕間的狀況時，使用心理測量工具，如家長評量表是有助於評比學齡前孩童的表現。蒐集不同來源的評分是必要的，但是需要很小心地「評比評分者」，包含直接與每位評分者進行會談，了解他們對小小孩評分時的偏誤狀況。由於缺乏標準化常模，以及發展差異的容忍度和資料蒐集過程中症狀可能遭到低估的情況下，即使症狀與失能情況隨著時間而出現穩定，也不應該排除 ADHD 診斷的可能性。

治療

　　在下列現存的資料中顯示，所有診斷與相關失能的穩定性，都需要積極的治療介入。

家長訓練

　　家長訓練是在幼童治療中重要的一環，雖然以口語和心理動力導向的治療師對學齡前 ADHD 是有幫助的，但依然有許多證據顯示，有效的治療有賴於主動且直接依循行為技巧的實務訓練模式。在其他具有較高家庭滿意度與承諾度的治療形式，對 ADHD 的核心症狀具有較小的直接效果。此

外，假如在父母已經熟練教養技巧，孩子的ADHD症狀仍很明顯時，家長訓練可以當成正向篩選的一部分。以大規模社群為基礎的訓練模式，如社群導向的父母教育體系課程，是有用且具有經濟效益的。

藥物治療

許多對於利他能治療的研究發現藥物的安全性與正當性。雖然在學齡前 ADHD 治療研究的開放性藥物維持階段中，平均劑量是每天 20 毫克，但是最適當的劑量則有廣泛的範圍，就學齡孩童而言，臨床工作者應該要採取滴定法找出最理想的治療劑量。而在學齡前孩童身上，由於廓清率（clearance rates）的減少將影響長效型利他能的效果與期限。

參考文獻

American Academy of Pediatrics, Subcommittee on ADHD, Committee on Quality Improvement. (2001). Clinical practice guidelines: Treatment of the school-aged child with attention deficit hyperactivity disorder. *Pediatrics, 108*(4), 1033–1044.

American Psychiatric Association. (2000). *Diagnostic and statistical manual of mental disorders* (4th ed., text rev.). Washington, DC: Author.

Anderson, J. C., Williams, S., McGee, R., & Silva, P. A. (1988). DSM-III disorders in preadolescent children: Prevalence in a large sample from the general population. *Archives of General Psychiatry, 44*(1), 69–76.

Baker, L., Cantwell, D. P., & Mattison, R. E. (1980). Behavior problems in children with pure speech disorders and in children with combined speech and language disorders. *Journal of Abnormal Child Psychology, 8*(2), 245–256.

Bell-Dolan, D. J., Last, C. G., & Strauss, C. C. (1990). Symptoms of anxiety disorders in normal children. *Journal of the American Academy of Child and Adolescent Psychiatry, 29*(5), 759–765.

Campbell, S. B., & Ewing, L. J. (1990). Follow-up of hard-to-manage preschoolers: Adjustment at age 9 and predictors of continuing symptoms. *Journal of Child Psychology and Psychiatry and Allied Disciplines, 31*(6), 871–889.

Cantwell, D. P., & Baker, L. (1987). Clinical significance of childhood communication disorders: Perspectives from a longitudinal study. *Journal of Child Neurology, 2*(4), 257–264.

Cohen-Zion, M., & Ancoli-Israel, S. (2004). Sleep in children with attention-deficit hyperactivity disorder (ADHD): A review of naturalistic and stimulant intervention studies. *Sleep Medicine Reviews, 8*(5), 379–402.

Conners, C. K. (2001). *Conners' Rating Scales—Revised: Instruments for use with children and adolescents.* North Towanda, NY: Multi-Health Systems.

Connor, D. F. (2002). Preschool attention deficit hyperactivity disorder: A review of prevalence, diagnosis, neurobiology, and stimulant treatment. *Developmental and Behavioral Pediatrics, 23*(1, Suppl.), S1–S9.

Cunningham, C. E., Bremner, R., & Boyle, M. (1995). Large group community-based parenting programs for families of preschoolers at risk for disruptive behavior disorders: Utilization, cost, effectiveness, and outcome. *Journal of Child Psychology and Psychiatry and Allied Disciplines, 36,* 1141–1159.

Dulcan, M. (1997). Practice parameters for the assessment and treatment of children, adolescents, and adults with attention-deficit/hyperactivity disorder. *Journal of the American Academy of Child and Adolescent Psychiatry, 36*(10, Suppl.), 85S–121S.

Goldman, L. S., Genel, M., Bezman, R. J., & Slanetz, P. J. (1998). Diagnosis and treatment of attention-deficit/hyperactivity disorder in children and adolescents. *Journal of the American Medical Association, 279,* 1100–1107.

Greenhill, L. L., Jensen, P. S., Abikoff, H., Blumer, J. L., Deveaugh-Geiss, J., Fisher, C., et al. (2003). Developing strategies for psychopharmacological studies in preschool children. *Journal of the American Academy of Child and Adolescent Psychiatry, 42*(4), 406–414.

Greenhill, L., Kollins, S., Swanson, J. M., Abikoff, H., & Wigal, S. (2004). *Preschool Attention Deficit Hyperactivity Disorder Treatment Study preliminary results.* Symposium presented at the 51st Annual Meeting of the American Academy of Child and Adolescent Psychiatry.

Greenhill, L. L., Pliszka, S., Dulcan, M. K., Bernet, W., Arnold, V., Beitchman, J., et al. (2001). *Practice parameter for the use of stimulant medications in the treatment of children, adolescents and adults.* Washington, DC: AACAP Communications.

Lahey, B. B., Applegate, B., McBurnett, K., Biederman, J., Greenhill, L., Hynd, G. W., et al. (2004). DSM-IV field trials for attention-deficit hyperactivity disorder in children and adolescents. *American Journal of Psychiatry, 151,* 1673–1685.

Lahey, B. B., Pelham, W. E., Stein, M. A., Loney, J., Trapani, C., Nugent, K., et al. (1998). Validity of DSM-IV attention-deficit/hyperactivity disorder for younger children. *Journal of the American Academy of Child and Adolescent Psychiatry, 37*(7), 695–702.

Lavigne, J. V., Gibbons, R. D., Christoffel, K. K., Arend, R., Rosenbaum, D., Binns, H., et al. (1996). Prevalence rates and correlates of psychiatric disorders among preschool children. *Journal of the American Academy of Child and Adolescent Psychiatry, 35,* 204–214.

McKay, K. E., & Halperin, J. M. (2001). ADHD, aggression, and antisocial behavior across the lifespan, interactions with neurochemical and cognitive function. *Annals of the New York Academy of Science, 931,* 84–96.

MTA Cooperative Group. (2004). National Institute of Mental Health Multimodal Treatment Study of ADHD follow-up: Changes in effectiveness and growth after the end of treatment. *Pediatrics, 113,* 762–769.

MTA Cooperative Group. (1999). A 14–month randomized clinical trial of treatment strategies for attention deficit hyperactivity disorder. *Archives of General Psychiatry, 56*(12), 1073–1086.

O'Brien, L. M., Holbrook, C. R., Mervis, C. B., Klaus, C. J., Bruner, J. L., Raffield, T. J., et al. (2004). Sleep and neurobehavioral characteristics of 5– to 7–year-old children with parentally reported symptoms of attention-deficit/hyperactivity disorder. *Pediatrics, 111*(3), 554–563.

Reeves, J. C., Werry, J. S., Elkind, G. S., & Zametkin, A. (1987). Attention deficit, conduct, oppositional, and anxiety disorders in children: II. Clinical characteristics. *Journal of the American Academy of Child and Adolescent Psychiatry, 26,* 144–155.

Roberts, J., Rosenfeld, R., & Zeisel, S. (2004). Otitis media and speech and language: A meta-analysis of prospective studies. *Pediatrics, 113,* 238–248.

Schechter, M. S., & Section on Pediatric Pulmonology, Subcommittee on Obstructive Sleep Apnea Syndrome. (2002). Technical report: Diagnosis and management of childhood obstructive sleep apnea syndrome. *Pediatrics, 109*(4), 1–20.

Spencer, T., Biederman, J., & Wilens, T. (1998). Growth deficits in children with attention deficit hyperactivity disorder. *Pediatrics, 102*(2, Part 3), 501–506.

Swanson, J. M., Alger, D., Fineberg, E., Wigal, S., Flynn, D., Fineberg, K., et al. (1999). UCI Laboratory School protocol for PK/PD studies. In L. Greenhill & B. Osman (Eds.), *Ritalin: Theory and practice* (2nd ed., pp. 405–430). Larchmont, NY: Mary Ann Liebert.

Swanson, J. M., Lerner, M., Wigal, T., Steinhoff, K., Greenhill, L., Posner, K., et al. (2002). The use of a laboratory school protocol to evaluate concepts about efficacy and side effects of new formulations of stimulant medications. *Journal of Attention Disorders, 6*(Suppl.), 73–88.

Tamm, L., Swanson, J. M., Lerner, M., Childress, C., Patterson, B., Lakes, K., et al. (2005). Intervention for preschoolers at risk for attention-deficit/hyperactivity disorder (ADHD): Service before diagnosis. *Clinical Neuroscience Research, 5,* 247–253.

Wigal, S. B., Gupta, S., Guinta, D., & Swanson, J. M. (1998). Reliability and validity of the SKAMP Rating Scale in a laboratory school setting. *Psychopharmacology Bulletin, 34*(1), 47–53.

Wilens, T. E., Biederman, J., Brown, S., Tanguay, S., Monuteaux, M. C., Blake, C., et al. (2002). Psychiatric comorbidity and functioning in clinically referred preschool children and school-age youths with ADHD. *Journal of the American Academy of Child and Adolescent Psychiatry, 41*(3), 262–268.

Wilens, T. E., Biederman, J., & Spencer, T. (2002). Attention deficit/hyperactivity disorder across the lifespan. *Annual Reviews in Medicine, 53,* 113–131.

Zito, J. M., Safer, D. J., Reis, S. D., Gardner, J. F., Boles, M., & Lynch, F. (2000). Trends in the prescribing of psychotropic medications to preschoolers. *Journal of the American Medical Association, 283*(8), 1025–1030.

第5章
對立性反抗疾患

Carol M. Rockhill、Brent R. Collett、

Jon M. McClellan、Matthew L. Speltz 著

　　除了過動與注意力不足之外，與對立性反抗疾患（oppositional defiant disorder, ODD）相關的外在行為問題，例如：反抗、生氣與不服從，均是學齡前兒童心智健康問題的基本原因（e.g., Gadow, Sprafkin, & Nolan, 2001; Thomas & Clark, 1998）。父母親、照顧者與教育學家對這個年齡層兒童的 ODD 行為通常持有兩種相反的意見，一方認為，學齡前明顯的反抗行為是正常且在發展上是可預期的，在此階段，普遍相信對所有家庭來說，解決父母企圖遏止小孩做不該做的事與孩童對這些禁令所產生負面或有時具暴力性的反應，這類衝突是發展性任務的關鍵；另一方認為，對許多臨床醫生來說，有半數的學齡前兒童面臨外向性問題（externalizing problem）的臨床個案愈來愈明顯——通常導因於 ODD 的診斷結果——與國小時期或更年長的問題類似，顯示了相當的一致性（e.g., Campbell, 2002）。從這個觀點來看，ODD 的早期診斷是不容被忽視的，儘管事實上這些問題在診斷時被典型地歸因於正常的發展性傾向。

　　對研究或診治有 ODD 或相關外向性問題的幼童及學齡前兒童的人來說，有數個問題與議題是他們高度感興趣的：在界定這類問題時，是否有

可靠的方法，也就是說，如何區分正常的反抗與臨床上所說的對立性行為？我們可以確實地區分哪些學齡前兒童的問題是長大後才出現，或是有長期持續出現的問題？在這些顯示持續性問題的學齡前兒童個案中，外部性問題僅只是持續與支配孩童的表現，還是早期 ODD 是作為一個通往更多樣的精神病理學（例如躁鬱症）的一個「通道」？ODD 的早期診斷是否有實質的利益，這些介入具有可證明與長期的效果嗎？

本章節試圖針對這些與其他和學齡前兒童的 ODD 相關問題提供最新的實驗性答案，尤其是著重於臨床學者感興趣的部分。本章分成三個主要的部分：診斷與臨床方法、病原學與臨床干預，最後是關於未來研究方向的一個簡短討論。我們試圖將本章的內容集中在幼童與學齡前兒童的ODD相關主題，然而，目前大部分與ODD相關的知識（與相關的障礙，像「行為障礙」以及「挑釁」等問題）都是來自針對較年長兒童與青少年的研究。因此，我們的討論會包括這些年齡層所提供的相關內容，以利形成學齡前孩童疾病的預測和結果之概念。

ODD 的診斷與臨床作法

◎ 精神疾病分類的歷史

對立性疾患（oppositional disorder, OD）首次出現在《精神疾病診斷與統計手冊》第三版（DSM-Ⅲ; American Psychiatric Association, 1980），對立性疾患的症狀包括違反小規則、發脾氣、好爭論、反抗、挑撥與倔強。診斷上需要五種症狀中出現兩種，且較其他同心智年齡的兒童更頻繁發生才有可能確立診斷，症狀必須開始於三歲之後，而且需持續六個月或以上。這些診斷準則在《精神疾病診斷與統計手冊》第三版修訂版（DSM-Ⅲ-R; American Psychiatric Association, 1987）中被修改過，對立性疾患也被更名為對立性反抗疾患（ODD）。由於可能會有過度診斷的考量，「倔強」這個症狀在修訂版中被拿掉，「頻繁發生」的字眼被加進各個診斷準則中，而症狀的數目也改為九個症狀中需出現五個（Angold & Costello, 1996;

Schwab-Stone & Hart, 1996）。症狀在三歲之後才出現的條件也被移除，而且沒有任何發病年齡下限，並增列一個確認方法「對立性與反抗行為」在學齡前兒童身上是典型且常見的，而 ODD 的診斷必須是這些症狀較正常情況更頻繁與激烈地出現，或是這些症狀持續時間較預期的久。有關這些診斷方法的效用討論也相繼出現（Loeber, Lahey, & Thomas, 1991; Ray, 1995），而 ODD 也在 DSM-IV的現場試驗中有更嚴格的研究（Lahey et al., 1994）。

　　DSM-IV（American Psychiatric Association, 1994）與 DSM-IV-TR（American Psychiatric Association, 2000）中，有關 ODD 敘述出現非常類似的描述，並列出主要症狀。DSM-III-R 中「經常罵髒話與說淫穢的話」這個準則，因為缺乏診斷上的效用而被拿掉，所列症狀剩下八個。而有四項症狀持續六個月以上，被視為診斷孩童失能的重要依據，在臨床診斷上也被認同，且信賴度也是反覆地被測試證實（Lahey et al., 1994）。或許最重要的附加準則是需要臨床上有明顯社會心理功能的缺損。

　　DSM-IV中關於ODD與CD（conduct disorder，行為疾患）的準則——依據父母或半系統化面談者的報告——用來區分學齡前兒童是否患病是具有可信賴度的（Keenan & Wakschlag, 2004），數個針對學齡前男孩 ODD 診斷的研究結果，對具有一致性的效用提供支持的論點。舉例來說，以與個案情況相符的同齡孩童相較，父母與老師反應有 ODD 的男孩具有較高程度的行為問題（Speltz, McClellan, DeKlyen, & Jones, 1999）、較低的言語智商（Speltz, DeKlyen, Calderon, Greenberg, & Fisher, 1999）、對父母有較高的不安全感（e.g., DeKlyen, Biernbaum, Speltz, & Greenberg, 1998）及在臨床面談者中家庭互動上有更多的衝突（Stormschak, Speltz, DeKlyen, & Greenberg, 1997）。

　　ODD 與 CD 在診斷上是否應該被視作兩種不同的個體，或兩者的反應是同一種失序行為的不同變相，一直是個爭論的議題（e.g., Loeber, Green, Lahey, Frick, & McBurnett, 2000）。在他們的文獻回顧上，Loeber 等人從經驗上的證據支持ODD與CD兩者之間有差異的結論，但是關於此群體與預後（prognosis），我們仍有許多東西待研究。而且，其他的作者質疑這些

診斷間的發展性相關似乎不像先前假設的這麼直觀，尤其是在女孩身上（Rowe, Maughan, Pickles, Costello, & Angold, 2002）。少數幾個作者提出新的非典型診斷法，包含整合 ODD 與 CD 的診斷（Eaves et al., 2000）。Angold 和 Costello（1996）建議，在 ODD 孩童的診斷上可再增加「溫和」、「穩健」與「嚴謹」，而且個別擁有二至三種、四至五種或五種以上症狀。

最後，特別針對學齡前兒童，有一個問題是 DSM-IV 中並未針對孩童多頻繁地展現一種行為的「頻繁」下定義。在缺乏流行病學的資料之下，建立任何關於對立性或反抗行為可能發生的平均頻率的標準是非常困難的，只能建立特定子群體，例如：年齡、性別或發展程度的基本資料。

在學齡前兒童中 ODD 的盛行率

依據最近預估有 2-3% 各個不同年齡層的孩童符合 DSM-IV 中的病徵準則，並表現出明顯的社會心理的損傷（Canino et al., 2004; Costello, Mustillo, Erkanli, Keeler, & Angold, 2003; Maughan, Rowe, Messer, Goodman, & Meltzer, 2004）。依據 DSM-III-R 的準則從社區中抽樣，ODD 在學齡前孩童間的盛行率範圍從低所得家庭的 8%（Keenan, Shaw, Walsh, Delliquadri, & Giovannelli, 1997）到基礎照護小兒科診所的 17%（Lavigne et al., 1996）。如同預期，ODD 的罹病率會因為《精神疾病診斷與統計手冊》後續版本（從 DSM-III 到 DSM-IV）中更嚴格的診斷準則而降低，特別是準則中要求必須有功能性缺損（Angold & Costello, 1996; Canino et al., 2004）。ODD 在男孩間更為普遍（男女比為 2：1），特別是當診斷建立在老師所提供的報告的基礎上（Maughan et al., 2004）。某些資料顯示，不同種族間會有差異（e. g., Bird et al., 2001），但這些議題仍須進一步研究。

合併症

與其他精神相關疾病的合併症是相當常見的。以人口統計的研究來看，診斷出有 ODD 的兒童中，有四分之一到二分之一的比例同時有一種或多種精神方面的疾病，最常見的是 ADHD（Angold & Costello, 1996; Maughan et al., 2004）；相反地，被診斷出 ADHD 的學齡前孩童有將近 60% 的人有 ODD 病徵（Kadesjo, Haggloff, Kadesjo, & Gillberg, 2003; Lavigne et al., 1996）。不意外地，有數個研究團隊已經發現同時有 ODD 與 ADHD 症狀的孩童較只有單一精神疾病的人有更多的缺損（Biederman et al., 1996; Gadow & Nolan, 2002）。研究發現，同時有兩種疾病的兒童發生反社會行為／或發展成行為疾患的可能性較高（Loeber et al., 2000; Moffitt, 1990; Moffitt & Caspi, 2001; Sonuga-Barke, Thompson, Stevenson, & Viney, 1997）。

　　在學齡前兒童身上同時發生內向性與外向性的症狀（例如：ODD 併發鬱症或躁症）是相當常見的（Kadesjo et al., 2003; Keenan, Shaw, Walsh, Delliquadri, & Giovannelli, 1997; Lavigne et al., 1998; Maughan et al., 2004; Shaw, Keenan, Vondra, Delliquadri, & Giovannelli, 1997; Speltz, McClellan, DeKlyen, & Jones, 1999; Thomas & Guskin, 2001）。這可能也反映對立性或干擾性行為可作為焦慮與生氣過程的初期表現之一，例如：一個年幼的孩童抗拒成年人干預其牢不可破的信念或例行公事，或成年人試圖將孩童放置在一個新的、不舒服的環境中。研究發現，確定準則深深地影響外向性—內向性合併症的相關模式。舉例來說，Speltz 和 McClellan 等人（1999）發現學齡前兒童中以內向性症狀診斷為 ODD 的比例相對較低，約 10%；反之，Luby 和 Heffelfinger 等人（2003）卻發現，約有 60% 相對較高比例的學齡前 ODD 病患被診斷同時具有憂鬱症。在小學中，同時表現憂鬱與侵犯行為的孩童較單一行為的孩童具有更嚴重的社會問題（Quiggle, Garber, Panak, & Dodge, 1993; Rudolph, Hammen, & Burge, 1993）。

　　在某種程度上，這些合併症可能是反映病徵定義上以及缺乏特定年齡的 DSM 準則的問題。某些研究在診斷學齡前兒童的臨床個案時，使用類似的判定方法與制式的父母面談方式，某些疾病的標準差異非常大，似乎反映出調查者是自己認定該採用哪個年齡的 DSM 症狀定義標準。舉例來說，Wilens 等人（2002）發現，有超過半數的 ADHD 學齡前兒童同樣也符合 ODD 的標準〔使用學齡孩童情緒障礙與精神分裂症量表（K-SADS）〕，大約有四分之一符合行為障礙的標準，而四分之一（26%）具有躁鬱症。

使用兒童診斷會談量表（Diagnostic Interview Schedule for Children, DISC）的父母版本來評估，有 ODD 問題的學齡前男孩，在 Speltz 和 McClellan 等人（1999）的研究報告中，ODD-ADHD 合併症卻只有 3% 符合行為障礙的標準，而且只有 10% 符合其他的心理疾病（沒有發現躁鬱症的個案，所以使用 DISC 中關於狂躁症的篩選問題）。最後，Keenan 和 Wakschlag（2000）使用學齡孩童情緒障礙與精神分裂症量表發現，60% 的病例（非特別選擇特定情況下）有 ODD 問題，42% 符合 CD 標準，而有 60% 符合 ADHD 標準（情感性疾患不在評估範圍）。值得注意的是，在這個樣本中行為障礙的平均發作年齡是二十八個月大。

這些研究與類似研究所採用的準則是，全都使用知名且結構化的面談法，點出了在評估構想的正確性與學齡前兒童 DSM 疾患的臨床上意涵的困難性（McClellan & Speltz, 2003）。全部的研究都承認針對學齡前兒童缺乏有效的診斷工具，故每個研究在處理這個問題時均使用不同的方法。Wilens 等人（2002）設計一個僅具有「臨床上意涵」的診斷法（也就是只有臨床上考量）。Speltz 和 McClellan 等人（1999）與 Keenan 和 Wakschlag（2000）發展特殊的決策準則，方便反映學齡前兒童與在學兒童間的發展性差異，而在某些個案中，這些準則又剛好相反。舉例來說，Speltz 和 McClellan 等人（1999）在衡量行為疾患的病徵「通常先打人」時，排除了小孩在父母或兄弟姊妹生氣時被打，而保留偷「小東西」的項目，而 Keenan 和 Wakschlag（2000）則相反，保留了對兄弟姊妹的暴力行為當成打人的行為準則而刪去了偷「小東西」的準則。Wilens 等學者（2002）無法提供他們如何決定處理這些項目的細節，相同的是，研究者處理以成人為基礎的狂躁症判定準則適用學齡前兒童的內容一樣是不清楚的（例如：一個 4 歲的兒童如何表現浮誇、「天馬行空的想法」或是「容易被不相關的刺激所吸引」）。Speltz 和 McClellan 等人（1999）要求病症必須有造成功能性缺損的證據（是 DSM-IV 規定的），而其他兩個研究僅使用 DSM-III-R 標準，所以大概沒有這樣的要求。沒有任何研究提供有關如何處理其他（特別在幼童診斷時）所面臨的難題的詳細資料，舉例來說，不服從與粗心的差別，還有不服從與不了解的差別。後者的差異在學齡前兒童進行較高程

度言語損傷的精神學評估時是常見的問題（e.g., Benasich, Curtiss, & Tallal, 1993）。

　　這些重要卻鮮少在診斷程序中被討論的不確定性，幾乎可以解釋在這些研究報告中關於行為疾患與情感性疾患（包含躁鬱症）的比例差異。研究者間關於理論與如何針對幼童發展合適的 DSM ODD 應用準則是需要有共識的，同時研究調查特別需要清楚地描述關於 DSM 準則該如何應用，這在 Luby 及其同事調查憂鬱症學齡前兒童時，就已經做到（例如：調整病徵表現的語言上與時間上的需求；參見 Luby, Mrakotsky, et al., 2003）。在進行前，我們都必須了解目前有關學齡前兒童 ODD、ADHD 或 CD 的資料都必須被視為僅是實驗性質，因為缺乏反覆與跨實驗室的確認。

⟳ ODD 的延續時間

　　在跨區隔的樣本中，隨著年齡的變化，ODD 的流行程度是否有差異，各研究的結果並不一致。有些研究顯示，從學齡前到青少年時期，病徵會隨著年齡的增長而減緩（e.g., Lahey et al., 2000; Maughan et al., 2004），而其他的研究顯示，流行程度反而隨著年齡的成長增加（e.g., Simonoff et al., 1997）。Maughan 及其同事（2004）指出，在診斷 ODD 時，年齡趨勢與診斷是否允許跟行為障礙重疊有相當大的關係，如果在行為障礙診斷時排除 ODD，亦即使用 DSM-Ⅳ-TR 版的標準，ODD 的流行程度在童年晚期及青少年時期會下降。然而，這並非出自於行為的改善，而是將一些兒童持續的外向性行為問題改變了分類方式，從 ODD 轉成 CD。

　　數個縱向的研究結果指出，有相當大部分具有行為問題的幼童病徵持續存在或是轉化成行為障礙。Campbell（1995, 2002）在其具有影響力的研究計畫中發現，將近 50% 被父母認定為「難以管教」的兒童，七年後仍持續表現明顯的行為問題。同樣地，Lavigne 及其同事（1998）發現，超過 50% 有干擾性行為疾患（ODD、ADHD 或 CD）二至五歲的小兒科臨床病患，一到三年後仍持續符合患病的診斷準則。當進小學之後，這個樣本中，最初診斷有 ODD 的小孩，不管有無合併症，大約四分之一到一半持續被診斷出有這樣的問題（Lavigne et al., 2001）。在一個臨床樣本中，持

續的狀況甚至更高，學齡前被診斷具有 ODD 病症的兒童，有 76% 在兩年後仍符合 ODD 和／或 ADHD 的診斷標準（Speltz, McClellan, et al., 1999）。

　　幾個研究已經檢驗預測診斷個案持續性的因素，這對臨床醫師來說是相當重要的課題。Speltz 和 McClellan 等人（1999）在其針對 ODD 學齡前男童的抽樣中，發現三個預測初次發病後兩年內仍持續患病的診斷因素：⑴父母或孩童的行為檢查者發現病童有愈來愈嚴重的外向性行為；⑵併發 ADHD；⑶存在某些 ODD 特定病徵，特別是那些描述上會提高影響反應的（例如：易怒／容易苦惱、生氣／怨恨、懷恨／懷有惡意）。

　　大部分針對具有外向性行為問題和／或診斷患有 ODD 的學齡前兒童的縱向研究集中在同型的結果〔也就是說，晚期的外向性問題與 ODD、行為疾患或反社會型人格異常（ASPD）的診斷〕。然而，一些證據顯示，早期開始的外向性問題會領先後續調整與診斷的差異性，包含「內向性」（internalizing）行為問題與相關的情緒或情感上疾患（Fischer, Rolf, Hasazi, & Cummings, 1984; Lavigne et al., 1998）。Cicchetti 和 Schneider-Rosen（1984）與 Lavigne 等人（1998）推論，在學齡前內向性與外向性疾患會共存，而隨著小孩更能清楚表達他們的感受時，情況將變得更加差異化。甚至是成年的精神分裂病患在回溯性（follow-back）研究中顯示，與學齡前或低年級時的外向性問題有相當明顯的關聯性（Jones, 1997）。也就是說，很可能早期幼童的外向性模式──通常是診斷為 ODD──或許就是作為往後生命中不同的精神病藥物學的「通道」，即使反社會的結果是最普遍的。縱向研究必須檢驗那些早期外向性病徵具預測力與明確性的因素差別（例如：性別、家庭歷史、合併症）。

病原學

　　已經有許多研究連結特定的病原因素到外向性─反社會光譜的一個或多個面向（e.g., Ackerman, Schoff, Levinson, Youngstrom, & Izard, 1999; Shaw, Gilliom, Ingoldsby, & Nagin, 2003），包括與 ODD 相關的干擾性行為、行為疾患或少年犯罪行為相關的身體上的侵犯。這些被檢驗的病原因素可以被

歸類至三個可能被質疑的主要的領域（或範圍）：(1)兒童生物學上的因素，包括性情；(2)親子間的關係因素（包含情感交流與對子女的養育方式）；(3)家庭與社會的背景因素。不管是學齡前兒童或是更年長的 ODD 樣本，透過各年齡層的相互關係，這些領域的風險都已被深入研究（Wakschlag & Keenan, 2001）。我們將簡短地摘錄各領域的研究發現，並討論從多因素的觀點來看危險因素的不同組合的研究。

生物學上的因素

　　有幾項與攻擊行為及犯罪行為相關的生物因素已受到普遍研究。在近期一篇自律神經系統和攻擊行為相關的文獻中，Raine（2002）認為，休息狀態的心跳速率是與幼童或青少年的反社會或攻擊行為相關的最佳生物學指標，也被視為反映了正腎上腺素功能減少與無畏、尋求刺激的情緒。

　　腦脊髓液中低血清素代謝物被視為與現在（Kruesi et al., 1992）及未來的攻擊行為有關（Clarke, Murphy, & Constantino, 1999; Kruesi et al., 1992）。最近一篇討論血清素與攻擊行為相關的文獻中指出，這不僅是一個簡單且直接的關聯，同時也是反應神經解剖學與神經化學相互聯繫、大腦的功能運作與行為的不規則間的複雜過程（Burke, Loeber, & Brimaher, 2002）。

　　下視丘—腦下垂體—腎上腺軸向（HPA）成為最近幾篇研究報告的焦點。研究發現，有ODD疾患的學童較其他精神病或不具精神病的對照組，擁有高度的脫氫異雄固酮（DHEAS）（van Goozen et al., 2000），同時顯示罹患ODD的孩童，其腎上腺的男性荷爾蒙也可能偏高，反應在下視丘—腦下垂體—腎上腺軸向的偏移上。下視丘—腦下垂體—腎上腺軸向的改變可能與遺傳或環境的差異有關，同時也受醫學干預的影響而改變。舉例來說，Kariyawasam、Zaw 和 Handley（2002）用唾液可體松當作測量罹患ODD-ADHD 合併症孩童的下視丘—腦下垂體—腎上腺軸向的指標，發現興奮劑藥物治療可以當作診斷與可體松之間的調節。如同預期，未經藥物治療的 ODD-AHAD 合併症病童與對照組相較，有較低的唾液可體松量；然而，經藥物治療的 ODD-ADHD 合併症病童，其唾液可體松量與對照組並無明顯不同。

即使相關性研究顯示，外向性精神錯亂行為或犯罪行為與特定的生物學變數間有相當明確的關聯（Burke et al., 2002），但仍有少數例外，導因於或是受不同外向性行為影響的生物化過程的範圍仍然是不清楚的。舉例來說，在長期有攻擊傾向的孩童身上，神經內分泌或是神經傳導擾亂的提高，可能是導致他們出現攻擊行為的原因之一（或兩者皆是），再者，某些因素可能透過大腦結構性的改變或損傷造成直接的影響；反之，其他因素可能藉由改變基因或影響子宮內的環境而造成間接性影響，也可能是透過學習的途徑，例如：暴露在混亂或辱罵環境中造成的影響（Hendren & Mullen, 2004）。

基因的程序

數個研究顯示，有犯罪或酗酒行為雙親的孩童被養父母（沒有這些問題的養父母）撫養長大，但仍有比預期更高的比率會有犯罪行為（e.g., Cadoret, Troughton, Bagford, & Woodworth, 1990）。在一個經過良好設計的大社區成對樣本的縱向研究中，Zahn-Waxler、Schmitz、Fulker、Robinson 和 Emde（1996）在五歲孩童身上發現外向性行為問題的基因連結證據，這些孩童被視為跨數個評估範圍的多重資料提供者。Slutske 等人（1998）在一個澳洲的大社區成對樣本中發現，有大量的基因會影響罹患行為疾患的風險。這篇文獻的回顧中（e.g., Simonoff, 2001; Comings et al., 2000）做出某些特定基因（例如：多巴胺、血清素與正腎上腺素基因）與干擾性行為障礙有明顯關聯的結論，而且有強烈證據顯示，基因與環境的交互關係對這些障礙有決定性的影響（e.g., Burt, Krueger, McGue, & Iacono, 2001）。舉例來說，一個近期的成對樣本研究中，有關兒童與青少年（五到十七歲）的行為問題，Scourfield、Van den Bree、Martin 和 McGuffin（2004）認為，無論是父母或老師所提供的報告皆顯示這些行為問題受基因的影響是可預期的，但並未提到類似親子間關係這類的環境因素。

孩童的性格

「性格」定義是我們剛剛討論的基因或神經生物學因素的直接行為化產物。這個變數的有效性隨著我們如何與何時測量性格而有所不同。舉例

來說，Brazelton 認為嬰兒時期與學齡前時期相較會更接近「純真」的性格（學齡前會因為經驗與父母報告的偏誤而產生混亂）。然而，大部分關於嬰幼兒「難相處」性格的衡量指標（例如：「嬰兒易怒性」）隨著時間的增長仍顯示相當的一致性（Thomas & Chess, 1977），並且可預測接下來的行為問題（Rutter, Birch, Thomas, & Chess, 1964），包含低年級學童的攻擊行為（Rothbart & Bates, 1998）。Eisenberg 等人（1996, Eisenberg, Fabes, Nyman, Bernzweig, & Pinuelas, 1994）發現，具有注意力不集中及容易分心的問題兒童——情緒規範的關鍵指標——較更能控制注意力的兒童，更有可能會有外向性行為問題。性格上的適應性讓具有外向性行為問題的學齡前兒童在面對家庭不穩定時，能有調節的效果（Ackerman et al., 1999）。

神經心理學的功能

在目前，神經心理學測試並非診斷兒童 ODD 疾病時的例行公事。大部分眾所周知有關外向性問題與神經心理學功能的關係，都是建立在有行為障礙的學齡兒童或青少年的研究基礎上。在智商測試中，少年犯罪者與其他未犯罪的同輩具有相當一致的分數，其中只有半個到一個標準差的差異。較大的差異發生在童年早期發生問題時以及符合 ODD、CD 或 ADHD 罹病標準時（Moffitt, 1990）。在青少年犯罪人口中，通常操作智商會高於語言智商，而反社會傾向的孩童在僅需口頭傳遞、需要語言調解與需口語上反應的任務，表現較同輩差（Moffitt & Lynham, 1995）。

有外向性問題、年齡稍長的孩童或青少年，和其他許多精神方面受損的病患一樣（Sergeant, Geurts, & Oosterlaan, 2002），在處理需要腦前葉整合的任務時，表現也相對較差（Pennington & Ozonoff, 1996; Seguin, Pihl, Harden, Tremblay, & Boulerice, 1995）。最常被使用的是與「執行功能」相關的任務，包含監視與控制注意力的能力、制定計畫與設定目標、公式化心智模型，依據經驗的基礎來修改這些模型。缺乏執行功能的狀況在罹患 ODD 或 CD，甚至同時有 ADHD 的孩童身上最容易發現（Clark, Prior, & Kinsella, 2002; van Goozen et al., 2004），而今日大多數研究者相信，缺乏執行功能特別跟罹患 ADHD 有關，而非 ODD 或 CD（Clark et al., 2002），

同時也發現早發生行為障礙的孩童較晚發生孩童更缺乏注意力（Loeber, Green, Keenan, & Lahey, 1995），表示缺乏執行功能，可能與早期（非晚期）發生外向性精神疾病有相當強烈的關聯性。

有關罹患 ODD 和 ADHD 學齡前兒童的神經心理學特徵的研究非常有限，因為這些功能（例如：執行功能）缺乏發展性上合適與心理測量學上完善的衡量指標。然而，撇開這些不足不談，針對罹患 ODD 的學齡前兒童進行神經學發展方面的研究是有相當好處的。透過對接下來發展的轉換效果，有機會可以檢視孩童在正式就學前的認知與語言能力（Hinshaw, 1992），並且在症狀出現之初更確定神經心理學的程序。早期針對學齡前兒童神經心理學功能方面的研究集中在智商與語言技巧（e.g., Campbell, Szumowski, Ewing, Gluck, & Breaux, 1982），大部分的研究發現，在臨床上被判定「活動過度」或「難以管教」特徵的孩童與對照組相較，其在標準衡量上有較低的分數。在一個二到五歲孩童的大型非臨床樣本中，Dietz、Lavigne、Arend 和 Rosenbaum（1997）發現，語言智商和操作智商兩者在內向性與外向性兒童行為量表上，都具有預測能力，也都出現在診斷結果中。

在一個廣泛僅針對臨床診斷的學齡前兒童為對象的研究中，Speltz、DeKlyen 和 Greenberg（1999）對罹患 ODD 的男孩（不管是否有併發ADHD）實施智商、語言與原動力及執行功能測試（原動力規劃與語言流暢度），相較類似社會與家庭背景下正常發展的男孩樣本，臨床診斷罹病的男孩具有：⑴較低的全量表智商分數；⑵行為智商分數較可能比語言智商分數為高；⑶在語言能力的潛在因素上有較差表現；⑷在同時衡量兩種執行功能的因素上有較差表現。在這些臨床診斷罹病的男孩之間，具有ODD-ADHD 合併症的男孩，在語言能力測量上較僅罹患ODD的男孩有更差的分數，同時他們也在執行功能任務中表現較差。這些發現與那些針對罹患ODD和／或CD的較年長兒童或青少年的研究結果明顯雷同。這顯示ODD-CD神經心理學之不足個案在正式上學前便已開始，對青少年不足的情況是由於正式上學後缺少動機與缺乏參與的假說提出質疑。

🌀 親子關係因素

情感關係

　　透過觀察分離─重聚行為（使用年齡適宜性調整後的 Ainsworth 陌生情境測驗）研究，發現臨床診斷罹病的學齡前兒童與對照組相較，更容易表現出不安全（無能）的情感模式（針對情感理論與研究的近期文獻，參見 Carlson, Sampson, & Sroufe, 2003），這個相關提供學齡前兒童 ODD 臨床診斷上的優勢。Speltz 等人（1999）發現，超過半數（54%）的臨床診斷罹患 ODD 的男孩，在與他們的母親重聚時表現出不安全的情感策略，相反地，對照組只有 17% 有此種情形。同樣的樣本中，父子間的互動也呈現類似的模式（DeKlyen et al., 1998）。這些男孩與雙親間的不安全情感模式與對照組有截然不同的表現，這個情感分類模式在單親與雙親家庭中是類似的。

　　即使臨床診斷罹患 ODD 與不安全情感間的關聯性似乎非常明顯，但表現這種關係的特定因素卻是不確定的。Greenberg、DeKlyen、Speltz 和 Endriga（1997）提出數種可能與外向性行為發展相關的情感程序的方法。第一，與感覺遲鈍或不可預料的父母有不安全關係經驗的嬰兒或幼童，可能會發展出社會知覺與認知偏差關係的認知表現（Sroufe & Fleeson, 1986），舉例來說，具有行為疾患的年長兒童相較於其他一般兒童更容易對他人產生敵意（Dodge, 1991），可能是歸因於對他人的可利用性或回應有部分負面的期待（"felt security"; Fisher, Kramer, Hoven, King, & Bowlby, 1982）；第二，不安全的情感品質可能導致社交活動的抗拒動機，對認同與服從父母或其他照顧者的意願有不利的影響（Waters, Kondo-Ikemura, Posada, & Richters, 1990）；第三，外向性行為（例如：發脾氣或不順從）可能是某些小孩作為達到目的的「情感功能」，如被要求與父母親近及關懷而得不到時的利用手段（Greenberg & Speltz, 1988）；第四，在有壓力的情況下，有效的親子互動有助於嬰兒控制自己的情緒。這種自然的經驗一再重複，類似互動可以提升皮質邊緣結構的結構化改變，使兒童可以有效地規

範自己的情感（Greenberg & Snell, 1997）。與情感不規則相關的障礙（如ODD），部分可能導因於缺乏忍受與管理強烈情感的能力（Greenberg & Snell, 1997; Schore, 1996）。

這些不安全情感與行為問題的假設性調節變數尚未被徹底調查，即使當中的兩項（社會知覺偏誤與缺乏自制力）已得到實驗性的實證結果支持。但數個研究顯示，缺乏安全感的嬰兒或學齡前兒童進入一段新關係時，可能用不信任或負面期待作為安全感的替代（e.g., Carslon, Sroufe, & Egeland, 2004; Ziv, Oppenheim, & Sagi-Schwartz, 2004）。Speltz 及其同事追蹤臨床診斷罹患 ODD 的樣本（表現高度不安全情感的），發現罹患 ODD 的男孩與對照組相較，在回應與同儕導向社會化問題解決任務時，明顯表現出敵意（Coy, Speltz, & Jones, 2002）。研究也同時顯示，在幼童或學齡前有安全感，可預見有效的情感自制，並且在這個年齡擁有情感規範，可預知往後在小學低年級時的情感控制、社會適應與行為問題（Denham, Blair, Schmidt, & DeMulder, 2002; Gilliom & Shaw, 2004）。

對子女的養育方式

大部分對子女的養育經驗相關的研究，集中在父母對孩童不當行為的反應，舉例來說，父母管教行為的一致性或採用的處罰強度（e.g., McMahon & Forehand, 1988）。父母與孩童間衝突行為的互動時機與情況也被檢視，Patterson（2002）發現，有暴力行為的男孩家庭中，一方的嫌惡行為（例如：孩子的哀鳴或父母的嘮叨）通常會因為另一方欲終止此嫌惡行為而加強，導致負面強制互動行為的不斷重複。與孩子違反規定無關的衝突狀況也被檢視，例如：父母在與孩子遊戲互動時的控制行為（Bates, Bayles, Bennett, Ridge, & Brown, 1991）。眾多有關學齡前兒童的研究中發現，介於無效的層面或苛刻的養育方式與孩子的問題行為之間有強烈關聯（e.g., Campbell, 1991），包括各式干擾性行為導致被診斷為疾患（Gadow et al., 2001; Greenberg, Speltz, DeKlyen, & Jones, 2001）。然而，這些父母的行為是孩子難相處的行為的原因或結果，其範圍仍然是不清楚的（Anderson, Lytton, & Romney, 1986）。

　　除了管教行為之外，「正面的養育子女方式」也相當重要（例如：正面的社會交換行為、預先的指導、監控孩子的行為，與父母情感的表達力）。正面的養育子女方式常常是更複雜、時間持續更久的、孩子的負面行為與父母的管教間的時間上是更遠的，因此，這是更難衡量的。然而，有些研究結果指出，缺乏正面的養育子女方式，在外向性行為的病原學上，其重要性可能等同於強制性循環的出現（DeKlyen et al., 1998）。舉例來說，Pettit 和 Bates（1989）發現，父母用愈多的正面語言溝通與身體上的親密動作，孩童則愈少有暴力行為。干擾性行為與明顯的懲戒衝突次數無關，但與忽視孩子動機的比例有明顯關聯。同樣地，Gardner（1987）觀察正常學齡前兒童與行為障礙學齡前兒童的家庭，發現有問題兒童的家庭在家中僅花半數的時間與孩子遊戲及正面對話。

家庭與社會的背景

　　家庭與社會的背景會影響父母提供發展中孩童適當照顧的能力。幾個研究者使用家庭逆境指數來概括全數已發生或目前家庭生活中面對的負面因素（e.g., Sameroff, Seifer, Barocas, Zax, & Greenspan, 1987）。這個指數包括最具代表性的父母的特徵（父母低教育程度、精神疾病、亂花錢、犯罪）、家庭功能（婚姻痛苦、家庭暴力）與環境供給（貧窮、擁擠的居住環境、暴力的鄰居）。Ingoldsby 和 Shaw（2002）發現證據顯示，鄰居的情況對早期發病的外向性問題的發生與持續有顯著的影響。其他重要的生態學因素是家庭對日常生活事件壓力的反應，例如：離婚、失業（Barkley, Fischer, Edelbrock, & Smallish, 1991）與家庭可得以善用的社會支援資源（Jenkins & Smith, 1990）。幾乎這些家庭生態學的所有面向都與幼童的外向性行為問題有關（e.g., Erel & Kissil, 2003; Shaw et al., 2003）。即使這些研究的發現都認為家庭生態學的各個面向與外向性行為有特別的關係，但類似的因素也會跟其他的精神病學診斷有關，例如：憂鬱症、焦慮症與戒斷症（e.g., Xue, Leventhal, Brooks-Gunn, & Earls, 2005），顯示家庭因素對多重形式的精神疾病來說，可能是更普遍的風險。

多重因素風險模式

前面所列出有關外向性─反社會行為的潛在病原或風險因子，是很長一串且明顯由不同成分形成的，範圍從基因的過程到鄰居的特徵都有。大部分的研究在檢視這些因素時，都將他們當成互相獨立，這限制我們對這些因素間的交互關係的了解。然而，任何單一的危險因子──或一群類似的危險因子（例如：兒童生物學因素），不太可能是必須或足夠造成 ODD 或其他形式的反社會行為。倒不如說各種類型的危險因素不同的組合導致 ODD，就像多重途徑的終點（Greenberg, Speltz, DeKlyen, & Endriga, 1991; Campbell, 1991; Loeber, 1990）。即使外向性行為問題的數個多重因素模型已經被提出（e.g., Hill, 2002），但幾乎沒有研究真正測試這些模型的一致性或預測意義。Rochester Longitudinal Study 發現一個包含十種危險因素的多重風險指標（包含母親的心理功能、家庭的社經與少數地位、家庭的協助、生命中的事件與家庭大小），可以有效預言孩子的社會─情感的能力較其他單一風險因素為佳。其影響不能以任何單一特定的風險因素來解釋（Sameroff et al., 1987），且沒有一個風險模式未包含到個人的次群體（Sameroff, Seifer, Baldwin, & Baldwin, 1993）。Liaw 和 Brooks-Gunn（1994）測試十三種幼童行為問題的風險因素效果，發現隨著風險因素的數目增加，行為問題發生的機率也增加。

Greenberg 等人（2001）發展並測試一個特別針對早期發生 ODD 的風險模型，藉由使用考量相對貢獻度或模型中變數間的重疊狀況等方法，拓展先前有關累積風險的研究（e.g., Sameroff et al., 1987）。這個 Greenberg 等人（2001）所提出的模型包含四種領域的風險（與之前討論過的類似）：⑴孩童的特徵（例如：早產、與生俱來的併發症、畸形暴露、發展里程碑的時機、智商）；⑵養育子女的方式（行為管理風格、嚴厲或濫用管教、溫暖、參與）；⑶親子間的感情；⑷家庭生態（家庭衝突、雙親的心智程度與個人功能、生活壓力、家庭結構、社經地位、家庭社會支援品質）。結果顯示，在臨床上尋找家庭中有符合 ODD 標準的男孩，與使用人口統計學變數相較，結合這些因素提供了相對較高的敏感性（81%）與具體性

（85%）。當三個或更多的因素出現時，發病狀態的機率有戲劇性的成長，且特定的因素組合對行為問題有差異化的預測能力。舉例來說，在三個領域呈現高風險狀態的家庭，其中包含養育子女方式這個領域時，將較此組合模式中其他三個領域有更高的機率發生障礙問題。

臨床介入

🌀 學齡前兒童的 ODD 病徵評估

ODD 的病徵會因環境與背景不同而有相當的變化。舉例來說，在不同照顧者的照顧之下，孩童可能會表現更明顯的行為問題，或者可能在家中有問題，可是在保母家或托兒所教室就沒問題，或可能在例行公事或某些活動有特定的困難（例如：在公眾場合）。因此，評估必須量身訂做才能取得幼童行為的「地形圖」。以下的討論可能包括透過行為量表或臨床面談從多重的照顧者取得資訊，臨床觀察兒童與照顧者間對比情況的互動（例如：遊戲、教導工作、分離—重聚、清理），及（理想狀況）在家裡或日間照顧場所（如保母家）或托兒所直接進行行為上的觀察。除了提供更完整的評估之外，這些資料在成功發展兒童所需的介入時是無價的。

評分量表

對評估 ODD 症狀來說，照顧者評分量表是特別有效的方法。理想狀況是評分量表由兩個或更多的在不同情況下（例如：父母、老師或白天保母）與孩童互動的照顧者填寫。如同先前所提及，這個多重資訊提供者的方式有助於評估孩童在不同狀況下的病徵差異性，這對確定診斷結果與決定適當的治療方法都相當重要。

幾個常用的評分量表都很適合學齡前兒童，或利用各年齡層適用的版本。一到五歲幼童行為測試量表（Child Behavior Checklist for Ages 1 to 5, CBCL 1-5; Achenbach & Rescorla, 2000）與伴隨的家長老師評量表（Caregiver-Teacher Report Form, C-TRF; Achenbach & Rescorla, 2000）是最

常用的，這些大範圍的量表可用來評估內向性與外向性行為問題。現行的版本則包含篩選溝通問題的語言發展量表，其分數可被歸類到DSM-IV-TR的數個領域。兒童行為檢核表（Achenbach scales）可用在年紀較長的孩童身上，這些量表的基準資料與心理測量學的特性表現更是優異（Myers & Collett, 2005）。另一個特別針對一到三歲幼童發展的大範圍量表是嬰幼兒社會情緒評量表（Infant and Toddler Social-Emotional Assessment, ITSEA; Carter & Briggs-Gowsn, 2000），同時也有一個小型的篩選版本（Brief Infant Toddler Social-Emotional Assessment; Briggs-Gowan & Carter, 2002）。嬰幼兒社會情緒評量表包含內向性、外向性、失序與能力合成量表，如同評估更重要的病理學（例如：普遍的發展障礙、創傷後壓力症候群、性行為）的適應不良、非典型行為、社會關係（Social Relatedness）量表一樣，幼童的大樣本基準資料是可取得的，初步的心理測量學與正確性資料是與日俱增（e.g., Briggs-Gowan, Carter, Irwin, Wachtel, & Cicchetti, 2004; Carter, Briggs-Gowan, Jones, & Little, 2003），而且這些量表也開始應用在幼童的其他研究中（e.g., Bracha et al., 2004; Briggs-Gowan et al., 2004; Ellingson, Briggs-Gowan, Carter, & Horwitz, 2004）。最後，艾伯克兒童行為量表（Eyberg Child Behavior Inventory, ECBI; Eyberg & Pincus, 1999）是用來評估幼童干擾性行為的小範圍量表。儘管艾伯克兒童行為量表不是特別針對障礙設計，但項目幾乎符合 DSM-IV-TR 干擾性行為障礙。艾伯克兒童行為量表包含個別問題與強度量表，允許照顧者評估每種行為是否有問題（是—否），以及行為發生的頻率。這獨特的特徵允許臨床醫生評估父母的出發點或干擾性行為的容忍度，舉例來說，如果照顧者認為某些項目是有問題但是不常發生，可能表示是低容忍度或對發展行為不適當的期待（Eyberg & Pincus, 1999）。艾伯克兒童行為量表在心理測量學上有好的特色與完備的有效性（Collett, Ohan, & Myers, 2003），其基準資料是可取得的，這個量表也常被用在評估治療結果與針對 ODD 孩童及其相關行為問題的其他研究上。

結構化臨床面談

　　在評估嚴重性與描述臨床個案時，可用結構化面談來取得更精準的臨床診斷。遺憾的是，直到近期仍沒有特別針對幼童或學齡前兒童發展的面談法，研究者通常使用針對較年長青少年發展的面談法（例如：DISC-IV、K-SADS）或自創調整過的版本。如同先前提過，各種研究團體發展的調整方式不盡相同，使得跨研究的比較非常困難。當然，這也使得臨床醫生如何將其診斷經驗與其他同事做比較時，變得非常困難。

　　最近一項令人振奮的進步是學齡前孩童精神評量（Preschool Age Psychiatric Assessment, PAPA）的發展（Egger, Ascher, & Angold, 1999）。學齡前孩童精神評量是針對二到五歲兒童的結構化雙親面談法，可由臨床醫生或一般人完成（例如：大規模的流行病學的研究），內容包含特定症狀術語的客觀定義。這個面談法是兒童與青少年精神病衡量法（Child and Adolescent Psychiatric Assessment, CAPA; Angold et al., 1995）的向下發展與本質上的修正版。學齡前孩童精神評量包含了修正後的 DSM-IV 與《國際疾病分類》第十版（International Classification of Diseases, ICD-10; World Health Organization, 1992）的病徵、診斷分類系統：0-3（Diagnostic Classification, DC: 0-3; Zero to Three, 1999）的病徵，以及來自適用 1.5 至 5 歲孩童的幼童行為測試量表與嬰幼兒社會情緒評量表的細目。有些項目也從有關功能性損傷與發展歷程（例如：睡眠行為、上廁所）的早期兒童精神病學與病徵的研究文獻中取得。與診斷分類系統：0-3 的 Axis II 一致，學齡前孩童精神評量也可用來評估關係的範圍。基準的、心理測量學上的有效性資料的蒐集也如火如荼的進行（Egger & Angold, 2004）。因此，學齡前孩童精神評量也有大量可用的資源，可促成臨床與實驗研究的進步。

觀察法

　　和早期幼童心理健康的其他面向一樣，臨床觀察在評估學齡前 ODD 兒童以及給予治療計畫上扮演吃重的角色。理想狀況是在家裡、日間照顧場所（例如：保母家）與托兒所多面向的實際行為觀察。儘管陌生觀察者出現在這些場合，很明顯會對想觀察的行為造成影響，但孩童與照顧者仍

會依照每日互動的方式進行互動,而部分在診療場所不會出現的微妙因素(例如:同儕與兄弟姊妹的影響)可以被記錄下來。再者,孩童環境的第一手經驗是無可取代的,包含照顧者都可能會忽略或不願討論的變數(例如:衛生或安全問題)。

更常見的是在診療場所進行觀察行為,透過模擬孩童與父母間的日常行為與互動的對比任務。例如:數個觀察系統〔e.g., Dyadic Parent-Child Interaction Coding System-Ⅱ (Eyberg, Bessmer, Newcomb, Edwards, & Robinson, 1994); Behavioral Coding System (Forehand & McMahon, 1981)〕包含三個階段:自由的遊戲或以孩童指導的遊戲、以父母指導的遊戲、清潔收拾。父母與兒童行為上的變化都要被記錄。對兒童來說,目標行為包括順從、「回嘴」、干擾性行為、大叫、哀鳴,觀察父母的行為包括下指令、批評與獎勵。另一個流行的親子間觀察系統是臨床問題解決步驟(Crowell, Feldman, & Ginsburg, 1988)。除了自由遊戲與清潔收拾行為之外,這個系統包含一個吹泡泡活動(用以評估共有的歡愉、輪流玩耍等等),是在從兒童技巧階段到更高技巧階段的任務中教導孩童(評估兒童對父母支柱的依賴性與父母的技巧),與一個分離─重聚的任務(評估情感關係)。最後,Benham(2000)描述了一個如何觀察幼童的心理狀態測試,嬰兒─幼童心理狀態測試可以透過非正式觀察、重點觀察幼童表現品質、臨床情境的反應、自制力、自動自發行為、說話與語言能力、思考、情感與心情、遊戲、認知與血緣各方面來完成。

即使常用的親子互動觀察法被批評缺乏心理測量學的支持(例如:重複測試的可信度)與基準資料,但它們已經成為父母的行為訓練結果研究的標準,並證實對治療行為有很高的敏感度(Roberts, 2001)。臨床上,這些觀察很容易在評估程序中合併,並且易於提供豐富的資料。與父母一起回顧,錄下的互動過程,可以提供父母可能會造成衝突的行為與認知(例如:發展過程中不適當的期待、表現失當只為穩定情勢而非具有實質意義或其他不穩定因素)的觀察。再者,此觀察為親子關係中最強調的治療介入提供一個極佳的起點,以及記錄家庭依據治療目的改進狀況的方法(McDonough, 2000)。

治療介入與效果

集中在孩童的介入

　　目前已發展出各種不同的療法，並運用在具有干擾性行為的青少年的臨床治療上，包含遊戲療法、心理動力學療法與認知—行為療法（cognitive-behavioral therapy, CBT；參見第十五章與第十六章）。然而，這些療法針對學齡前的ODD兒童的治療效果的證據是有限的，有些作者（e.g., Harter, 1983）質疑這些傳統療法對幼童的發展是否有益。再者，針對以系統性方法描述行為問題的要求有愈來愈多的正面看法，療法也不斷推陳出新，因此研究大量地集中在以親子關係為目標的介入，以及在家中、日間照顧場所與托兒所偶發的行為問題。

　　有一些證據支持對學齡前兒童的團體社會技巧介入，而這類計畫也包含了數個跨模型的早期介入／預防研究〔e.g., the Montreal Longitudinal Experimental Study (Tremblay, Masse, Perrron, LeBlanc, Schwartzman, & Ledingham, 1992); the Fast Track project (Conduct Problems Prevention Research Group, 1992)〕。這些計畫中，很多是對學齡兒童與青少年有效的認知—行為療法治療法的向下延伸（e.g., Kazdin, Esveldt-Dawson, French, & Unis, 1987; Lochman, Burch, Curry, & Lampron, 1984）。以先前討論過的社會資訊程序研究為基礎，治療重點在幫助兒童確認正確的社會化線索，進而找到符合社會期待的答案。認知—行為療法也包含憤怒管理策略，教導兒童使用適應性策略來調節和管理警醒度（arousal）。治療師示範各種技巧並提供行為演練的機會和回饋（e.g., Webster-Stratton & Reid, 2003）。

父母的訓練與諮商

　　父母的訓練與行為諮商是在治療 ODD 的社會心理學干預中，最有實證支持的方法（Brestan & Eyberg, 1998），尤其是非常適合幼童。這些計畫是以有效的行為與社會學習理論為基礎，以改變環境造成兒童干擾性行為的偶發狀況為目的（例如：父母的回應），而不論這些因素是否為真正的起因（也就是說，預先處理或促使兒童的行為）。此計畫使用數個模

型，包含最為人所熟知的 Eyberg 親子互動療法（parent-child interaction therapy, PCIT; Eyberg, Boggs, & Algina, 1995）、Webster-Stratton 的 Incredible Years program（1994）、Barkley 的 Defiant Children program（1997）、Patterson 的 Living with Children program（1976; Patterson & Gullion, 1968）與 Forehand 和 McMahon 的 Helping the Noncompliant Child program（2003）。

這些計畫受到 Patterson 及其同事（Patterson, 1982; Patterson & Gullion, 1968）與 Hanf 未發表的研究（1969）很大的影響，Hanf 引進了訓練沒方向的父母與以孩童指導的遊戲（如「child's game」）的想法。除了促成關係發展之外，這些活動希望增加父母對所期望的行為的回應。Hanf模型的第二階段是有關父母指導的活動（如「parent's game」），試圖設定限制與增加兒童的服從。大部分現行的模型使用這種兩階段方法。Patterson 的研究（1982）對發展關於家庭中常見的親子間強制性交換的概念化認識有相當的重要性，而 Living with Children program（Patterson & Gullion, 1968）是第一個被實證有效的。

提供父母訓練多種的治療方式，本意是針對個別家庭的計畫（例如：親子互動療法）提供集中在某個特別家庭需求的好處，並包含充分的指導方法；反觀團體干預（例如：Incredible Years program），是以有效的方式來接觸廣大的個案，並提供父母一個社會支持的來源。數個研究關於治療前增強動機的附屬治療的作著（e.g., Chaffin et al., 2004），協助父母管理壓力與處理憂鬱（e.g., Webster-Stratton, 1994），並著手進行強調父母本質濫用與家庭暴力的相關議題（e.g., Chaffin et al., 2004）。父母訓練也被用於其他的治療形式，例如：兒童社會技巧訓練與課堂干預、高危險少年的防治計畫（e.g., Conduct Problems Prevention Research Group, 1999a, 1999b; Tremblay et al., 1992; Webster-Stratton, Reid, & Hammond, 2001）。

針對治療臨床診斷病童的行為問題與高危險兒童的預防干預所做的父母行為訓練，已有實證研究支持其效用（Serketitch & Dumas, 1996）。在最近的研究中，新的治療模式 Incredible Years program 與親子互動療法是最受好評的。在一系列的隨機控制試驗中，Webster-Stratton 及其同事發現，當父母使用有效的行為管理與兒童行為策略（e.g., Webster-Stratton, Reid, &

Hammond, 2001, 2004）時，治療介入的結果是有顯著且具臨床意義的進步，而且這個進步具有持續性（Reid, Webster-Stratton, & Hammond, 2003）。一個獨立的研究團體（Scott, Spender, Doolan, Jacobs, & Aspland, 2001）也得到同樣的正面結果。隨機控制的研究顯示，親子互動療法在減少兒童的干擾性行為與提升父母的能力上是有效果的（Chaffin et al., 2004; Nixon, Sweeney, Erickson, & Touyz, 2004; Schumann, Foote, Eyberg, Boggs, & Algina, 1998），而且發現改善狀況可持續達六年之久（Nixon et al., 2004; Hood & Eyberg, 2003）。此外，近期研究發現，親子互動療法可以有效地應用在有家庭暴力史的家庭中（e.g., Chaffin et al., 2004; Timmer, Sedlar, & Urquiza, 2004）。也有部分證據顯示，兒童在其他場所產生的行為也有改善效果（例如：教室；McNeil, Eyberg, Eisenstadt, Newcomb, & Funderburk, 1991），即便整體來看比較像是父母訓練的例外而非通則（Serketich & Dumas, 1996）。顯而易見的是，當父母的技巧進步了，他們也有能力在與其他未接受治療的子女間的互動中，產生這些技巧（Brestan, Eyberg, Boggs, & Algina, 1997）。

　　特別針對 ODD 兒童發展的新興治療方法是，Ross Greene 及其同事設計的協同性問題解決模式（Collaborative Problem Solving approach, CPS; Greene, Ablon, & Goring, 2003）。協同性問題解決模式包含了數個行為諮商的項目，例如：對父母的心理教育學以及管理幼童不當行為的行為策略指導。這個計畫的一部分集中在行為問題的前因，教導父母在問題行為發生前，便預先思考該如何預防。父母與孩童也同時學習解決爭執的策略以及透過協商來消弭衝突。也教導父母如何排列期待的優先順序，例如：(1)無法協商的；(2)可以協商的；(3)他們在當下願意放棄的。Greene（2001）在一本名為《家有火爆小浪子》（*The Explosive Child: A New Approach for Understanding and Helping Easily Frustrated, "Chronically Inflexible" Children*）的書中描述這個方法的作用。即使協同性問題解決模式的部分技巧更適用在較年長的兒童身上，但初步的資料仍支持協同性問題解決模式在四歲孩童身上的效用（Greene et al., 2004）。

　　多種因素被發現會影響父母訓練的結果，附屬治療成分的發展幫助加

強了結果。有些研究暗示，雙親家庭中父母同時參與治療的效果更為顯著（Bagner & Eyberg, 2003; Webster-Stratton, 1985）。增強父母的溝通技巧與重視夫妻的衝突的附屬治療，在增進兒童治療結果上是有幫助的（Dadds, Schwartz, & Sanders, 1987; Greist et al., 1982; Webster-Stratton, 1994）。更普遍的是，數個研究者將重點放在母方的社會疏離，發現在傳統的父母訓練中，加入改善人際關係的技巧可增強治療的效果（Dadds & McHugh, 1992; Wahler, Cartor, Fleischman, & Lambert, 1993; Webster-Stratton, 1994）。

嬰兒與父母間及幼童與父母間的計畫

有相當多關於嬰兒與父母間及幼童與父母間心理療法的臨床文獻，可應用在有干擾性行為的學齡前兒童身上。一般來說，這些治療法的理論支持來自於心理動力學、主體關係與附屬理論（Lieberman, Silverman, & Pawl, 2000，參見本書第十六章）。臨床醫生的傳統方式是努力釐清親子關係（最常見的是母子間的關係）而非有干擾性行為的孩童本身（Lieberman et al., 2000）。此種治療方法與其他方法相較，容易失去方向並過分重視雙親先前的生活經驗（例如：雙親以往被照顧的經驗）在形塑自身及其孩子的關係時所扮演的角色。除了對過去─現存關係的洞察與增加知覺外，處於治療關係中的經驗被認為可在親子關係中帶來正面的改變（Emde, Everhart, & Wise, 2004）。許多針對嬰兒與父母間及幼童與父母間心理療法的文獻，都將重點集中在家庭面對多重的壓力、家庭身處特別低的社經地位、青少年媽媽等與兒童保護系統有關的層面（Lieberman et al., 2000）。Speltz（1990）提出一個結合前面提到這些關於社會學習與父母訓練模型的計畫中（特別針對附屬干預）數個面向的方法。

對於前述的父母行為訓練方法，這些療法精密的實證研究（例如：隨機的控制試驗）是有限的。然而，這些治療方法導致父母的敏感度與回應的改進是可被證實的（Bakermans-Kranenburg, van IJzendoorn, & Juffer, 2003）。舉例來說，Cohen、Lojkask、Muir、Muir 和 Parker（2002）發表觀察、等待、驚嘆計畫的結果。這個計畫是關於指導父母觀察孩子的活動與對孩子表現的線索做精確的解讀。在某些方面，這很像大部分的父母訓

練計畫中，關於以孩童指導的遊戲發生了什麼的部分。初步的資料顯示，減少父母壓力與增加母親在處理嬰兒問題的舒適的干預結果，以及孩童在情感規則上的進步（Cohen et al., 2002）。在荷蘭，van den Boom（1994）評估一項家庭拜訪計畫的效用，其內容是臨床醫師與母親合作，增強母親對孩童的暗示行為的敏感度與回應。在一個嬰兒被歸類為易怒的樣本中，作者發現接受治療後的母親與對照組相較，變得較少生氣、對環境有更大的探索意願，以及有更頻繁的安全感表現。

課堂為基礎的介入

　　有相當多的研究在討論廣泛性的托兒所計畫的效果，例如：Head Start 針對處於危險中的兒童進行討論。即使許多計畫最初都是想增強孩童的認知與學術上的發展，而最重要的好處就是減少行為問題與長期減少少年犯罪問題（Yoshikawa, 1994）。近期有愈來愈多的多重形式早期干預／預防研究（e.g., Conduct Problems Prevention Research Group, 1992; Tremblay et al., 1992; Walker, Stiller, Severson, Feil, & Golly, 1998）持續在其他形式中增加課堂上的干預。這些大部分是為學齡兒童所發展向下延伸的計畫。整體來說，針對托兒所以課堂為主的計畫是相對非常少的（e.g. Bryant, Vizzard, Willoughby, & Kupersmidt, 1999）。這種情況是很令人惋惜的，因為：(1)對家庭無力或不願取得心理健康照護的兒童來說，托兒所有潛力成為其非常重要的資源；(2)這個場合與 K-12 教室有本質上的差異，托兒所較不重視學術教育而比較重視社會化過程；(3)針對幼教老師或輔助性專業人員的訓練，在這些場合是非常不同的，可能不包括行為管理的正確訓練。

　　最佳支援的干預是有老師參與行為訓練與諮商。舉例來說，先前的研究已經支持代幣強化與回應成本的干預的效用（McGoey & DuPaul, 2000; Reynolds & Kelley, 1997），例如：以想要的社會行為為附帶條件，給予學生有機會贏得之後，可以換成殊榮或獎賞的代幣（例如：貼紙）。如果出現不當行為的標記，代幣也會被拿走。也有一些證據顯示，團體情況一樣適用於學齡前兒童。最有名的例子是 Barrish、Saunders 和 Wolfe（1969）發展的好行為遊戲（Good Behavior Game），這個遊戲將班上學童分成兩

群或更多群,比賽哪一群得到最少不好行為的標記。基本上好行為遊戲施行在學齡兒童身上(e.g, Ialongo et al., 1999),在近期的一些小型研究中發現,此遊戲在學齡前兒童身上一樣有效(Swiezy, Matson, & Box, 1992)。最近,Filcheck、McNeil、Greco和Bernard(2004)介紹使用班級間的代幣經濟系統與以親子互動療法為基礎的教師訓練,結果顯示,兩種策略都能降低兒童的行為問題。使用父母與老師兼用的訓練方法是一個非常被看好的方法,因為能促進治療效果的整合並鼓勵父母與老師間的合作。

精神病藥物的治療

　　儘管缺乏有效性與安全性資料(Greenhill, 1998),近年來,開給學齡前兒童治療精神異常的藥物處方仍戲劇性地增加(Zito et al., 2000)。關於這些議題,Luby 有更詳盡的資料(參見本書第十四章)。即使沒有針對ODD而認可的精神病藥物的干預,但攻擊行為與嚴重的發脾氣最常成為治療的重點,發展方面的議題與未知的潛在性長期效果是值得擔心的。相較於較年長的兒童,學齡前兒童對精神疾病治療劑較不易有明確的反應,而且很可能會有副作用(Greenhill, 1998; Wilens & Spenser, 2000)。治療的目標症狀要有更好的、更明確的定義,這部分仍需要更多的研究(Greenhill et al., 2003)。

　　在藥物控制試驗中,興奮劑對罹患 ADHD 的學齡前兒童是有幫助的(American Academy of Child and Adolescent Psychiatry, 2002)。在學齡兒童身上,興奮劑對主要的ADHD病症及併發的攻擊行為是有效的(American Academy of Child and Adolescent Psychiatry, 2002)。

　　用來治療兒童暴力行為的其他分類藥物,包括alpha-2腎上腺素促進物、情緒穩定劑與抗精神病藥物(參見 Steiner, Saxena, & Chang, 2003)。這些藥物全未在學齡前兒童身上進行過研究。再者,這些精神病藥物對非常小的孩童可能造成長期的發展性與神經心理的影響,也是未知數。因此,即使精神病藥物的干預被允許運用在有嚴重行為問題的學齡前兒童的治療上,但以證據來看,如果可能的話,社會心理的干預應該第一個被採用。再者,使用精神病藥物的干預時,後續藥物治療的需求應該被系統化

持續檢視，小心翼翼地監控副作用的產生。

未來研究方向

　　有關干擾性行為的學齡前兒童的未來研究與臨床工作的趨勢是可預見的。未來研究可能以發展特別的病原學機制為基礎的診斷分類模型，這些機制如性格、基因缺陷、基因與環境的互動、親子關係的類型學（例如：安全與不安全情感）。我們也期待看到更進一步關於 DSM 診斷標準的精細改進、與發展性內容的基本關係（例如：定義五歲以下兒童「暴力行為」與「狂躁症」的決策準則）。我們也期待看到 DSM 標準以外的其他分類的發展，例如：診斷分類系統：0-3（Zero to Three, 1994）。

　　回到本章一開始所提出的兩個問題，很少有關於區分學齡前兒童長大才發生的干擾性行為問題，以及這些問題是從小持續而來的許多潛在性的因素研究。目前僅是懷疑（未得到證實），ODD 是否是通往更多樣的精神病理學的「通道」。不管是理論上或臨床上的觀點，這兩個都可能是關於學齡前 ODD 病症最重要的未解之謎。未來的大規模臨床樣本的縱向研究在檢驗 ODD 持續性的預測因子，將發展性軌道的性別差異納入研究是需要的。

　　以臨床應用的觀點來看，我們展望三個領域的努力：(1)整合「行為管理」策略，更重視親子關係品質的親子干預（例如：情感過程）；(2)對有干擾性行為的學齡前兒童，早期篩選與教育的干預可提出他們建立良好的言語上的不足，特別是語音體系上的程序與其他早期閱讀的技巧；(3)精神病藥物學，特別是可能減弱情緒反應的藥物。當病原學機制被解決，生物學上的干預可能被以干擾性神經發展程序而非症候的表現為發展目標。要提出警告的是，小兒應用新治療方法與技術，並無法預期對發展中的大腦可能容易造成的傷害，以及在較年長的病患的研究中易產生的不利情況與未預料到的結果。

參考文獻

Achenbach, T. W., & Rescorla, L. A. (2000). *Manual for the ASEBA Preschool Forms and Profiles*. Burlington: University of Vermont, Research Center for Children, Youth, and Families.

Ackerman, B. P., Schoff, K., Levinson, K., Youngstrom, E., & Izard, C. E. (1999). The relations between cluster indexes of risk and promotion and the problem behaviors of 6– and 7–year-old children from economically disadvantaged families. *Developmental Psychology, 35,* 1355–1366.

American Academy of Child and Adolescent Psychiatry. (2002). Practice parameter for the use of stimulant medications in the treatment of children, adolescents, and adults. *Journal of the American Academy of Child and Adolescent Psychiatry, 41*(Suppl.), 26S–49S.

American Psychiatric Association. (1980). *Diagnostic and statistical manual of mental disorders* (3rd ed.). Washington, DC: Author.

American Psychiatric Association. (1987). *Diagnostic and statistical manual of mental disorders* (3rd ed., rev.). Washington, DC: Author.

American Psychiatric Association. (1994). *Diagnostic and Statistical Manual of Mental Disorders* (4th ed.). Washington, DC: Author.

American Psychiatric Association. (2000). *Diagnostic and statistical manual of mental disorders* (4th ed., text rev.). Washington, DC: Author.

Anderson, K. E., Lytton, H., & Romney, D. M. (1986). Mothers' interactions with normal and conduct-disordered boys: Who affects whom? *Developmental Psychology, 22,* 604–609.

Angold, A., & Costello, E. J. (1996). Toward establishing an empirical basis for the diagnosis of oppositional defiant disorder. *Journal of the American Academy of Child and Adolescent Psychiatry, 35,* 1205–1212.

Angold, A., Prendergast, M., Cox, A., Harrington, R., Simonoff, E., & Rutter, M. (1995). The Child and Adolescent Psychiatric Assessment (CAPA). *Psychology and Medicine, 25,* 739–753.

Bagner, D. M., & Eyberg, S. M. (2003). Father involvement in parent training: When does it matter? *Journal of Clinical Child Adolescent Psychology, 32,* 599–605.

Bakermans-Kranenburg, M. J., van IJzendoorn, M. H., & Juffer, F. (2003). Less is more: Meta-analyses of sensitivity and attachment interventions in early childhood. *Psychological Bulletin, 129,* 195–215.

Barkley, R. A. (1997). *Defiant children: A clinician's manual for parent training* (2nd ed.). New York: Guilford Press.

Barkley, R. A., Fischer, M., Edelbrock, C., & Smallish, L. (1991). The adolescent outcome of hyperactive children diagnosed by research criteria—III: Mother–child interactions, family conflicts and maternal psychopathology. *Journal of Child Psychology and Psychiatry, 32,* 233–255.

Barrish, H., Saunders, M., & Wolfe, W. M. (1969). Good behavior game: Effects of contingencies for group consequences on disruptive behavior in a classroom. *Journal of Applied Behavior Analysis, 2,* 119–124.

Bates, J. E., Bayles, K., Bennett, D. S., Ridge, B., & Brown, M. M. (1991). Origins of externalizing problems at eight years of age. In D. J. Pepler & K. H. Rubin (Eds.), *The development and treatment of childhood aggression* (pp. 93–120). Hillsdale, NJ: Erlbaum.

Benasich, A. A., Curtiss, S., & Tallal, P. (1993). Language, learning, and behavioral disturbances in childhood: A longitudinal perspective. *Journal of the American Academy of Child and Adolescent Psychiatry, 32*, 585–594.

Benham, A. (2000). The observation and assessment of young children including use of the Infant–Toddler Mental Status Exam. In C. Zeanah (Ed.), *Handbook of infant mental health* (2nd ed., pp. 249–266). New York: Guilford Press.

Biederman, J., Faraone, S., Milberger, S., Jetton, J., Chen, L., Mick, E., et al. (1996). Is childhood oppositional defiant disorder a precursor to adolescent conduct disorder?: Findings from a four-year follow-up study of children with ADHD. *Journal of the American Academy of Child and Adolescent Psychiatry, 35*, 1193–1204.

Bird, H. R., Canino, G. J., Davies, M., Zhang, H., Ramirez, R., & Lahey, B. B. (2001). Prevalence and correlates of antisocial behaviors among three ethnic groups. *Journal of Abnormal Child Psychology, 29*, 465–478.

Bracha, Z., Perez-Diaz, F., Gerardin, P., Perriot, Y., De La Rocque, F., Flament, M., et al. (2004). A French adaptation of the Infant–Toddler Social and Emotional Assessment. *Infant Mental Health Journal, 25*, 117–129.

Brestan, E. V., & Eyberg, S. M. (1998). Effective psychosocial treatment of conduct-disordered children and adolescents: 29 years, 82 studies, and 5,272 kids. *Journal of Clinical Child Psychology, 27*, 180–189.

Brestan, E. V., Eyberg, S. M., Boggs, S. R., & Algina, J. (1997). Parent–child interaction therapy: Parents' perceptions of untreated siblings. *Child and Family Behavior Therapy, 19*, 13–28.

Briggs-Gowan, M. J., & Carter, A. S. (2002). *The Brief Infant–Toddler Social and Emotional Assessment (BITSEA)*. Unpublished manual, Yale University, New Haven, CT, and University of Massachusetts, Boston.

Briggs-Gowan, M. J., Carter, A. S., Irwin, J. R., Wachtel, K., & Cicchetti, D. V. (2004). The Brief Infant–Toddler Social and Emotional Assessment: Screening for social–emotional problems and delays in competence. *Journal of Pediatric Psychology, 29*, 143–155.

Bryant, D., Vizzard, L. H., Willoughby, M., & Kupersmidt, J. (1999). A review of interventions for preschoolers with aggressive and disruptive behavior. *Early Education and Development, 10*, 47–68.

Burke, J. D., Loeber, R., & Birmaher, B. (2002). Oppositional defiant disorder and conduct disorder: A review of the past 10 years, part II. *Journal of the American Academy of Child and Adolescent Psychiatry, 41*, 1275–1293.

Burt, S. A., Krueger, R. F., McGue, M., & Iacono, W. G. (2001). Sources of covariation among attention-deficit/hyperactivity disorder, oppositional defiant disorder, and conduct disorder: The importance of shared environment. *Journal of Abnormal Psychology, 110*, 516–525.

Cadoret, R. J., Troughton, E., Bagford, J., & Woodworth, G. (1990). Genetic and environmental factors in adoptee antisocial personality. *European Archives of Psychiatry and Neurological Science, 239*, 231–240.

Campbell, S. B. (1991). Longitudinal studies of active and aggressive preschoolers: Individual differences in early behavior and outcome. In D. Cicchetti & S. Toth (Eds.), *The Rochester Symposium on Developmental Psychopathology: Vol. 1. Internalizing and externalizing expressions of dysfunction*. Hillsdale, NJ: Erlbaum.

Campbell, S. B. (1995). Behavior problems in preschool children: A review of recent research. *Journal of Child Psychology and Psychiatry, 36*, 113–149.

Campbell, S. B. (2002). *Behavior problems in preschool children: Clinical and developmental issues* (2nd ed.). New York: Guilford Press.

Campbell, S. B., Szumowski, E. K., Ewing, L. J., Gluck, D. S., & Breaux, A. M. (1982). A multidimensional assessment of parent-identified behavior problem toddlers. *Journal of Abnormal Child Psychology, 10*, 569–592.

Canino, G., Shrout, P. E., Rubio-Stipec, M., Bird, H. R., Bravo, M., Ramirez, R., et al. (2004). The DSM-IV rates of child and adolescent disorders in Puerto Rico. *Archives of General Psychiatry, 61*, 85–93.

Carlson, E. A., Sampson, M. C., & Sroufe, L. A. (2003). Implications of attachment theory and research for developmental–behavioral pediatrics. *Journal of Developmental and Behavioral Pediatrics, 24*, 364–379.

Carlson, E. A., Sroufe, L. A., & Egeland, B. (2004). The construction of experience: A longitudinal study of representation and behavior. *Child Development, 75*, 66–83.

Carter, A. S., & Briggs-Gowan. M. (2000). *The Infant–Toddler Social and Emotional Assessment (ITSEA)*. Unpublished manual, University of Massachusetts, Boston and Yale University, New Haven, CT.

Carter, A. S., Briggs-Gowan, M. J., Jones, S. M., & Little, T. D. (2003). The Infant–Toddler Social and Emotional Assessment (ITSEA): Factor structure, reliability, and validity. *Journal of Abnormal Child Psychology, 31*, 495–514.

Chaffin, M., Silovsky, J. F., Funderburk, B., Valle, L. A., Brestan, E. V., Balachov, T., et al. (2004). Parent–child interaction therapy with physically abusive parents efficacy for reducing future abuse reports. *Journal of Consulting and Clinical Psychology, 72*, 500–510.

Cicchetti, D., & Schneider-Rosen, K. (1984). Theoretical and empirical considerations in the investigation of the relationship between affect and cognition. In. C. Izard, J. Kagan, & R. Zajonc (Eds.), *Emotions, cognitions, and behavior* (pp. 366–406). New York: Cambridge University Press.

Clark, C. I., Prior, M., & Kinsella, G. (2002). The relationship between executive function abilities, adaptive behaviour, and academic achievement in children with externalising behaviour problems. *Journal of Child Psychology and Psychiatry, 43*, 785–796.

Clarke, R. A., Murphy, D. L., & Constantino, J. N. (1999). Serotonin and externalizing behavior in young children. *Psychiatry Research, 86*, 29–40.

Cohen, N. J., Lojkask, M., Muir, E., Muir, R., & Parker, C. J. (2002). Six month follow-up of two mother–infant psychotherapies: Convergence of therapeutic outcomes. *Infant Mental Health Journal, 23*, 361–380.

Collett, B. R., Ohan, J., & Myers, K. (2003). Ten year review of rating scales: VI. General disruptive behavior and aggression scales. *Journal of the American Academy of Child and Adolescent Psychiatry, 42*, 1143–1170.

Comings, D. E., Gade-Andavolu, R., Gonzalez, N., Wu, S., Muhleman, D., Blake, H., et al. (2000). Multivariate analysis of associations of 42 genes in ADHD, ODD, and conduct disorder. *Clinical Genetics, 58*, 31–40.

Conduct Problems Prevention Research Group. (1992). A developmental and clinical model for the prevention of conduct disorders: The FAST Track program. *Development and Psychopathology, 4*, 509–527.

Conduct Problems Prevention Research Group. (1999a). Initial impact of the Fast Track prevention trial for conduct problems: I. The high-risk sample. *Journal of Consulting and Clinical Psychology, 67*, 631–647.

Conduct Problems Prevention Research Group. (1999b). Initial impact of the Fast Track prevention trial for conduct problems: II. Classroom effects. *Journal of Consulting and Clinical Psychology, 67*, 648–657.

Costello, E. J., Mustillo, S., Erkanli, A., Keeler, G., & Angold, A. (2003). Prevalence and development of psychiatric disorders in childhood and adolescence. *Archives of General Psychiatry, 60*, 837–844.

Coy, K., Speltz, M. L., & Jones, K. (2002). Facial appearance and attachment in infants with orofacial clefts: A replication. *Cleft Palate–Craniofacial Journal, 3*, 66–72.

Crowell, J. A., Feldman, S. S., & Ginsburg, N. (1988). Assessment of mother–child interaction in preschoolers with behavior problems. *Journal of the American Academy of Child and Adolescent Psychiatry, 27*, 303–311.

Dadds, M. R., & McHugh, T. A. (1992). Social support and treatment outcome in behavioral family therapy for child conduct problems. *Journal of Consulting and Clinical Psychology, 60*, 252–259.

Dadds, M. R., Schwartz, S., & Sanders, M. R. (1987). Marital discord and treatment outcome in behavioral treatment of child conduct disorders. *Journal of Consulting and Clinical Psychology, 55*, 396–403.

DeKlyen, M., Biernbaum, M. A., Speltz, M. L., & Greenberg, M. T. (1998). Fathers and preschool behavior problems. *Developmental Psychology, 34*, 264–275.

Denham, S. A., Blair, M. A., Schmidt, M., & DeMulder, E. (2002). Compromised emotional competence: Seeds of violence sown early? *American Journal of Orthopsychiatry, 72*, 70–82.

Dietz, K. R., Lavigne, J. V., Arend, R., & Rosenbaum, D. (1997). Relation between intelligence and psychopathology among preschoolers. *Journal of Clinical Child Psychology, 26*, 99–107.

Dodge, K. A. (1991). The structure and function of reactive and proactive aggression. In D. J. Pepler & H. K. Rubin (Eds.), *The development and treatment of childhood aggression*. Hillsdale, NJ: Erlbaum.

Eaves, L., Rutter, M., Silberg, J. L., Shillady, L., Maes, H., & Pickles, A. (2000). Genetic and environmental causes of covariation in interview assessments of disruptive behavior in child and adolescent twins. *Behavior and Genetics, 30*, 321–334.

Egger, H. L., & Angold, A. (2004). The Preschool Age Psychiatric Assessment (PAPA): A structured parent interview for diagnosing psychiatric disorders in preschool children. In R. Del Carmen & A. S. Carter (Eds.), *Handbook of infant, toddler, and preschool mental health assessment* (pp. 123–140). New York: Oxford University Press.

Egger, H. L., Ascher, B. H., & Angold, A. (1999). *The Preschool Age Psychiatric Assessment: Version 1.1*. Unpublished interview schedule, Center for Developmental Epidemiology, Department of Psychiatry and Behavioral Sciences, Duke University Medical Center, Durham, NC.

Eisenberg, N., Fabes, R. A., Karbon, M., Murphy, B. C., Wosinski, M., Polazzi, L., et al. (1996). The relations of children's dispositional prosocial behavior to emotionality, regulation, and social functioning. *Child Development, 67*, 974–992.

Eisenberg, N., Fabes, R. A., Nyman, M., Bernzweig, J., & Pinuelas, A. (1994). The relations of emotionality and regulation to children's anger-related reactions. *Child Development, 65*, 109–128.

Ellingson, K. D., Briggs-Gowan, M. J., Carter, A. S., & Horwitz, S. M. (2004). Parent identification of early emerging child behavior problems: Predictors of sharing parental concern with health providers. *Archives of Pediatrics and Adolescent Medicine, 158*, 766–772.

Emde, R. N., Everhart, K. D., & Wise, B. K. (2004). Therapeutic relationships in infant mental health and the concept of leverage. In A. J. Sameroff, S. C. McDonough, & K. L. Rosenblum (Eds.), *Treating parent–infant relationship problems: Strategies for intervention* (pp. 267–292). New York: Guilford Press.

Erel, O., & Kissil, K. (2003). The linkage between multiple perspectives of the marital relationship and preschoolers' adjustment. *Journal of Child and Family Studies, 12*, 411–423.

Eyberg, S. M., Bessmer, J., Newcomb, K., Edwards, D., & Robinson, E. (1994). *Dyadic Parent–Child Interaction Coding System–II: A manual*. Retrieved May 20, 2005, from www.hp.ufl.edu/~seyberg/measures.htm.

Eyberg, S. M., Boggs, S. R., & Algina, J. (1995). Parent–child interaction therapy: A psychosocial model for the treatment of young children with conduct problem behavior and their families. *Psychopharmacology Bulletin, 31*, 83–91.

Eyberg, S. M., & Pincus, D. (1999). *Professional manual for the Eyberg Child Behavior Inventory and Sutter–Eyberg Student Behavior Inventory, Revised.* Odessa, FL: Psychological Assessment Resources.

Filcheck, H. A., McNeil, C. B., Greco, L. A., & Bernard, R. S. (2004). Using a whole-class token economy and coaching of teacher skills in a preschool classroom to manage disruptive behavior. *Psychology in the Schools, 41*, 351–361.

Fischer, M., Rolf, J. E., Hasazi, J. E., & Cummings, L. (1984). Follow-up of a preschool epidemiological sample: Cross-age continuities and predictions of later adjustment with internalizing and externalizing dimensions of behavior. *Child Development, 55*, 137–150.

Fisher, A. J., Kramer, R. A., Hoven, C. W., King, R. A., & Bowlby, J. (1982). *Attachment and loss* (Vol. 1). New York: Basic Books.

Forehand, R. L., & McMahon, R. J. (1981). *Helping the noncompliant child: A clinician's guide to parent training.* New York: Guilford Press.

Forehand, R. L., & McMahon, R. J. (2003). *Helping the noncompliant child: A clinician's guide to parent training* (2nd ed.). New York: Guilford Press.

Gadow, K. D., & Nolan, E. E. (2002). Differences between preschool children with ODD, ADHD, and ODD + ADHD symptoms. *Journal of Child Psychology and Psychiatry, 43*, 1919–1921.

Gadow, K. D., Sprafkin, J., & Nolan, E. E. (2001). DSM-IV symptoms in community and clinic preschool children. *Journal of the American Academy of Child and Adolescent Psychiatry, 40*, 1383–1392.

Gardner, F. E. M. (1987). Positive interaction between mothers and conduct-problem children: Is there training for harmony as well as fighting? *Journal of Abnormal Child Psychology, 15*, 283–293.

Gilliom, M., & Shaw, D. S. (2004). Co-development of externalizing and internalizing problems in early childhood. *Development and Psychopathology, 16*, 313–333.

Greenberg, M. T., DeKlyen, M., Speltz, M. L., & Endriga, M. C. (1997). The role of attachment processes in externalizing psychopathology in young children. In L. Atkinson & K. Zucker (Eds.), *Attachment and psychopathology* (pp. 196–222). New York: Guilford Press.

Greenberg, M. T., & Snell, J. (1997). The neurological basis of emotional development. In P. Salovey (Ed.), *Emotional development and emotional literacy* (pp. 93–119). New York: Basic Books.

Greenberg, M. T., & Speltz, M. L. (1988). Contributions of attachment theory to the understanding of conduct problems during the preschool years. In J. Belsky & T. Nezworski (Eds.), *Clinical implications of attachment* (pp. 177–218). Hillsdale, NJ: Erlbaum.

Greenberg, M. T., Speltz, M. L., DeKlyen, M., & Endriga, M. (1991). Attachment security in preschoolers with and without externalizing behavior problems: A replication. *Development and Psychopathology, 3*, 413–430.

Greenberg, M. T., Speltz, M. L., DeKlyen, M., & Jones, K. (2001). Correlates of clinic referral for early conduct problems: Variable- and person-oriented approaches. *Development and Psychopathology, 13*, 255–276.

Greene, R. W. (2001). *The explosive child: A new approach for understanding and helping easily frustrated "chronically inflexible" children* (2nd ed.). New York: HarperCollins.

Greene, R. W., Ablon, J. S., & Goring, J. C. (2003). A transactional model of oppositional behavior: Underpinnings of the Collaborative Problem Solving approach. *Journal of Psychometric Research, 55*, 67–75.

Greene, R. W., Ablon, J. S., Monuteaux, M., Goring, J., Henin, A., Raezer, L., et al. (2004). Effectiveness of collaborative problem solving in affectively dysregulated youth with oppositional defiant disorder: Initial findings. *Journal of Consulting and Clinical Psychology, 72*, 1157–1164.

Greenhill, L. (1998). The use of psychoactive medications in preschoolers: Indications, safety and efficacy. *Canadian Journal of Psychiatry, 43*, 576–581.

Greenhill, L. L., Jensen, P. S., Abikoff, H., Blumer, J. L., DeVeaugh-Gleiss, J., Fisher, C., et al. (2003). Developing strategies for psychopharmacological studies in preschool children. *Journal of the American Academy of Child and Adolescent Psychiatry, 42*, 406–414.

Greist, D. L., Forehand, R., Rogers, T., Breiner, J. L., Furey, W., & Williams, C. A. (1982). Effects of parent enhancement therapy on the treatment outcome and generalization of a parent training program. *Behaviour Research and Therapy, 20*, 429–436.

Hanf, C. (1969). *A two-stage program for modifying maternal controlling during mother–child interaction.* Paper presented at the 49th annual meeting of the Western Psychological Association, Vancouver, BC.

Harter, S. (1983). Developmental perspectives on the self-system. In P. H. Mussen (Ed.), *Handbook of child psychology* (Vol. 4, pp. 275–385). New York: Wiley.

Hendren, R. L., & Mullen, D. (2004). Conduct disorder and oppositional defiant disorder. In J. Wiener & M. Dulcan (Eds.), *Textbook of child and adolescent psychiatry* (pp. 509–528). Washington, DC: American Psychological Association.

Hill, J. (2002). Biological, psychological and social processes in the conduct disorders. *Journal of Child Psychology and Psychiatry, 43*, 133–164.

Hinshaw, S. P. (1992). Externalizing behavior problems and academic underachievement in childhood and adolescence: Causal relationships and underlying mechanisms. *Psychological Bulletin, 111*, 127–155.

Hood, K. K., & Eyberg, S. M. (2003). Outcomes of parent–child interaction therapy: Mothers' reports of maintenance three to six years after treatment. *Journal of Clinical Child and Adolescent Psychology, 32*, 419–429.

Ialongo, N. S., Werthamer, L., Kellam, S. G., Brown, C. H., Wang, S., & Lin, Y. (1999). Proximal impact of two first-grade preventive interventions on the early risk behaviors for later substance abuse, depression, and antisocial behavior. *American Journal of Community Psychology, 27*, 599–641.

Ingoldsby, E. M., & Shaw, D. S. (2002). Neighborhood contextual factors and early-starting antisocial pathways. *Clinical Child and Family Psychology Review, 5*, 21–55.

Jenkins, J. M., & Smith, M. A. (1990). Factors protecting children living in disharmonious homes: Maternal reports. *Journal of the American Academy of Child and Adolescent Psychiatry, 29*, 60–69.

Jones, P. (1997). The early origins of schizophrenia. *British Medical Bulletin, 53*, 135–155.

Kadesjo, C., Hagglof, B., Kadesjo, B., & Gillberg, C. (2003). Attention-deficit-hyperactivity disorder with and without oppositional defiant disorder in 3- to 7-year-old children. *Developmental Medicine and Child Neurology, 45*, 693–699.

Kariyawasam, S. H., Zaw, F., & Handley, S. L. (2002). Reduced salivary cortisol in children with comorbid attention deficit hyperactivity disorder and oppositional defiant disorder. *Neuroendocrinology Letters, 23*, 45–48.

Kazdin, A. E., Esveldt-Dawson, K., French, N. H., & Unis, A. S. (1987). Problem-solving skills training and relationship therapy in the treatment of antisocial child behavior. *Journal of Consulting and Clinical Psychology, 55*, 76–85.

Keenan, K., Shaw, D. S., Walsh, B., Delliquadri, E., & Giovannelli, J. (1997). DSM-III-R disorders in preschool children from low-income families. *Journal of the American Academy of Child and Adolescent Psychiatry, 36*, 620–627.

Keenan, K., & Wakschlag, L. S. (2000). More than the terrible twos: The nature and severity of behavior problems in clinic-referred preschool children. *Journal of Abnormal Child Psychology, 28,* 33–46.

Keenan, K., & Wakschlag, L. S. (2004). Are oppositional defiant and conduct disorder symptoms normative behaviors in preschoolers?: A comparison of referred and nonreferred children. *American Journal of Psychiatry, 161,* 356–358.

Kruesi, M. J., Hibbs, E. D., Zahn, T. P., Keysor, C. S., Hamburger, S. D., Bartko, J. J., et al. (1992). A 2–year prospective follow-up study of children and adolescents with disruptive behavior disorders: Prediction by cerebrospinal fluid 5–hydroxyindoleacetic acid, homovanillic acid, and autonomic measures? *Archives of General Psychiatry, 49,* 429–435.

Lahey, B. B., Applegate, B., Barkley, R. A., Garfinkel, B., McBurnett, K., Kerdyk, L., et al. (1994). DSM-IV field trials for oppositional defiant disorder and conduct disorder in children and adolescents. *American Journal of Psychiatry, 151,* 1163–1171.

Lahey, B. B., Schwab-Stone, M., Goodman, S. H., Waldman, I. D., Canino, G., Rathouz, P. J., et al. (2000). Age and gender differences in oppositional behavior and conduct problems: A cross-sectional household study of middle childhood and adolescence. *Journal of Abnormal Psychology, 109,* 488–503.

Lavigne, J. V., Arend, R., Rosenbaum, D., Binns, H. J., Christoffel, K. K., & Gibbons, R. D. (1998). Psychiatric disorders with onset in the preschool years: I. Stability of diagnoses. *Journal of the American Academy of Child and Adolescent Psychiatry, 37,* 1246–1254.

Lavigne, J. V., Cicchetti, C., Gibbons, R. D., Binns, H. J., Larsen, L., & DeVito, C. (2001). Oppositional defiant disorder with onset in preschool years: Longitudinal stability and pathways to other disorders. *Journal of the American Academy of Child and Adolescent Psychiatry, 40,* 1393–1400.

Lavigne, J. V., Gibbons, R. D., Christoffel, K. K., Arend, R., Rosenbaum, D., Binns, H., et al. (1996). Prevalence rates and correlates of psychiatric disorders among preschool children. *Journal of the American Academy of Child and Adolescent Psychiatry, 35,* 204–214.

Liaw, F., & Brooks-Gunn, J. (1994). Cumulative familial risks and low birth weight children's cognitive and behavioral development. *Journal of Clinical Child Psychology, 23,* 360–372.

Lieberman, A. F., Silverman, R., & Pawl, J. H. (2000). Infant–parent psychotherapy: Core concepts and current approaches. In C. H. Zeanah, Jr. (Ed.), *Handbook of infant mental health* (2nd ed., pp. 472–484). New York: Guilford Press.

Lochman, J. E., Burch, P. R., Curry, J. F., & Lampron, L. B. (1984). Treatment and generalization effects of cognitive-behavioral and goal-setting interventions with aggressive boys. *Journal of Consulting and Clinical Psychology, 52,* 915–916.

Loeber, R. (1990). Development and risk factors of juvenile antisocial behavior and delinquency. *Clinical Psychology Review, 10,* 1–41.

Loeber, R., Green, S. M., Keenan, K., & Lahey, B. B. (1995). Which boys will fare worse?: Early predictors of the onset of conduct disorder in a six-year longitudinal study. *Journal of the American Academy of Child and Adolescent Psychiatry, 34,* 499–509.

Loeber, R., Green, S. M., Lahey, B. B., Frick, P. J., & McBurnett, K. (2000). Findings on disruptive behavior disorders from the first decade of the Developmental Trends Study. *Clinical Child and Family Psychology Review, 3,* 37–60.

Loeber, R., Lahey, B. B., & Thomas, C. (1991). Diagnostic conundrum of oppositional defiant disorder and conduct disorder. *Journal of Abnormal Psychology, 100,* 379–390.

Luby, J. L., Heffelfinger, A. K., Mrakotsky, C., Brown, K. M., Hessler, M. J., Wallis, J. M., et al. (2003). The clinical picture of depression in preschool children. *Journal of the American Academy of Child and Adolescent Psychiatry, 42,* 340–348.

Luby, J. L., Mrakotsky, C., Heffelfinger, A., Brown, K., Hessler, M., & Spitznagel, E. (2003). Modification of DSM-IV criteria for depressed preschool children. *American Journal of Psychiatry, 160,* 1169–1172.

Maughan, B., Rowe, R., Messer, J., Goodman, R., & Meltzer, H. (2004). Conduct disorder and oppositional defiant disorder in a national sample: Developmental epidemiology. *Journal of Child Psychology and Psychiatry, 45,* 609–621.

McClellan, J. M., & Speltz, M. L. (2003). Psychiatric diagnosis in preschool children. *Journal of the American Academy of Child and Adolescent Psychiatry, 42,* 27–28 (author reply 128–130).

McDonough, S. C. (2000). Interaction guidance: An approach for difficult-to-engage families. In C. H. Zeanah, Jr. (Ed.), *Handbook of infant mental health* (2nd ed., pp. 485–493). New York: Guilford Press.

McGoey, K. E., & DuPaul, G. J. (2000). Token reinforcement and response cost procedures: Reducing the disruptive behavior of preschool children with attention-deficit/hyperactivity disorder. *School Psychology Quarterly, 15,* 330–343.

McMahon, R. J., & Forehand, R. (1988). Conduct disorders. In E. J. Mash & L. G. Terdal (Eds.), *Behavioral assessment in childhood disorders* (2nd ed., pp. 105–153). New York: Guilford Press.

McNeil, C. B., Eyberg, S. M., Eisenstadt, T. H., Newcomb, K., & Funderburk, B. (1991). Parent–child interaction therapy with behavior problem children: Generalization of treatment effects to the school setting. *Journal of Clinical Child Psychology, 20,* 140–151.

Moffitt, T. E. (1990). Juvenile delinquency and attention deficit disorder: Boys' developmental trajectories from age 3 to age 15. *Child Development, 61,* 893–910.

Moffitt, T. E., & Caspi, A. (2001). Childhood predictors differentiate life-course persistent and adolscence-limited antisocial pathways among males and females. *Development and Psychopathology, 13,* 355–375.

Moffitt, T. E., & Lynam, D. (1995). The neuropsychology of conduct disorder and delinquency: Implications for understanding antisocial behavior. In D. Fowles, P. Sutker, & S. Goodman (Eds.), *Psychopathology and antisocial behavior: A developmental perspective* (pp. 233–262). New York: Springer.

Myers, K. M., & Collett, B. R. (2005). Psychiatric rating scales: Theory and practice. In K. Meyers & K. Cheng (Eds.), *Child and adolescent psychiatry: The essentials* (pp. 17–40). New York: Lippincott/Williams & Wilkins.

Nixon, R. D. V., Sweeney, L., Erickson, D. B., & Touyz, S. W. (2004). Parent–child interaction therapy: One and two-year follow-up of standard and abbreviated treatments for oppositional preschoolers. *Journal of Abnormal Child Psychology, 32,* 263–271.

Patterson, G. R. (1976). *Living with children: New methods for parents and teachers* (rev. ed.). Champaign, IL: Research Press.

Patterson, G. R. (1982). *Coercive family process.* Eugene, OR: Castalia.

Patterson, G. R. (2002). The early development of coercive family process. In J. B. Reid, G. R. Patterson, & J. Snyder (Eds.), *Antisocial behavior in children and adolescents: Developmental theories and models for intervention* (pp. 25–44). Washington, DC: American Psychological Association.

Patterson, G. R., & Gullion, M. E. (1968). *Living with children: New methods for parents and teachers.* Champaign, IL: Research Press.

Pennington, B. F., & Ozonoff, S. (1996). Executive functions and developmental psychopathology. *Journal of Child Psychology and Psychiatry and Allied Disciplines, 37,* 51–87.

Pettit, G. S., & Bates, J. E. (1989). Family interaction patterns and children's behavior problems from infancy to four years. *Developmental Psychology, 25,* 413–420.

Quiggle, N. L., Garber, J., Panak, W. F., & Dodge, K. A. (1993). Social information processing in aggressive and depressed children. *Child Development, 63*, 1305–1320.

Raine, A. (2002). Biosocial studies of antisocial and violent behavior in children and adults: A review. *Journal of Abnormal Child Psychology, 30*, 311–326.

Reid, M. J., Webster-Stratton, C., & Hammond, M. (2003). Follow-up of children who received the Incredible Years intervention for oppositional defiant disorder: Maintenance and prediction of 2–year outcome. *Behavior Therapy, 34*, 471–491.

Rey, J. M. (1995). Oppositional defiant disorder. *American Journal of Psychiatry, 150*, 1769–1778.

Reynolds, L. K., & Kelley, M. L. (1997). The efficacy of a response cost-based treatment package for managing aggressive behavior in preschoolers. *Behavior Modification, 21*, 216–230.

Roberts, M. W. (2001). Clinic observations of structured parent–child interactions designed to evaluate externalizing disorders. *Psychological Assessment, 13*, 46–58.

Rothbart, M. K., & Bates, J. E. (1998). Temperament. In N. Eisenberg (Ed.), *Handbook of child psychology: Vol. 3. Social, emotional, and personality development* (5th ed., pp. 105–176). New York: Wiley.

Rowe, R., Maughan, B., Pickles, A., Costello, E. J., & Angold, A. (2002). The relationship between DSM-IV oppositional defiant disorder and conduct disorder: Findings from the Great Smoky Mountains Study. *Journal of Child Psychology and Psychiatry, 43*, 365–373.

Rudolph, K. D., Hammen, C., & Burge, D. (1993). Interpersonal functioning and depressive symptoms in childhood addressing the issues of specificity and comorbidity. *Journal of Abnormal Child Psychology, 22*, 355–371.

Rutter, M., Birch, H. G., Thomas, A., & Chess, S. (1964). Temperamental characteristics in infancy and the later development of behavioural disorders. *British Journal of Psychiatry, 110*, 651–661.

Sameroff, A. J., Seifer, R., Baldwin, A., & Baldwin, C. (1993). Stability of intelligence from preschool to adolescence: The influence of social and family risk factors. *Child Development, 64*, 80–97.

Sameroff, A. J., Seifer, R., Barocas, R., Zax, M., & Greenspan, S. (1987). Intelligence quotient scores of 4 year-old children: Social–environmental risk factors. *Pediatrics, 79*, 343–350.

Schore, A. N. (1996). The experience-dependent maturation of a regulatory system in the orbital prefrontal cortex and the origin of developmental psychopathology. *Development and Psychopathology, 8*, 59–87.

Schumann, E. M., Foote, R. C., Eyberg, S. M., Boggs, S. R., & Algina, J. (1998). Efficacy of parent–child interaction therapy: Interim report of a randomized trial with short-term maintenance. *Journal of Clinical Child Psychology, 27*, 34–45.

Schwab-Stone, M. E., & Hart, E. L. (1996). Systems of psychiatric classification: DSM-IV and ICD-10. In M. Lewis (Ed.), *Child and adolescent psychiatry: A comprehensive textbook* (2nd ed., pp. 423–430). Baltimore: Williams & Wilkins.

Scott, S., Spender, Q., Doolan, M., Jacobs, B., & Aspland, H. (2001). Multi-centre controlled trial of parenting groups for childhood antisocial behaviour in clinical practice. *British Medical Journal, 323*, 194–198.

Scourfield, J., VandenBree, M., Martic, N., & McGuffin, P. (2004). Conduct problems in children and adolescents: A twin study. *Archives of General Psychiatry, 61*, 489–496.

Seguin, J. R., Pihl, R. O., Harden, P. W., Tremblay, R. E., & Boulerice, B. (1995). Cognitive and neuropsychological characteristics of physically aggressive boys. *Journal of Abnormal Psychology, 104*, 614–624.

Sergeant, J. A., Geurts, H., & Oosterlaan, J. (2002). How specific is a deficit of executive functioning for attention-deficit/hyperactivity disorder? *Behavior and Brain Research, 130*, 3–28.

Serketich, W. J., & Dumas, J. E. (1996). The effectiveness of behavioral parent training to modify antisocial behavior in children: A meta-analysis. *Behavior Therapy, 27*, 171–186.

Shaw, D. S., Gilliom, M., Ingoldsby, E. M., & Nagin, D. (2003). Trajectories leading to school-age conduct problems. *Developmental Psychology, 39*, 189–200.

Shaw, D. S., Keenan, K., Vondra, J. I., Delliquadri, E., & Giovannelli, J. (1997). Antecedents of preschool children's internalizing problems: A longitudinal study of low-income families. *Journal of the American Academy of Child and Adolescent Psychiatry, 36*, 1760–1767.

Simonoff, E. (2001). Gene–environment interplay in oppositional defiant and conduct disorder. *Child and Adolescent Psychiatry Clinics of North America, 10*, 351–374.

Simonoff, E., Pickles, A., Meyer, J. M., Silberg, J. L., Maes, H. H., Loeber, R., et al. (1997). The Virginia Twin Study of Adolescent Behavioural Development—Influences of age, sex, and impairment on rates of disorder. *Archives of General Psychiatry, 54*, 801–808.

Slutske, W. S., Heath, A. C., Dinwiddie, S. H., Madden, P. A., Bucholz, K. K., Dunne, M. P., et al. (1998). Common genetic risk factors for conduct disorder and alcohol dependence. *Journal of Abnormal Psychology, 107*, 363–374.

Sonuga-Barke, E. J., Thompson, M., Stevenson, J., & Viney, D. (1997). Patterns of behaviour problems among pre-school children. *Psychological Medicine, 27*, 909–918.

Speltz, M. L. (1990). The treatment of preschool conduct problems: An integration of behavioral and attachments constructs. In M. Greenberg, D. Cicchetti, & M. Cummings (Eds.), *Attachment in the preschool years: Theory, research, and treatment* (pp. 399–426). Chicago: University of Chicago Press.

Speltz, M. L., DeKlyen, M., Calderon, R., Greenberg, M. T., & Fisher, P. A. (1999). Neuropsychological characteristics and test behaviors of boys with early onset conduct problems. *Journal of Abnormal Psychology, 108*, 315–325.

Speltz, M. L., DeKlyen, M., & Greenberg, M. T. (1999). Attachment in boys with early onset conduct problems. *Development and Psychopathology, 11*, 269–285.

Speltz, M. L., McClellan, J., DeKlyen, M., & Jones, K. (1999). Preschool boys with oppositional defiant disorder: Clinical presentation and diagnostic change. *Journal of the American Academy of Child and Adolescent Psychiatry, 38*, 838–845.

Sroufe, L. A., & Fleeson, J. (1986). Attachment and the construction of relationships. In W. Hartup & Z. Rubin (Eds.), *Relationships and development* (pp. 51–71). Hillsdale, NJ: Erlbaum.

Steiner, H., Saxena, K., & Chang, K. (2003). Psychopharmacologic strategies for the treatment of aggression in juveniles. *CNS Spectrum, 8*, 298–308.

Stormschak, E., Speltz, M. L., DeKlyen, M., & Greenberg, M. (1997). Family interactions during clinical intake: A comparison of families containing normal or disruptive boys. *Journal of Abnormal Child Psychology, 25*, 345–357.

Swiezy, N. B., Matson, J. L., & Box, P. (1992). The good behavior game: A token reinforcement system for preschoolers. *Child and Family Behavior Therapy, 14*, 21–32.

Thomas, A., & Chess, S. (1977). *Temperament and development*. Oxford, UK: Brunner/Mazel.

Thomas, J., & Guskin, K. A. (2001). Disruptive behavior in young children: What does it mean? *Journal of the American Academy of Child and Adolescent Psychiatry, 40*, 44–51.

Thomas, J. M., & Clark, R. (1998). Disruptive behavior in the very young child: Diagnostic Classification: 0–3 guides identification of risk factors and relational interventions. *Infant Mental Health Journal, 19*, 229–244.

Timmer, S. G., Sedlar, G., & Urquiza, A. J. (2004). Challenging children in kin versus nonkin foster care: Perceived costs and benefits to caregivers. *Child Maltreatment, 9,* 251–262.

Tremblay, R. E., Masse, B., Perron, D., LeBlanc, M., Schwartzman, A. E., & Ledingham, J. E. (1992). Early disruptive behavior, poor school achievement, delinquent behavior, and delinquent personality: Longitudinal analysis. *Journal of Consulting and Clinical Psychology, 60,* 64–72.

van den Boom, D. C. (1994). The influence of temperament and mothering on attachment and exploration: An experimental manipulation of sensitive responsiveness among lower-class mothers with irritable infants. *Child Development, 65,* 1457–1477.

van Goozen, S. H., Cohen-Kettenis, P. T., Snoek, H., Matthys, W., Swaab-Barneveld, H., & van Engeland, H. (2004). Executive functioning in children: A comparison of hospitalized ODD and ODD/ADHD children and normal controls. *Journal of Child Psychology and Psychiatry, 45,* 284–292.

van Goozen, S. H., van den Ban, E., Matthys, W., Chen-Kettenis, P. T., Thijsse, J. H., & van Engeland, H. (2000). Increased adrenal androgen functioning in children with oppositional defiant disorder: A comparison with psychiatric and normal controls. *Journal of American Academy of Child and Adolescent Psychiatry, 39,* 1446–1451.

Wahler, R. G., Cartor, P. G., Fleischman, J., & Lambert, W. (1993). The impact of synthesis teaching and parent training with mothers of conduct disordered children. *Journal of Abnormal Child Psychology, 21,* 425–440.

Wakschlag, L. S., & Keenan, K. (2001). Clinical significance and correlates of disruptive behavior in environmentally at-risk preschoolers. *Journal of Clinical Child Psychology, 30,* 262–275.

Walker, H. M., Stiller, B., Severson, H. H., Feil, E. G., & Golly, A. (1998). First step to success: Intervening at the point of school entry to prevent antisocial behavior patterns. *Psychology in the Schools, 35,* 259–269.

Waters, E., Kondo-Ikemura, K., Posada, G., & Richters, J. E. (1990). Learning to love: Mechanisms and milestones. In M. Gunnar & L. A. Sroufe (Eds.), *Minnesota Symposium on Child Psychology* (Vol. 23, pp. 217–255). Hillsdale, NJ: Erlbaum.

Webster-Stratton, C. (1985). Predictors of treatment outcome in parent training for conduct disordered children. *Behavior Therapy, 16,* 223–243.

Webster-Stratton, C. (1994). Advancing videotape parent training: A comparison study. *Journal of Consulting and Clinical Psychology, 62,* 583–593.

Webster-Stratton, C., & Reid, M. (2003). Treating conduct problems and strengthening social and emotional competence in young children: The Dina Dinosaur treatment program. *Journal of Emotional and Behavioral Disorders, 11,* 130–143.

Webster-Stratton, C., Reid, M. J., & Hammond, M. (2001). Preventing conduct problems, promoting social competence: A parent and teacher training partnership in Head Start. *Journal of Clinical Child Psychology, 30,* 283–302.

Webster-Stratton, C., Reid, M. J., & Hammond, M. (2004). Treating children with early-onset conduct problems: Intervention outcomes for parent, child, and teacher training. *Journal of Clinical Child and Adolescent Psychology, 33,* 105–124.

Wilens, T. E., Biederman, J., Brown, S., Tanguay, S., Monuteaux, M. C., Blake, C., et al. (2002). Psychiatric comorbidity and functioning in clinically referred preschool children and school-age youths with ADHD. *Journal of the American Academy of Child and Adolescent Psychiatry, 41,* 262–268.

Wilens, T., & Spenser, T. (2000). The stimulants revisited. *Child and Adolescent Clinics of North America, 9,* 573–603.

Xue, Y., Leventhal, T., Brooks-Gunn, J., & Earls, F. J. (2005). Neighborhood residence and mental health problems of 5- to 11-year-olds. *Archives of General Psychiatry, 62,* 554–563.

Yoshikawa, H. (1994). Prevention as cumulative protection: Effects of early family support and education on chronic delinquency and its risks. *Psychological Bulletin, 115*, 28–54.

World Health Organization. (1992). *International Classification of Diseases, Tenth Revision*. Arlington, VA: American Psychiatric Publishing.

Zahn-Waxler, C., Schmitz, S., Fulker, D. W., Robinson, J., & Emde, R. (1996). Behavior problems in 5–year-old monozygotic and dizygotic twins: Genetic and environmental influences, patterns of regulation and internalization of control. *Development and Psychopathology, 8*, 103–122.

Zero to Three. (1994). Diagnostic Classification: 0–3. *Diagnostic classification of mental health and developmental disorders of infancy and early childhood*. Washington, DC: Zero to Three, National Center for Infant, Toddlers, and Families.

Zito, J., Safer, D., dosReis, S., Gardiner, J., Boles, M., & Lynch, F. (2000). Trends in the prescribing of psychotropic medications to preschoolers. *Journal of the American Medical Association, 283*, 1025–1030.

Ziv, Y., Oppenheim, D., & Sagi-Schwartz, A. (2004). Social-information processing in middle childhood: Relations to infant–mother attachment. *Attachment in Human Development, 6*, 327–348.

第6章
飲食疾患

Irene Chatoor、Deepa Khushlani　著

餵食與飲食疾患之盛行率及過程

在生命早期的幾年中,當嬰兒及年幼的孩童無法獨立吃東西,以及當他們進食需要依賴與照顧者間一對一的關係時,我們會論及餵食疾患(feeding disorder)的部分。然而較晚期,當孩童學習獨立吃東西時,我們描述此時的飲食困難為飲食疾患(eating disorder)。餵食疾患常常可見於嬰兒與幼童,而飲食疾患以往主要是針對青少年與青年(young adult),很少著重於學齡前孩童。無論如何,如某些長期研究所顯示的,開始於早期幾年的餵食困難可能持續到孩童期,且可能與行為問題(Galler, Ramsey, Solimano, Lowell, & Mason, 1988)、認知遲緩(Drotar & Sturm, 1988; Reif, Beler, Villa, & Spirer, 1995)以及焦慮疾患(Timimi, Douglas, & Tsiftsopoulou, 1997)有關。此外,早期餵食困難已經證實與青少年期(Marchi & Cohen, 1990)以及青年期(Kotler, Cohen, Davies, Pine, & Walsh, 2001)的飲食疾患有關。

舉個例子來說,Forsyth 和 Canny(1991)發現:四個月大的嬰兒36%

有餵食及哭鬧的問題，且 17% 通常可以被改變（formula change）。追蹤期間，當孩童在三歲半時，那些早期有餵食與哭鬧問題的孩童，特別是那些通常有改變的孩童，較常感覺到受傷以及較常有行為問題。來自 Beautrais、Fergusson 和 Shannon（1982）的紐西蘭研究，每年追蹤二到四歲的孩童，發現餵食問題每年減少，從兩歲的 22% 至三歲的 15%，到四歲時只剩 10%。餵食問題是僅次於發脾氣（temper tantrums）以及暫停呼吸之常見問題，此兩個問題也以類似的形式隨著年齡遞減。只有少數的母親（每年 3%）會遭遇這些問題的干擾而需要尋求專業的協助。

　　唯一定義重度餵食問題以及與較常見餵食問題的區別的長期研究是來自瑞典（Dahl & Sundelin, 1986）。有數個持續至少一個月沒有中斷的嬰兒重度餵食問題已經被報導，其主要的協助形式為醫療及心理建議，而治療並未解除此問題。這些重度餵食困難發生於瑞典烏普薩拉城市區中 1.4% 的嬰兒身上。長期研究顯示，年齡層兩歲時，孩童的餵食問題有 50% 會持續存在，而腹痛以及嘔吐族群的大部分問題會獲得改善，且最終都會消失；大部分在拒絕吃東西族群中的孩童，到兩歲仍會有餵食問題。此外，與控制組比較，這些孩童會有顯著的高感染頻率以及行為問題（Dahl, 1987）。到了四歲，早期拒絕吃東西（71%）的 24 位孩童中，有 17 位其父母描述仍有餵食問題；而有 10 位（42%）則被描述有過動現象（Dahl & Sundelin, 1992）。進一步的追蹤顯示，當這些孩童進入小學後，與同班同學相較，在早期拒絕吃東西的孩童呈現較多的飲食疾患，不論是在家中或學校。

　　總之，這些研究顯示，大部分的餵食問題常見於生命早期幾年，而且某些會在兩歲時獲得解決。然而，在重度餵食問題方面，特別是那些有拒絕吃東西特徵的次群體中，問題將會持續至學齡前以及學齡階段，並且這些孩童可能在青少年或青年階段傾向易有飲食疾患。

餵食疾患之分類

　　在此領域的問題之一，即為缺乏國際性可接受的餵食疾患分類。這導致使用不同的診斷標籤來描述重疊的症狀學，以及常常使用同一個標籤描

述不同的餵食疾患。舉例來說，Marchi 和 Cohen（1990）將「挑嘴的人」描述為「吃不夠」與「對食物很挑剔」；而 Rydell、Dahl 和 Sundelin（1995）則稱他們為「挑剔的嘴」；Timimi 等人（1997）描述他們是「選擇性的嘴」。又如 Singer、Ambuel、Wade 和 Jaffe（1992）描述拒絕進食的孩童就和「食物恐懼症」的經驗一樣，是擁有與進食相關創傷經驗的結果；而 Pliner 和 Lowen（1997）則使用專有名詞「恐懼」（phobia）來描述害怕嘗試新食物的孩童。在其他的案例中，不能分辨不同形式餵食疾患的研究者及臨床人員認為，「拒食」是一種診斷（Dahl, Rydell, & Sundelin, 1994; Lindberg, Bohlin, Hagekull, & Thunstroem, 1994）。

DSM-IV（American Psychiatric Association, 1994）首先將嬰兒期與兒童早期餵食疾患視為一種診斷的分類，並且提供一個餵食疾患的定義。此疾患的診斷標準包括持續性、無法適度地進食，伴有顯著的體重增加困難或顯著的體重減輕，時間至少一個月；此困擾並非由相關的腸胃或其他醫療狀況所引起，是一種不能由另一類心理疾患或獲得的食物不足所能解釋，並且在六歲以前發病。雖然這是第一個步驟，但此餵食疾患的國際性定義仍是廣泛，且在各式各樣可以呈現這些症狀的餵食疾患中仍無法區辨。另一方面，此定義包括無法呈現普遍的成長不足，但與特定營養素（維他命、鐵、鋅或蛋白質缺乏）缺乏有關，以及那些伴隨醫療狀況有關的餵食疾患。

為了觸及這些議題，Chatoor（2002）發展了一套分類系統，以各種營養不夠的標籤鑑別餵食疾患的次分類。此分類系統提供在嬰兒期及兒童早期出現的六種餵食疾患之操作型診斷標準。這是植基於早先的臨床工作以及以經驗為依據的研究（Chatoor, Egan, Getson, Menvielle, & O'Donnell, 1988; Chatoor, Getson, et al., 1997; Chatoor, Hirsch, Ganiban, Persinger, & Hamburger, 1998; Chatoor, Ganiban, Hirsch, Borman-Spurrell, & Mrazek, 2000）。這六種餵食疾患的診斷標準由研究診斷標準工作小組：嬰兒期與學齡前（Task Force on Research Diagnostic Criteria: Infancy and Preschool）（2003），進一步將之更精練。

本章著重於兩類飲食疾患，且常被描述為「挑嘴的人」，Chatoor

（2002）定義為小兒厭食症（infantile anorexia）以及感覺性食物嫌惡（sensory food aversions）。此兩類飲食疾患通常開始於孩童要過渡到使用湯匙與自我餵食，以及開始食用嬰兒食品與桌上食物的時期。也就是說，此兩類飲食疾患都開始於嬰兒要學習獨立進食的時期。然而，此類餵食疾患傾向於延續進入孩童期，除非在早期幾年接受治療。此外，我們也會描述此類可能發生於嬰兒期到成人期任何年齡層的創傷後飲食疾患（Chatoor, Conley, & Dickson, 1988; Chatoor, Ganiban, Harrison, & Hirsch, 2001; Chatoor, 2002），並將挑嘴視為如同在此年齡層非常常見一般地進行討論。而各種與醫療或神經性疾病有關的餵食困難，我們暫不討論。

小兒厭食症

診斷標準

小兒厭食症之診斷標準如下：
1. 拒絕吃適量的食物，持續至少一個月。
2. 拒食發病於三歲以前，最常發病於九到十八個月，在過渡到湯匙與自我餵食的期間。
3. 缺乏飢餓訊息的傳達以及對食物的興趣，但有強烈對照顧者探索或互動的興趣。
4. 急性或慢性成長不足（Waterlow et al., 1977）。
5. 拒食的發作不會跟隨在創傷性事件之後。
6. 拒食不是由於潛在的醫療疾病或發展障礙所導致。

臨床病徵與研究結果

Chatoor 和 Egan（1983）首先描述此類餵食疾患為一種分離障礙，因為此類疾患發生於分離與個性化的發展期（Mahler, Pine, & Bergman, 1975），而且通常會在出生後三年內變得非常顯而易見。然而，後來它被歸類為「小兒厭食症」以強調其發作於嬰兒期以及缺乏食慾的特徵，此為

這類餵食疾患的重要症狀（Chatoor et al., 1992）。此餵食疾患以孩童的拒食以及孩童進食缺乏時而產生之緊張的親子衝突及缺乏獲得足夠的體重為特徵。飲食疾患的發作大部分常見於九到十八個月，即過渡到使用湯匙及自我餵食的期間。在此發展期間，動作與認知兩者的成熟，皆可讓嬰兒其生理及情感的獨立有功能性的增進；因此，自主與依賴的議題在每天的餵食情境不斷上演。過渡到自我餵食的期間，想將湯匙放進嬰兒嘴裡的母親，每一餐都需與嬰兒溝通。此外，嬰兒對因果關係的了解日益增進，也讓他們知道飢餓與飽足的不同，以及情緒的感覺（生氣、挫折及希望被注意）。這需要嬰兒有效地傳達訊息及照顧者精確地解讀嬰兒的訊息，並且當嬰兒出現飢餓時，給予適切的回應並提供食物，當嬰兒飽足時則移開食物，以及不使用食物處理嬰兒的情緒需要。這些發展過程對一般吃東西的內在與外在調節的發展是很重要的，尤其在小兒厭食症的發展上，它們具有特殊的重要性。

　　有些父母描述，他們的小孩甚至在出生後最早的幾個月期間，就無法順利傳達飢餓或飽足的訊息，這些嬰兒後來都被診斷為小兒厭食症者。他們容易被外在刺激分心，例如：當某人進入房間、當電話響起或當其他人事物吸引他們注意時，他們就會停止進食。再大一點時，通常在九到十八個月期間，當他們學習爬行、走路、開始講話，以及他們的世界變得愈來愈有趣時，這些嬰兒會不想留在高椅上。幾次啃咬後，他們開始丟食物以及餵食用的器皿，試著爬離高椅，並想要回去繼續玩。大部分的家長會抱怨這些嬰兒飢餓時沒有發出訊息，他們想要玩遠勝於吃東西；而且家長必須等待這些嬰兒來找他們吃東西。通常這樣的家長會變得愈來愈擔心嬰兒吃得不夠且成長不足。因此，他們嘗試藉由玩具或電視使嬰兒分心、藉由耐心勸哄或賄賂他們，以及藉由允許嬰兒以「放牛吃草」的方式進餐，並且在白天及晚上餵嬰兒牛奶或鼓勵嬰兒用瓶子喝水，以增加嬰兒食物的攝取。某些父母變得很極端，以致於他們恐嚇威脅嬰兒，以及訴諸強迫餵食（force-feeding）。

　　患有小兒厭食症孩童的特殊氣質以及他們進食時的分心情形，已經在Chatoor 及其同事的一系列研究中受到探討。在最初的研究中，Chatoor 等

人（2000）報告，與健康進食嬰兒的父母在描述其孩童的情況相較，患有小兒厭食症的幼童，其父母描述他們較難相處及他們餵食和睡覺的模式較不規律、較依賴父母，且同時較擋不住。一項有關嬰兒脫離母親獨立的反應的附加研究（Ganiban, Chatoor, & Gelven, 1999）顯示，患有小兒厭食症的幼童呈現顯著、較高程度的憂傷與苦惱，並需要顯著較對照組幼童長的時間才能從憂傷、苦惱中康復。

　　患有小兒厭食症的幼童進一步由 Chatoor、Ganiban、Surles 和 Doussard-Roosevelt（2004）在生理學研究中獲得證實。當於三種不同程度的社會與認知參與的情境下，測量其心跳週期（heart period, HP）以及迷走神經活性（vagal tone）時，患有小兒厭食症的幼童呈現一貫較高程度的生理性警醒度，並且在生理調節上較對照組難適應。在第三個情境中，當沒有社會或認知需求，且幼童自己玩耍時，對照組的孩童呈現顯著較大的迷走神經活性，可以滿足內在恆定性（homeostatic）的需求（例如：消化作用），反之，迷走活性在患有小兒厭食症的幼童身上仍舊較低（Chatoor et al., 2004）。此實驗性研究支持，患有小兒厭食症的幼童可能為高程度生理警醒度的影響之假說，生理覺醒為支持探索與認知的發展所必須，但在興奮、放鬆、飢餓感以及慢慢進入睡眠等方面的調節會產生困難。像這樣的生理性失調，可能構成在餵食與成長上較無法適度恆定調節的傾向，並且可能為小兒厭食症的危險因子。

　　近來，在此假說的進一步研究中，Chatoor 等人（2004）證實，平均而言，患有小兒厭食症的幼童儘管營養狀況較差，但其認知發展的表現仍在標準範圍（normal range）內。這個研究顯示，患有小兒厭食症的幼童其認知發展與其營養狀況沒有顯著相關。但營養狀況與社經地位、母親的教育程度以及母親和幼童在餵食與遊戲時的互動有顯著相關。餵食期間，母親與幼童高度的交互作用與幼童智能發育指數（mental developmental index）有正相關；反之，母親與幼童在餵食期間的衝突、對母親控制權的反抗以及母親在遊戲期間的侵入打擾，與幼童的智能發展指數有負相關。

　　總結來說，這些研究指出，患有小兒厭食症的幼童表現出對遊戲及與照顧者互動強烈感興趣的特殊氣質，以及較高的生理警醒度以誘發良好的

認知發展，但較難讓自己為了吃東西和睡覺而冷靜下來，這些小兒厭食症的特殊氣質特徵，讓所有的父母都感到為難；因此，媽媽嬰兒／幼童的餵食關係，以及母親與幼童在關係衝突上的貢獻也被加以探討。在最初的研究中，Chatoor、Egan等人（1988.）觀察到，患有小兒厭食症的幼童及其母親比健康飲食的幼童及其父母，呈現的一對一互動較少，且較多一對一的衝突，較多對控制權的反抗，以及較多的講話及分心，且並非出於偶發。這些結果也重現在後來不同的樣本上（Chatoor, Egan, et al., 1998b）。

有關於小兒厭食症的家長特徵，患有小兒厭食症幼童的母親比健康飲食幼童的母親較可能被描述與父母有不安全的依附關係。然而，他們在婚姻滿意度以及對飲食障礙的態度並無不同（Chatoor et al., 2000）。相對於父母與孩童的特徵對一對一餵食關係的影響，媽媽的不安全依附，以及她們對纖細身材的盼望，及幼童難相處的氣質與不規律的餵食及睡眠型態，和母親─嬰兒餵食期間之衝突具有顯著相關；此母親─幼童在餵食期間的衝突與幼童的重量強烈相關：餵食期間可以觀察到，母親─幼童間衝突愈多則幼童的體重愈輕。

這些發現支持小兒厭食症的協議交流模式（transactional model），包括嬰兒與父母的特徵都與餵食互動期間的高度衝突有關，而且餵食期間的衝突與嬰兒成長不足有關。如同父母所自述的，餵食史建構，嬰兒的拒食與體重增加不足會引發父母嚴重的焦慮，特別是第一次當母親者；與本身父母擁有不安全依附關係的母親；或者對本身進食具有衝突的母親。然而，即使那些沒有這些危險因子的母親也常常會面臨孩童拒食的挑戰，她們為了增進孩童食物的攝取也會掉入適應不良的餵食模式（例如：勸誘、分心、討價還價，或威脅孩子）。隨著時間進展，孩童的食物攝取會經由父母的外在調節而增多。因此，孩童不僅未能發展對飢餓或飽足的察覺，也不能從與父母關係的情感狀態中學習區辨他們對於食物的生理需求。其進食變得全部受他們與其照顧者情感互動所控制，而這些孩童的生理成長與其情感發展都會受到阻礙。

病程

此餵食疾患的自然病程尚無研究資料。Chatoor、Hirsch 和 Persinger（1997）的臨床資料以及治療研究之追蹤指出，當這些孩童漸漸長大，他們將可以用言語表達對吃東西的漠不關心。他們描述自己並不餓、覺得吃東西很厭煩；他們不想停止正在進行的活動而去吃東西，而且他們想離開餐桌去玩。當他們進入學齡前或幼稚園階段時，他們常常會分心看其他孩子吃東西而忘記進食，以致會將大部分的食物帶回家。起初，他們食物攝取不足會導致體重增加不足。雖然他們的頭圍通常以符合其年齡的速率繼續增長，然而其身高漸漸停止成長。像這樣的孩童在其年齡到達四、五歲時，可能看來像只有兩、三歲，而且學齡的孩童通常看起來比真實的年齡年輕幾歲。他們通常是很機靈且在學校表現很好。當他們長大一點，他們開始察覺自己瘦小的身高並且可能受同儕戲弄。特別是男孩子因為體型瘦小開始遭受社會壓力，他們在同儕間開始變得扭捏不自然以及焦慮。女孩子似乎較少遭受來自同儕的困擾，而某些女孩子似乎對其身體感到相當困惑，並且可能出現身體概念的扭曲，與青少年的厭食症沒有什麼不同。不過，即使大小孩遭受身材矮小的困擾，但似乎並不會因此而吃得較多，且與父母間對於飲食的衝突，常會持續到青少年期，並無資料指出小兒厭食症和青少年及成人期之神經性厭食症或其他飲食疾患間的關係。

治療

基於稍早所描述的小兒厭食症之交流模式，其所發展的治療包括此模式的三個成分：(1)孩童的特殊治療；(2)父母因為不安全感關係的經驗或本身飲食調節困難，而在設限上有其困難；(3)進餐時，在親子關係上的衝突（Chatoor, Hirsch, et al., 1997）。

孩童的特殊治療

治療師可以幫助父母了解他們孩子有特殊的氣質，而此氣質似乎會妨礙對飢餓與飽足的察覺。這將有助於父母了解小兒厭食症的孩童與其他孩

童不同，他們似乎在遊玩與學習的好奇心及興趣上有較高的警醒度，但這卻妨礙他們令自己冷靜、辨別飢餓以及使自己入睡的能力。因此，這樣的孩子需要較規律與結構化的進餐以及睡眠時間，以及比其他能夠輕易從遊戲過渡至進食與睡覺的孩子更多的設限。但設限是較困難的部分，因為這些孩子常常很任性，而且當他們心煩意亂時，讓自己冷靜下來是有困難的。

父母在設限上的弱點及困難

移情作用的手法（empathic approach）是允許父母與治療師分享他們與孩子間的對抗，以及探索是否由於父母與其父母相處的經驗或其他生活經驗而加重這些衝突。父母也需要接受幫助以分享他們自己對於吃東西的衝突，以及他們在與孩子在食物方面的對抗中如何受到影響。然而，很重要需要謹記在心的是，並非所有的父母早先都有相關的內心衝突，而且拒食以及孩子的成長受限可能導致其他功能良好的父母的擔憂與焦慮。

父母與孩子在進餐期間的衝突

在此基本工作準備好之後，必須提供父母特殊的指引，教他們如何對孩童可能干擾吃東西的不適切行為設定限制，以及如何教導孩子辨認適切的飢餓與飽足感，並教導父母「何時」、「何地」提供以及提供「何種」食物給孩子，但允許由孩子決定自己想要「吃多少」食物。所以需要父母提供孩子規律的用餐時間表，例如正餐與點心間隔至少三到四小時，時間表上之間隔時間不准給予任何點心或牛奶、果汁或汽水等飲料。假如孩子口渴就只能喝水。此時間間隔可讓孩子經驗飢餓的感覺。然而，孩子常常會反抗這些規則，而父母需要使用隔離法（time out）幫助他們教導孩子接受限制以及當挫折與飢餓時讓自己冷靜下來。

如Chatoor、Hirsch等人（1997）的初探研究指出，某些孩童可以在幾天或幾星期內經由教導而較能察覺飢餓感。然而，對許多孩子而言，可能需要花幾個月的時間建立一個較一致性的進食模式。此外，了解這些孩子在刺激環境中變得過度警醒的潛在性弱點，以及當他們旅行或者家中有客人時變得明顯地不能持續進食；或者當有事物太刺激使他們無法想到關於進食的問題，對父母而言是很重要的。

感覺性食物嫌惡

診斷標準

感覺性食物嫌惡的診斷標準如下：

1. 固定拒絕吃有特殊味覺、材質或氣味的特定食物。
2. 在嘗試新的及不同的食物類型期間，發生拒食的狀況（例如：孩童可能會飲用某一種類的牛奶而拒絕另一種；可能會吃胡蘿蔔但拒絕青豆；可能會吃脆脆的食物但拒絕爛爛的濃稠食物）。
3. 當提供他們偏好的食物時，沒有任何進食的困難。
4. 拒食導致特定的飲食缺陷或口腔動作發展的遲緩、家庭衝突及孩子的社會焦慮。

臨床徵象與研究發現

感覺性食物嫌惡通常在嬰兒或幼童開始接觸嬰兒食品或各式各樣口味及材質的桌上食物時，變得顯而易見。當把特定食物放進嬰兒或幼童的嘴裡時，他們嫌惡反應強度可能從厭惡的表情與將食物吐出到作嘔與嘔吐不等。在初始嫌惡反應之後，幼童通常拒絕繼續吃那種特定食物，假如強迫他們進食他們會變得痛苦。某些幼童會將拒食的情形概化到其他看起來或聞起來像他們嫌惡的食物上面（例如：在有對青豆的嫌惡經驗後，他們可能拒絕所有的綠色食物）。很多父母描述孩子會拒絕吃未曾嘗試過的新食物。一些極端的例子中，孩子會堅持在餐盤內，一種食物不能碰到另一種食物，或者他們只接受某種品牌的食物（例如：麥當勞的雞塊或者達美樂的披薩）。假如孩子拒絕很多食物或拒絕所有的食物種類（例如：蔬菜、水果或肉類），他們的有限飲食可能導致特定的營養缺陷（例如：維他命、鋅、鐵及蛋白質）；假如幼童拒絕需要顯著咀嚼的食物（例如：肉類或硬的蔬菜），他們的口腔運動功能可能落後，可能會影響表達語言的發展。孩子拒絕吃各式各樣的食物也可能在家庭內製造新的衝突。有趣的是，當

孩子到達學齡或日托階段時，有的孩子會模仿同儕並且嘗試吃他們在家裡沒有碰過的食物。另一方面，當他們在陌生的環境中，某些孩童會變得非常焦慮以至於他們無法進食。當孩童再大一點時，因為不能接受和同儕吃一樣的東西，他們可能會避免出席一些社交場合。既然感覺性食物嫌惡很常見且有各式各樣的嚴重程度不等，應該僅在由食物嫌惡導致飲食缺陷及／或口腔動作遲緩、家庭衝突及社交焦慮發生時，才作餵食或飲食疾患診斷。

除了對某些食物敏感外，很多孩子也有其他感覺方面的問題的經驗。父母可能回想起，就像學步兒一樣，有些孩子不喜歡赤腳在沙地或草地上走路，或是讓自己的手弄髒，他們討厭衣服上的標籤並且不喜歡被勉強從穿短袖變成長袖，而且他們抱怨味道或受到噪音干擾。

其他作者把此飲食疾患歸類為「選擇性飲食」（selective eating）（Kern & Marder, 1996; Shore, Babbitt, Williams, Coe, & Snyder, 1998; Timimi et al., 1997）、「挑剔的飲食」（choosy eating）（Rydell et al., 1995）、「食物恐新症」（food neophobia）（Birch, 1999; Hursti & Sjödén, 1997; Pliner & Lowen, 1997）及「挑嘴、偏食或口味獨特」（Benoit, 2000）、「味覺嫌惡」（taste aversion）（Garb & Stunkard, 1974; Kalat & Rozin, 1973; Logue, Ophir, & Strauss, 1981）。我們選擇此名詞「感覺性食物嫌惡」，是由於選擇性進食似乎不只與味覺有關，也與食物的材質及味道有關，而且如我們先前所描述的，孩子常常在其他感覺領域也有困難。

試著了解為什麼有些孩子與成人對某種特定食物的味道與材質有如此強烈的嫌惡，幾個研究已經將 6-丙基硫尿嘧啶（PROP）以及苯基硫代尿素（phenylthiocarbamide, PTC）視為味覺的基因標記，蘊含對食物的偏好與飲食習慣（參見 Tepper, 1998，回顧文獻），兩者皆為苦味、無色物質、可以稀釋水中。已經發現年輕孩童具有可以嚐出 PROP 的能力，並且會隨著年齡緩慢遞減（Whissell-Buechy, 1990）。幾個研究已經企圖呈現對 PROP 味覺敏感度與拒絕苦味蔬菜及其他食物間的關係。食物偏好的研究也已經一致地顯示，PROP 可嚐味者比非嚐味者有較多對所有食物的不喜歡，並且他們不喜歡味道強烈的食物，例如：鯷魚、德國特有的酸泡菜（發酵的

捲心菜）、黑啤酒與麥芽酒、黑咖啡以及重乳酪（Drewnowski & Rock, 1995）。Tepper（1998）發現，PROP可嚐味者孩童不喜歡生的花椰菜，而 PROP 非嚐味者則喜歡生的花椰菜。解剖學上的研究已提供關於為什麼 PROP嚐味者可能對各式各樣的味道較為敏感的線索。Bartoshuk、Duffy和 Miller（1994）與 Tepper 和 Nurse（1997）的研究都顯示，PROP 嚐味者在 其舌尖有密度較高的乳突以及較有功能的味蕾。此外，味覺（PROP）敏感 度不同的個體，其舌頭觸覺敏銳度也不同。觸覺與味覺敏感度會一同變化 且可以反應個別的差異性在舌頭前端的菌狀乳突的密度與直徑上（Essick, Chopra, Guest, & McGlone, 2003）。

　　由於家族史的觀察顯示，味覺與構造的敏感度可以透過世代得以觀 察，因此幾個研究也加以探索是否味覺敏感度會遺傳。各式各樣的基因傳 送模式已經被提出，例如：Morton、Cantor、Cory和Nance（1981）所提出 的多位點以及多對偶基因模式以及 Olson、Boehnke、Neiswanger、Roche和 Siervogel（1989）所提雙基因位模式。近來，Kim、Jorgenson、Coon、 Leppert、Risch 和 Drayna（2003）建議於染色體 7q 上的特定替換可以區辨 可嚐味者與非嚐味者。Kim 等人（2003）發現在非關聯性個體上，染色體 7q 上的一小區域顯示單核甘酸多態性（single-nucleotide polymorphism, SNP）標記與苯基硫代尿素味覺敏感度間強烈連鎖的不均衡性。

　　其他研究也顯示，進食的環境在某層面也可以對食物偏好的發展以及 塑造選擇性拒食產生影響。例如：極端味覺敏感的父母可能準備並提供有 限的食物種類給孩子。接著，暴露在有限的各式食物中，也有可能進一步 加深孩子對食物的敏感度（Birch, Birch, Marlin, & Kramer, 1982）。若父母 為選擇性進食者，他們的孩子也可能以其父母的選擇性為典範（Harper & Sanders, 1975）。另一方面，父母對於「偶然性」（contingency）的運用 （例如：假如孩童吃父母覺得「健康」的食物，就承諾給孩子特殊的食 物），可能進一步加深孩子討厭父母所逼迫要吃的食物（Birch et al., 1982）。總之，先前的研究指出，基因傾向以及進食的環境會影響孩子的 食物偏好。

病程

　　為了討論選擇性拒食頻率的問題，Chatoor、Hamburger、Fullard 和 Rivera（1994）針對 1,500 名以上的幼童父母，進行一項研究調查，年齡範圍從十二至三十六個月。20% 的父母報告，其孩童過去「常常」或「總是」只吃幾種形式的食物，而且他們認為孩子是挑剔的食者。這與 Marchi 以及 Cohen（1990）的報告一致，他們發現高達 27% 的母親單方報告，一般族群的年輕兒童是難以取悅的。當 Chatoor 等人（1994）的樣本群是五年後透過電話會談追蹤那些還可以聯絡得到的孩童的父母，有三分之一的孩童被認為是挑剔的食者，從幼童期開始持續對食物非常有選擇性，並且有少於十種食物的受限飲食（未發表的資料）。由 Skinner、Carruth、Bounds 和 Ziegler（2002）一項關於孩童飲食偏好的長期（縱向）研究，追蹤 70 名從二至三歲到八歲的孩童，母親在孩童兩歲、四歲以及八歲時，各需完成一份食物偏好問卷以及食物恐新症量表（Neophobia Scale）。雖然孩子喜歡大部分的食物，但其喜歡食物的數量在此研究的 5 至 5.7 年期間，並無顯著改變。四歲時喜歡食物的數量以及食物恐新症量表，是可預測八歲時喜歡食物數量的最強預測因子。二到四歲的孩童比四到八歲的孩童較可能接受新近體驗的食物。這些發現與從和孩童一樣均為挑食者之父母的非正式資料蒐集的結果一致。只有極少數的父母能記得自己在孩童時到處嘗試新食物的情形，但有許多父母記得自己在青少年或青年時期就已經開始嘗試新食物。

治療

　　治療的最優先考量必須是為了孩童飲食的營養均衡。假如飲食缺乏特定的營養素（例如：蛋白質、維他命、鋅或鐵），那麼就要開始補給這些特定的營養素。因為這些孩童中有些在取得特定補給上有困難，可能需要探索不同的味道或者從少量開始，讓孩童習慣補給物的材質與味道。此補給物對緩解父母對孩童飲食不足的焦慮而言，是非常重要的，並且可以讓行為方案繼續執行。

　　由 Birch、Gunder 和 Grimm-Thomas（1998）所進行的研究指出，嬰兒在生命的第一年比較有意願在一次探索後就接受新食物，當進入兩年以及更大以後，在他們對新食物感到舒服之前，需要重複地探索新食物。同時在兩歲時，大部分的幼童會獨立自我進食而且不接受他們不喜歡的食物。接著，要找到讓他們接觸新食物的方法將變得更有挑戰性。父母常常會試著勸哄或與孩子討價還價來使他們吃不習慣或不喜歡的食物，但 Birch 等人（1982）證實，這可能會有反效果，會讓孩童對食物的偏好愈來愈固執。另一方面，幼童以及年輕孩童非常容易接受示範模仿（modeling），而且對這個年齡的孩子而言，沒有什麼是比看著父母吃他們盤子裡所沒有的食物更讓他們覺得有挑戰性的了。因此，我們的建議是，僅提供給有強烈感覺性食物嫌惡的年輕孩童令他們感覺舒服的食物，並且等待孩子要求要吃那些父母或兄弟姊妹所吃的新食物。儘管如此，若孩子要求要吃父母吃的食物，很重要的是，父母僅能給予非常少量的食物，並且不管孩子喜歡此食物與否，都要維持中性的態度。在我們臨床的經驗中，這樣可以保持年輕孩童的放鬆並且樂意嘗試新食物，以發掘什麼食物是他們可以忍受的。然而，這些是臨床的印象，而進一步的研究仍需要決定如何幫助有感覺性食物嫌惡的年輕孩童擴增他們有限的飲食。

創傷後飲食疾患

診斷標準

創傷後飲食疾患的診斷標準如下：

1. 拒食是發生在創傷事件或口腔咽喉、腸胃道、再重複的創傷性羞辱（例如：噎到、嚴重的窒息作嘔、嘔吐、目睹他人噎到*）之後，並在孩童身上引發強烈的苦惱。

---

* 為了呈現學齡前孩童和大小孩的症狀，在國際任務小組（national task force）的協助下，修訂了由 Chatoor 研發出的嬰幼兒診斷標準（Task Force on Research and Diagnostic Criteria, 2003）。

2. 固定拒絕吃需要咀嚼的固體食物，而且僅限於攝食液態與柔軟的食物，像是冰淇淋或煮爛的食物。*

3. 預期性害怕吃東西以及哽咽、噎到。*

4. 營養補給或情緒狀況妨礙孩童的功能。*

🌀 臨床徵象與研究發現

「創傷後飲食疾患」（posttraumatic eating disorder）此專有名詞最先是由Chatoor、Conley等人（1988）在一篇有關大約五歲孩童噎到或嚴重窒息經驗，後來拒絕吃任何固體食物的論文中所提出。這些孩童因為害怕這些食物會塞住他們的咽喉，並且導致他們噎到或死亡，而害怕吃任何必須咀嚼的固體食物。孩子會非常焦慮並且對進餐時間顯得激動，假若他們被父母要求吃固體的食物，甚至會變得好鬥。雖然他們仍舊感到飢餓，並且樂意喝液態食物或吃冰淇淋，但是液態的飲食通常不足以維持他們的體重。此外，這樣的孩子都會描述有關怪物以及死亡令人恐懼的夢，孩童中會有人害怕上床睡覺。而進食及死亡的恐懼也會干擾他們在學校的專注度，而且這樣的孩子會變得煩躁，變得很黏父母。

有趣的是，大部分這樣的孩子在噎到或窒息之前，似乎都經歷高度焦慮或某種程度的憂鬱。這可能可以解釋為什麼不是所有嚴重窒息或噎到的孩子都會發展出創傷後飲食疾患。臨床的觀察顯示，創傷事件之前，情緒上高度警醒的程度會影響創傷後飲食疾患的嚴重程度。在噎到或嘔吐的經驗之後，所有的焦慮似乎會變得集中在噎到及死亡的恐懼上。

雖然此飲食疾患可能發生於任何年齡層，並且在嬰兒與幼童身上相當普遍，但仍舊很少見於學齡前的孩童身上。然而，學齡前孩童是特別難以了解及對待的，因為他們不會像較大的孩童一般，以言語表達他們對於噎到以及死亡的恐懼；同時，他們想像的世界可能是很生動逼真，且常會與他們的恐懼糾纏在一起。因此，學齡前的孩童可能會非常害怕，以致於在他們看到食物時，他們就會想要咳嗽與感到作嘔、窒息。

其他幾位作者也曾描述，這些在被食物噎到後發展出吞嚥恐懼的孩子與被貼標籤為「恐食症」（Singer et al., 1992）、「功能性吞嚥困難」

（Watkins & Lask, 2002）、「害怕吃東西被噎到」（McNally, 1994）或者「吞嚥困難及嫌惡食物」（Culbert, Kajander, Kohen, & Reaney, 1996）此飲食疾患的孩童。然而，因為這是相對而言較為罕見的飲食疾患，因此沒有系統性的研究發表，只有幾篇案例報告。

病程

　　同樣地，目前仍沒有經驗性的資料可以描述此飲食疾患之一般病程，尤其是學齡前兒童的病程。臨床觀察指出，經過治療，兒童可以在幾個月至一年的時間完全康復，並且回到正常的飲食模式。非正式的資料也建議，有些孩童可能在父母的幫助下康復，並不需要特別的治療。

治療

　　某些個案報告（Chatoor, Conley, et al., 1988; Singer et al., 1992）針對此飲食疾患的行為治療進行描述，但仍沒有關於此年齡族群的經驗性研究。考量這些孩童認為任何固體食物都會塞住他們咽喉的信念，在創傷事件之前，先以認知策略幫助孩童了解食物可順利通過咽喉而不會有困難，是第一個也常常是最有幫助的步驟。然後鼓勵孩童藉由吃較柔軟的食物練習咀嚼與吞嚥，首先是較不害怕的食物，然後努力向較硬、較需要咀嚼（硬的蔬菜、水果以及肉類）的食物邁進。藉由貼紙或表揚嘗試吃新食物者的勇氣等方式，逐漸克服他們的恐懼的過程可以鼓勵這些孩童。他們對獲取貼紙以及得到對勇氣的特殊讚賞的興奮感，可以幫助這些孩童不再將焦點放在他們的恐懼上。然而，某些孩童是如此的焦慮以致於他們被恐懼限制得無法動彈，這些孩童可以從焦慮性藥物〔例如：舍曲林（sertraline）或百憂解（fluoxetine）〕得到幫助，這些藥物似乎可以控制他們過度的恐懼，並且幫助他們參與減敏感的過程。在某些例子中，孩童會因為恐懼而變得極度困擾與失能而需要住院，並以極具掌控性的行為計畫，漸進性地引入害怕的食物。一般而言，需要花數週或數個月的時間去克服他們的恐懼，但最終這些孩童似乎都可以重返正常的飲食型態、模式（pattern）。

異食症

診斷標準

異食症（PICA）之診斷標準如下（American Psychiatric Association, 1994）：

1. 持續無營養物質之食用至少一個月。
2. 此類物質之食用對發展階段而言，是不適切的。
3. 此飲食行為並非文化慣例允許的一部分。
4. 若此類行為僅發生於另一個心理障礙病程期間，但其嚴重度足以另外投入臨床關注。

臨床徵象

無營養物質之食用常見於嬰兒及年輕孩童。此類典型物質之攝取會隨孩子的年齡而不同，在學齡前的孩童會典型地食用石膏、紙類、繪圖顏料、衣料、毛髮、帶子、葉子、昆蟲、動物的糞便、沙子、小卵石、灰塵以及有顏色的物體。「pica」這個字衍生自拉丁字 magpie，意指喜鵲（Barnes, Monagle, & McNamara, 2003），有蒐集零碎東西癖好的人，這是一種以其放肆的態度、貪婪的食慾以及雜亂地食用各式各樣食物與非食物物品聞名的鳥。異食症的幾種類型將以攝取物質的型態加以描述：食土癖（geophagia；攝取地上的物質，包括灰塵、黏土以及泥土）；食冰癖（pagophagia；攝取冰）；食鉛癖（plumbophagia；攝取鉛）；食石癖（lithophagia；攝取石頭）；食毛癖（trichophagia；攝取毛髮）；食植物癖（phytophagia；攝取植物）；食糞癖（coprophagia；攝取排泄物）；食澱粉癖（amylophagia；攝取澱粉或玉米澱粉）；食尖銳物癖（acuphagia；攝取尖銳物品）；以及食燒炭癖（cautopyreiophagia；攝取燒過的火柴）。

因為將物體放在口中仍常見於一至兩歲的幼童，因此若此行為持續且對孩童的發展階段而言不適切，才作異食症的診斷。然而，異食症的診斷

在意外中毒、鉛中毒、寄生蟲感染、營養失調徵象或缺鐵性貧血的孩童身上，應該被加以探索。在學齡前孩童呈現無法解釋的徵象與症候，像是過早飽足、體重增加不足、腹痛、噁心、嘔吐、排便習慣的改變（腹瀉或便祕）、上腹部疼痛或急性行為改變，懷疑可能是此類障礙是很重要的。

　　假若延遲診斷，異食症會因其相關併發症而有潛在性的生命威脅。異食症導致的營養失調、偶發中毒（例如：由於攝取顏料或石膏導致的鉛中毒）、汞與重金屬中毒以及泥土性寄生蟲感染（例如：住血原蟲病、毒蛔蟲病以及鞭蟲病）。

　　異食症也可能導致外科併發症的高發生率，像是腸阻塞（次發於毛糞石、食土癖或食石癖）、尖銳物體導致的腸穿孔，以及腸胃寄生蟲導致的寄生蟲侵擾。Gonzales 等人（2000）指出，在兩歲期間影響肝臟的 16 個毒蛔蟲病案例，平均年齡兩歲九個月。性別分布為 1：1。其中 13 位（81%）孩童有異食症；8 位（50%）在家有養寵物；而 10 位（62.5%）有貧血及長年發燒，並且所有孩童都有嗜伊紅性白血球增多症（eosinophilic leukocytosis）。

　　其評估應包括孩童發展史、餵食史、其他口部活動相關（例如：吸大拇指或者咬指甲）等，此類孩童可能用以自我慰藉的資訊、與照顧者間之互動以及心理社會狀態。居家環境以及雙親與孩童間的關係，特別與評估雙親養育、監督孩童的能力有關。此外，於用餐期間和遊戲期間觀察照顧者以及孩童，有助於一對一的互動、照顧者的恰當性、責任感與參與，而且可以對異食症在那些關係情境下的症狀表現有較佳的了解。一旦異食症的診斷確立或者疑似，此孩童則需要一個全面性的身體檢查以排除任何與此障礙有關的併發症，如營養不良（特別是鐵質缺乏）、鉛中毒、腸道感染（住血原蟲病或腸寄生蟲），或腸胃結石（Sayetta, 1986; Glickman, Cypess, Crunrine, & Gitlin, 1979）。

流行病學

　　Chatoor 等人（1994）進行了一個在有廣泛分布的種族與社經背景分布的小兒臨床上，超過 1,500 位年齡一至三歲幼童的調查。他們發現 22% 的

媽媽觀察到孩童放非食物的物體至口中，而此行為通常隨著年齡增加而漸漸減少。這些幼童大部分（88%）是良好的食者，且其母親較少擔心他們的成長。Robinson、Tolan 和 Golding-Beecher（1990）比較 108 位年齡一歲半至十歲患有異食症孩童，與 50 位相同年齡未患有異食症孩童的臨床剖面圖。其結果顯示，患有異食症的病患中，85% 年齡低於五歲，並且有 29% 年齡約一歲半至兩歲。男生與女生比為 1：1.4，最常見的異食症形式為食土癖。41% 的孩童有異食症的家族史，並且較容易有營養不良、貧血、腹瀉或便祕以及寄生蟲感染的併發症。Millican、Layman、Lourie、Takahashi 和 Dublin（1962）研究一到六歲孩童三個族群的異食症盛行率。他們發現異食症在非裔美國人、低收入族群的盛行率為 32%，於中、上階層族群的盛行率為 10%。在意外中毒住院孩童的族群中的盛行率最高（55%）。他們也注意到，患有異食症孩童的母親有 63% 本身也患有異食症。Gutelius、Millican、Layman、Cohen 和 Dublin（1962）指出，患異食症孩童中其母親或手足有 87% 也患有異食症。

病因學

目前尚無單一的理論可以解釋此疾患，但有幾個建議的理論性考量。這些理論性的考量包括器質性的、營養的、心理動力的、社會經濟上的以及文化因子，這些在疾病的病因學上，均占有一席之地。與此疾患有關的營養因子包括鐵、鋅以及鈣的缺乏。有些作者建議，不適當攝入鐵或鈣可能導致不正常的渴望並引起異食症（Crosby, 1976; Johnson & Tenuta, 1979; Singhi & Singhi, 1982）。不正常的模式也支持此鐵質缺乏（Woods & Wessinger, 1970）與低鈣飲食（Jacobsen & Snowdon, 1976）可能引起異食症的假說。一項 213 位經由頭髮樣本評估學齡前鋅濃度低的孩童，其結果顯示異食症為常見的抱怨。接著補充鋅將可使異食症消失（Chen et al., 1985）。為了決定引起異食症的微量元素，特別涉及鋅以及鐵，Singhi 與 Bakker（1984）研究 31 位患有異食症的孩童以及 60 名控制組，經由主動吸收光譜儀檢測血漿中鐵、鋅、鉛、鈣與鎂的濃度。其結果顯示，低鋅血症以及低鐵濃度與異食症有關。

在南非首府開普敦，評估 293 位年齡介於四到六歲進入學齡前中心的孩童其血鉛濃度。此評估的結果顯示，鉛濃度較高的孩童有顯著較高的異食症發生率（Devereaux, Kibel, Dempster, Pocock, & Formenti, 1986）。在患鐮刀型紅血球疾病的孩童身上，似乎有顯著較高的異食症發生率（Ivascu et al., 2001）。

心理社會、家庭與文化因素也與此疾病有關，而且可能直接或間接使個體處在一個患此疾病的風險當中。有些作者（Lourie, 1977; Madden, Russo, & Michael, 1980; Singhi, Singhi, & Adwani, 1981）聯想到的家庭因素，如與此疾病有關的心理社會壓力、母親憂鬱症、父母忽視或虐待、不適切的日常生活技巧以及家庭功能失調。在某些南非裔美國人的文化中，其文化因素與異食症有關，例如：可能餵食嬰兒泥土作為撫慰（Danford, 1982; Forsyth & Benoit, 1989; Vermeer & Frate, 1979）。另外，在某些非洲文化，會藉由攝取相信具有神奇特性的泥土提升安適感（Danford, 1982）。

Millican、Dublin 和 Lourie（1979）已經提出一個複雜的體質上、發展上、家庭的、社經的以及文化的因素之交互作用的多因素病因學。這些作者發現，異食症的孩童都曾在生命早期，有與父母其中一位或雙親分離的經驗，之後並伴隨頻繁的照顧者更換，或誤以為可使用口腔滿足感即可回應孩童之困擾的照顧者。這些孩童常常顯示有高度的其他口部活動（例如：吸吮拇指或咬指甲），其異食症的行為被解釋為，尋求由於缺乏父母的重視與養育之滿足的異常形式。

病程與自然史

異食症可能發生於嬰兒期；在大部分的案例中，此疾病被認為是自我限制（self-limited）。大部分異食症的案例在幾個月後，會自發性地恢復，且病患預後通常令人滿意。異食症的症狀與年齡成反相關，一旦症狀出現之後，即會隨年齡增長而趨緩。偶爾，症狀會持續至青少年時期，但極少情形會一直持續至成人期。像這樣的案例極少，且通常發生於另一個發展性疾病（例如：心智遲緩或發展遲緩）的情境下。Millican 等人（1979）指出孩童與青少年時期，異食症症狀對發展性衝擊的嚴重性。較年輕孩童

在使用語言上會呈現某程度的遲緩，且顯示集中在他們的依賴性需求以及侵略性感覺上的衝突。有一半的青少年證實有某程度的憂鬱；部分青少年則有消極、依賴或邊緣型人格疾患，而進行其他形式的干擾性口部活動（例如：吸吮拇指、咬指甲），並且出現菸草、酒精與藥物濫用。Marchi和 Cohen（1990）記錄孩童早期異食症與青少年時期厭食症的問題有強烈關係。

治療

治療異食症時，必須考量可能引起疾病發展有關因素的多樣性，意即提及任何可能的併發症。起初的焦點應該在於增進父母的教育，如食物安全性與營養，並且提及任何醫療或外科的併發症（例如：矯正貧血、營養不良或鉛中毒）。然而，為了誘發孩童行為上任何長期的改變，需要提及父母練習與父母以及孩童的心理社會需求。最重要的是專業人員團隊的家庭訪視，儘早納入家人，以提升家人對於異食症風險的察覺力；協助提供讓孩童安心的環境；提供支持；提供父母諮詢，以及連續性的服務。介入方式可能包括從最容易進入的區域開始，例如：移除被喜好的不營養物質、移除老房子油漆中的鉛，或對家庭寵物作抗蠕蟲治療（antihelminthic therapy）（Sayetta, 1986）。Lourie（1977）提出一個異食症的心理教育治療手法，並且強調除了察覺異食症的潛在風險外，母親需要增加社會支持以減輕壓力，讓他們能與孩子更親近。文化傳遞的異食症，重要的似乎是改變父母參與此類藉由教育他們關於異食症危險的練習中的態度。

有些作者也建議，以行為介入作為異食症的治療。包括嫌惡與反嫌惡的行為治療（例如：其他行為、非偶發專注或過度矯正的差異性增強；McAdam, Sherman, Sheldon, & Napolitano, 2004）、身體上的監禁（Singhi & Bakker, 2003），具團體或個別遊戲的環境豐富性（Madden et al., 1980），以及中止離場與過度矯正（Foxx & Martin, 1975）。藉由增加社區的覺察，教育異食症的預防，應該是所有泥土傳遞寄生蟲控制方案與鉛中毒預防的一個整合要素。

結論

很明顯地，個體與家庭因素的全面性評估應該可以決定何種治療形式最適合學齡前的孩童及其家人。可能是行為的介入、家族治療、環境豐富性與教育或異食症併發症的醫療。

參考文獻

American Psychiatric Association. (1994). *Diagnostic and statistical manual of mental disorders* (4th ed.). Washington, DC: Author.

American Psychiatric Association. (2000). *Diagnostic and statistical manual of mental disorders* (4th ed., text rev.). Washington, DC: Author.

Barnes, C., Monagle, P., & McNamara, J. (2003). Velcroholism. *Journal of Paediatrics and Child Health, 39*(5), 392.

Bartoshuk, L. M., Duffy, V. B., & Miller, I. J. (1994). PTC/PROP tasting: Anatomy, psychophysics, and sex effects. *Physiology and Behavior, 56,* 1165–1171.

Beautrais, A. L., Fergusson, D. M., & Shannon, F. T. (1982). Family life events and behavioral problems in preschool-aged children. *Pediatrics, 70*(5), 774–779.

Benoit, D. (2000). Feeding disorders, failure to thrive, and obesity. In C. H. Zeanah (Ed.), *Handbook of infant mental health* (2nd ed., pp. 339–352). New York: Guilford Press.

Birch, L. L. (1999). Development of food preferences. *Annual Review of Nutrition, 19,* 41–62.

Birch, L. L., Birch, D., Marlin, D. W., & Kramer, L. (1982). Effects of instrumental eating on children's food preferences. *Appetite, 3,* 125–134.

Birch, L. L., Gunder, L., & Grimm-Thomas, K. (1988). Infants' consumption of a new food enhances acceptance of similar foods. *Appetite, 30,* 283–295.

Chatoor, I. (2002). Feeding disorders in infants and toddlers: Diagnosis and treatment. *Child and Adolescent Psychiatric Clinics of North America, 11,* 163–183.

Chatoor, I., Conley, C., & Dickson, L. (1988). Food refusal after an incident of choking: A posttraumatic eating disorder. *Journal of the American Academy of Child and Adolescent Psychiatry, 27,* 105–110.

Chatoor, I., & Egan, J. (1983). Nonorganic failure to thrive and dwarfism due to food refusal: A separation disorder. *Journal of the American Academy of Child and Adolescent Psychiatry, 22,* 294–301.

Chatoor, I., Egan, J., Getson, P., Menvielle, E., & O'Donnell, R. (1988). Mother–infant interactions in infantile anorexia nervosa. *Journal of the American Academy of Child and Adolescent Psychiatry, 27,* 535–540.

Chatoor, I., Ganiban, J., Colin, V., Plummer, N., & Harmon, R. J. (1998). Attachment and feeding problems: A reexamination of nonorganic failure to thrive and attachment insecurity. *Journal of the American Academy of Child and Adolescent Psychiatry, 37,* 1217–1224.

Chatoor, I., Ganiban, J., Harrison, J., & Hirsch, R. (2001). The observation of feeding in the diagnosis of posttraumatic feeding disorder of infancy. *Journal of the American Academy of Child and Adolescent Psychiatry, 40*(5), 595–602.

Chatoor, I., Ganiban, J., Hirsch, R., Borman-Spurrell, E., & Mrazek, D. (2000). Maternal characteristics and toddler temperament in infantile anorexia. *Journal of the American Academy of Child and Adolescent Psychiatry, 39*(6), 743–751.

Chatoor, I., Ganiban, J., Surles, J., & Doussard-Roosevelt, J. (2004). Physiological regulation in infantile anorexia: A pilot study. *Journal of the American Academy of Child and Adolescent Psychiatry, 43*(8), 1019–1025.

Chatoor, I., Getson, P., Menvielle, E., O'Donnell, R., Rivera, Y., Brasseaux, C., et al. (1997). A feeding scale for research and clinical practice to assess mother–infant interactions in the first three years of life. *Infant Mental Health Journal, 18*, 76–91.

Chatoor, I., Hamburger, E., Fullard, R., & Rivera, Y. (1994). *A survey of picky eating and pica behaviors in toddlers.* Paper presented at the Scientific Proceedings of the 50th annual meeting of the American Academy of Child and Adolescent Psychiatry, New York, NY.

Chatoor, I., Hirsch, R., Ganiban, J., Persinger, M., & Hamburger, E. (1998). Diagnosing infantile anorexia: The observation of mother–infant interactions. *Journal of the American Academy of Child and Adolescent Psychiatry, 37*(9), 959–967.

Chatoor, I., Hirsch, R., & Persinger, M. (1997). Facilitating the internal regulation of eating: A treatment model for infantile anorexia. *Infants and Young Children, 9*, 12–22.

Chatoor, I., Kerzner, B., Zorc, L., Persinger, M., Simenson, R., & Mrazek, D. (1992). Two-year old twins refuse to eat: A multidisciplinary approach to diagnosis and treatment. *Infant Mental Health Journal, 13*, 252–268.

Chen, X. C., Yin, T. A., He, J. S., Ma, Q. Y., Han, Z. M., & Li, L. X. (1985). Low levels of zinc in hair and blood, pica, anorexia, and poor growth in Chinese preschool children. *American Journal of Clinical Nutrition, 42*, 694–700.

Crosby, W. H. (1976). Pica: A compulsion caused by iron deficiency. *British Journal of Haematology, 34*, 341–342.

Culbert, T. P., Kajander, R. L., Kohen, D. P., & Reaney, J. B. (1996). Hypnobehavioral approaches for school-age children with dysphagia and food aversion: A case series. *Journal of Developmental and Behavioral Pediatrics, 17*, 335–341.

Dahl, M. (1987). Early feeding problems in an affluent society: III. Follow-up at two years: Natural course, health, behaviour and development. *Acta Paediatricia Scandinavia, 76*:872–880.

Dahl, M., Rydell, A. M., & Sundelin, C. (1994). Children with early refusal to eat: Follow-up during primary school. *Acta Paediatricia Scandinavica, 83*, 54–58.

Dahl, M., & Sundelin, C. (1986). Early feeding problems in an affluent society: I. Categories and clinical signs. *Acta Paediatricia Scandinavica, 75*, 370–379.

Dahl, M., & Sundelin, C. (1992). Feeding problems in an affluent society: Follow-up at four years of age in children with early refusal to eat. *Acta Paediatricia Scandinavica, 81*, 575–579.

Danford, D. E. (1982). Pica and nutrition. *Annual Review of Nutrition, 2, 303–322.*

Devereaux, P., Kibel, M. A., Dempster, W. S., Pocock, F., & Formenti, K. (1986). Blood lead levels in preschool children in Cape Town. *South African Medical Journal, 69*(7), 421–424.

Drewnowski, A., & Rock, C. L. (1995). The influence of genetic taste markers on food acceptance. *American Journal of Clinical Nutrition, 62*, 506–511.

Drotar, D., & Sturm, L. (1988). Prediction of intellectual development in young children with early histories of nonorganic failure to thrive. *Journal of Pediatric Psychology, 13*, 281–296.

Ellis, C. R., & Schnoes, J. C. (2002). eMedicine—Eating disorder: Pica.

Essick, G. K., Chopra, A., Guest, S., & McGlone, F. (2003). Lingual tactile acuity, taste perception, and the density and diameter of fungiform papillae in female subjects. *Physiology and Behavior, 80*, 289–302.

Forsyth, B. W., & Canny, P. F. (1991). Perceptions of vulnerability 3½ years after problems of feeding and crying behavior in early infancy. *Pediatrics, 88*(4), 757–763.

Forsyth, C. J., & Benoit, G. M. (1989). "Rare ole dirty snacks": Some research notes on dirt eating. *Deviant Behavior, 10*, 61–68.

Foxx, R. M., & Martin E. D. (1975). Treatment of scavenging behavior (coprophagy and pica) by overcorrection, *Behaviour Research and Therapy, 13*, 153–162.

Galler, J. R., Ramsey, R. L., Solimano, G., Lowell, W. E., & Mason, E. (1988). The influence of early malnutrition on subsequent behavioral development: I. Degree of impairment in intellectual performance. *Journal of the American Academy of Child and Adolescent Psychiatry, 22*, 8–15.

Ganiban, J., Chatoor, I., & Gelven, E. (1999). *Emotional reactivity and regulation in infantile anorexia.* Poster presented at the Biennial Meeting of the Society for Research in Child Development, Albuquerque, NM.

Garb, J. L., & Stunkard, A. J. (1974). Taste aversions in man. *American Journal of Psychology, 131*, 1204–1207.

Glickman, L. T., Cypess, R. H., Crunrine, P. K., & Gitlin, D. A. (1979). Toxocara infection and epilepsy in children. *Journal of Pediatrics, 94*, 75–78.

Gonzalez, M. T., Ibanez, O., Balcarce, N., Nanfito, G., Kozubsky, L., Radman, N., et al. (2000). Toxocariasis with liver involvement. *Acta Gastroenterologica Latinoamericana, 30*(3), 187–190.

Gutelius, M. F., Millican, F. K., Layman, E. M., Cohen, G. J., & Dublin, C. C. (1962). Children with pica: Treatment of pica with iron given intramuscularly. *Pediatrics, 29*, 1018–1023.

Harper, L. V., & Sanders, K. M. (1975). The effect of adults' eating on young children's acceptance of unfamiliar foods. *Journal of Experimental Child Psychology, 20*, 206–214.

Hursti, U. K. K., & Sjödén, P. O. (1997). Food and general neophobia and their relationship with self-reported food choice: Familial resemblance in Swedish families with children of ages 7–17 years. *Appetite, 29*, 89–103.

Ivascu, N. S., Sarnaik, S., McCrae, J., Whitten-Shurney, W., Thomas, R., & Bond, S. (2001). Characterization of pica prevalence among patients with sickle cell disease. *Archives of Pediatrics and Adolescent Medicine, 155*(11), 1243–1247.

Jacobsen, J. L., & Snowdon, C. T. (1976). Increased lead ingestion in calcium deficient monkeys. *Nature , 162*, 51–52.

Johnson, N. E., & Tenuta, K. (1979). Diets and lead blood levels of children who practice pica. *Environmental Research, 18*, 369–376.

Kalat, J. W., & Rozin, P. (1973). "Learned safety" as a mechanism in long delay taste aversion learning in rats. *Journal of Comparative and Physiological Psychology, 83*, 198–207.

Kern, L., & Marder, T. J. (1996). A comparison of simultaneous and delayed reinforcement as treatments for food selectivity. *Journal of Applied Behavior Analysis, 29*(2), 243–246.

Kim, U., Jorgenson, E., Coon, H., Leppert, M., Risch, N., & Drayna, D. (2003). Positional cloning of the human quantitative trait locus underlying taste sensitivity to phenylthiocarbamide. *Science, 299*, 1221–1225

Kotler, L. A., Cohen, P., Davies, M., Pine, D.S., & Walsh, B.T. (2001). Longitudinal relationships between childhood, adolescent, and adult eating disorders. *Journal of the American Academy of Child Adolescent Psychiatry, 40*(12), 1434–1440.

Lindberg, L., Bohlin, G., Hagekull, B., & Thunstroem, M. (1994). Early food refusal: Infant and family characteristics. *Infant Mental Health Journal, 15*(3), 262.

Logue, A. W., Ophir, I., & Strauss, K. (1981). The acquisition of taste aversions in humans. *Behaviour Research and Therapy, 19*, 319–333.

Lourie, R. S. (1977). Pica and lead poisoning. *American Journal of Orthopsychiatry, 41*, 697–699.

Madden, N. A., Russo, D. C., & Michael, F. C. (1980). Environmental influences on mouthing in children with lead intoxication. *Journal of Pediatric Psychology, 5*, 207–216.

Mahler, M. S., Pine, F., & Bergman, A. (1975). *The psychological birth of the human infant.* New York: Basic Books.

Marchi, M., & Cohen, P. (1990). Early childhood eating behaviors and adolescent eating disorders. *Journal of the American Academy of Child and Adolescent Psychiatry, 29*, 112–117.

McAdam, D. B., Sherman, J. A., Sheldon, J. B., & Napolitano, D. A. (2004). Behavioral interventions to reduce the pica of persons with developmental disabilities. *Behavior Modification, 28*(1), 45–72.

McNally, R. J. (1994). Choking phobia: A review of the literature. *Comprehensive Psychiatry, 35*, 83–89.

Mihailidou, H., Galanakis, E., Paspalaki, P., Borgia, P., & Mantzouranis, E. (2002). Pica and the elephant's ear. *Journal of Child Neurology, 17*(11), 855–856.

Millican, F. K., Dublin, C. C., & Lourie, R. S. (1979). Pica. In J. D. Noshpitz (Ed.), *Basic handbook of child psychiatry: Vol. II. Disturbances in development* (pp. 660–666). New York: Basic Books.

Millican, F. K., Layman, E. M., Lourie, R. S., Takahashi, L. Y., & Dublin, C. C. (1962). The prevalence of ingestion and mouthing of nonedible substances by children. *Clinical Proceedings: Children's Hospital, Washington, DC, 18*, 207–214.

Morton, C. C., Cantor, R. M., Cory, L. A., & Nance, W. E. (1981). A genetic analysis of taste threshold for phenylthiocarbamide. *Acta Geneticae Medicae et Gemellologiae (Roma), 30*, 51–57.

Olson, J. M., Boehnke, M., Neiswanger, K., Roche, A. F., & Siervogel, R. M. (1989). Alternative genetic models for the inheritance of the phenylthiocarbamide (PTC) taste deficiency. *Genetic Epidemiology, 6*(3), 423–434.

Pliner, P., & Lowen, E. R. (1997). Temperament and food neophobia in children and their mothers. *Appetite, 28*(3), 239–254.

Reif, S., Beler, B., Villa, Y., & Spirer, Z. (1995). Long-term follow-up and outcome of infants with non-organic failure to thrive. *Israel Journal of Medical Sciences, 31*(8), 483–489.

Robinson, B. A., Tolan, W., & Golding-Beecher, O. (1990). Childhood pica. Some aspects of the clinical profile in Manchester, Jamaica. *West Indian Medical Journal, 39*, 20–26.

Rydell, A. M., Dahl, M., & Sundelin, C. (1995). Characteristics of school children who are choosy eaters. *Journal of Genetic Psychology, 156*(2), 217–229.

Sayetta, R. B. (1986). Pica: An overview. *American Family Physician, 33*, 181–185.

Shore, B. A., Babbitt, R. L., Williams, K. E., Coe, D. A., & Snyder, A. (1998). Use of texture fading in the treatment of food selectivity. *Journal of Applied Behavior Analysis, 31*(4), 621–633.

Singer, L. T., Ambuel, B., Wade, S., & Jaffe, A. C. (1992). Cognitive-behavioral treatment of health-impairing food phobias in children. *Journal of American Academy of Child and Adolescent Psychiatry, 31*(5), 847–852.

Singhi, N. N., & Bakker, L. W. (1984). Suppression of pica by overcorrection and physical restraint: A comparative analysis. *Journal of Autism and Developmental Disorders, 14*, 331–341.

Singhi, P., & Singhi, S. (1982). Pica type of "nonfood articles" eaten by Ajmer children and their significance. *Indian Journal of Pediatrics, 49*, 681–684.

Singhi, S., Ravishanker, R., Singhi, P., & Nath, R. (2003). Low plasma zinc and iron in pica. *Indian Journal of Pediatrics, 70*(2), 139–143.

Singhi, S., Singhi, P., & Adwani, G. B. (1981). Role of psychosocial stress in the case of pica. *Clinical Pediatrics, 20*, 783–785.

Skinner, J. D., Carruth, B. R., Bounds, B., & Ziegler, P. J. (2002). Children's food preferences: A longitudinal analysis. *Journal of the American Dietetic Association, 102*(11), 1638–1647.

Task Force on Research Diagnostic Criteria: Infancy and Preschool. (2003). Research diagnostic criteria for infants and preschool children: The process and empirical support. *Journal of the American Academy of Child and Adolescent Psychiatry, 42*(12), 1504–1512.

Tepper, B. J. (1998). 6-n-propylthiouracil: A genetic marker for taste, with implications for food preference and dietary habits. *American Journal of Human Genetics, 63*, 1271–1276.

Tepper, B. J., & Nurse, R. J. (1997). Fat perception is related to PROP taster status. *Physiology and Behavior, 61*, 949–954.

Timimi, S., Douglas, J., & Tsiftsopoulou, K. (1997). Selective eaters: A retrospective case note study. *Child: Care, Health and Development, 23*(3), 265–278.

Vermeer, D. E., & Frate, D. A. (1979). Geophagia in rural Mississippi: Environmental and cultural contexts and nutritional implications. *American Journal of Clinical Nutrition, 32*, 2129–2135.

Waterlow, J. C., Buzina, R., Keller, W., Lan, J. M., Nichaman, M. Z., & Tanner, J. M. (1977). The presentation and use of height and weight data for comparing the nutritional status of groups of children under the age of 10 years. *Bulletin of the World Health Organization, 55*, 489–498.

Watkins, B., & Lask, B. (2002). Eating disorders in school-aged children. *Child and Adolescent Psychiatric Clinics of North America, 11*(2), 185–199.

Whissell-Buechy, D. (1990). Effects of age and sex on taste sensitivity to phenylthiocarbamide (PTC) in the Berkeley Guidance sample. *Chemical Senses, 15*, 39–57

Woods, S. C., & Wessinger, R. S. (1970). Pagophasia in the albino rat. *Science, 169*, 1334–1336.

第7章
焦慮症

Helen Link Egger、Adrian Angold　著

　　焦慮是孩童最常見及失能的精神問題（Costello, Egger, & Angold, 2004）。目前已有對年紀較大孩童有效的精神藥物與心理治療介入（Ollendick & March, 2004），若年輕孩童有類似的症狀、障礙與預後，這些介入亦可施行於這些年輕孩童身上，且可能對他們有潛在的幫助。然而，值得注意的是，少數臨床或流行病學研究亦檢視學齡前孩童臨床上顯著的焦慮症狀、障礙的特徵與盛行率。且從治療與正常發展的觀點進行部分年輕孩童的焦慮與恐懼研究，且著重於臨床而非精神症狀與障礙。本章回顧學齡前孩童焦慮症狀與障礙的手法及分類、學齡前焦慮症相關徵象與盛行率、學齡前焦慮症的評估及其治療。

學齡前孩童焦慮症狀與障礙的分類

學齡前階段的恐懼與焦慮

　　從發展精神病學與治療研究的觀點來看，在年輕孩童的焦慮與恐懼一般已將其視為正常的發展階段，或在一群孩童中，被視為會增加孩童在孩

童晚期或成人期發展成焦慮症風險的一種氣質風格。

　　大部分的嬰兒在發展上會出現對陌生人有一定程度的害伯，並且於六到十二個月大時，當他們與主要照顧者分離時會表現得緊張，這些恐懼在九到十三個月大時達到顛峰，並且大部分的孩子在三十個月時漸漸降低（Marks, 1987; Warren & Sroufe, 2004）。陌生人焦慮與分離焦慮兩者都為嬰兒對由危險不熟悉的成人與獨處所引起的危險的適應性反應進展階段。對大部分的孩童而言，這些焦慮可以分類為一種障礙的症狀，因為它們反應孩子對主要照顧者的依附與區辨親愛的人與陌生人的能力。這些焦慮與恐懼反應是暫時且不會使孩童的認知、社交或情緒發展出軌。

　　一般社會孩童的早期發展研究（e.g., Macfarlane, Allen, & Honzik, 1954; Richman et al., 1974; Earls, 1980; Richman, Stevenson, & Graham, 1982）也顯示，特定的恐懼包括害怕動物與害怕黑暗皆常見於年輕孩童，二到六歲為盛行率顛峰（回顧 Marks, 1987; Warren & Sroufe, 2004）。在 Macfarlane 及其同事（1954）的縱向研究，評估 252 位從十八個月至十四歲的孩童，三歲的孩童有 62% 有特定恐懼，這些比率相較於其他年齡為最高。兩項學齡前最常見的恐懼為害怕狗與怕黑。五歲時，女孩的恐懼與易怒、情緒不穩、發怒、膽怯與過度依賴有關，而在男孩只與消極論有關。於 1970 年代兩項一般社會學齡前的研究，9-14% 的父母表示，他們三歲大的孩子「常常」心存恐懼（Richman et al., 1974; Earls, 1980）。相較於 Earls 的研究有7.9%（N=100），Richman 的研究中（N=705）2.6% 的父母指出他們的孩子常常擔憂。在這三個研究中，說明三歲女孩較男孩有更多的恐懼〔25.5% vs. 3.7% in Earls study; 17.2% vs. 8.0% in the Richman et al. (1974) study; 67% vs. 56% in the Macfarlane et al. (1954) study〕。

　　對於子集中的孩童，害怕陌生人與新奇的情境是較為極端的。大約15% 的年輕孩童表現密集與持續的恐懼、害羞與社交退縮，用以回應不熟悉的人、情境或物件。這些孩童被說成「行為的抑制」（behaviorally inhibited）（Biederman et al., 1993; Fox et al., 2001; Hirshfeld et al., 1992; Kagan & Snidman, 1991）。行為抑制的嬰兒與學齡前孩童對新奇事物呈現特徵性模式生理反應（心率高、心率變化低、早晨可體松基準線高、眨眼反應提

高；Calkins, Fox, & Marshall, 1996; Fox et al., 2001; Kagan, Reznick, & Snidman, 1987）並且較有可能發展為焦慮症，特別是社交恐懼症，而於兒童期晚期或青少年期，或有一級親屬患有焦慮症（Hirshfeld et al., 1992; Schwartz, 1999; Rosenbaum, Biederman, Hirshfeld, Bolduc, & Chaloff, 1991; Rosenbaum et al., 1991, 1992; Kagan & Snidman, 1999; Biederman et al., 1993）。面對新奇而非熟悉面孔時，相較於具抑制能力的成人，杏仁核具有較明顯的功能性核磁共振信號反應（Schwartz, Wright, Shin, Kagan, & Rauch, 2003）。

　　一般而言，已發現氣質特徵是許多疾病的危險因子，包括那些出現行為抑制的孩童在內。然而，包括極端發展性證實焦慮表現在內，也可能這些氣質性特徵代表焦慮症本身的早期出現。最近有研究者與臨床者開始探討是否有可能確認學齡前孩童的臨床顯著焦慮，且確認焦慮症狀與相關症狀的群集，以使我們可以確認為焦慮症。

學齡前焦慮症與臨床顯著焦慮症狀

　　我們回顧三個定義手法，並分類臨床回顧三個定義手法及分類學齡前孩童臨床顯著焦慮：(1)在檢核表取得症狀計數上，使用「臨床顯著」的斷點；(2) DSM-IV；以及(3)診斷分類 0-3（DC: 0-3）。在兒童精神文獻上，關於兒童精神病理學是否為「向度性」（dimensional），亦即臨床顯著問題代表著連續性的極致末端；或為「類別性」（categorical），亦即個體是否達到特定的疾病標準，長期以來爭議不斷（Sonuga-Barke, 1998; Pickles & Angold, 2003; Achenbach, 1991; Arend, Lavigne, Rosenbaum, Binns, & Christoffel, 1996）。這裡所列的第一個手法為向度性，而以下兩者是診斷性分類定義焦慮症的種類。很明確的是，區辨年輕孩童發展上正常性焦慮、時間變異與臨床上顯著焦慮的挑戰增加，因為在學齡前時期，焦慮與恐懼似乎是連續的，依據嚴重度等級、持續性與障礙具有階段性變化。另一方面，臨床評估與介入需要臨床醫師決定孩童是否診斷或不診斷。所以不論這是否包括根據向度上測量斷點或應用診斷標準定義「病症」，這是類型性的決定。從醫學觀點來看，此決定稱為下診斷。Echoing Pickles 和 Angold 在

其文章中的這個主題上，我們同意核心問題並非焦慮症症候學在學齡前是否被最佳概念化為數量化或類型化，而是「在什麼情境下」（Pickles & Angold, 2003, p. 529），從向度上與類型上的觀點測量並且定義臨床上的顯著焦慮是有用的。

檢核表所定義在症狀計數上的「臨床上顯著」斷點

廣泛性焦慮向度（broad anxiety dimensions）

在部分一些學齡前孩童情緒與行為問題的研究中，使用廣泛變異長度與內容的檢核表，有不同的消息提供者（父母、學齡前教師），其情緒（內向性）與行為（外向性）症狀間的廣泛區別已持續發生（Crowther, Bond, & Rolf, 1981; Behar & Stringfield, 1974; Richman et al., 1982; McGuire & Richman, 1986; Koot & Verhulst, 1991; Koot, van den Oord, Verhulst, & Boomsma, 1997; Achenbach & Rescorla, 2000; Achenbach, Edelbrock, & Howell, 1987; van den Oord, Koot, Boomsma, Verhulst, & Orlebeke, 1995）。雖然設法取得兩個以上的因子極少有一致性的結果，可以典型地看出至少有一個因子代表某些恐懼—焦慮—退縮的混合。例如：在 Achenbach 及其同事（1987）使用幼童行為測試量表（CBCL 1½-5）研究 500 位非轉介學齡前兒童，有 17% 的兒童在內向性量表的臨床範圍內、8% 兒童在焦慮—憂鬱症狀的臨床範圍內，而有 8% 在 DSM 取向量表的焦慮問題的臨床範圍內，因此認為臨床上顯著的焦慮症狀在學齡前兒童很常見（Achenbach & Rescorla, 2000）。幼童行為測試量表（CBCL 2-3）在臨床（N=426）、社區（N=469）以及雙胞胎（N=1,306 雙胞胎）等二到三歲大的孩童樣本的研究中，Koot 及其同事（1997）發現一項焦慮因子，完全不同於退縮—憂鬱因子，但臨床上顯著的斷點在這些資料中並未報告。

焦慮症狀次型態的實證

也有一些研究使用，反應 DSM-IV 診斷分類之症狀向度的檢核測驗，以檢視學齡前焦慮是否可與大小孩的焦慮疾患一樣進行分類；或學齡前焦慮是否較適合視為單一焦慮向度，例如CBCL。Spencer 及其同事（2001）

依據母親在學齡前焦慮量表（Preschool Anxiety Scale, PAS）28 個項目的報告，評估 755 位澳洲學齡前孩童前往托兒所或幼稚園的焦慮。確證的因素分析發現，學齡前焦慮症可分為五項類似 DSM-IV 之焦慮次型態的因子：分離焦慮症（separation anxiety disorder, SAD）、社交恐懼症、強迫症（obsessive-compulsive disorder, OCD）、廣泛性焦慮症（generalized anxiety disorder, GAD）以及特定恐懼症（此限於特定身體受傷之恐懼），建議用以區辨早期兒童期的焦慮。雖然社交恐懼症、強迫症與身體受傷恐懼似乎屬於不同向度，仍示意分離焦慮症與廣泛性焦慮症可能測量同樣或高度相似的向度（Spencer, Rapee, McDonald, & Ingram, 2001）。且在男生與女生間沒有顯著差異。

　　一項包括 4,546 位四歲大孩童的研究，此研究中之特定種類的焦慮行為間類似的顯型與基因差異證據，也可套用在年輕孩童身上。一個十六項焦慮調查的確證因素分析，包括精神病學與氣質檢核表上的焦慮相關項目，確認有五項因子：一般苦惱、分離焦慮、恐懼、強迫症行為以及害羞抑制（Eley et al., 2003）。雖然這些因子都有關聯性，但其中仍有差異。有趣的是，一般苦惱、分離焦慮與恐懼以及害羞抑制間的關聯性大約為 .17 至 .28，研究認為焦慮症狀不同於行為抑制氣質。

　　在一個使用早期兒童期調查（Early Childhood Inventory-4, ECI），即由父母與老師完成參照 DSM-IV 評分量表，社區學齡前兒童（N=271）樣本的研究中，焦慮症症狀分組的比率如下：3.7% 男生與 2.3% 女生有廣泛性焦慮症；4.1% 男生與 3.9% 女生有分離焦慮症；2.2% 男生與 1.2% 女生有社交恐懼症。教師報告分離焦慮症的比率男生為 5.3%，女生為 4.7%（Gadow et al., 2001）。

　　雖然這些檢核表沒有含括足夠的症狀特徵（例如：頻率、期程、發作），可以使研究者或臨床醫師對生命每個熟悉的階段進行精神病學的診斷分類，但這些資料已經可以支持在學齡前期間存在的假設，臨床上顯著的焦慮可以為次型態模式類似於較大孩童確認的那些型態（e.g., March, Parker, Sullivan, Stalling, & Canners, 1997; Marisa, Mayer, Barbells, Tourney, & Bogie, 2001; Spencer, 1997）。

表 7.1 DSM-IV 焦慮疾患

DSM-IV 疾病	重要症狀	期間	損害／痛苦	孩童特定標準
分離焦慮症（SAD）	持續、發展性不適切行為的 8 個症狀中有 3 個	至少 4 週	導致臨床上顯著痛苦或障礙	• 通常疾患首先診斷於嬰兒期、幼童期或青少年期階段 • 必須開始於 18 歲以前 • 若發作於 6 歲以前為早發
選擇性緘默症	孩童雖然可以在其他情境說話，但在某些社交情境不與其他人談話	至少 1 個月	干擾教育就成或社交溝通	• 通常疾患首先診斷於嬰兒期、幼童期或青少年期階段
恐慌症有及無懼曠症	復發性恐慌症發作有及無伴隨懼曠症	由於恐慌症發作，至少有 1 個月的憂慮或其行為局面改變	無特定損傷持續	無
特定恐懼症	• 明顯、持續的不合理恐懼，受恐懼性刺激的預期與出現所暗示 • 每次暴露均一定會誘發立即性的焦慮反應	若此人年齡在 18 歲以下，持續期間至少 6 個月 對於成人無特定期間標準限制	引起臨床上顯著苦惱或損傷	• 在孩童方面，其焦慮可能藉由哭、發脾氣、態度冷淡或較黏人來表達 • 孩童不需要確認此恐懼為過度的或不合理的 • 若此人年齡為 18 歲以下，持續期間至少 6 個月

（續下表）

表 7.1 DSM-IV 焦慮疾患（續）

DSM-IV 疾病	重要症狀	期間	損害／痛苦	孩童特定標準
社交恐懼症	• 很明顯、持續對 1 個以上的社交情境感到恐懼，恐懼自己會丟臉或困窘 • 每次暴露均一定會誘發立即性的焦慮反應	若此人年齡為 18 歲以下，持續期間至少 6 個月 對於成人無特定期間標準限制	引起臨床上顯著苦惱或損傷	• 在孩童方面，必須有明顯與年齡相符和家人社交關係能力，以及此焦慮必須發生於較不熟悉的同儕或成人間 • 在孩童方面，焦慮感可能藉由哭、發脾氣、態度冷淡或較黏人來表達 • 孩童不需要確認此恐懼為過度的或不合理的 • 若此人年齡為 18 歲以下，持續期間至少 6 個月
強迫症（OCD）	強迫性的思考或強迫性的行為	無持續期間標準限制	引起明顯苦惱、是浪費時間的（每天消耗超過 1 小時），或引起損傷	孩童不需確認此強迫思考或強迫症行為是過度或不合理的
廣泛性焦慮症（GAD）	極端、難以控制焦慮與憂慮 6 個相關症狀出現 3 個	超過 6 個月以上	引起臨床上顯著苦惱與損傷	• 描述廣泛性焦慮感症包括 DSM-III-R 診斷孩童過度焦慮 • 在孩童方面，只需要 6 個相關症狀之一

註：創傷後壓力症候群以及急性壓力疾患，雖然都包括於「焦慮症」中，但在此不含括在內，因為會以獨立的章節討論（本書第八章）。另外，由一般醫療狀態以及物質誘發的焦慮疾患也不在此評論中。

DSM-IV

　　DSM- IV 剛開始並未注意學齡前孩童的情緒與行為問題，所以有許多關於年輕孩童焦慮症標準效度的問題。

　　表 7.1 列出 DSM-IV 焦慮症的次型態，明確說明 DSM 的四個向度，用以確認「臨床顯著」焦慮症狀與障礙：(1)描述者定義焦慮症的特徵；(2)此症狀持續時間的標準；(3)此症狀相關的苦惱或障礙；(4)症狀特定出現於孩童。在這裡，我們檢視這些孩童焦慮症的應用並評估他們如何解釋以及執行，以確認「臨床顯著」焦慮與學齡前焦慮症。

描述者定義焦慮症的特徵

　　如表 7.1 所示，DSM-IV（American Psychiatric Association, 2000）焦慮症使用各式各樣的形容詞描述臨床顯著焦慮：發展上不適當（分離焦慮症）、過度（分離焦慮症，廣泛性焦慮症）、明顯的（特定恐懼症、社交恐懼症）、持續的（分離焦慮症、特定恐懼症、社交恐懼症）、重複的（分離焦慮症）、難以控制的（廣泛性焦慮症），以及一再發生的（恐慌症、分離焦慮症）。這些描述性符號與焦慮症的強度（例如：顯著的）、頻率（例如：一再發生的），以及持續期間（例如：持續的）相關。並無其他指引可判定分離焦慮何時已不適切，持續性與暫時性焦慮的構成要素，或為何將廣泛性焦慮症的擔憂視為「難以控制」，但分離焦慮症的症狀則未如此（雖然或許「持續性」與「過度」等術語代表難以控制）。將這些標準轉譯為特定的情緒及行為表現所面臨的挑戰，並非幼童所專有。然而，較大孩童與成人在描述其內在經驗與情緒上有較佳的信度，而年輕孩童，特別是那些四歲以下的兒童，通常沒有認知、口語或情感能力可以描述自身的焦慮。那麼焦慮的評估便取決於年輕孩童的情感狀態的描述：(1)依據孩童行為與顯露的苦惱；以及(2)主要依據成人的報告（例如：父母、老師／日間提供照顧者）或觀察性評估（例如：實驗室、在家或學校／日托中心的結構性觀察）。這變成確認症狀的特別問題，如廣泛性焦慮症的擔憂或強迫症的強迫思考。很少直接評估年輕孩童的精神病理學症狀與內在經驗，包括焦慮情感與特定恐懼或擔憂〔e.g., the Berkeley Puppet Interview

(Ablow & Measelle, 1993; Ablow et al., 1999; Measelle, Ablow, Cowan, & Cowan, 1998) and the MacArthur Narrative Story Stems (Warren, 2003; Robinson, Mantz-Simmons, MacFie, & MacArthur Narrative Working Group, 1996)〕，顯示在四歲以下的兒童可能沒有信度。

焦慮症的病程標準

每種焦慮症的持續期間都有很大的變化，例如：分離焦慮症與選擇性自閉症其症狀至少需要持續一個月，而廣泛性焦慮症、特定恐懼症以及社交恐懼症，雖然在超過十八歲的患者身上沒有標準的病症持續時間限制，但在孩童必須持續至少六個月。強迫症也沒有包括病程標準。自幼童期直至學齡前階段，預期的縱向資料在焦慮症狀上需要檢測這些病程是否對年輕孩童而言是合適的。

與苦惱或障礙有關的症狀

分離焦慮症、特定恐懼症、社交恐懼症、廣泛性焦慮症以及強迫症的DSM-IV標準，特指症狀必須引起臨床顯著苦惱或障礙（American Psychiatric Association, 2000）。因為此焦慮症狀被定義與描述為苦惱，此意即診斷焦慮症並不需要顯示障礙。選擇性緘默是唯一具有障礙標準（拒絕講話必須導致教育功能或社交溝通的障礙）的焦慮症。然而，因為分離焦慮症、陌生人焦慮症以及特定恐懼症在學步─學齡前階段達到顛峰，因此，我們認為年輕孩童身上的分離焦慮症、特定恐懼症或社交恐懼症應該與「臨床顯著」的障礙有關，且應視為疾病。至於廣泛性焦慮症、強迫症以及恐慌症並非發展上的正常情況，因此我們不建議改變現有的DSM-IV標準而要求需要顯示障礙。很顯然地，需要有更多實證證據以決定這些建議合適與否；然而，在此點上，這些建議對臨床有意義且似乎有表面效度。

其他影響所有學齡前孩童的障礙，但非特定與焦慮症有關的困難議題，應以前面提及的標準為基礎，即如何定義學齡前孩童的障礙。DSM-IV特指障礙發生於社交、職業、學業或「其他重要功能領域」（American Psychiatric Association, 2000）。因為並非所有的學齡前孩童皆到日間照顧中心或學前幼稚園，障礙可能只有顯示於家中環境或與孩童主要照顧者有關的

情境。再者，父母可能限制焦慮的學齡前孩童暴露於誘導焦慮的情境中，例如：分離焦慮症孩童的日間照顧或生日派對或其他社交事件，或顯著修改家庭慣例以容忍孩童的焦慮（例如：因為分離恐懼或害怕黑暗，而讓孩童在父母床上睡覺，延長早晨的例行活動，以適應強迫症孩童的儀式性行為）。與較大的孩童相較，學齡前孩童較依賴照顧者，且對自身活動與關係的掌控性低，因此我們建議依據下面兩個領域加以評估：(1)孩子們的焦慮對其功能與認知、社交以及情緒發展的衝擊；(2)孩子們的焦慮對父母與家庭功能的衝擊（例如：父母因為孩子太害怕到幼稚園而無法工作，或者父母因為孩子的焦慮苦惱，不能將孩子留給保母）。

孩子特有的症狀

　　DSM-IV並未企圖定義焦慮症在孩童中特有的層面；然而，其標準適用於 0 至 18 歲的孩童，此一發展範圍廣泛的層級！儘管事實上焦慮症常常發生於兒童期（Costello, Egger, & Angold, 2005），但依據 DSM-IV 的標準，焦慮症中只有兩項通常會在第一次診斷於嬰兒期、幼童期或成人期的障礙，而其他焦慮症都包括於焦慮障礙的段落中。表 7.1 最後一欄列舉對孩童的修正提議。我們可以在特定恐懼症及社交恐懼症標準中發現，孩童可能會以叫喊發脾氣、態度冷淡或執著來表達焦慮，而大部分對學齡前孩童有效的抑制方式為警告。但我們不清楚的是，增加的病程標準（孩童為六個月，成人無病程標準）是否為區辨正常害怕與陌生人焦慮、社交緘默的正確區隔點（cut point），或降低的廣泛性焦慮症症狀要求是否對學齡前或較大孩童皆合適。

　　為回應對年輕孩童、嬰兒以及學齡前心智健康研究者診斷精神疾患而言，具發展性的合適標準之需求，由美國兒童與青少年精神病學會贊助，提出了修正後使用於學齡前孩童的 DSM 診斷標準（Task Force on Research Diagnostic Criteria, 2003）。目的在於定義發展性合適標準，以便促進進一步研究學齡前孩童精神疾病的診斷效度。然而，研究診斷標準──學齡前年齡階段（Research Diagnostic Criteria － Preschool Age, RDC-PA）焦慮症的建議，反映出有關學齡前疾病的疾病分類學實證性證據之不足。雖然

Scheeringa 已在本書第八章對創傷後壓力症候群（PTSD）提出重大的修正，但對 SAD 提出的修正並不大，僅增添章節詳述 SAD 症狀在那些表達恐懼之能力有所侷限之幼童中的表現方式（Task Force on Research Diagnostic Criteria, 2003）。對於特定恐懼症（specific phobia）並未提出修正，也未提及社交恐懼症、恐慌症、GAD 和 OCD，因為「目前累積的實證資料尚不足以證明和／或引導是否需要或如何修正這些觀點」（Task Force on Research Diagnostic Criteria, 2003, p. 12）。因為有待更多的研究驗證，本書已將「抑制／規避障礙」的新疾病標準納入附錄中，但迄今仍未有足夠的資料，支持此為一種新疾病。因此，鑑於 RDC-PA 提供某些初步指引，企圖評估有焦慮症症狀的學齡前孩童的醫師們（以及研究者）需要更多特定的指引以了解如何在學齡前孩童上應用 DSM-IV 命名法。

診斷分類：0-3

　　診斷分類：0-3（DC:0-3）主要是定義影響嬰兒與幼童的心理健康問題（Zero to Three, 1994, 2005）。此診斷分類：0-3 包括 DSM-IV 診斷的非主流版本（alternative version）（例如：焦慮症與憂鬱症）以及新診斷分類（例如：調節障礙）兩者。少數研究已經開始對此診斷手法進行研究（Boris, Zeanah, Larrien, Scheeringa, & Heller, 1998; Reams, 1999; Scheeringa, Zeanah, Drell, & Larrien, 1995; Thomas & Clark, 1998）。儘管缺乏足夠的效度，診斷分類：0-3 仍舊被廣泛地使用於各種服務的環境中，例如：常常在公共基金會機構中使用。診斷分類：0-3 修正版（DC:0-3R）合併最近 10 年的研究結果以及發表於 2005 年的操作型原始診斷分類：0-3 標準。雖然診斷分類：0-3 提供少數焦慮症的標準，但診斷分類：0-3 修正版則是基於 DSM-IV 標準定義特定焦慮症，但修正使用於年輕孩童身上的部分。例如：企圖定義發展性預期焦慮或恐懼以及發展性不適切與過度焦慮間的差異，診斷分類：0-3 修正版定義一般標準必須符合年輕孩童焦慮或恐懼被視為焦慮症的可能症狀：必須(1)引起孩童苦惱或導致逃避與焦慮或恐懼有關的活動或情境；(2)發生於兩個以上的日常生活活動中，或兩個以上的關係上；(3)為非控制性，並至少有一段時間；(4)持續至少兩週（注意某些疾患

的症狀發生期間可能超過兩週）；以及(5)損害孩童或家庭的功能及孩童的預期發展（Zero to Three, 2005）。雖然沒有針對這些特定性效度的研究，但某種程度上仍對臨床具有意義，也能提供醫師評估年輕孩童具有焦慮相關症狀的指引。

焦慮症的盛行率

臨床研究

已經有少數學齡前孩童焦慮症的研究。在一篇 1987 年的論文中，Wolfson、Fields 和 Rose（1987）比較 27 位學齡前被診斷為 DSM-III 焦慮症〔過度焦慮症（overanxious disorder, OAD）、分離焦慮症、迴避障礙以及伴隨焦慮或混合情緒特徵的適應障礙〕的孩童，使用臨床醫治手法診斷 20 位沒有焦慮症的社區孩童。他們發現，學齡前焦慮症孩童在評分量表中，有較高比例有情緒與行為症狀，並且與成人以及同儕的社交關係較差，並且在氣質測量上有高的負向情緒、低適應性以及分心。在學齡前至心理健康專門醫師看診的研究（Frankel, Boyum, & Harmon, 2004; Lee, 1987; Hooks, Mayes, & Volkmar, 1988; Luby & Morgan, 1997），整體而言焦慮症的比率分布為 4-10%。在 Wilens 及其同事（2002）研究臨床上轉介的學齡前（年齡二到六歲，平均年齡五歲）精神疾病理學模式，特定焦慮症的比率報告有 34% 為分離焦慮症、3% 為恐慌症、18% 為懼曠症、20% 為過度焦慮症、17% 為特定恐懼症以及 7% 為社交恐懼症，並且有 28% 的孩童有兩個以上的焦慮症。發作的平均年齡大約為 3.5 歲。

社區研究

一個非常小型的非臨床研究團體評估了 DSM 所定義年輕孩童焦慮症的盛行率。直到現在的學齡前階段精神疾病評估（Preschool Age Psychiatric Assessment, PAPA）再測性（Test-Retest）研究（PTRTS; Egger, Erkanli, Keeler, Potts, Walter, & Angold, in press; Angold, Egger, Erkanli, & Keeler, submitted for publication），只有四個研究可能幾乎是以社區為基礎來判斷學齡前孩童的 DSM 疾病盛行率。Earls 的研究（1982）是最早的，在美國瑪莎葡萄園島（Martha's Vineyard）所有三歲孩童的問卷中，使用臨床判斷遵循 DSM-III 對疾病的定義。十五年後，Keenan 研究其他小型族群，此次是以學齡孩童情緒障礙與精神分裂症量表（K-SADS）對貧困孩童所作的評量，用以發展較大年齡孩童的會談（Keenan, Shaw, Walsh, Delliquadri, & Giovannelli, 1997）。Lavigne 及其同事（1996）合併使用幼童行為測試量表（CBCL）、觀察評估以及適應行為測量以進行小兒主要照顧環境中學齡前孩童的臨床一致診斷。Briggs-Gowan 及其同事評估在主要照顧環境中孩童代表性的樣本，516 位年齡四到六歲的孩童，使用未修改版本的兒童診斷會談量表（Diagnostic Interview Schedule for Children, DISC, 1999）（Briggs-Gowan, Horwitz, Schwab-Stone, Leventhal, & Leaf, 2000）。PTRTS 是唯一使用結構性診斷精神疾病會談（PAPA; Egger, Ascher, & Angold, 1999; Egger & Angold, 2004）的研究，主要是使用於年齡二到五歲孩童的父母。表 7.2 呈現學齡前精神疾病的研究中，在無精神疾病情境這五種焦慮症的盛行率（提供一個接近預期一般族群的比率）。

Lavigne 等人（1996）研究報告比其他任何研究都還要低的焦慮症比率。雖然這些低比率的理由仍然未知，但有可能是因為使用非結構化評估導致焦慮症計算不足，或因為 45% 回覆率所導致的徵收對象偏差。

PTRTS 是唯一一個呈現學齡前孩童特定焦慮症相關特徵資料的研究。焦慮症的盛行率如表 7.2。對於焦慮症或特定焦慮症沒有顯著的性別差異。四到五歲的孩童明顯較有可能比兩、三歲的孩童有任何焦慮障礙〔11.9 vs. 7.7%; odds ration (OR)=1.4 (1.1, 1.9); p=.02〕或創傷後壓力症候群〔1.3 vs. 0%; odds ratio (OR)=2.5 (1.1, 5.8); p=.03〕。美籍非裔孩童比非美籍非裔孩童較少可能符合任何焦慮症〔6.4 vs. 14.0%; OR=0.4 (0.2, 0.9); p=.02〕或社交恐懼症〔0.6 vs. 4.3%; OR=0.1 (0.0, 0.6); p=.005〕標準。

表 7.2 社區研究中，學齡前孩童焦慮症之盛行率

研究及年份	測量／診斷標準	年齡	N	焦慮疾患	SAD	GAD	OAD	特殊恐懼症	社交恐懼症	選擇性緘默症
Lavigne et al. (1996)	臨床共識 DSM-III-R	2 至 5 歲	510	NR	0.5%	NR	NR	0.6%	0.7%	NR
Keenan et al. (1997)	修改版 K-SADS DSM-III-R	5 歲	104	NR	11.5%	NR	NR	4.6%	2.3%	NR
Earls (1982)	問卷以及臨床會談 DSM-III	3 歲	100	NR	5%	NR	NR	0	2%	NR
Briggs-Gowan et al. (2000)	DISC DSM-III-R	4 至 6 歲	516（得自總樣本數 1,060）	6.1%	3.6%	NR	0.5%	3.7%	NR	NR
Angold et al. (submitted)	PAPA DSM-IV	2 至 5 歲	307（資料加權回溯至 1,073 個篩選族群）	9.5%	2.4%	6.5%	0	2.3%	2.2%	0.6%

註：DISC，孩童診斷會談量表（Diagnostic Interview Schedule for Children）；GAD，廣泛性焦慮症；K-SADS，學齡孩童情緒障礙與精神分裂症量表；NR，未報告；OAD，過度焦慮症；PAPA，學齡前階段精神疾病評估；SAD，分離焦慮症。

　　表 7.3 顯示在 PTRTS 研究中患有特定焦慮學齡前兒童的共病模式與比率（Angold, Egger, Erklani, & Keeler, unpublished）。患有一項焦慮症的兒童很明顯較有可能併發其他焦慮症。大約三分之一（29%）患有焦慮症的孩童也符合憂鬱症、ADHD、對立性反抗疾患、行為疾患或憂鬱症的標準。

　　在 PTRTS 中，患有焦慮症的學齡前孩童比沒有此症的孩童有顯著較多的障礙〔OR=9.3 (4.2, 2.1); p<.0001〕。在障礙量表中（範圍 0 至 30），患焦慮症的孩童平均分數為 7.6，相較於沒有此症的孩童為 0.9。每一個疾病的平均分數如下：分離焦慮症，13.6；廣泛性焦慮症，7.7；社交恐懼症，10.6；特定恐懼症，12.4；選擇性緘默，8.4；以及創傷後壓力症候群，14.3。患有焦慮症學齡前孩童的父母，有 61% 覺得孩子有困難並且需要協助。不論障礙的程度如何，只有 9.9% 患有焦慮症學齡前兒童被轉介作心理健康評估。

表 7.3　PTRTS 學齡前焦慮症的併發症

疾患	單純疾患（%）	共病[a]（%）	控制與這些疾患相關的併發症
分離焦慮症	21	79	憂鬱症、社交恐懼症、創傷後壓力症候群（和 ADHD 呈負相關）
廣泛性焦慮症	47	53	ADHD、分離焦慮症、創傷後壓力症候群
社交恐懼症	45	55	分離焦慮症、特定恐懼症
特定恐懼症	0	100	憂鬱症、社交恐懼症、創傷後壓力症候群（和 ADHD 呈負相關）
創傷後壓力症候群	15	85	—
選擇性緘默	41	59	憂鬱症

[a] 其他焦慮疾患併發症、憂鬱症、對立性反抗疾患、行為疾患，或 ADHD、PTRTS、學齡前階段精神疾病評估再測研究。

　　這些結果顯示，特定焦慮症可在學齡前孩童中被診斷出來，並且這些疾病顯示有高併發率以及顯著的心理社會障礙。進一步的研究使用多重模式、多提供者評估焦慮症狀以及疾患，並且需要縱向設計以進一步描述早期發作焦慮症的盛行率、特徵，以及臨床意涵。

學齡前孩童罹患焦慮症相關之風險因子

　　年紀較大孩童罹患焦慮症的研究已經定義各式各樣想像的風險因子，或與兒童期焦慮症（參見 Merikangas, Avenevoli, Dierker, & Grillon, 1999）相關的弱點。與幼童期焦慮症相關的想像性風險因子包括年齡、性別、社經地位、注意力偏差、高生活壓力、父母教養行為，包括情緒過度涉入、支持孩童迴避行為，以及高度嫌惡與控制的教養策略（包括苛求、侵入及處罰），特別是當與低熱情或普遍負向情感連結時；不安全感或抵抗嬰兒的依附；氣質因素，包括行為抑制、焦慮敏感度以及害怕；與自主調節有關的精神生理功能（包括二氧化碳敏感度、脈搏、呼吸速率及膚電反應）；性虐待；生理疾病；低學業成就；家庭分裂與不和諧；以及憂鬱症或焦慮症或酗酒的家庭史（Angold, Costello, & Worthman, 1999; Angold, Worthman, & Costello, 2003; Beidel & Turner, 1997; Biederman, Rosenbaum,, Bolduc, Faraone, & Hirshfeld, 1991; Dadds & Roth, 2001; Eaves et al., 1997; Eley et al., 2003; Goodyer, 1990a, 1990b, 1996, 1999; Goodyer, Ashby, Altham, Vize, & Ashby, 1993; Goodyer, Herbert, Tamplin, Secher, & Pearson, 1997; Goodyer, Kolvin, & Gatzanis, 1985, 1987; Goodyer, Wright, & Altham, 1990; Hirshfeld, Biederman, Brody, Faraone, & Rosenbaum, 1997; Hirshfield et al., 2003; Last, Hersen, Kazden, Orvashel, & Perrin, 1991; Lewinsohn, Gotlib, & Seeley, 1995; Lewinsohn et al., 1994; Lewinsohn, Rohde, & Seeley, 1993, 1994, 1998; Merikangas et al., 1999; Merikangas, Dierker, & Szatmari, 1998; Monroe, Rohde, Seeley, & Lewinsohn, 1999; Nolen-Hoeksma & Girgus, 1994; Nolen-Hoeksma, Girgus, & Seligman, 1992; Silberg, Noale, Rutter, & Eaves, 2001; Thapar & McGuffin, 1995; Topolski et al., 1997, 1999; Turner et al., 1987; Warren, Huston, Egeland, & Sroufe, 1997; Warren, Schmitz, & Emde, 1999; Warren & Sroufe,

2004; Weissman, Leckman, Merikangas, Gammon, & Prusoff, 1984; Weissman, Warner, Wickramaratne, Moreau, & Olfson, 1997）。

　　已知缺乏診斷性量測及缺乏檢測特定學齡前焦慮症的研究，因此有關學齡前焦慮症的想像性風險因子我們所知甚少，這並不令人驚訝。學齡前孩童焦慮症狀特定模式的遺傳性已在Eley等人（2003）的大型學齡前雙胞胎研究中顯示，他們發現正常憂傷、分離焦慮以及恐懼因子間具有基因上的差異，例如：附加基因性、共享與非共享環境等對這些焦慮均有影響。另一方面，基因性影響可以解釋為何強迫症與害羞抑制的變異超過三分之二；至於另外的三分之一則是由於非共享環境的影響（Eley et al., 2003）。對於年輕孩童的研究已經發現行為抑制是具遺傳性的，與父母親的焦慮症相關，有生理伴隨性（交感神經的、心血管的以及可體松過度反應性的），並且是孩童與成人晚期焦慮症的一種風險因子（Hirshfeld et al., 1992, 1997, 2003; Biederman et al., 1993）。還需要進一步的研究了解關於學齡前焦慮症的風險因子。

學齡前焦慮症的評估

　　按照 RDC-PA 的建議，如同應用目前 DSM-IV 標準於學齡前孩童身上的模糊性與困難，我們為想嘗試要確認學齡前孩童「臨床性顯著」的焦慮之臨床醫師作了以下的建議（表 7.4）。這些指引已經被診斷分類：0-3 修正版（Zero to Three, 2005）採用。在此點上，我們建議醫師在 RDC-PA 條款建議的背景下，不是使用 DSM-IV 標準，就是使用診斷分類：0-3 修正版標準。然而這些參數與DSM-IV／診斷分類：0-3 修正版疾病分類可以反應我們目前的知識狀態，雖然這些分類是來自相對發展不足的研究基礎。鼓勵醫師對患有焦慮症的學齡前孩童的評估、診斷以及治療與演進的知識保持並列，因為我們可以期待在下一個十年對學齡前孩童有更多的了解。

表7.4 學齡前孩童與潛在臨床上顯著焦慮有關的徵象

焦慮症或恐懼應具有⋯⋯

- **苦惱**：引起此孩童苦惱、導致逃避與避免苦惱的焦慮或恐懼活動或情境。
- **廣泛性**：發生於 2 種以上的日常活動或存在於 2 種以上的關係間。至於特定恐懼症，包括社交恐懼症以及分離焦慮症，此恐懼刺激或情境必須幾乎總是引發一個立即性焦慮反應。
- **不可控制**：無法由孩童或成人的警告控制，至少有時如此。
- **持續的**：持續至少 2 週特定恐懼（持續期間可能更長——例如：廣泛性焦慮症，6 個月的持續期間）。
- **損傷**：損害孩童或家庭功能及孩童預期的發展。

　　表 7.5 提供一個有助於學齡前孩童全面性評估領域的概要。結構性心理測量學效度量測被建議使用於評估孩童領域（例如：孩童症狀學）以及父母領域（例如：父母焦慮）。這些測量可以在治療的整個療程中執行，以評估治療的成效。產生治療成效的經驗性資料是很重要的，特別是因為現今仍沒有學齡前焦慮症經驗上有效的治療。*Handbook of Infant, Toddler, and Preschool Mental Health Assessment*（DelCarmen-Wiggins & Carter, 2004）是有關學齡前心理健康症狀與障礙的評估，包括焦慮症，此測量是非常棒的資源。一篇 2004 年 Carter、Briggs-Gowan 以及 Davis 的論文，也提供有用的測量概要。美國精神醫學會的 *Handbook of Psychiatric Measures* 對於測量父母及病理學、功能以及父母壓力而言，是一項很好的資源（Task Force for the Handbook of Psychiatric Measures, 2000）。

　　CBCL 有十八個月至五歲的父母與教師版本，可以幫助確認學齡前孩童的不確定性焦慮，主要是來自於分離或一般焦慮，但無法提供足夠的症狀覆蓋範圍或特定性以形成診斷（Achenbach & Rescorla, 2000）。檢核表測量特別用來評估學齡前焦慮，如 PAS（Spence et al., 2001）、嬰兒與學齡前孩童恐懼調查清單（Fear Survey Schedule for Infants and Preschoolers）（Warren, 2004），以及抑制行為之嬰兒期—學齡前量表（Infant-Preschool Scale for Inhibited Behaviors）（Warren, 2004）已經建立，但在學齡前孩童焦慮症有關信度或效度，尚未有心理計量學資料。ECI為一個反應DSM症

表 7.5　學齡前孩童完整的精神評估

- 目前及過去情緒行為症狀史，包括頻率、持續期間、情境、發作、關係情境，以及正面症狀誘發點。
- 發展史，包括懷孕史、母親產前照護（例如：產前酒精、菸草或藥物的使用）、新生兒史，以及發展里程碑與延遲（例如：動作、語言）。
- 睡眠、餵食與進食，以及如廁史。
- 孩童的遊戲（例如：情境、享有什麼、遊戲種類）。
- 親子關係（例如：父母與孩童互動期間的影響，孩童對分離與重聚的反應，衝突／強制／打擾的程度）。
- 目前表達與接收語言能力、粗大動作與精細動作能力，以及適應性功能的認知與發展評估。
- 醫療史，包括鏈球菌感染史、耳朵感染、住院以及外傷醫療經驗。
- 藥物史，包括治療精神異常的藥物與其他藥物，如抗生素以及氣喘藥物（名稱、劑量、治療時間、不良反應副作用）。
- 實驗室檢查，若有必要的話（例如：鏈球菌抗生素可用以評估孩童的 PAN-DAS、甲狀腺功能）。
- 潛在壓力性生活事件史，包括主要創傷（例如：家人死亡、虐待、目睹暴力）與次要創傷（例如：兄弟的出生、改變日間照顧或學校）兩者，以及正在發生的壓力（例如：經濟艱困、父母生病）。
- 家庭結構與功能，包括紀律練習、身體處罰以及夫妻或成人關係功能。
- 日間照顧中心或學校經驗，包括環境型態、教師／孩童比例、在環境中時間長度、與教師／提供孩童照顧者間的關係，以及與同儕關係、改變日間照顧中心或學校的次數。
- 三代家庭有症狀／診斷／事件記錄的精神／物質濫用／犯罪史（理想上可蒐集家系圖）；治療，包括住院及出院介入；以及心理治療與藥物（名稱、劑量、任何不良副作用），包括焦慮症與憂鬱症的細節。
- 目前父母的精神症狀史，包括憂鬱、焦慮以及物質使用／濫用史。取得有關親生父母（若可能）以及孩童家中父母象徵（例如：繼父、祖母）。
- 目前及過去孩童家中，成人間及成人與孩童間的家庭暴力史。
- 評估由於症狀導致孩童於活動與關係的損傷。
- 孩童症狀對家庭功能的衝擊（例如：由於孩童的焦慮，父母不能留孩子與照顧者單獨相處）。
- 父母整體與受評估孩童間的壓力大小程度。

狀領域的檢核表，評估分離焦慮症、社交恐懼、廣泛性焦慮症以及強迫症的症狀，且在篩選年輕孩童的特定焦慮範圍上很有用（Gadow & Sprafkin, 1997, 2000; Gadow et al., 2001）。ECI 被用於年齡三到六歲的孩童身上，而且有父母與教師版本。研究需要進一步觀察焦慮量測，可使用多向度兒童焦慮量表（Multidimensional Anxiety Scale for Children, MASC），已建立使用於年紀較大孩童，亦可用於學齡前孩童（March et al., 1997）。

　　未來，評估學齡前精神病學症狀與障礙的結構式診斷會談，將為獲得學齡前孩童之全面性心理健康評估的最佳方式，但這些測量在臨床的使用上，還沒有足夠地「使用者友善化」（user-friendly）。學齡前階段精神疾病評估是目前唯一全面性的父母精神會談，可評估年齡二到五歲孩童的精神症狀與疾患（包括所有焦慮症），且具有證實的再測信度與效度（Egger, Erklani, Keeler, Potts, Walter, et al., in press）。ePAPA，一個執行於桌上型個人電腦的學齡前階段精神疾病評估的網路版本，可促進臨床環境學齡前階段精神疾病評估的使用。直接與年輕孩童談論有關其感受與經驗也是全面性評估一個重要部分，特別是針對情緒疾患。在大部分的臨床實務中，非結構式遊戲是用來了解孩童情緒的一種方法。已證實有兩種結構式的孩童會談，會明顯影響學齡前孩童的憂鬱情緒和焦慮評估。此柏克萊布偶會談（Berkeley Puppet Interview, BPI）是年齡四到八歲兒童的互動式會談（Ablow et al., 1999; Measelle et al., 1998）。會用兩個對自己描述相反敘述的相同玩偶（即：「我是一個悲傷的孩子」或「我不是一個悲傷的小孩」），用以評估孩童，接著詢問孩童：「你覺得自己如何？」此 BPI 的症狀量表提供孩子情緒與行為症狀的報告。麥克阿瑟故事起源評估模組（MacArthur Story-Stem Battery, MSSB）（Toth, Cicchetti, Macfie, & Emde, 1997; Macfie et al., 1999; Oppenheim, Emde, & Wamboldt, 1996; Oppenheim, Emde, & Warren, 1997; Oppenheim, Nir, Warren, & Emde, 1997; Petrill et al., 1998; Warren, Oppenheim, & Emde, 1996; Warren et al., 1999, 2000）曾運用於小至三歲的孩童中，包括一系列以樂高人偶進行角色扮演的故事開端。孩童使用樂高玩具，藉由呈現「接著發生什麼事」來完成故事。Warren 的敘述情緒編碼（Narrative Emotional Coding, NEC）（Warren et al., 2000）系統可用以評估

孩童的情緒規則、焦慮以及憂鬱。

治療

當一個焦慮的學齡前兒童及其家庭的全面心理評估已經執行，並且 DSM 或診斷分類：0-3 軸也完成時，應該針對每個問題領域發展治療計畫。對孩童的症狀必須明確定義並以介入計畫為目標。當然，一個全面的評估也可以確認兒童心理健康症狀學上的治療目標。例如：治療計畫可能包括轉介孩童進行語言或職能治療、建議父母自學校系統尋求個別教育計畫（individualized education plan, IEP）、轉介父母進行心理病理治療與評估，特別是焦慮以及憂鬱、對於父母關係間的衝突轉介婚姻治療，或建議降低父母壓力，包括暫緩由爺爺或保母提供照顧、規律運動，或其他主要照顧者自我照顧的機會。

尚未有治療方面的研究特別針對學齡前焦慮症孩童；至於年紀較大的孩童心理治療包括認知行為治療、家人處理訓練以及醫療，尤其選擇性血清素再回收抑制劑（SSRIs），如 Prozac，在青春期前的孩童與青少年身上治療特定焦慮顯示有效（詳細回顧心理社會以及藥物學治療孩童焦慮症的實證基礎，參見 Compton, Burns, Egger, & Robertson, 2002; Hibbs & Jensen, 2005; Ollendick & March, 2004）。少數這些研究包括小族群的四、五歲孩童，但不足以顯示在年輕孩童身上有特定的有效性或耐受性。然而，對於此年齡層孩童，整體缺乏對學齡前兒童的經驗性支持或證實有效的治療是獨特的，尤其是學齡前焦慮症。儘管缺乏數據來引導治療，照顧學齡前孩童的臨床醫師仍需要決定如何治療學齡前焦慮症孩童。我們預期對學齡前心理障礙的文獻在下一個十年能有所擴增，因此很重要的是，臨床醫師要具有評估新研究結果的方法以及能將其執行於臨床實務中。實證醫學（evidence-based medicine, EBM）是證實有用的方法。因實證醫學手法的要點以及實證精神實務工作的因素超出此文章範圍，但其優秀及實務回顧與教導的方法可於 Gray（2004）、Burns、Hoagwood 和 Lewis（2005），以及 Sackett、Straus、Richardson、Rosenberg 和 Haynes（2000）的文章中找到。

　　在對學齡前孩童執行介入時，我們建議使用結構、經驗性導向的手法以決定治療、心理社會或藥物學是否有效。往往當治療缺乏證據支持時，若症狀減輕，臨床醫師則會認為對病患的治療算成功。雖然可能出現治療的症狀減輕是因為介入的情形，但也可能是由於安慰劑效應，退回平均表現或一開始即欠缺問題評量的準確性。孩童的精神處遇史充斥著昂貴、長期的治療方法，但尚未證實療效。資料證實，從 1990 至 1995 年間，使用抗憂鬱劑的二至四歲孩童人數，成長 2.2 倍（Zito, Daniel, DosReis, Gardner, Boles, & Lynch, 2000），雖然缺乏研究證實這些藥物在此年齡層的療效，或這些藥物對大腦發展（與發展中孩童）的長期影響；此現象需加以重視，尤其是因為孩童的精神病處方藥物傾向於長時間使用（時常超過一年）。雖然常識告訴我們心理社會療法有較少的「副作用」或比精神病藥物有較低的相關致死率，但卻可明確地爭論，遊戲治療在出現和鏈球菌感染（PANDAS）有關之兒童自體免疫性神經精神疾病所誘發的 OCD 孩童中，比抗生素和發展修正CBT更具傷害性，因為可能會阻礙有效的治療方法。

　　因為缺乏有關治療以及有關治療潛在性風險的研究，我們相信治療學齡前焦慮症孩童的醫師在醫療與倫理的必要性下，於計畫、執行以及決定年輕孩童焦慮症治療的有效性研究上，會使用單一個案實驗設計。此手法的關鍵在於建立一個描述病患，他的症狀、功能以及生物與社會情境的合適基準線。在評估過程中建立基準線（A）。第二階段為治療。第一種形式的治療為 B，接續治療標籤為 C、D 等等。在樣本 A/B 設計中，執行一個評估與治療，而臨床醫師決定是否改變（進步、沒有改善或惡化）治療的目標可由 A 點至 B 點觀察。在一個 A/B/A 設計中，撤回治療來看看是否症狀回到基準線（例如：惡化）、情況維持相同或持續改善。若惡化，那麼臨床醫師可能決定重新治療；若持續改善但非常緩慢，那麼臨床醫師可能仍會決定重新治療。若沒有改變，那麼臨床醫師可能決定延長「不治療期」看看是否此改善是穩定或只是暫時。有關設計、執行與單一個案實驗設計的細節解釋可參考 Hayes、Barlow 和 Nelson-Gray（1999）所著的 *The Scientist Practitioner*。

　　此單病歷隨機試驗（*n*-of-1 trial）是單一個案實驗設計特有型態，其使用臨床試驗方法學以得到對個別病患藥物治療的效果。古典單病歷隨機試驗中，臨床醫師：(1)評估病患並決定症狀、徵象或其他表徵（例如：障礙）為治療標的；(2)定義一個活性治療劑量以及無活性安慰劑（藥師可以協助）、期間以及停止治療期的規則；(3)執行一系列治療期，此時活性與安慰劑治療的順序是隨機的，且病患、家屬與臨床醫師對治療順序皆未知（盲性）；(4)重複活性以及安慰劑治療配對，並密切注意對評估標的症狀的效果，直到臨床醫師與家屬決定揭示結果並決定證據是否確信活性治療是有效的，以及是否應該持續治療（Sackett et al., 2000）。

　　雖然這些手法相當不同於那些使用於許多心理健康實務的手法，但在缺乏合適治療研究引導臨床事物的情形下，這些手法提供了評估治療是否有效的一個以經驗為基礎、結構式的方法。這些方法也需要臨床醫師與家屬一同配合，真正參與作為共同研究者，以決定此孩童是否對治療有反應。透過臨床醫師與家屬間的合作，可以強化臨床結盟以及支持治療順從度。

結論

　　在摸索如何定義、評估與治療年輕孩童焦慮症的路上，我們走了很長一段路。因為我們預期臨床上顯著的學齡前焦慮症，如極端行為抑制，將增加孩童後期焦慮症、憂鬱症以及其他型態精神病理風險，我們希望本章陳明了焦慮症本身於學齡前期間就已經開始。年輕孩童經歷高度痛苦焦慮症狀以及焦慮症，已經減弱他們在家中或外面的功能，並且對其與照顧者、手足、同儕與其他成人間的關係產生不利的衝擊。確認與治療這些孩童是緊要的，我們相信這將有助於改善或甚至預防孩童晚期與成人期這些疾病的發作與進展。

致謝

本章 Egger 和 Angold 博士的文章是由國際心理健康協會所贊助（RO1 MH-63670 和 K23 MH-02016）並獲得 NARSAD 年輕研究人員獎，以及 Helen Link Egger 所獲贈之臨床流行病學全體教職員發展 Pfizer 學者補助金。

參考文獻

Ablow, J. C., & Measelle, J. R. (1993). *The Berkeley Puppet Interview (BPI): Interviewing and coding system manuals*. Berkeley: University of California, Berkeley.

Ablow, J. C., Measelle, J. R., Kraemer, H. C., Harrington, R., Luby, J., Smider, N., et al. (1999). The MacArthur Three-City Outcome Study: Evaluating multi-informant measures of young children's symptomatology. *Journal of the American Academy of Child and Adolescent Psychiatry, 38*, 1580–1590.

Achenbach, T. M. (1991). The derivation of taxonomic constructs: A necessary stage in the development of developmental psychopathology. In D. Cicchetti & S. Toth (Ed.), *Rochester Symposium on Developmental Psychopathology: Vol. 3. Models and integrations* (pp. 43–74). Rochester, NY: University of Rochester Press,

Achenbach, T. M., Edelbrock, C., & Howell, C. T. (1987). Empirically based assessment of the behavioral/emotional problems of 2– and 3-year-old children. *Journal of Abnormal Child Psychology, 15*, 629–650.

Achenbach, T. M., & Rescorla, L. A. (2000). *Manual for the ASEBA Preschool Forms and Profiles: An integrated system of multi-informant assessment*. Burlington: University of Vermont, Department of Psychiatry.

American Psychiatric Association. (2000). *Diagnostic and statistical manual of mental disorders* (4th ed., text rev.). Washington, DC: Author.

Angold, A., Costello, E. J., & Worthman, C. M. (1998). Puberty and depression: The roles of age, pubertal status, and pubertal timing. *Psychological Medicine, 28*, 51–61.

Angold, A., Costello, E. J., & Worthman, C. M. (1999). Pubertal changes in hormone levels and depression in girls. *Psychological Medicine, 29*, 1043–1053.

Angold, A., Egger, H. L., Erkanli, A., & Keeler, G. (2006). *Prevalence and comorbidity of psychiatric disorders in preschoolers attending a large pediatric service*. Manuscript under review.

Angold, A., Worthman, C. M., & Costello, E. J. (2003). Puberty and depression. In C. Hayward (Ed.), *Gender differences at puberty* (pp. 137–164). New York: Cambridge University Press.

Arend, R., Lavigne, J. V., Rosenbaum, D., Binns, H. J., & Christoffel, K. K. (1996). Relation between taxonomic and quantitative diagnostic systems in preschool children: Emphasis on disruptive disorders. *Journal of Clinical Child Psychology, 25*, 388–387.

Behar, L., & Stringfield, S. (1974). A behavior rating scale for the preschool child. *Developmental Psychology, 10*, 601–610.

Beidel, D., & Turner, S. M. (1997). At risk for anxiety: I. Psychopathology in the offspring of anxious parents. *Journal of the American Academy of Child and Adolescent Psychiatry, 36*, 918–924.

Biederman, J., Rosenbaum, J. F., Bolduc, E. A., Faraone, S. V., & Hirshfeld, D. R. (1991). A high risk study of young children of parents with panic disorder and agoraphobia with and without comorbid major depression. *Psychiatry Research, 37,* 333–348.

Biederman, J., Rosenbaum, J. F., Bolduc-Murphy, E. A., Faraone, S. V., Chaloff, J., Hirshfeld, D. R., et al. (1993). A 3-year follow-up of children with and without behavioral inhibition. *Journal of the American Academy of Child and Adolescent Psychiatry, 32,* 814–821.

Biederman, J., Rosenbaum, J. F., Hirshfeld, D. R., Faraone, S. V., Bolduc, E. A., Gersten, M., et al. (1990). Psychiatric correlates of behavioral inhibition in young children of parents with and without psychiatric disorders. *Archives of General Psychiatry, 47,* 21–26.

Boris, N. W., Zeanah, C. H., Larrieu, J. A., Scheeringa, M. S., & Heller, S. S. (1998). Attachment disorders in infancy and early childhood: A preliminary investigation of diagnostic criteria. *American Journal of Psychiatry, 155,* 295–297.

Briggs-Gowan, M. J., Horwitz, S. M., Schwab-Stone, M. E., Leventhal, J. M., & Leaf, P. J. (2000). Mental health in pediatric settings: Distribution of disorders and factors related to service use. *Journal of the American Academy of Child and Adolescent Psychiatry, 39,* 841–849.

Burns, B. J., Hoagwood, K. E., & Lewis, M. (Eds.). (2005). Evidence-based practice, part II: Effecting change. *Child and Adolescent Psychiatric Clinics of North America, 14.*

Calkins, S. D., Fox, N., & Marshall, T. R. (1996). Behavioral and physiological antecedents of inhibited and uninhibited behavior. *Child Development, 67,* 523–540.

Carter, A. S., Briggs-Gowan, M. J., & Davis, N. O. (2004). Assessment of young children's social-emotional development and psychopathology: Recent advances and recommendations for practice. *Journal of Child Psychology and Psychiatry, 45,* 109–134.

Compton, S. N., Burns, B. J., Egger, H. L., & Robertson, E. (2002). Review of the evidence base for treatment of childhood psychopathology: Internalizing disorders. *Journal of Consulting and Clinical Psychology, 70,* 1240–1266.

Costello, E. J., Egger, H. L., & Angold, A. (2004). The developmental epidemiology of anxiety disorders. In T. Ollendick & J. March (Eds.), *Phobic and anxiety disorders in children and adolescents: A clinician's guide to effective psychosocial and pharmacological interventions* (pp. 61–91). New York: Oxford University Press.

Costello, E. J., Egger, H. L., & Angold, A. (2005). The developmental epidemiology of anxiety disorders: Phenomenology, prevalence, and comorbidity. In S. Swedo & D. Pine (Eds.), *Anxiety disorders* (pp. 631–648). New York: Elsevier Saunders.

Crowther, J. H., Bond, L. A., & Rolf, J. E. (1981). The incidence, prevalence, and severity of behavior disorders among preschool-age children in day care. *Journal of Abnormal Child Psychology, 9,* 23–42.

Dadds, M., & Roth, J. H. (2001). Family processes in the development of anxiety problems. In M. W. Vasey & M. Dadds (Eds.), *The developmental psychopathology of anxiety* (pp. 278–303). New York: Oxford University Press.

DelCarmen-Wiggins, R., & Carter, A. (2004). *Handbook of infant, toddler, and preschool mental health assessment.* New York: Oxford University Press.

Earls, F. (1980). Prevalence of behavior problems in 3-year-old children: A cross-national replication. *Archives of General Psychiatry, 37,* 1153–1157.

Earls, F. (1982). Application of DSM-III in an epidemiological study of preschool children. *American Journal of Psychiatry, 139,* 242–243.

Eaves, L. J., Silberg, J. L., Maes, H. H., Simonoff, E., Pickles, A., Rutter, M., et al. (1997). Genetics and developmental psychopathology: 2. The main effects of genes and environment on behavioral problems in the Virginia Twin Study of adolescent behavior development. *Journal of Child Psychology and Psychiatry and Allied Disciplines, 38,* 965–980.

Egger, H. L., & Angold, A. (2004). The Preschool Age Psychiatric Assessment (PAPA): A structured parent interview for diagnosing psychiatric disorders in preschool children. In R. DelCarmen-Wiggins & A. Carter (Eds.), *Handbook of infant, toddler, and preschool mental assessment* (pp. 223–243). New York: Oxford University Press.

Egger, H. L., Ascher, B. H., & Angold, A. (1999). *The Preschool Age Psychiatric Assessment: Version 1.1.* Durham, NC: Center for Developmental Epidemiology, Department of Psychiatry and Behavioral Sciences, Duke University Medical Center.

Egger, H. L., Erkanli, A., Keeler, G., Potts, E., Walter, B., & Angold, A. (in press). The test–retest reliability of the Preschool Age Psychiatric Assessment. *Journal of the American Academy of Child and Adolescent Psychiatry.*

Eley, T. C., Bolton, D., O'Connor, T. G., Perrin, S., Smith, P., & Plomin, R. (2003). A twin study of anxiety-related behaviours in pre-school children. *Journal of Child Psychology and Psychiatry, 44,* 945–960.

Fox, N., Henderson, H., Rubin, K., Calkins, S., & Schmidt, L. (2001). Continuity and discontinuity of behavioral inhibition and exuberance: Psychophysiological and behavioral influences across the first four years of life. *Child Development, 72,* 1–21.

Frankel, K. A., Boyum, L. A., & Harmon, R. J. (2004). Diagnoses and presenting symptoms in an infant psychiatry clinic: Comparison of two diagnostic systems. *Journal of the American Academy of Child and Adolescent Psychiatry, 43,* 578–587.

Gadow, K. D., & Sprafkin, J. (1997). *Early Childhood Symptom Inventory–4 norms manual.* Stony Brook, NY: Checkmate Plus.

Gadow, K. D., & Sprafkin, J. (2000). *Early Childhood Symptom Inventory–4 screening manual.* Stony Brook, NY: Checkmate Plus.

Gadow, K. D., Sprafkin, J., & Nolan, E. E. (2001). DSM-IV symptoms in community and clinic preschool children. *Journal of the American Academy of Child and Adolescent Psychiatry, 40,* 1383–1392.

Goodyer, I. (1990a). Annotation: Recent life events and psychiatric disorder in school age children. *Journal of Child Psychology and Psychiatry, 31,* 839–848.

Goodyer, I. (1990b). Family relationships, life events and childhood psychopathology. *Journal of Child Psychology and Psychiatry and Allied Disciplines, 31,* 161–192.

Goodyer, I. (1996). Recent undesireable life events: Their influence on subsequent psychopathology. *European Child and Adolescent Psychiatry, 5*(1), 33–37.

Goodyer, I. (1999). The influence of recent life events on the onset and outcome of major depression in young people. In C. A. Essau & F. Petermann (Eds.), *Depressive disorders in children and adolescents: Epidemiology, risk factors, and treatment* (pp. 237–260). Northvale, NJ: Jason Aronson.

Goodyer, I., Ashby, L., Altham, P., Vize, C., & Cooper, P. (1993). Temperament and major depression in 11 to 16 year olds. *Journal of Child Psychology and Psychiatry and Allies Disciplines, 34,* 1409–1423.

Goodyer, I., Cooper, P., Vize, C., & Ashby, L. (1993). Depression in 11–16 year-old girls: The role of past parental psychopathology and exposure to recent life events. *Journal of Child Psychology and Psychiatry and Allied Disciplines, 34,* 1103–1115.

Goodyer, I., Herbert, J., Tamplin, A., Secher, S., & Pearson, J. (1997). Short-term outcome of major depression: II. Life events, family dysfunction, and friendship difficulties as predictors or persistent disorder. *Journal of American Academy of Child and Adolescent Psychiatry, 36,* 474–480.

Goodyer, I., Kolvin, I., & Gatzanis, S. (1985). Recent undesirable life events and psychiatric disorder in childhood and adolescence. *British Journal of Psychiatry, 147,* 517–523.

Goodyer, I., Kolvin, I., & Gatzanis, S. (1987). The impact of recent undesirable life events on psychiatric disorders in childhood and adolescence. *British Journal of Psychiatry, 151,* 179–184.

Goodyer, I., Wright, C., & Altham, P. (1990). Recent achievements and adversities in anxious and depressed school age children. *Journal of Child Psychology and Psychiatry and Allied Disciplines, 31*, 1063–1077.

Gray, G. E. (2004). *Concise guide to evidence-based psychiatry.* Arlington, VA: American Psychiatric Press.

Hayes, S. C., Barlow, D. H., & Nelson-Gray, R. O. (1999). *The scientist practitioner.* Boston: Allyn & Bacon.

Hibbs, E. D., & Jensen, P. S. (2005). *Psychological treatments for child and adolescent disorders: Empirically based strategies for clinical practice.* Washington, DC: American Psychological Association.

Hirshfeld, D. R., Biederman, J., Brody, L., Faraone, S. V., & Rosenbaum, J. F. (1997). Associations between expressed emotion and child behavioral inhibition and psychopathology: A pilot study. *Journal of the American Academy of Child and Adolescent Psychiatry, 36*, 205–213.

Hirshfeld, D. R., Rosenbaum, J. F., Biederman, J., Bolduc, E. A., Faraone, S. V., Snidman, N. S., et al. (1992). Stable behavioral inhibition and its association with anxiety disorder. *Journal of the American Academy of Child and Adolescent Psychiatry, 31*, 103–111.

Hirshfeld-Becker, D. R., Biederman, J., Calltharp, S., Rosenbaum, E. D., Faraone, S. V., & Rosenbaum, J. F. (2003). Behavioral inhibition and disinhibition as hypothesized precursors to psychopathology: Implications for pediatric bipolar disorder. *Society of Biological Psychiatry, 53*, 985–999.

Hooks, M. Y., Mayes, L. C., & Volkmar, F. R. (1988). Psychiatric disorders among preschool children. *Journal of the American Academy of Child and Adolescent Psychiatry, 27*, 623–627.

Kagan, J., Reznick, J. S., & Snidman, N. (1987). The physiology and psychology of behavioral inhibition in young children. *Child Development, 58*, 1459–1473.

Kagan, J., & Snidman, N. (1991). Infant predictors of inhibited and uninhibited profiles. *Psychological Science, 2*, 40–44.

Kagan, J., & Snidman, N. (1999). Early childhood predictors of adult anxiety disorders. *Biological Psychiatry, 46*, 1536–1541.

Keenan, K., Shaw, D. S., Walsh, B., Delliquadri, E., & Giovannelli, J. (1997). DSM-III-R disorders in preschool children from low-income families. *Journal of the American Academy of Child and Adolescent Psychiatry, 36*, 620–627.

Koot, H. M., van den Oord, E. J. C. G., Verhulst, F. C., & Boomsma, D. I. (1997). Behavioral and emotional problems in young preschoolers: Cross-cultural testing of the validity of the Child Behavior Checklist/2–3. *Journal of Abnormal Child Psychology, 25*, 183–196.

Koot, H. M., & Verhulst, F. C. (1991). Prevalence of problem behavior in Dutch children aged 2–3. *Acta Psychiatrica Scandinavica, 83*, 1–37.

Last, C. G., Hersen, M., Kazden, A., Orvaschel, H., & Perrin, S. (1991). Anxiety disorders in children and their families. *Archives of General Psychiatry, 48*, 928–934.

Lavigne, J. V., Gibbons, R. D., Christoffel, K. K., Arend, R., Rosenbaum, D., Binns, H., et al. (1996). Prevalence rates and correlates of psychiatric disorders among preschool children. *Journal of the American Academy of Child and Adolescent Psychiatry, 35*, 204–214.

Lee, B. (1987). Multidisciplinary evaluation of preschool children and its demography in a military psychiatric clinic. *Journal of the American Academy Child and Adolescent Psychiatry, 26*, 313–316.

Lewinsohn, P. M., Gotlib, I. H., & Seeley, J. R. (1995). Adolescent psychopathology: IV. Specificity of psychosocial risk factors for depression and substance abuse in older adolescents. *Journal of the American Academy of Child and Adolescent Psychiatry, 34*, 1221–1229.

Lewinsohn, P. M., Roberts, R. E., Seeley, J. R., Rohde, P., Gotlib, I. H., & Hops, H. (1994). Adolescent psychopathology: II. Psychosocial risk factors for depression. *Journal of Abnormal Psychology, 103,* 302–315.

Lewinsohn, P. M., Rohde, P., & Seeley, J. R. (1993). Psychosocial characteristics of adolescents with a history of suicide attempt. *Journal of the American Academy of Child and Adolescent Psychiatry, 32,* 60–68.

Lewinsohn, P. M., Rohde, P., & Seeley, J. R. (1994). Psychosocial risk factors for future adolescent suicide attempts. *Journal of Consulting and Clinical Psychology, 62,* 297–305.

Lewinsohn, P. M., Rohde, P., & Seeley, J. R. (1998). Major depressive disorder in older adolescents: Prevalence, risk factors, and clinical implications. *Clinical Psychology Review, 18,* 765–794.

Luby, J. L., & Morgan, K. (1997). Characteristics of an infant/preschool psychiatric clinic sample: Implications for clinical assessment and nosology. *Infant Mental Health Journal, 18,* 209–220.

Macfarlane, J. W., Allen, L., & Honzik, M. P. (1954). *A developmental study of the behavior problems of normal children between twenty-one months and fourteen years.* Berkeley: University of California Press.

Macfie, J., Toth, S. L., Rogosch, F. A., Robinson, J., Emde, R. N., & Cicchetti, D. (1999). Effect of maltreatment on preschoolers' narrative representations of responses to relieve distress and of role reversal. *Developmental Psychology, 35,* 460–465.

March, J. S., Parker, J. D. A., Sullivan, K., Stallings, P., & Conners, C. K. (1997). The Multidimensional Anxiety Scale for Children (MASC): Factor structure, reliability, and validity. *Journal of the American Academy of Child and Adolescent Psychiatry, 36,* 554–565.

Marks, I. (1987). The development of normal fear: A review. *Journal of Child Psychology and Psychiatry, 28,* 667–697.

McGuire, J., & Richman, N. (1986). The prevalence of behavioral problems in three types of preschool group. *Journal of Child Psychology and Psychiatry and Allied Disciplines, 27,* 455–472.

Measelle, J. R., Ablow, J. C., Cowan, P. A., & Cowan, C. P. (1998). Assessing young children's views of their academic, social, and emotional lives: An evaluation of the self-perception scales of the Berkeley Puppet Interview. *Child Development, 69,* 1556–1576.

Merikangas, K. R., Avenevoli, S., Dierker, L., & Grillon, C. (1999). Vulnerability factors among children at risk for anxiety disorders. *Biological Psychiatry, 46,* 1523–1535.

Merikangas, K., Dierker, L., & Szatmari, P. (1998). Psychopathology among offspring of parents with substance abuse and/or anxiety disorders: A high-risk study. *Journal of Child Psychology and Psychiatry, 39,* 711–720.

Monroe, S. M., Rohde, P., Seeley, J. R., & Lewinsohn, P. M. (1999). Life events and depression in adolescence: Relationship loss as a prospective risk factor for first onset of major depressive disorder. *Journal of Abnormal Psychology, 108,* 606–614.

Muris, P., Mayer, B., Bartelds, E., Tierney, S., & Bogie, N. (2001). The revised version of the Screen for Child Anxiety Related Emotional Disorders (SCARED-R): Treatment sensitivity in an early intervention trial for childhood anxiety disorders. *British Journal of Clinical Psychology, 40,* 323–336.

Nolen-Hoeksema, S., & Girgus, J. S. (1994). The emergence of gender differences in depression during adolescence. *Psychological Bulletin, 115,* 424–441.

Nolen-Hoeksema, S., Girgus, J. S., & Seligman, M. E. P. (1992). Predictors and consequences of childhood depressive symptoms: A 5-year longitudinal study. *Journal of Abnormal Psychology, 101,* 405–422.

Ollendick, T., & March, J. S. (Eds.). (2004). *Phobic and anxiety disorders in children and adolescents: A clinician's guide to effective psychosocial and pharmacological interventions.* New York: Oxford University Press.

Oppenheim, D., Emde, R. N., & Wamboldt, F. S. (1996). Associations between 3-year-olds' narrative co-constructions with mothers and fathers and their story completions about affective themes. *Early Development and Parenting, 5,* 149–160.

Oppenheim, D., Emde, R. N., & Warren, S. (1997). Children's narrative representations of mothers: Their development and associations with child and mother adaptation. *Child Development, 68,* 127–138.

Oppenheim, D., Nir, A., Warren, S., & Emde, R. N. (1997). Emotion regulation in mother-child narrative co-construction: Associations with children's narratives and adaptation. *Developmental Psychology, 33,* 284–294.

Petrill, S. A., Saudino, K., Cherny, S. S., Emde, R. N., Fulker, D. W., Hewitt, J. K., et al. (1998). Exploring the genetic and environmental etiology of high general cognitive ability in fourteen- to thirty-six-month-old twins. *Child Development, 69,* 68–74.

Pickles, A., & Angold, A. (2003). Natural categories or fundamental dimensions: On carving nature at the joints and the rearticulation of psychopathology. *Development and Psychopathology, 15,* 529–551.

Reams, R. (1999). Children birth to three entering the state's custody. *Infant Mental Health Journal, 20,* 166–174.

Richman, N., Stevenson, J., & Graham, P. (1982). *Preschool to school: A behavioural study.* London: Academic Press.

Richman, N., Stevenson, J. E., Graham, P. J., Ridgely, M. S., Goldman, H. H., & Talbott, J. A. C. (1974). Prevalence of behaviour problems in 3-year-old children: An epidemiological study in a London borough. *Journal of Child Psychology and Psychiatry, 16,* 277–287.

Robinson, J., Mantz-Simmons, L., MacFie, J., & MacArthur Narrative Working Group. (1996). *MacArthur Narrative coding manual.* Unpublished manuscript, University of Colorado Health Sciences Center, Denver.

Rosenbaum, J. F., Biederman, J., Bolduc, E. A., Hirshfeld, D. R., Faraone, S. V., & Kagan, J. (1992). Comorbidity of parental anxiety disorders as risk for childhood-onset anxiety in inhibited children. *American Journal of Psychiatry, 149,* 475–481.

Rosenbaum, J. F., Biederman, J., Hirshfeld, D. R., Bolduc, E. A., & Chaloff, J. (1991). Behavioral inhibition in children: A possible precursor to panic disorder or social phobia. *Journal of Clinical Psychiatry, 52,* 5–9.

Rosenbaum, J. F., Biederman, J., Hirshfeld, D. R., Bolduc, E. A., Faraone, S. V., Kagan, J., et al. (1991). Further evidence of an association between behavioral inhibition and anxiety disorders: Results from a family study of children from a non-clinical sample. *Journal of Psychiatric Research, 25,* 49–65.

Sackett, D. L., Straus, S. E., Richardson, W. S., Rosenberg, W., & Haynes, R. B. (2000). *Evidence-based medicine: How to practice and teach EBM.* New York: Churchill Livingstone.

Scheeringa, M. S., Zeanah, C. H., Drell, M. J., & Larrieu, J. A. (1995). Two approaches to the diagnosis of posttraumatic stress disorder in infancy and early childhood. *Journal of the American Academy of Child and Adolescent Psychiatry, 34,* 191–200.

Schwartz, C. E. (1999). Adolescent social anxiety as an outcome of inhibited temperament in childhood. *Journal of the American Academy of Child and Adolescent Psychiatry, 38,* 1008–1015.

Schwartz, C. E., Wright, C. I., Shin, L. M., Kagan, J., & Rauch, S. L. (2003). Inhibited and uninhibited infants "grown up": Adult amygdalar response to novelty. *Science, 300,* 1952–1953.

Silberg, J., Neale, M., Rutter, M., & Eaves, L. (2001). Genetic moderation of environmental risk for depression and anxiety in adolescent girls. *British Journal of Psychiatry, 179,* 116–121.

Sonuga-Barke, E. J. S. (1998). Categorical models of childhood disorder: A conceptual and empirical analysis. *Journal of Child Psychology and Psychiatry, 39*, 115–133.

Spence, S. H. (1997). Structure of anxiety symptoms among children: A confirmatory factor-analytic study. *Journal of Abnormal Psychology, 106*, 280–297.

Spence, S. H., Rapee, R., McDonald, C., & Ingram, M. (2001). The structure of anxiety symptoms among preschoolers. *Behavior Research and Therapy, 39*, 1293–1316.

Sprafkin, J., & Gadow, K. D. (1996). *Early Childhood Inventories manual.* Stony Brook, NY: Checkmate Plus.

Task Force for the *Handbook of Psychiatric Measures.* (2000). *Handbook of psychiatric measures.* Washington, DC: American Psychiatric Association.

Task Force on Research Diagnostic Criteria: Infancy and Preschool. (2003). Research diagnostic criteria for infants and preschool children: The process and empirical support. *Journal of the American Academy of Child and Adolescent Psychiatry, 42*, 1504–1512.

Thapar, A., & McGuffin, P. (1995). Are anxiety symptoms in childhood heritable? *Journal of Child Psychology and Psychiatry, 36*, 439–447.

Thomas, J. M., & Clark, R. (1998). Disruptive behavior in the very young child: Diagnostic classification: 0–3 guides identification of risk factors and relational interventions. *Infant Mental Health Journal, 19*, 229–244.

Topolski, T., Hewitt, J., Eaves, L., Silberg, J., Meyer, J., Rutter, M., et al. (1997). Genetic and environmental influences on child reports of manifest anxiety and symptoms of separation anxiety and overanxious disorders: A community-based twin study. *Behavior Genetics, 27*, 15–28.

Topolski, T. D., Hewitt, J. K., Eaves, L., Meyer, M., Silberg, J. L., Simonoff, E., et al. (1999). Genetic and environmental influences on rating of manifest anxiety by parents and children. *Journal of Anxiety Disorders, 13*, 371–397.

Toth, S. L., Cicchetti, D., Macfie, J., & Emde, R. N. (1997). Representations of self and other in the narratives of neglected, physically abused, and sexually abused preschoolers. *Development and Psychopathology, 9*, 781–796.

Turner, S. M., Beidel, D. C., & Costello, A. (1987). Psychopathology in the offspring of anxiety disorders patients. *Journal of Consulting and Clinical Psychology, 55*, 229–235.

van den Oord, E. J. C. G., Koot, H. M., Boomsma, D. I., Verhulst, F. C., & Orlebeke, J. F. (1995). A twin-singleton comparison of problem behaviour in 2–3 year-olds. *Journal of Child Psychology and Psychiatry, 36*, 449–458.

Warren, S. L. (2003). Narratives in risk and clinical populations. In R. Emde, D. P. Wolfe, & D. Oppenheim (Eds.), *Revealing the inner worlds of young children: The MacArthur Story Stem Battery and Parent–Child Narratives* (pp. 222–239). New York: Oxford University Press.

Warren, S. L. (2004). Anxiety disorders. In R. DelCarmen-Wiggins & A. S. Carter (Eds.), *Handbook of infant, toddler, and preschool mental assessment* (pp. 355–375). New York: Oxford University Press.

Warren, S. L., Emde, R. N., & Sroufe, A. (2000). Internal representations: Predicting anxiety from children's play narratives. *Journal of the American Academy of Child and Adolescent Psychiatry, 39*, 100–107.

Warren, S. L., Huston, L., Egeland, B., & Sroufe, L. A. (1997). Child and adolescent anxiety disorders and early attachment. *Journal of the American Academy of Child and Adolescent Psychiatry, 36*, 637–644.

Warren, S. L., Oppenheim, D., & Emde, R. N. (1996). Can emotions and themes in children's play predict behavior problems? *Journal of the American Academy of Child and Adolescent Psychiatry, 35*, 1331–1337.

Warren, S. L., Schmitz, S., & Emde, R. N. (1999). Behavioral genetic analyses of self-reported anxiety at 7 years of age. *Journal of the American Academy of Child and Adolescent Psychiatry, 38,* 1403–1408.

Warren, S. L., & Sroufe, L. A. (2004). Developmental issues. In H. Ollendick & J. S. March (Eds.), *Phobic and anxiety disorders in children and adolescents: A clinician's guide to effective psychosocial and pharmacological interventions* (pp. 92–115). New York: Oxford University Press.

Weissman, M., Leckman, J., Merikangas, K., Gammon, G., & Prusoff, A. (1984). Depression and anxiety disorders in parents and children: Results from the Yale family study. *Archives of General Psychiatry, 41,* 845–852.

Weissman, M. M., Warner, V., Wickramaratne, P., Moreau, D., & Olfson, M. (1997). Offspring of depressed parents. *Archives of General Psychiatry, 54,* 932–940.

Wilens, T. E., Biederman, J., Brown, S., Monuteaux, M., Prince, J., & Spencer, T. J. (2002). Patterns of psychopathology and dysfunction in clinically referred preschoolers. *Journal of Developmental and Behavioral Pediatrics, 23,* 531–537.

Wolfson, J., Fields, J. H., & Rose, S. A. (1987). Symptoms, temperament, resiliency, and control in anxiety-disordered preschool children. *Journal of the American Academy of Child and Adolescent Psychiatry, 26,* 16–22.

Zero to Three. (1994). *Diagnostic classification of mental health and development disorders of infancy and early childhood.* Washington, DC: Zero to Three: National Center for Infants, Toddlers, and Families.

Zero to Three. (2005). *Diagnostic Classification: 0–3R: Diagnostic classification of mental health and developmental disorders of infancy and early childhood: Revised edition.* Washington, DC: Zero To Three Press.

Zito, J. M., Daniel, J. S., dosReis, S., Gardner, J. F., Boles, M., & Lynch, F. (2000). Trends in the prescribing of psychotropic medications to preschoolers. *Journal of the American Medical Association, 283,* 1025–1030.

第8章
創傷後壓力症候群
——臨床指引與研究發現

Michael S. Scheeringa　著

　　目前有關孩童創傷後壓力症候群此領域的討論，包括極大不同的選擇與臨床實務。目前在關於孩童創傷後壓力症候群此領域的討論，具有極大的觀點和臨床實務差異。有些是關於競爭性概念的正向爭論，有些則負向延緩臨床實務的實證基礎。這些議題其中之一即為，創傷後壓力症候群（posttraumatic stress disorder, PTSD）是否為一個適合孩童的診斷。普遍專家同行集會聲稱創傷後壓力症候群不適合孩童診斷，因為孩童於創傷事件後，顯示所有非創傷後壓力症候群症狀學類型。一個替代的疾病分類學已經被提議為遭受複雜創傷孩童的一個子集（van der Kolk, 2005）。此辯論對於作一個少數開創性解釋而言，是一個有意義的開端。

　　首先，必須注意並無專家曾經宣稱 PTSD 能夠囊括創傷後症狀的所有細節並因而宣稱 PTSD 不適用於孩童，進而失去為何需進行診斷的原因（Spitzer & Williams, 1980）。

　　其次，我們就以下三個觀點將此問題之議論表達得更清楚：(1)創傷後壓力症候群存在於個體，但在其中也只是更多症狀學；(2)創傷後壓力症候群根本不存在於個體，而且有些決定性不同症狀存在；或(3)上述兩者選擇都正確，因為創傷後壓力症候群在孩童中的一個子集，但決定性不同症狀

在孩童不同子集中發展。這並非不重要的問題，甚至在許多人心中它是被排在最前面的，以及最終決定如何診斷與治療孩童。在反應上，它可決定性地陳述多數 PTSD 症狀學，如 DSM-IV（American Psychiatric Association, 1994）所定義可以一貫地（Ghosh-Ippen, Briscoe-Smith, & Lieberman, 2004; Scheeringa, Zeanah, Drell, & Larrieu, 1995）及有效地（Scheeringa, Peebles, Cook, & Zeanah, 2001; Scheeringa, Zeanah, Myers, & Putnam, 2003）被察覺。此排除選項二。至於選項一，也很清楚症狀學表現超過稍晚討論的十七個 PTSD 項目。相關問題為附加徵象與症狀是否為併發症，關於症狀或他們是否應該混合 PTSD 症狀以適應更廣泛症候群。至於選項三，相關問題為是否孩童替代階層並未發展足夠 PTSD 標準，但發展症狀學某些其他相關一致的群集。雖然此為困惑的議題，沒有已知的系統性群體研究或甚至個案報告來支持此選項。

接下來將本章焦點集中在資料庫上，第一個具邏輯性的臨床與研究議題為，PTSD 在幼童和成人中的相似性與差異性，因為成人已有極大量且有用的資料庫。關於 PTSD 在幼童中，因為發展考量而有所差異的主要因素為可能引起 PTSD 的事件類型（表 8.1）、症狀的表現方式、長期的病程變化、心理生理學以及對照顧者—孩童關係間的影響。

創傷事件

可能被視為對學齡前孩童具創傷性的事件類型，和那些對年紀較大之族群具有生命威脅性的事件相似，如災難（Ohmi et al., 2002）、車禍（Scheeringa et al.,2003）、戰爭經驗（Laor et al., 1996）以及目睹可怕的死亡（Pruett, 1979）。在較年輕者身上相較於年紀較大的孩童，感知為相對較威脅生活的其他事件形式，如狗以及大型動物攻擊（Gaensbauer, 1994; MacLean, 1977）、身體以及性虐待（Terr, 1988）、目睹家庭暴力（Levendosky, Huth-Bocks, Semel, & Shapiro, 2002; Pruett, 1979），以及侵入性醫療措施（Scheeringa et al., 2003）。

表 8.1　測量、流行病學及治療學齡前孩童 PTSD 的發展性考量

向度	發展性考量
抽象思考	抽象推理、象徵性表現以及方法——目的了解因果關係，有助於了解外在以及內在事件，發生於大約 36 個月大時。
語言	第一個字出現於大約 20 個月大時，而文法正確句子出現於大約 36 個月大時，有助於編碼關於生活經驗的自我敘述。
記憶	行為記憶發生於 9 個月大時，對一致自傳式敘述的明示記憶／描述性（declarative memory）出現於大約 36 個月大時。對於發展生活事件的時間性組織記憶很重要。
取決於照顧情境	取決於照顧者保護免於生活威脅創傷經驗，免於不合適創傷性在暴露可能引發再發的恐懼反應，以及再度保證與緩和以避免極度情緒失控。
自然網絡／情感調節的成熟度	出生後前 3 年為大腦發展進步過程（神經細胞成長、整體腦容量成長以及腦細胞與髓鞘激增），以及大腦發展退化過程（突觸修剪以及神經網絡取決於使用情形的強化整合作用）最活躍的時期。易受傷或恢復力時期？

　　所有排除性或主要學齡前孩童已知群體研究摘要於表 8.2，方便性摘要年齡範圍、樣本大小、創傷事件形式、使用測量方法以及成長文化中的重要發現。儘管兒童虐待事件已普遍受關注，但使用標準化工具評估受虐待學齡前兒童的 PTSD 研究仍有顯著的缺乏。

PTSD 症狀學與診斷

　　如先前所提到，不只 PTSD 可能導致後續創傷，但本段落我們將焦點放在 PTSD。在我們第一例年輕孩童 PTSD 診斷信效度研究中，我們問了簡單的問題：DSM-IV 準則的發展性敏感度已足夠涵蓋顯著的創傷後徵象與症狀嗎？以及可以有效診斷嬰兒與學齡前孩童 PTSD 嗎？後續綱領式的

表 8.2 創傷性學齡孩童全面性群體研究

研究	年齡	樣本	測量	結果
Scheeringa et al. (1995)	18 至 48 個月	N=12 位臨床病患；50% DV、50% 其他	包括所有 PTSD 項目的治療臨床會談	透過經驗的過程建立取代的標準與規則。4 位研究者評分個案；13% 符合 DSM-IV 診斷以及 69% 符合替代性診斷
Loar et al.,（1996）（後續為 Laor et al., 1997）	3 至 5 歲	N=72 家遭受飛彈攻擊攻開壞（從原來地方移開）N=81 家未遭受破壞 N=77 遠離炸彈攻擊	PCASS 會談 CFS 檢核表	PTSD 未診斷，但取代族群評分高於所有 PCASS 量表（分離、情緒、睡眠、退化與緊張）以及 CSF
Scheeringa et al. (2001)	13 至 47 個月	N=15 位臨床個案；60% DV、67% 虐待、20% CV、40% 其他	PTSD SSIORIYC 會談	20% 符合 DSM-IV 診斷且 60% 符合替代性診斷的。具有替代性診斷的平均 9.9 有症狀 [a]。替代性診斷有較好的標準效度
Levendosky et al. (2002)	3 至 5 歲	N=39 對飛行物有反應；DV	PTSD-PAC 檢核表	3% 符合 DSM-IV 診斷且 26% 符合替代性診斷。量測沒有包括所有 PTSD 項目
Ohmi et al. (2002)	32 至 73 個月	N=32 托兒所氣體爆炸 DV	修改的 CPTSD-RI 檢核表	沒有任何符合 DSM-IV 診斷且 25% 符合替代性診斷的。具有替代性診斷的，平均 5.9 有症狀 [a]
Scheeringa et al. (2003)	20 個月至 6 歲	N=62 大部分醫院世代與 DV 世代	PTSD SSIORIYC 會談	沒有任何滿足 DSM-IV 診斷且 26% 符合修改後的替代性診斷的標準。具有替代性診斷的，平均 6.1 有症狀
Ghosh-Ippen et al. (2004)	0 至 6 歲	N=156 臨床轉介；95% DV	DC: 0-3 會談	0 至 3 歲 2% 及 4 至 6 歲 1% 符合 DSM-IV 診斷，相較於符合替代性標準，0 至 3 歲有 47%、4 至 6 歲為 39%。因素分析支持五因子結構

註：DV，目睹家庭暴力；CV，目睹社區暴力；虐待，身體或性虐待；PCASS，學齡前孩童壓力評量表；CFS，功能改變量表；PTSD SSIORIYC，嬰兒與幼童的創傷後壓力症候群半結構式會談及觀察記錄；CPTSD-RI，兒童創傷壓力障礙反應指標；PTSD-PAC，學齡孩童創傷壓力症狀。

[a] 包括 4 個新項目：技巧退化、分離焦慮、侵略行為以及與創傷事件無關的新的恐懼。

一系列研究的細節無法摘要於此，但此答案為 DSM-IV 準則不夠敏感以診斷極端症候以及受傷年輕孩童。取而代之的是一組已經被提議具有不同邏輯的替代性標準，以及發現有較好的診斷效度。

此組替代性標準具有較好的效度（Scheeringa et al., 1995）、區辨性以及收斂效度（Scheeringa et al., 2001）、標準效度（Ghosh-Ippen et al., 2004; Ohmi et al., 2002; Scheeringa et al., 2003）以及預測效度（Scheeringa, Zeanah, Myers, & Putnam, 2005）。

定義學齡前孩童 PTSD 的建議

在診斷學齡前孩童創傷後壓力症候群方面，此替代標準與 DSM-IV 主要有兩個地方不同。首先，需要限定十七個 DSM-IV 項目中五個項目用詞。年輕孩童與成人相較，由於發展性差異，有三項明顯不同。

1. 於沒有明顯苦惱兒童，侵入性與再發回憶症狀常常很明顯；意即，年輕孩童就像成人，在討論有關他們的創傷性經驗時，似乎有壓力，但他們的苦惱並不總是消失。為何會如此的理由仍不明。一個推測可能為年輕孩童對於重述其家庭與陌生人故事不受約束，而且此苦惱藉由重述加以消除，而成人對於消除個人家庭與陌生人敏感性資訊不具自由度。另一個推測為苦惱自回憶中真正地消失。年輕孩童可能不會如成人般察覺侵入式回憶為「異常」，因此避免了這種苦惱感受。

2. 主要可以觀察到年輕孩童於遊戲中縮減對重要活動之興趣，因為他們沒有出席學校或工作。

3. 隨著發脾氣之頻率和強度的增加，幼童可能會明顯表現出易怒和發脾氣的徵兆。幼童因為體型、力氣和暴力規模上的受限，不會表現出如成人般的爆發性和身體暴力。

這兩項 DSM-IV 中高度化的現象應予以修訂，因為年輕孩童不能適切地以言語表達這樣的內在經驗。

4. 幼童可以倒敘，但若為學語前期或口語能力有限時，則無法敘述倒

敘的內容。只有在倒敘之行為表現或解離現象明顯時,才應訴諸此
策略,例如持續一段期間出現與現實脫離的表現。

5. 年輕孩童不能講述與其他人分離與疏遠的內在感受,但此項目應當
被計算在內,若分離的行為表現顯著,如新發生或自社交情境退縮
行為增加。

　其次,需要逃避／使麻木標準演算法使三個降低為一個。年輕孩童不
會符合 DSM-IV 逃避／使麻木的七個可能項目中的三個閾值,即使他們可
能有嚴重症候以及功能上缺損。是否這可由真正缺乏某些逃避／使麻痺項
目,或藉由困難偵測具有新興口語以及認知能力孩童高度內化與抽象項目
加以解釋。

　此組替代性標準與演算法較好的效度相較於 DSM-IV 目前已經顯示於
四個地方的六個研究中,摘要於表 8.2。在這些研究中,PTSD 於三個研究
中比率較高,獲得來自尋求協助臨床樣本——43、69 以及 60%(Ghosh-
Ippen et al., 2004; Scheeringa et al., 1995, 2001)——以及在取自於社區中暴
露創傷一群人三個研究中比率較低——26、25 以及 26%(Levendosky et al.,
2002; Ohmi et al., 2002; Scheeringa et al., 2003),將為可預期。

　DSM-IV 標準沒有的四個新項目於情境效度的研究中被察覺(Scheer-
inga et al., 1995)以及常見於後續研究(Ghosh-Ippen et al., 2004; Levendosky
et al., 2002; Ohmi et al., 2002; Scheeringa et al., 2001, 2003)。這四個項
目——技巧退化、分離焦慮、侵略以及新恐懼——被系統性檢測,但發現
對於診斷標準的敏感度沒有幫助(Scheeringa et al., 2003);然而,這些項
目可能有其他效用,如作為檢核表或治療結果量測的向度症狀建構。

　PTSD 項目與四個新項目列於表 8.3,以相應於四個已經發表每個項目
盛行率研究中以盛行率由小至大排列。表 8.3 也提供來自四個研究整體加
權平均排名盛行率。較大的研究以給予比例較高的加權於評分上;較小的
研究則相反。值的注意的是,三個最常見的項目都是再經驗項目(標準
B),以及六個最少見項目中五個是使麻木與逃避項目(標準 C),與所
有年齡族群研究一致。

表 8.3　PTSD 項目與四個新項目的相對分級

PTSD 項目	Scheeringa et al. (2001)；N=15	Levendosky et al. (2002)；N=39	Ohmi et al. (2002)；N=32	Scheeringa et al. (2003)；N=62	加權所有分級
B.1. 強制性回憶	5 (37%)	1 (77%)	3 (28%)	5 (53%)	3
B.2. 夢魘	11 (26%)	7 (21%)	10 (3%)	5 (53%)	12
B.3. 解離性瞬間經驗再現／分離	15 (6%)	10 (13%)	3 (28%)	17 (7%)	15
B.4. 對回想起創傷性經驗有心理上痛苦	2 (45%)	2 (44%)	1 (59%)	1 (80%)	1
B.5. 對回想起創傷性經驗有生理上痛苦	未詢問	與 C.2. 合併	未詢問	5 (53%)	2
C.1. 迴避與創傷有關的思想、感受與談話	未詢問	5 (26%)	未詢問	13 (33%)	10
C.2. 迴避會引發創傷回想的人們、地方、活動	5 (37%)	未詢問	未詢問	5 (53%)	5
C.3. 不能回想	未詢問	16 (0%)	未詢問	20 (0%)	20
C.4. 興趣逐漸減少	16 (2%)	16 (0%)	3 (28%)	17 (7%)	16
C.5. 疏離的感受或與他人疏遠	14 (13%)	11 (8%)	14 (0%)	15 (13%)	19
C.6. 情感範圍侷限	17 (0%)	未詢問	14 (0%)	15 (13%)	18
C.7. 對前途悲觀	未詢問	未詢問	未詢問	20 (0%)	20
D.1. 困難入睡	10 (31%)	14 (3%)	10 (3%)	3 (67%)	11
D.2. 易怒／爆發憤怒	1 (47%)	9 (15%)	10 (3%)	3 (67%)	6
D.3. 難保持專注	11 (26%)	11 (8%)	14 (0%)	17 (7%)	17
D.4. 過分警覺	8 (32%)	3 (41%)	7 (19%)	10 (40%)	8
D.5. 易受驚嚇	8 (32%)	11 (8%)	1 (59%)	10 (40%)	7
新項目					
技巧退化	11 (26%)	14 (3%)	9 (9%)	10 (40%)	14
新的攻擊行為	2 (45%)	8 (18%)	10 (3%)	1 (80%)	4
新的分離焦慮	7 (35%)	4 (36%)	6 (22%)	14 (20%)	13
新的與創傷無關之恐懼	4 (40%)	5 (26%)	9 (19%)	9 (47%)	9

註：本表顯示每個研究中每個項目相對於另一個項目的相對分級（與參與者比例於每個項目的括弧中）。

病程

唯一學齡前孩童PTSD病程的預期性長期資料顯示，與成人族群相反，PTSD的症狀數目經過兩年病程後沒有顯著減少（Scheeringa et al., 2005）。此研究的樣本為62位孩童年齡自二十個月至六歲，大部分來自醫院與家暴婦女庇護中心，以及其他來源（細節參見Scheeringa et al., 2003）。他們在最近一次創傷事件後七個月（中位數）接受第一次評估，並在一年後進行再評（N=47），並在兩年後，再次進行評估（N=35）。接著，這些參與者之中19位於創傷後接受社區治療，但對於他們的PTSD症狀學上沒有治療效果。此不間斷的症狀表現病程也顯示於年紀較大的兒童身上（McFarlane, 1987; Stuber, Nader, & Yasuda, 1991）。

Laor、Wolmer、Mayes和Gershon（1997）引導唯一已知的學齡前兒童預測性長期研究。他們的測量未侷限於創傷後壓力症候群診斷項目，並且從問卷而非會談取得，所以他們的結果與會談為基礎的創傷後壓力症候群症狀如何緊密地關聯仍不清楚。然而，評估51位三到五歲因波斯灣戰爭中家遭受炸彈攻擊破壞而被迫離開的以色列孩童，及56位暴露在攻擊下卻未遠離的孩童，他們發現被迫離開族群的壓力症狀在30個月後減少，但未被迫離開族群的壓力症狀並沒有減少。離開與不離開族群間差異的理由可能為，離開族群在第一次評估時有顯著較高程度的壓力，所以他們有較多的空間改變。即使離開族群的成員隨時間改善，在30個月追蹤時，相較於未離開族群，他們仍有較高平均壓力症狀。

整體說來，這些早期結果描繪年輕兒童PTSD預示的樣貌，並提供支持學齡前階段創傷可能有較永久予有害的影響相對於年紀較大族群的理論，因為快速發展中的中樞神經系統較脆弱（Schore, 2002）。

障礙

要符合PTSD的診斷，除了徵象與症狀外，需同時出現功能障礙與情

緒困擾。障礙與困擾是相當不同的兩個建構，可想到的是一個情緒上困擾但沒有顯示功能上的障礙，反之亦然。然而，研究者很少費心地個別報導這兩個建構。我們從研究創傷孩童的研究中呈現障礙與困擾比例的初步資料。

在我們早先提及的研究（Scheeringa et al., 2003），使用診斷性測量評估 62 位年齡介於二十個月至六歲的創傷孩童，沒有從障礙中個別測量症狀。然而，於一年、兩年後的預示性追蹤評估，我們使用修正版孩童國際心理健康協會（NIMH）兒童診斷會談量表第四版（DISC-IV; Shaffer, Fisher, & Lucas, 2000）從障礙中分離症狀評估。會談父母關於兒童的五個障礙項目：令父母討厭、避免與家人一同進行活動、避免與同儕一同進行活動、干擾學校作業以及令老師討厭。

一年後的追蹤性研究，23.4% 的樣本有 PTSD 完整診斷藉由學齡前孩童替代性標準，但顯著有較多 PTSD 孩童（48.9%）至少在一個領域內有障礙（二項式檢定法 $p < .0001$；Scheeringa et al., 2005）。所有個案中最常見的障礙領域為令父母討厭（32%），其次為有限地參與家人活動（26%），參與同儕活動有限（19%），令老師討厭（17%），以及干擾學校作業（6%）。也測量兒童情緒困擾，而這也是較任何單一障礙領域更為常見（34%）。

兩年後的追蹤研究，PTSD 診斷比例（22.9%）與至少一個領域障礙比例（74.3%）間的不一致甚至比一年後追蹤明顯（二項式檢定法 $p < .0001$）。兩年後追蹤研究中，最常見的障礙領域為令父母討厭（66%），接著為與家人共同參與活動有限（51%）、與同儕一同參與活動有限（37%）、干擾學校作業（31%）以及令老師討厭（29%）。所有領域的障礙比例皆較一年追蹤研究中多，包括兒童情緒困擾（40%）。

這些結果建議，即使較少機會觀察到年輕孩童功能性障礙，觀察得到的障礙比例仍較高。這也建議診斷學齡前孩童時包括障礙測量是合適的。事實上，似乎診斷 PTSD 的閾值太高以至於含括了所有有功能障礙以及需要介入的孩童。如果使用顯著含括較所建議替代性標準少的標準 DSM-IV 規則，具有 PTSD 完整診斷以需要治療 PTSD 症狀學齡前兒童間的不一致

甚至會更大。

評估

　　會談照顧者有關其孩童的 PTSD 症狀是極為困難的。許多 PTSD 項目是抽象的、內向性的以及複雜的現象。連大人都很難詢問他們有關自身的症狀，更何況要要求照顧者正確描述有關孩童的症狀。PTSD 在學齡前孩童的評估常受限於父母的報告，因為六或七歲以下的孩童尚無能力可以正確地報告自我症狀。嬰兒與年輕兒童的創傷壓力症半結構式會談與觀察記錄（PTSD-SSIORIYC; Scheeringa & Zeanah, 1994）常使用於此三個研究並顯示有適當的信效度（Scheeringa et al., 1995, 2001, 2003）。Ghost-Ippen 與其同事（2004）使用一個由 Scheeringa 所研發的問卷，他們將會談問卷診斷分類加入 0-3 分微調（DC: 0-3; Zero to Three, 1994），並讓 PTSD 的層級的 PTSD-SSIORIYC 相似。第二個面談測量為學齡前階段精神疾病評估的 PTSD 模組（PAPA; Egger, Ascher, & Angold, 2002）。學齡前階段精神疾病評估之 PTSD 模組的心理測量學資料上未被建立。這兩個會談內容在生活事件覆蓋範圍上與症狀學上的差異相當些微，但都符合替代性診斷標準。

　　針對這個族群也發展兩項父母檢核測量表。學齡前兒童 PTSD 症狀（PTSD-PAC），為一項 18 個項目量測，要求父母評價項目是否出現或闕如（Levendosky et al., 2002），沒有提供包含所有 DSM 項目但的確包括許多發展上合適的項目（例如：分離焦慮與技巧退化）。幼童創傷症狀檢核表（Trauma Symptom Checklist for Young Children, TSCYC）（Briere et al., 2001）為延伸 90 個項目用於評估三到十二歲兒童的檢核表。

　　創傷事件篩選表單──父母報告修訂版（Traumatic Events Screening Inventory – Parent Report Revised）（Ghosh-Ippen et al., 2002），為用於評估暴露於各式各樣生活威脅與壓力事件的 24 個項目量測工具。

　　未來重要的工作包括精緻的評估父母報告的效度，如是否臨床存在報告不足或過度報告症狀與障礙的次族群，以及如何特性化這些次族群得以在臨床環境中簡單辨識。同時，我們也都知道父母通常不知道其孩童所有

的內向性症狀，而它將有助於了解父母為何低估報告 PTSD 症狀。將需要了解是否特定的症狀總是持續地被低估以及發生至什麼程度。

治療

　　大部分暴露於創傷、有症狀以及障礙的年輕孩童不會被帶到臨床進行治療。例如：在我們所進行的一項長期研究中，兩年後仍有障礙的比例為74%，但僅有31%的家庭曾經尋求治療。對於學齡前孩童而言，年輕孩童不會自己到醫院接受治療的事實，是接受治療的唯一阻礙，而大部分其他的阻礙則較常見於所有年齡層孩童。這些議題已經被囊括於治療路徑中（Scheeringa et al., 1999），包括所有直接討論遵囑度議題、庇護、失業、關於心理症狀學教育、移除進行生活中威脅、日間照護以及父母症狀學的努力。如您所知，大部分就這些議題本身而言，並非治療議題，但變成歸屬於個案處理類項之下。因此，個案處理常常對於治療成功扮演重要角色。

　　一旦這些阻礙成功地處理延伸性需求，或對於阻礙未曾存在的更多幸運個案，治療可能被允許得以暢通無阻地執行。現存治療文獻可方便地概括為兩類：第一類，許多案例研究豐富的軼事（anecdotal）忠告；以及第二類，使用於認知行為治療的小型、新興的整體效能試驗記錄。

來自案例研究的忠告

　　絕大部分撰寫有關於學齡前孩童 PTSD 治療可分類為個別、非直接、心理動力遊戲治療，是附屬於主要照顧者的支持性療法。有許多研究案例有令人信服的故事，孩童幾乎都是有所改善。因此，這些案例故事提供讓他人學習的珍貴樣版，而它們藉由成功的、個別化的關注，說明可以成功操縱複雜的情境，至少熟練治療的協助。然而，介入的時間點以及本質對於每個案例而言各有特性；失敗案例報告很少，此種個案遭遇缺乏技巧的治療師是未被記錄的。最值得注意的是，一連串的個案研究報告，與學齡前孩童接受兩年社區治療但未出現改善的長期資料不同（Scheerunga et al., 2005）。

　　但是，以下課程可設法從個案文獻取得。首要的是，儘管有照顧者關心與來自專業仁慈的建議，尚未有個案報告指出與孩童談論有關他們創傷性經驗是有害的。當然，談論創傷事件應該同時具有適切的敏感度與時間點。年輕兒童通常有意願而且渴望自發地與治療師合作去回憶過去發生的創傷經驗（Pruett, 1979）。以口語或玩具道具嘗試極些微推動是需要的。治療師應該著重對於孩童對自身過去經驗感受的實況報導，特別是生氣的感受。當然，對學齡前兒童的解釋過程要比年紀較大族群的解釋較少抽象，但仍須具有權威（Gaensbauer, 1994）。

　　當父母雙亡時，最好提供兒童關於死亡具體與誠實的答案，而不是試著以模糊的答案保護他們。這是很普遍的現象，因為人們建構的想像通常比事實糟糕。兒童通常知道的遠比父母所預期的多，因此給予錯誤的答案可能更混淆他們而不是幫助他們。例如：當學齡前兒童焦慮地想要知道已故的父母到哪裡去，到「天堂」的答案對他們而言太過抽象，孩童的焦慮只有當被告知父母已長眠於泥土裡時才會解除（Bevin, 2002）。實際上，儘管有許多祖父母、主要照顧者很擔憂，但個案記錄記載允許年輕孩童拜訪已故父母的墓地似乎有幫助。當孩童已經親眼目睹父親殺害母親的極端暴力時，他們似乎需要成人確認他們所看到的。孩童可經由父母對他們的確認而被消除疑慮及其記憶（Pruett, 1979）。

　　若治療師侷限於個別治療，重要的家庭動力可能會被忽略（MacLean, 1977, 1980; Pruett, 1979）。需要被提及的兩項常見於父母的主題為父母的罪惡感以及接著發生針對懲罰的寬容，以及過度保護將焦慮轉移至孩童（Scheeringa & Zeanah, 2001）。治療的第一步只需要指出這些父母的心理動力以及直接提供他們建議以改變其實際行動。對此建議仍無法自我修正的父母，可能需要更多來自治療師密集的訓練。

認知行為治療的新契機

　　認知行為治療（CBT）對於 PTSD 而言，是一種有效的治療媒介，因為著重於學習理論以及認知扭曲。雖然仍不清楚 PTSD 對神經迴路的影響為何，但很明顯，這些創傷之前未有的新行為、想法以及感受似乎被驅

動、放大以及進入自動化認知過程。創傷族群認知行為治療研究的回顧確
認三個成功治療的重要因子：⑴與創傷記憶的情緒交戰；⑵創傷描述的組
織與連接；以及⑶關於這個世界與自我的基本核心信念的修正（Zoellner,
Fitzgibbons, & Foa, 2001）。與年輕孩童一同工作的挑戰在於：如何以一種
對發展較為敏感的方式提供這些技巧。

　　針對年紀較大的孩童，現在已經有四個研究顯示認知行為治療對創傷
性樣本的療效。Copping、Warling 和 Benner（2001）治療 27 位年齡三到十
七歲的創傷孩童，為期 21 週沒有對照組的研究計畫，包括認知行為治療加
上以依附關係理論為基礎的相關工作。顯示行為障礙、社交關係與照顧者
憂鬱於治療前後皆有顯著改善。King、Tonge 和 Mullen（2000）隨機分派
36 位五到十七歲性虐待孩童接受 20 週孩童單獨認知行為治療、家庭認知
行為治療或等候名單為對照情況。兩個治療族群皆有顯著改善，但相較於
孩童單獨認知行為治療，家庭認知行為治療沒有顯示附加效益。於 10 週、
隨機指派六年級學生研究（Stein, Jaycox, & Kataoka, 2003）以及十到十五
歲年紀較大孩童 18 週無對照組研究（March, Amaya-Jackson, & Murry,
1998）中，團體認知行為治療形式也獲得證實。

　　僅兩組有對照組研究著重學齡前族群，兩個研究的計畫皆侷限於性虐
待議題。Cohen 和 Mannarino（1996a）治療三到六歲性虐待孩童，他們在此
研究中不需有創傷後壓力症候群診斷。39 位孩童隨機分派至認知行為治
療，以及 28 位孩童進入間接支持性治療組（nondirective supportive treat-
ment, NST）。此研究提供強烈支持，顯示年僅三歲創傷孩童可以了解以及
運用認知行為技巧，以及認知行為治療優於間接治療。母親憂鬱也顯示唯
一顯著影響孩童預後的傳遞因子；尤其初期母親憂鬱分數較高預測孩童預
後成功率較低（Cohen & Mannarino, 1996b）。Deblinger、Stauffer 和 Steer
（2001）也證實認知行為治療對於性虐待的年輕孩童個案於隨機試驗中的
療效，但排除學齡前包括二到八歲的孩童樣本。此外，Stauffer 和 Deblinger
（1996）證實認知行為治療計畫對於無對照組試驗中 19 位二到六歲性虐待
孩童個案的療效。

　　其中的差距是因為缺乏可用於任何創傷性事件的認知行為治療計畫。

正進行中的試驗由國際心理健康協會的經費支持，用於檢測新的十二項療程手冊，相當於部分認知行為治療以及親子關係治療。認知行為治療技巧包括放鬆技巧、認知扭曲的察覺、建立恐懼的刺激階層以及逐漸暴露於實驗狀態與社區的成套技巧。處理親子關係動力學的重要性已於先前回顧（Scheeringa & Zeanah, 2001），在此無法詳細摘要。藉由處理父母親自身的虐待與創傷史、罪惡感以及紀律評估（disciplinary measures）與孩童於創傷中對父母角色的感受，以面對親子關係的議題。

風險因子與保護因子

⟳ 性別

於多個年紀較大孩童的研究中已知，女性於創傷後有顯著較高程度的PTSD症狀（Gerring, Slomine, & Vasa, 2002）。然而，性別於年紀較大孩童的其他研究（McDermott & Palmer, 2002）或學齡前樣本（Scheeringa & Zeanah, 1995）中並不是顯著的預測因子。均衡考量女性的風險因子，男性很少是 PTSD 的風險因子（Dykman et al., 1997）。此外，在不至於有受試者挑選偏誤的社區代表研究中，並無理由會挑選到較多出現症狀的女性，亦傾向於將女性視為危險因子（Cuffe, Addy, & Garrison, 1998; Purves & Erwin, 2002）。不過，仍不清楚使女性較易受到 PTSD 傷害的原因為何。

⟳ 年齡

許多採樣廣泛孩童年齡的研究均顯示孩童年齡愈低，有愈高的 PTSD 風險（Vila, Witowski, & Tondini, 2001），雖然有許多或更多研究無法找出年齡效應，而平衡前述發現（Terr, Bloch, & Michel, 1999），目前只有兩篇研究證實較高的年紀具有較高的 PTSD 風險（deVries et al., 1999; Goldstein, Wampler, & Wise, 1997）。所有這些研究的對象均為六歲以上的孩童，但整體趨勢為年紀愈低，愈具易受傷性（vulnerability），至少在某些情境中是如此。雖然這很有趣的，但年齡仍是發展能力極為模糊的間接評量指

標。可惜的是，並無已知的研究企圖進一步探詢年齡變數。有趣的是，發現年紀愈低之效應的研究，目前僅發現兩種創傷事件類型——天然災害（Vila et al., 2001）和人為災害（Terr et al., 1999）。嘗試推測天災與其他創傷事件明顯不同，因為天災會誘發父母親較基本的生存本能。重要的生存問題變得極為重要，例如：如何每天提供庇護、食物、水以及保護。照顧者會進入「生存親職」模式，而犧牲對其兒童的敏感度、遊戲以及協調度（Chemtob, personal communication, 2005）。邏輯上，這對年幼的孩童比大小孩（更能自我滿足的小孩）更具影響。

立即的情緒和認知反應

相較於大部分追蹤 PTSD 預測因子所研究的風險因子，在創傷期間立即出現的情緒和認知反應，可能是之後出現創傷後症候群最為一致的預測因子。這些反應類型包括恐懼的程度、感受到之生命威脅的程度以及創傷期間的分離（Ehlers & Clark, 2000）。不幸地，這些創傷期間的反應極難（如果可能）在學齡前孩童中進行研究，亦即無法自述症狀、較少表達高度內向性、抽象的現象。

傷害的嚴重性

似乎傷害嚴重性的特性在於個體對其生活的恐懼程度；因此，傷害的嚴重性或許最能視為認知變數的代表——察覺到生命遭受威脅的程度。傷害之嚴重性是否係經由骨頭和軟組織之傷害，機械性地轉至 PTSD 的症狀中，仍令人質疑，雖然隱約有相關的資料指出，免疫功能和 PTSD 有關，且傷害的嚴重性和免疫反應相關似乎是有道理的。儘管如此，傷害嚴重性仍非PTSD一致的預測因子。傷害嚴重度不是一項顯著的預測因子（deVries et al., 1999），且更不是顯著的 PTSD 預測因子（Gerring et al., 2002）。

認知策略

認知策略已提出發展和持續出現PTSD症狀的關鍵變數（Ehlers & Clark, 2000）。這些策略包括內向性因果歸因（Runyon & Kenny, 2002）、思想抑

制（Ehlers, Mayou, & Bryant, 2003）以及逃避因應（Bal, van Oost, & de Bourdeaudhuij, 2003）。不過，過去的研究很少注意是否預先存在這些策略，且這些是不是個體的穩定特徵，或是由創傷事件所引起。理論上，這些看起來比較像是穩定的特徵，雖然對此議題仍缺乏一致性的看法（Bal et al., 2003）。整體而言，認知策略之重要性證據位於疾病早期階段的可能性大有可為。不過，由於許多測驗問題，幼童無法在這些現象型態上提供自我陳述，目前對於學齡前族群的所知仍較有限。

共病疾病

共病疾病可扮演多種不同的功能。如果事先存在於創傷事件之前，共病疾病可能扮演易受傷害的因子。如果是由創傷事件所引起，共病疾病可能與創傷後壓力症候群的病程無關，或可能會延長所有症狀而增加包括 PTSD 在內的心理疾病的負荷。共病疾病會在創傷後立即出現（尚未出現 PTSD），但緊接著成為延遲發作之 PTSD 的易受傷害因子。

預先存在的共病精神疾病，當該疾病為廣泛性（Daviss et al., 2000; Udwin, Boyle, & Yule, 2000）或內向性（Gerring et al., 2002）而非外向性（Aaron, Zaglu, & Emery, 1999）時，即可預測 PTSD 的發展。這些研究均未著重在學齡前孩童中。

很少研究針對由創傷事件引起之共病精神疾病和兒童發展出創傷後壓力症候群間的關係，進行研究。

我們對於學齡前孩童已知，至少有90%的創傷後壓力症候群會出現至少一項共病（Scheeringa et al., 2003），這與成人的研究一樣。不過，出現的共病疾病類型可能有相當多種。例如：成人的研究一致證實重鬱症（major depressive disorder, MDD）和物質濫用疾病是最常見的共病。不過，在 Scheeringa 及其同事（2003）所檢視的四種疾患中，對立性反抗疾患（ODD；75%）最為常見，其次為分離焦慮症（SAD；63%）以及注意力缺損／過動症候群（ADHD；38%），但重鬱症（6%）並不常見。需要更多的研究支持，更廣泛的共病疾病以及可監測各種疾病之發展後遺症的前瞻性設計。

父母因子

我們近期的研究已發現，父母因子的角色概念明顯重新形成。相當多的實證資料均一致性地顯示，父母及家庭因子和兒童的創傷後壓力症候群具有明顯的關聯性（請回顧 Scheeringa & Zeanah, 2001）。這些因子包括出現 PTSD 及廣泛症狀、過度保護、壓力上升、家庭凝聚力偏低以及父母衝突較大的父母。在少數完全針對嬰兒或學齡前孩童的研究中，發現家中遭受飛彈攻擊、不足的家庭凝聚力（Laor et al., 1996）、母親的社交規避症狀（Laor et al., 1997）以及目睹對照顧者的威脅（Scheeringa & Zeanah, 1995），可預測出現較多的創傷後壓力症狀。不幸地，這些研究均為直接針對這些因子可能如何對孩童造成影響的作用機轉。

我們首次進行研究，經由觀察性評量和前瞻性的研究設計，實際評量親子關係的品質，以了解其作用機轉。在前面提及的樣本 I 中，我們略施壓力以迫使母親和孩子合作為目的的活動中，錄下母親和其孩童的互動（收拾玩具以及一系列共四題的解謎活動）。使用多種評量溫暖度及敏感度的量表評定母親。我們的假設為 PTSD 之孩童的母親在此過程中具有較低分的溫暖度和敏感度。與預期相反，我們發現結果相反。診斷為 PTSD 之孩童的母親比 PTSD 症狀低於閾值之孩童的母親更為敏感（Scheeringa, 2004）。

此出乎預期的發現，讓我們重新思考標準化的檢驗評估是否可適當掌握自然的親子關係，以及在實驗室中出現的敏感行為，可能在家中實際上是具有侵入性和過度代償的指標。相對地，此發現可能也可解釋為父母會適應其孩童，而非孩子對父母作出反應；亦即當孩子出現症狀時，父母會對其需求更為敏感以適應孩童。這些相互競爭的解釋對於治療的選擇具有極不同的影響，需要更多的研究探討此問題。

目睹對照顧者的威脅

在唯一針對嬰兒及學齡前孩童評估與 PTSD 相關之易受傷害性因子的研究中，目睹對照顧者的威脅是 PTSD 症狀唯一顯著的預測因子（Scheeringa & Zeanah, 1995）。目睹威脅的孩童會比親身經歷創傷的孩童更容易出現 PTSD 症狀。不過，並不清楚目睹的經驗是如何轉換為 PTSD 的症狀。這是孩童所駕馭的機轉嗎？例如：目睹照顧者遭受威脅的孩童是否會經歷較大的危機感或較容易失去安全感？或者這是由父母親所駕馭的？例如：受到威脅的父母會出現症狀並繼而影響其對待孩童的敏感度和溫暖度？此初步的發現明顯需要重複驗證，且需要檢驗具競爭性的假設。

精神心理學

多數成人創傷後壓力症候群的研究已經證實在心理生理學上具有相當大的變異，包括對創傷刺激的心跳速率上升、製造可體松之下視丘—腦垂體—腎上腺軸的調節障礙、海馬迴結構體積縮小、扁桃腺活性增加，伴隨前扣帶皮質與前額葉皮質對創傷刺激的反應（Vermetten & Bremner, 2002）。不過，在大小孩以及青少年的研究中，已發現和成人研究的重要差異（DeBellis et al., 2002）。

在出現創傷後壓力症候群症狀之孩童中，唯一已知的心理生理學研究，證實與成人研究相反，大部分具高度症狀的孩童，面對創傷刺激時並未經歷心跳速率上升（Scheeringa, Zeanah, Myers, & Putnam, 2004）。相對地，發現有交互作用存在，症狀最多的孩童只有在實驗過程中照顧者以較為負面的紀律試著讓孩童收拾玩具時，才會出現心跳速率上升。亦可在副交感神經活性中（呼吸竇失調，基本上相當於迷走神經活性）發現此交互作用。

整體而言，這些初期的發現認為心理生理學變數相當重要，與成人研究一樣，但此發現因發展差異而不同，且需要與親子關係評量一起進行分析。

結論

雖然 PTSD 症狀會出現於幼童早期並持續出現，案例研究和具實證性基礎（認知行為治療）的治療已經證實，幼童的 PTSD 具有高度的可治癒

性。許多變數似乎扮演著風險因子或易受傷害性的因子，加上研究間缺乏一致性，因此認為單憑易受傷害性的模式並無法適用於所有個體；因此，每個個體的 PTSD 路徑明顯具有特性，故統計分析需要說明的樣本中每種可能的路徑是相當困難的，更別說需要相當大的樣本大小進行此類分析。在學齡前孩童中建構具實證基礎之創傷後壓力症候群模式的挑戰是大小孩及成人之挑戰的三倍，因為需要考量出現的發展能力以及親子關係特性的高品質測量方法。

參考文獻

Aaron, J., Zaglu, H., & Emery, R. (1999). Posttraumatic stress in children following acute physical injury. *Journal of Pediatric Psychology, 24,* 335–343.

American Psychiatric Association. (1994). *Diagnostic and statistical manual of mental disorders* (4th ed.). Washington, DC: Author.

Bal, S., van Oost, P., & de Bourdeaudhuij, I. (2003). Avoidant coping as a mediator between self-reported sexual abuse and stress-related symptoms in adolescents. *Child Abuse and Neglect, 27*(8), 883–897.

Bevin, T. (2002). Violent deaths of both parents: Case of Marty, age 2½. In N. Webb (Ed.), *Helping bereaved children* (pp. 149–164). New York: Guilford Press.

Briere, J., Johnson, K., Bissada, A., Damon, L., Crouch, J., Gil, E., et al. (2001). The Trauma Symptom Checklist for Young Children (TSCYC): Reliability and association with abuse exposure in a multi-site study. *Child Abuse and Neglect, 25,* 1001–1014.

Cohen, J., & Mannarino, A. (1996a). A treatment outcome study for sexually abused preschool children: Initial findings. *Journal of the American Academy of Child and Adolescent Psychiatry, 35,* 42–50.

Cohen, J., & Mannarino, A. (1996b). Factors that mediate treatment outcome of sexually abused preschool children. *Journal of the American Academy of Child and Adolescent Psychiatry, 35,* 1402–1410.

Copping, V., Warling, D., & Benner, D. (2001). A child trauma treatment pilot study. *Journal of Child and Family Studies, 10*(4), 467–475.

Cuffe, S., Addy, C., & Garrison, C. (1998). Prevalence of PTSD in a community sample of older adolescents. *Journal of the American Academy of Child and Adolescent Psychiatry, 37*(2), 147–154.

Daviss, W., Mooney, D., Racusin, R., Ford, J., Fleischer, A., & McHugo, G. (2000). Predicting posttraumatic stress after hospitalization for pediatric injury. *Journal of the American Academy of Child and Adolescent Psychiatry, 39,* 576–583.

DeBellis, M., Keshavan, M., Shifflett, H., Iyengar, S., Beers, S., Hall, J., et al. (2002). Brain structures in pediatric maltreatment-related posttraumatic stress disorder: A sociodemographically matched study. *Biological Psychiatry, 52*(11), 1066–1078.

Deblinger, E., Stauffer, L., & Steer, R. (2001). Comparative efficacies of supportive and cognitive behavioral group therapies for young children who have been sexually abused and their nonoffending mothers. *Child Maltreatment, 6,* 332–343.

deVries, A., Kassam-Adams, N., Cnaan, A., Sherman-Slate, E., Gallagher, P., & Winston, F. (1999). Looking beyond the physical injury: Posttraumatic stress disorder in children and parents after pediatric traffic injury. *Pediatrics, 104*(6), 1293–1299.

Dykman, R., McPherson, B., Ackerman, P., Newton, J., Mooney, D., Wherry, J., et al. (1997). Internalizing and externalizing characteristics of sexually and/or physically abused children. *Integrative Physiological and Behavioral Science, 32*(1), 62–74.

Egger, H., Ascher, B., & Angold, A. (2002). *Preschool age psychiatric assessment.* Durham, NC: Duke University Medical Center.

Ehlers, A., & Clark, D. (2000). A cognitive model of posttraumatic stress disorder. *Behaviour Research and Therapy, 38,* 319–345.

Ehlers, A., Mayou, R., & Bryant, B. (2003). Cognitive predictors of posttraumatic stress disorder in children: Results of a prospective longitudinal study. *Behaviour Research and Therapy, 41,* 1–10.

Gaensbauer, T. (1994). Therapeutic work with a traumatized toddler. *Psychoanalytic Study of the Child, 49,* 412–433.

Gerring, J., Slomine, B., & Vasa, R. (2002). Clinical predictors of posttraumatic stress disorder after closed head injury in children. *Journal of the American Academy of Child and Adolescent Psychiatry, 41*(2), 157–165.

Ghosh-Ippen, C., Briscoe-Smith, A., & Lieberman, A. (2004). *PTSD symptomatology in young children.* Paper presented at the 20th annual meeting of the International Society for Traumatic Stress Studies, New Orleans, LA.

Ghosh-Ippen, C., Ford, J., Racusin, R., Acker, M., Bosquet, M., Rogers, K., et al. (2002). *Traumatic Events Screening Inventory—Parent Report Revised.* Unpublished manuscript, University of California, San Francisco.

Goldstein, R., Wampler, N., & Wise, P. (1997). War experiences and distress symptoms of Bosnian children. *Pediatrics, 100*(5), 873–878.

King, N., Tonge, B., & Mullen, P. (2000). Treating sexually abused children with posttraumatic stress symptoms: A randomized clinical trial. *Journal of the American Academy of Child and Adolescent Psychiatry, 39*(11), 1347–1355.

Laor, N., Wolmer, L., Mayes, L., & Gershon, A. (1997). Israeli preschool children under SCUDS: A 30-month follow-up. *Journal of the American Academy of Child and Adolescent Psychiatry, 36,* 349–356.

Laor, N., Wolmer, L., Mayes, L., Golomb, A., Silverberg, D., Weizman, R., et al. (1996). Israeli preschoolers under SCUD missile attacks. *Archives of General Psychiatry, 53,* 416–423.

Levendosky, A., Huth-Bocks, A., Semel, M., & Shapiro, D. (2002). Trauma symptoms in preschool-age children exposed to domestic violence. *Journal of Interpersonal Violence, 17*(2), 150–164.

MacLean, G. (1977). Psychic trauma and traumatic neurosis: Play therapy with a four-year-old boy. *Canadian Psychiatric Association Journal, 22,* 71–75.

MacLean, G. (1980). Addendum to a case of traumatic neurosis: Consideration of family dynamics. *Canadian Journal of Psychiatry, 25,* 506–508.

March, J., Amaya-Jackson, L., & Murry, M. (1998). Cognitive-behavioral psychotherapy for children and adolescents with posttraumatic stress disorder after a single-incident stressor. *Journal of the American Academy of Child and Adolescent Psychiatry, 37*(6), 585–593.

McDermott, B., & Palmer, L. (2002). Postdisaster emotional distress, depression and event-related variables: Findings across child and adolescent developmental stages. *Australian and New Zealand Journal of Psychiatry, 36*(6), 754–761.

McFarlane, A. (1987). Posttraumatic phenomena in a longitudinal study of children following a natural disaster. *Journal of the American Academy of Child and Adolescent Psychiatry, 26,* 764–769.

Ohmi, H., Kojima, S., Awai, Y., Kamata, S., Sasaki, K., Tanaka, Y., et al. (2002). Post-traumatic stress disorder in pre-school aged children after a gas explosion. *European Journal of Pediatrics, 161,* 643–648.

Pruett, K. (1979). Home treatment for two infants who witnessed their mother's murder. *Journal of the American Academy of Child Psychiatry, 18,* 647–657.

Purves, D., & Erwin, P. (2002). A study of posttraumatic stress in a student population. *Journal of Genetic Psychology, 163*(1), 89–96.

Runyon, M., & Kenny, M. (2002). Relationship of attributional style, depression, and posttrauma distress among children who suffered physical or sexual abuse. *Child Maltreatment, 7*(3), 254–264.

Scheeringa, M. (1999). Treatment for posttraumatic stress disorder in infants and toddlers. *Journal of Systemic Therapies, 18*(2), 20–31.

Scheeringa, M. (2004). *Mediation of PTSD course in young children by parental responsivity.* Presentation at the 20th annual meeting of the International Society for Traumatic Stress Studies, New Orleans, LA.

Scheeringa, M., Peebles, C., Cook, C., & Zeanah, C. (2001). Toward establishing procedural, criterion, and discriminant validity for PTSD in early childhood. *Journal of the American Academy of Child and Adolescent Psychiatry, 40*(1), 52–60.

Scheeringa, M., & Zeanah, C. (1994). *Posttraumatic Stress Disorder Semi-Structured Interview and Observational Record for Infants and Young Children.* New Orleans, LA: Tulane University.

Scheeringa, M., & Zeanah, C. (1995). Symptom expression and trauma variables in children under 48 months of age. *Infant Mental Health Journal, 16*(4), 259–270.

Scheeringa, M., & Zeanah, C. (2001). A relational perspective on PTSD in early childhood. *Journal of Traumatic Stress, 14*(4), 799–815.

Scheeringa, M., Zeanah, C., Drell, M., & Larrieu, J. (1995). Two approaches to the diagnosis of posttraumatic stress disorder in infancy and early childhood. *Journal of the American Academy of Child and Adolescent Psychiatry, 34*(2), 191–200.

Scheeringa, M., Zeanah, C., Myers, L., & Putnam, F. (2003). New findings on alternative criteria for PTSD in preschool children. *Journal of the American Academy of Child and Adolescent Psychiatry, 42*(5), 561–570.

Scheeringa, M., Zeanah, C., Myers, L., & Putnam, F. (2004). Heart period and variability findings in preschool children with posttraumatic stress symptoms. *Biological Psychiatry, 55*(7), 685–691.

Scheeringa, M., Zeanah, C., Myers, L., & Putnam, F. (2005). Predictive validity in a prospective follow-up of PTSD in preschool children. *Journal of the American Academy of Child and Adolescent Psychiatry, 44*(9), 899–906.

Schore, A. (2002). Dysregulation of the right brain: A fundamental mechanism of traumatic attachment and the psychogenesis of posttraumatic stress disorder. *Australian and New Zealand Journal of Psychiatry, 36,* 9–30.

Shaffer, D., Fisher, P., & Lucas, C. (2000). NIMH Diagnostic Interview Schedule for Children Version IV (NIMH DISC-IV): Description, differences from previous versions, and reliability of some common diagnoses. *Journal of the American Academy of Child and Adolescent Psychiatry, 39*(1), 28–38.

Spitzer, R., & Williams, J. (1980). Classification of mental disorders and DSM-III. In H. Kaplan, A. Freedman, & B. Sadock (Eds.), *Comprehensive textbook of psychiatry* (Vol. 4, pp. 1035–1072). Baltimore: Williams & Wilkins.

Stauffer, L., & Deblinger, E. (1996). Cognitive behavioral groups for nonoffending mothers and their young sexually abused children: A preliminary treatment outcome study. *Child Maltreatment, 1*(1), 65–76.

Stein, B., Jaycox, L., & Kataoka, S. (2003). A mental health intervention for schoolchildren exposed to violence: A randomized controlled trial. *Journal of the American Medical Association, 290*(5), 603–611.

Stuber, M., Nader, K., & Yasuda, P. (1991). Stress responses after pediatric bone marrow transplantation: Preliminary results of a prospective longitudinal study. *Journal of the American Academy of Child and Adolescent Psychiatry, 30*(6), 952–957.

Terr, L. (1988). What happens to early memories of trauma?: A study of twenty children under age five at the time of documented traumatic events. *Journal of the American Academy of Child and Adolescent Psychiatry, 27*(1), 96–104.

Terr, L., Bloch, D., & Michel, B. (1999). Children's symptoms in the wake of Challenger: A field study of distant-traumatic effects and an outline of related conditions. *American Journal of Psychiatry, 156*(10), 1536–1544.

Udwin, O., Boyle, S., & Yule, W. (2000). Risk factors for long-term psychological effects of a disaster experienced in adolescence: Predictors of posttraumatic stress disorder. *Journal of Child Psychology and Psychiatry, 41*(8), 969–979.

van der Kolk, B. (2005). Developmental trauma disorder. *Psychiatric Annals, 35*(5), 401–408.

Vermetten, E., & Bremner, J. (2002). Circuits and systems in stress: II. Applications to neurobiology and treatment in posttraumatic stress disorder. *Depression and Anxiety, 16*(1), 14–38.

Vila, G., Witowski, P., & Tondini, M. (2001). A study of posttraumatic disorders in children who experienced an industrial disaster in the Briey region. *European Child and Adolescent Psychiatry, 10*(1), 10–18.

Zero to Three. (1994). *Diagnostic classification of mental health and developmental disorders in infancy and early childhood.* Washington, DC: Zero to Three: National Center for Infants, Toddlers and Families.

Zoellner, L., Fitzgibbons, L., & Foa, E. (2001). Cognitive-behavioral approaches to PTSD. In J. Wilson, M. Friedman, & J. Lindy (Eds.), *Treating psychological trauma and PTSD* (pp. 159–182). New York: Guilford Press.

第9章
睡眠障礙

Melissa M. Burnham、Erika E. Gaylor、
Thomas F. Anders　著

　　凌晨兩點時，有戶人家精疲力竭，兩歲的 James 仍持續放聲大哭。他睡不著，而他的父母無計可施。自從 James 出生後，他的父母不曾一夜好眠，他們為了解決之道而爭論，尤其當他們接受來自父母、朋友，甚至內科醫生的忠告卻都無效。怎麼辦？讓他哭嗎？帶他上床並安撫他？或是有其他方法？

　　本章回顧有關幼童睡眠問題的實證資料與臨床經驗，以提供更豐富的資料給治療這些小孩的臨床人員及其家人。我們首先回顧睡眠─甦醒型態（sleep-wake patterns）的正常發展，尤其注意生物學成熟因素與心理─環境因素的互動。接著，我們回顧在此年齡層的睡眠問題，以及夜間睡眠崩解的某些可疑的日間併發行為（behavioral concomitants）。我們討論此年齡層中某些有關睡眠障礙的分類議題，並提出我們的分類機制以作為日後研究可能的新疾病分類學。最後，我們簡要地討論並就此年齡層睡眠問題的預防及治療，提出最佳的慣例以作為總結。

從出生到學齡前睡眠—甦醒型態的正常發展

　　介於出生和學齡前之間的相對短暫週期，牽涉了有關睡眠與失眠的重要變化。不僅呈現日復一日的規律，此變化還發生在幼童每次睡眠狀態花費的時間比例與其入睡的時間數量。雖然這些改變有許多是成熟的，但幼童身處的環境氛圍顯然會影響睡眠和醒來的模式發展。例如：母親安適感、父母親的意識型態、文化信仰皆影響睡眠環境以及典型的睡眠—甦醒型態的品質與發展。因此，使用大規模的個別變化來標明睡眠發展，使其對於何謂「正常」的描述變得稍加複雜。各個發展性與環境的因素被簡要地討論，為的是努力描述生涯前五年的過程中之正常睡眠發展的範圍。

睡眠模式與睡眠結構的變化

　　過去五十年所做的研究已顯示，睡眠變化的特徵與其發展。這些變化不僅發生在睡眠數量上，而且還有睡眠結構。1950 年代，幼兒睡眠的詳細研究用來代替許多本世紀初流行的理論。例如：研究者發現在新生兒時期，幼兒每天約睡眠十六至十七小時。此發現與在 1950 年代之前小兒科教科書中估計的二十至二十二小時形成強烈對比（Kleitman & Engelmann, 1953; Parmelee, Schulz, & Disbrow, 1961）。有關幼兒總睡眠數在幼兒初期下降的看法亦被普遍接受。然而，Kleitman 和 Engelmann（1953）的再生縱向著作卻顯示，睡眠的總持續期間並未不同於人生最初的三到六個月；反而是每日二十四小時睡眠的分布區域有所改變。此發現已受之後的研究所證實（Anders & Keener, 1985; Parmelee, 1961; Parmelee, Wenner, & Schulz, 1946）。雖然二十四小時睡眠的總數已被證明相當穩定，但最長且持續性睡眠在此時期卻由出生的三至四小時增加到六個月時的平均六小時（Anders & Keener, 1985; Burnham, Goodlin-Jones, Gaylor, & Anders, 2002; Campbell, 1986; Coons & Guilleminault, 1984; Parmelee et al., 1964）。超過最早的三到六個月，總睡眠時間於一歲時減少為一天十四至十五個小時。相較之下，最長且持續性睡眠期保持穩定的六至七個小時達到第一年的差數（Anders

& Keener, 1985; de Roquefeuil, Djakovic, & Montagner, 1993; Jacklin, Snow, Gahart, & Maccoby, 1980; Parmelee, 1961）。這種在睡眠時間與睡眠強化方面的變化之普遍模式囊括一些採用不同方法論的研究。在學步期和學齡前階段，當其放棄午睡時，二十四小時睡眠甚至更加減少。然而，夜間的睡眠仍是固定的。

　　發展的研究不僅已顯現於這些睡眠模式的變化，而且同樣顯現於幼兒期的睡眠結構。有趣的是，Denisova 與 Figurin 最早在 1924 年即觀察到嬰兒會在活動睡眠（active sleep）和安靜睡眠（quiet sleep）之間的來回波動（Anders, 1975）。不過，他們在一本無名的歐洲期刊上的文章，力阻這些發現的宣導。在 1960 年代，修正多重睡眠電圖設備與睡眠評分程序並運用於幼兒身上，並驗證行為觀察所指出之活動睡眠和安靜睡眠週期的時間分布情形（e.g., Roffwarg, Dement, & Fisher, 1964; Roffwarg, Muzio, & Dement, 1966）。這些早期的研究顯示出意料之外的研究資料，相較於成人，活動睡眠占了新生兒大部分的時間（Roffwarg et al., 1966）。幼兒睡眠的行為和心理學的測量已顯示，用於活動睡眠時間的比例在人生頭一年有所降低，而在安靜睡眠中則出現伴隨增加（Anders & Keener, 1985; Burnham et al., 2002; Dittrichová, 1966; Emde & Walker, 1976; Fagioli & Salzarulo, 1982; Harper et al., 1981; Louis, Cannard, Bastuji, & Challamel, 1997; Navelet, Benoit, & Bouard, 1982; Thoman & Whitney, 1989）。再者，介於活動睡眠和安靜睡眠之間的週期長度短於成人的 90 分鐘週期特徵。介於活動睡眠和安靜睡眠之間的週期，在幼兒期約 50 至 60 分鐘發生（Aserinsky & Kleitman, 1955; Dittrichová, 1966; Harper et al., 1981）。90 分鐘的模式在兩歲時甚至並不明顯（Louis et al., 1997）。Roffwarg 及其同事（1964）記述成人週期長度始出現於童年中期，象徵成熟的延長期。

睡眠強化

　　或許發生在幼兒睡眠中最明確的變化就是關於夜間時期的睡眠強化，其發生於人生的前幾個月。文獻的主要部分已在幼兒初期就檢視睡眠—甦醒型態規律的發展。大量的研究證實睡眠及醒來之間的每日差異伴隨著睡

眠變成強化的夜間時段，倘若不趁早改變（Freudigman & Thoman, 1994; Sadeh, Dark, & Vohr, 1996），此差異在三個月時便已根深蒂固（Bamford, Bannister, Benjamin, Millier, Ward, & Moore, 1990; Burnham, in press; Coons & Guilleminault, 1984; Hellbrügge, Lange, Rutenfranz, & Stehr, 1964; Kleitman & Engelmann, 1953; McGraw, Hoffmann, Harker, & Herman, 1999; McMillen, Kok, Adamson, Deayton, & Nowak, 1991; Meier-Koll, Hall, Hellwing, Kott, & Meier-Koll, 1978; Parmelee et al., 1964; Shimada, Takahashi, Segawa, Higurashi, Samejim, & Horiuchi, 1999; Sostek, Anders, & Sostek, 1976; Spangler, 1991; Yokochi, Shiroiwa, Inukai, Kito, & Ogawa, 1989）。然而，在人生第一週中的成熟期之後，睡眠平均變成強化的（consolidated）夜間時段。睡眠─甦醒規律與睡眠時間的發展中，很可能產生個別差異，且其可能不是內向性的，就是由環境所產生的（e.g., Parmelee et al., 1961; Menna-Barreto, Isola, Louzada, Benedito-Silva, & Mello, 1996; Sander, Julia, Stechler, & Burns, 1972）。雖然幼兒確實移動其睡眠至夜間，並開始進行較長時段的睡眠，但若因此斷定他們「徹夜安眠」並不正確。事實上，夜間絕大多數的幼兒持續清醒，甚至在他們十二個月的時候（Burnham et al., 2002; Goodlin-Jones, Burnham, Gaylor, & Anders, 2001）。隨著時間有所發展的，似乎是幼兒「自我撫慰」（self-soothe）的能力，或他們延遲自己在清醒後的睡眠，而非走去找父母（Burnham et al., 2002）。

睡眠─甦醒調節的互動模式

介於就寢時間以及夜晚中途睡眠和醒來之間的夜間處置，提供我們機會進行恆定調節（例如：飢餓、氣溫）與社會調節（分離、重聚、安慰；Anders, Goodlin-Jones, & Sadeh, 2000）。在這些調節過程中，偶發的回應或許能幫助自我調節的發展，且極可能促成安全感關係（secure attachment relationship）的出現（Ainsworth, Blehar, Waters, & Wall, 1978）。無法一致且預期性地作出反應以協助孩童度過這些轉變，與欠佳的調節能力。因此，關於幼兒期、學步期及學齡前孩童睡眠的評估，必然包含新興父母─

孩童關係，及社會心理因素的評估，其所影響的關聯性詳如圖 9.1。

　　關聯中最接近的影響包含主要照顧者的身心健康、主要照顧者自身受養育的童年經驗，包含其睡眠經驗、社會支持網絡、家人或家庭的經濟狀況、幼兒的性情與身體的健康。更多在調節模式中的末端因素，包括更加廣泛的家庭文化背景與間接環境的影響。按照這種模式，諸如幼兒身體的疾病、抑或母親之憂鬱症等相近的壓力，可能間接影響父母—孩童間有關睡眠的互動，依次，這些影響因素已發表於其他地方（Goodlin-Jones, Burnham, & Anders, 2000）。

　　因此，雖然過去把睡眠視為幼童的一種個別特徵，但為了了解睡眠—甦醒型態的正常發展以及睡眠問題的產生，確實必須考慮他們的家庭與睡眠環境等更廣泛的背景；也就是說，在這年紀的孩童，其睡眠問題時常是特別關係或環境所特有的。孩童可能在日間托兒所中小睡片刻，而非在家中（或反之亦然），或者當保母將幼兒抱上床時，孩童可能比父母將其抱

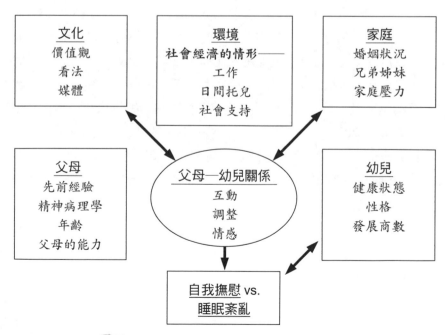

圖 9.1　說明孩童睡眠發展脈絡的互動模式

上床時更加容易入睡（或反之亦然）。相同地，幼兒及幼童有時對母親與父親有著不同的反應。

　　相反地，雖未經實驗證實，但童年時期的睡眠問題可能影響父母—孩童或父母之間的關係（參見 Richdale, Francis, Gavidia-Payne, & Cotton, 2000，例如：家庭裡有個殘疾的孩子）。舉例來說，共眠（bed sharing）對於幼童睡眠問題的反應，確實可能對家庭關係產生負面影響（Ramos, 2003）。另一方面，Ball、Hooker和Kelly（2000）曾提出，一群原本未規劃與孩童共眠的父母，與孩童共眠後，可具有正向的影響。家庭對嬰幼兒「睡眠問題」的定義及耐受度可能具有極大的個別差異。將孩童睡眠視為問題的家庭，較容易自述家庭或關係問題係導源於睡眠問題且較易從針對減緩睡眠問題所設計的介入中獲得效益（Eckerberg, 2004）。

　　部分對睡眠—甦醒型態發展的潛在環境影響，包含了家庭的價值觀與文化信仰；雙親的能力和壓力，以及母親的安適感；且母親是否願意餵以母奶。對睡眠—甦醒型態及規律的發展影響之一，便是睡眠位置。在世界各地，父母與幼兒共眠或共享房間相當普遍。雖然，共眠在美國較不盛行，但其確實存在於一部分的美洲家庭當中。近來一份報告指出，88% 五歲以下的孩童父母承認，曾在某些特定時刻與其子女共眠，而過去一個月的大半時間當中，約有46%與其子女共眠（Weimer et al., 2002）。無論共眠在美國是否為父母偏好的選擇或是針對孩童睡眠問題的所做出的反應（參見 Ramos, 2003），共眠顯然是相當普遍，特別是在幼兒初期。

　　有跡象顯示實行共眠影響睡眠的發展。例如：使用多重睡眠電圖，Mosko、Richard、McKenna 和 Drummond（1996）發現，先不論幼兒習慣的睡眠環境，當共眠在實驗室裡進行時，幼兒在深睡方面並沒有花太多時間〔非快速動眼期（non-rapid-eye-movement, NREM）第三至四階段〕，且其花更多時間在較淺層睡眠階段（非快速動眼期第一至二階段）。Richard 和 Mosko（2004）也已描述心率差異與幼兒的睡眠環境有關。他們認為在兩種睡眠環境之間的感覺差異，也許能說明這些差別。當共眠對上獨立睡眠時，警醒度閾值和心率似乎不同，顯示實行共眠引起幼兒身上一種生理方面的反應。共眠易隨著母乳餵食而同時發生（Ball, 2003; McKenna, Mosko, & Richard, 1997）。以母乳餵食的幼兒在夜間醒來的次數與其在夜間醒來後立即需要父母的介入，皆多於已斷奶的幼兒，顯示母乳餵食與睡眠模式有關（Burnham et al., 2002）。

除了睡眠背景所導致的差異之外，幼童的睡眠也可能受到家庭對孩童使用睡眠輔助物的看法所影響（例如：感覺夜間舒適的毯子或物體），或如何回應哭鬧的幼兒。一些研究顯示，使用睡眠輔助物的幼童，很可能在晚上自我安撫入睡（Anders, Halpern, & Hua, 1992; Goodlin-Jones, Eiben, & Anders, 1997; Keener, Zeanah, & Anders, 1988）；而且，在幼兒三個月之後，倘若父母稍微延緩對其夜晚哭鬧的回應，這些幼兒在一歲時將趨於自我撫慰（Burnham et al., 2002）。關於母親安適感方面，Seifer、Sameroff、Dickstein、Hayden 和 Schiller（1996）的報告指出，介於幼童的睡眠模式與母親心理疾病兩者之間的關聯性，以及家庭作用的低層次。Benoit、Zeanah、Boucher、Minde（1992）的報告指出，這是一種學步期階段介於母親的不安全依附關係和睡眠問題之間的關係。

對幼童睡眠障礙的認定，及其對日間行為的影響

一般而言，採用多樣標準界定睡眠問題、並經由父母自陳問卷與日記法等佐證的研究，證明約有30% 幼童有部分的睡眠問題，範圍由輕微與時間限制的就寢困難，乃至於諸如阻塞性睡眠呼吸中止等慢性、嚴重的睡眠障礙（Archbold, Pituch, Panahi, & Chervin, 2002; Armstrong, Quinn, & Dadds, 1994; Earls, 1980; Jenkins, Bax, & Hart, 1980; Kataria, Swanson, & Trevathan, 1987; Richman, 1981; Ottaviano, Giannoti, Cortesi, Bruni, & Orraviano, 1996）。當父母被問及是否認為孩子有睡眠問題時，一份由國家睡眠基金會（National Sleep Foundation, 2004）進行流行病學的電話訪談，指出僅有10% 的父母認為學齡前的孩子有睡眠問題。或許這樣的差距代表幼童睡眠模式的個別差異，此差異在處理模式中與父母親對於什麼是「有問題的」睡眠，以及如何應付夜間困難的看法互相影響。雖然就寢時間難以入睡，

或頻繁地在夜晚醒來,皆為幼童最普遍的睡眠障礙,但辨識日間過度睡眠、非妥協性的行為睡眠疾患,以及諸如阻塞性睡眠呼吸中止等更加嚴重且需要醫療介入疾患,亦極為重要。因為這些障礙會損害身體、認知、心理的發展。雖然有就寢環境與夜間醒來問題的幼童也可能損害其日間機能,但在此領域的研究卻有所欠缺。

童年期睡眠障礙的類型

睡眠異常,是睡眠中斷的一種睡眠疾患通稱,包含「內因性睡眠異常」(intrinsic dysomnias)(嗜睡症、睡眠呼吸中止、下肢靜止不能症候群)以及「外因性睡眠異常」(extrinsic dysomnias),或行為睡眠疾患(設限性睡眠障礙和入睡相關障礙)。影響學齡前兒童的第三種睡眠障礙,便是「異睡症」(parasomnias),於夜間行為發作是其特色,會阻礙睡眠,但不會影響活動睡眠和安靜睡眠週期的結構。此睡眠障礙通常包括認知混亂、自主神經與骨骼肌肉障礙;並被認為與中樞神經系統(central nervous system CNS)的成熟有關(Mindell & Owens, 2003)。非快速動眼期(NREM)異睡症似乎隨年齡遞減、具家庭遺傳性,且發生深睡的轉變期前後(NREM 第三至四階段)。在擁有高比例深睡的學齡前兒童之中,夜晚的驚恐是最常見的異睡症。任何增加深睡比例的因素(例如:藥物、睡眠損失)都是增加這些 NREM 異睡症事件頻率的可能性(Klackenberg, 1982)。

夜晚的驚恐(NREM 異睡症)應該從夢魘加以辨別(REM 異睡症),它也會變成此年齡群的問題。當孩童三歲之後,通常能描述夢境(Foulkes, 1982)及其後的夢魘。孩童八歲之前的夢境內容通常短暫且具體。夢的象徵與闡述是罕見的。喚醒熟睡中孩童的夢魘與焦慮的夢境,通常發生於活動(REM)睡眠中,以致其完全清醒,且定向感佳的孩童能記得並敘述夢境。由於活動睡眠最常發生於夜晚的後三分之一,而夢魘則在凌晨兩點之後。相較之下,夜晚的驚恐始於夜晚初期且會使人陷入驚慌。

睡眠呼吸障礙被視為是一種內因性睡眠異常,包括(但非必要)阻塞性睡眠呼吸中止併發症(obstructive sleep apnea syndrome, OSAS)。在睡眠

時，打鼾或延長用嘴呼吸為兩種主要的前兆，應該提醒臨床醫生注意此睡眠障礙。此年齡族群的阻塞性睡眠極可能暗示擴大的扁桃腺與腺狀腫，進行手術最能緩和症狀。當大約 2% 孩童被診斷出阻塞性睡眠呼吸中止併發症時，其尖峰期在二到六歲之間（Schecter et al., 2002）。甚至有大部分的學齡前兒童（8%）有睡眠呼吸障礙（Archbold et al., 2002; Redline et al., 1999）。辨識和治療睡眠呼吸障礙不僅可舒緩症狀，還可改善孩童的睡眠，且有證據顯示睡眠呼吸障礙與許多日間的問題行為有關（注意力問題、憂慮／沮喪、活動過度、侵略性以及語言和記憶能力不足）（Ali, Pitson, & Stradling, 1993; Gottlieb et al., 2003; Kohyama, Furushima, & Hasegawa, 2003; O'Brien, Tauman, & Gozal, 2004）。睡眠呼吸障礙的治療也許可以間接地緩和這些行為的相關因素。

　　入睡相關障礙是一種外因性睡眠異常，指帶有外在暗示入睡的相關症狀（例如：餵食、與父母一同入睡），通常會導致維持睡眠的障礙，最為人所知的便是夢遊。此問題會隨年紀而遞減（Crowell, Keener, Ginsburg, & Anders, 1987; Jenkins, Owens, Bax, & Hart, 1984; Salzarulo & Chevalier, 1983）。然而，睡眠片斷化（夢遊）是父母帶其子女前往幼兒門診中最常見的抱怨。如同正常睡眠的描述，大多數孩童在夜間互動的背景中，跟父母學習如何隨著夜晚乍醒後，能安慰自己入睡。然而，明顯有一組幼童，在入睡之後依然產生複合與延遲的夢遊，此夢遊在入睡之後立即開始，且持續到日出時分。對於將此視為問題的父母，這些甦醒可能造成家人精神緊張的主要來源，且與管理幼童睡眠的父母衝突有關。

　　相反地，設限性睡眠障礙（常發生在睡前）普遍在學齡前「增加」，使其成為一個學齡前孩童的常見問題（Crowell, et al., 1987; Jenkins et al., 1984; Salzarulo & Chevalier, 1983）。設限性（limit setting）係指在甦醒到睡眠之過渡期中的不良習慣強化，包含睡前的抵抗與延遲冗長的入睡就寢慣例。倘若家庭中有哥哥姊姊，學齡前兒童尤其樂於參與家庭的夜晚活動。當他們被問及時，他們會強烈否認疲累。因為學齡前孩童的日間經驗通常興奮且在睡前有刺激之作用，要他們安靜下來或許很難。無論原因為何，學齡前孩童可能會精神旺盛地抗議、企圖延後就寢時間，像是要求重

複睡前故事、回以更多的晚安擁抱、要求喝水或點心、請求「再多五分鐘」直到就寢時間。孩童或許也會堅持在父母的床上睡覺、躺在父母身邊或抓著父母。這些行為拖延入睡且可縮短相當的睡眠時間（National Sleep Foundation, 2004）。

對日間功能的影響

　　缺少有效的介入，設限性和入睡相關障礙兩者易於持續（Kataria et al., 1987; Pollock, 1994; Salzarulo & Chevalier, 1983; Smedje, Broman, & Hetta, 2001; Zuckerman, Stevenson, & Bailey, 1987），且可能導致日間過度嗜睡與最終損害日間功能。例如：Brunim Lo Reto、Miano 和 Ottaviano（2000）發現，學齡前孩童頻繁的夜間驚醒與較高的外顯量表分數有關，且較大的就寢阻力與較高的內顯量表及總量表分數有關。Thunstrom（2002）證實在幼兒期五歲時，嚴重和慢性夜醒與注意力缺損／過動症候群的診斷有關。其他研究支持此介於童年初期的睡眠問題與心理社會障礙調整之間的關聯性（Gregory, Eley, O'Connor, & Plomin, 2004; Lam, Hiscock, & Wake, 2003; Wolke, Rizzo, & Woods, 2002; Wong, Brower, Fitzgerald, & Zucker, 2004），雖然常見的心理社會危險因子常可解釋這些關聯性。但仍需要實證研究去證實這些關聯性存在於學齡前孩童，及其因果關係（例如：在學齡孩童中，實驗誘發的睡眠限制會導致認知功能缺損；Randazzo, Muehlbach, Schweitzer, & Walsh, 1998）。明顯的是睡眠障礙的程度與伴隨的日間功能損傷有關。因此，評估睡眠十分重要。

新診斷分類的可能性

　　由於許多原因，以致現今臨床的診斷分類系統仍有問題。DSM-IV（American Psychiatric Association, 1994）定義「睡眠異常」為一種障礙，其特徵為開始或維持睡眠有困難。然而，幼童通常無法達到此損傷或嚴格的標準。《國際睡眠疾患診斷與編碼手冊》（*The International Classification of Sleep Disorders: Diagnostic and Coding Manual*, ICSD-DCM; American

Sleep Disorders Association, 1990）定義「外因性睡眠異常」為入睡相關障礙或設限性睡眠障礙，和我們早先所描述的一樣。這些併發症所採用的標準相當模糊，既非取決於經驗，也與發展無關。更重要的是，和學齡前孩童共處的小兒科醫師和專家經常未察覺也不使用此手冊。嬰兒及幼童期心理健康及發展疾患診斷分類：0-3（DC: 0-3; Zero to Three, 1994）乃由童年初期專家所研發出的另一個疾病分類，集中在出生至三歲的幼童。在診斷分類：0-3 中，並無實證緣由和量化方式以指導睡眠障礙的分類。此外，重要的是，沒有一個分類系統把孩童發展的背景納入考量（參見圖 9.1）。

　　因此，我們提出一個新的分類系統，它可應用於研究和臨床環境以鑑定出學齡前孩童的睡眠障礙。根據臨床經驗和實證資料（Gaylor, Goodlin-Jones, & Anders, 2001; Gaylor, Burnham, Goodlin-Jones, & Anders, 2005）發展出此分類系統。除此之外，研究診斷標準的特別小組（Task Force on Research Diagnostic Criteria, 2003）的同步成果已將學齡前孩童向前推進至精神病理學的適當診斷標準，其係依據臨床證明、推動臨床實驗研究的可行性與流行病學調查（Task Force on Research Diagnostic Criteria, 2003）。為了日後的測試，研究診斷標準的特別小組：幼兒和學齡前兒童，已採用我們的睡眠障礙分類系統。

　　我們企圖藉發展可接受且精確的研究診斷標準，以填補睡眠的臨床定義與研究之間的差距，它可使用於標準的問卷和訪談，或諸如腕動計或睡眠錄影等客觀的測量。需要分類系統說明正常的睡眠形式以及現今社會在兒童照顧上的多元性。作者在其他地方，已詳細描述此分類系統（Anders et al., 2000; Gaylor et al., 2001, 2005）。一般來說，此系統如表 9.1 所呈現，描述幼童的兩種障礙：入睡（類似設限性睡眠障礙）與夢遊（等於是入睡相關障礙）。以嚴格的標準分為三種——不安、紊亂與障礙——嘗試使父母與專家決定何時有需要採取介入（Anders, 1989）（例如：當先前的標準完成時，它避免使用本身的親子同寢作為睡眠障礙的標準）。而選用「protodysomnia」這名詞，是因為分類標準源自於 DSM-IV 中之成人睡眠異常標準的睡眠障礙。此機制為發展靈敏度高的，將過渡期分為學步初期（12至 23 個月）與學齡前（24 至 48 個月）。值得注意的是，此機制在孩童一

歲前並未將障礙加以分類。在此年齡前當然有孩童患有睡眠問題，然而在此年齡的關係、家庭與環境背景可能比幼兒的睡眠問題更值得關注（參見表 9.1）。

表 9.1　嬰兒─學步兒童之睡眠異常原型的分類大綱

入睡異常原型（孩童必須達到下列三個標準中的任兩個）	
12 至 24 個月	(1)＞ 30 分鐘入睡；(2)父母仍在房間裡入睡；(3)多於三次的重聚[a]。
＞ 24 個月	(1)＞ 20 分鐘入睡；(2)父母仍在房間裡入睡；(3)多於兩次的重聚。

夜醒睡眠異常原型	
12 至 24 個月	每晚一次或更多次甦醒[b]，總時間≧ 30 分鐘。
＞ 24 個月	每晚一次或更多次甦醒，總時間≧ 20 分鐘。
＞ 36 個月	每晚一次或更多次甦醒，總時間≧ 10 分鐘。

註：在一歲之前，無法診斷出睡眠異常原型。有關獨自入睡幼兒的標準，其持續時間的標準可再被細分。擾亂（一次發作／星期，至少一個月）屬於正常發展中的變動；紊亂（2 至 4 次發作／星期，至少一個月）屬於或許是具有自限性之可能的風險狀態；障礙（5 至 7 次發作／星期，至少一個月），極可能是連續性的，需要介入。
[a] 重聚反映出就寢時的反抗（例如：重複地討價還價、抗議、掙扎）。
[b] 醒來需要父母的介入，且在孩童入睡超過 10 分鐘後發生。

當然，尤其重要的是，在此幼童期必須排除其他睡眠問題。例如：中耳感染、充血、疼痛或過敏等醫療疑慮。假如任一上述疑慮存在，醫療疑慮介入和治療須從睡眠問題本身的治療之前開始。然而，在成功的藥物治療之後，有時睡眠問題可能持續。尤其半夜出現在急性疾病過程中的父母─幼兒互動模式。

最佳臨床實務／治療

在兩種主要的背景中，有睡眠障礙的學齡前兒童可能會與臨床醫生連繫：小兒科／家庭內科的幼兒門診（Mindell, Moline, Zendell, Brown, & Fry,

1994; Chervin, Archbold, Panahi, & Pituch, 2001）與心理衛生臨床訪談。約
10-47% 的孩童父母向幼兒精神病診所提出睡眠紊亂的症狀（Frankel, Boyum,
& Harmon, 2004; Karen, Feldman, & Tyano, 2001）。此症狀顯示有 0-10% 的
患者向幼兒精神病診所（Emde & Wise, 2003）要求協助，且其中有高達
22% 是社區式的幼兒心理衛生診所（Keren et al., 2001）。有趣的是，孩童
在「幼兒」精神病診所中評估的平均年齡是 31 個月（Frankel et al., 2004）。
雖然小兒科醫師在孩童前五年期間，有無數預防和介入的機會，但部分父
母與專家在許多童年初期問題上依賴「觀望方法」。因為有一種自陳式的
不情願去鑑定與歸類幼兒擁有睡眠紊亂，因此臨床人員常在學齡前階段第
一次處理到有障礙的睡眠。

　　我們以及嘗試研究這些問題的先驅，皆推薦此分類系統的敏感性與明
確性，我們使用睡眠錄影記錄 80 位孩童的睡眠模式，樣本主要來自一份非
臨床、社區樣本，其年齡由一個月到一歲。然後每年我們追蹤 68 位，直到
他們四歲時改採用結構式的父母電話訪談。錄影帶被用來記錄具體的睡眠
障礙，其為學步與學齡前孩童的可預料睡眠問題（例如：非自我撫慰的夜
醒、緊鄰父母而睡、要求父母陪伴方能入睡；Gaylor et al., 2005）。在隨訪
期間，一份關於睡眠問題的父母自陳報告範圍涉及 7-18%。相反地，分類
系統顯現，在二到四歲之間的任何時間中；3-9% 的兒童達到入睡障礙或半
夜甦醒疾患的標準。雖然此分類機制證明了兩歲時的適切與明確性，但敏
感性在三、四歲時卻大大地下降。

　　此研究的另一目標，便是檢視早期自我撫慰模式的預測效度。有趣的
是，我們發現六至十二個月大的非自我撫慰孩童（33% 的樣本）較容易符
合入睡相關疾患的標準，且在兩歲時比較常親子同寢。十二個月時大在父
母房間內同睡，可預測兩歲大的夜醒（雖然並未達到充分的夜醒疾患）。
在每次追蹤會談時，約有 25% 的孩童表示有親子同寢，但僅有 33% 的父母
認為這種行為是有問題的。

　　最普遍的睡眠紊亂，包含夢魘和睡前的抗議，它是短暫、平常的事
件，並不會嚴重地分裂家庭功能。此外，睡眠障礙會以普遍不良的共病的
一部分而存在。例如：在治療睡眠障礙上，孤獨症傾向的孩童擁有較高的

行為睡眠障礙與睡眠節率障礙的機率，臨床醫生必須準備探究焦慮的來源與可處理的介入，以及孩童對安慰、安全、睡眠習慣的規律，和來自過量刺激的保護等需求。

討論睡眠史

當評估患有睡眠問題的孩童時，得到其詳細的睡眠史不僅重要，而且調查全部患有行為問題的孩童之睡眠習慣亦相當重要。一些注意力不足與活動過度的症狀可能會實際成為睡眠障礙的證明，而非實際的併發症；生長遲緩也可能與睡眠障礙有關（Stores & Wiggs, 1998）。

一份睡眠史需要孩童身上所有睡眠相關症狀的詳細描述，以及家庭其他成員睡眠問題與模式的完整史。蒐集資料時，採用互動模式所提供的架構是有幫助的。在評估中，有四方面值得注意，包含：(1)睡眠問題的詳情，且問題為何；(2)幼兒的特徵，像是性格或疾病；(3)父母與孩童的互動模式（靈敏的，前後一致和控制度）；和(4)背景因素，包含最接近（父母特徵與家庭背景）和更多末端的因素，像是文化與環境（參見表9.1；Anders et al., 2000）。

其他問題也要強調：在入睡的問題中，年齡為何？症狀的頻率為何？就每週和每晚的情況而言，且其過程（穩定、惡化、改善）為何？在生理時鐘和時間方面，入睡後的症狀在何時發生？例如：異睡症與入睡有關而非生理時鐘。它們一般在入睡的 90 至 120 分鐘後發生。夜晚驚恐可與夢魘作區別，因為前者發生在非快速動眼期睡眠階段四的頭三分之一睡眠期間中，而後者則發生在晚上，當 REM 睡眠主導時。

孩童的睡眠習慣，通常指「睡眠衛生」的建立相當重要。什麼是慣常的就寢時間和休息時間？睡眠習慣有多規律？什麼是睡眠布置？孩童跟誰共眠或共處一室？孩童的症狀有打擾其他人嗎？睡前習慣存在嗎？作夢和夢魘有多普遍？夢遊和尿床有多普遍？所有睡眠史須蒐集關於睡眠時的呼吸資料。並未感冒，是孩童的呼吸不自然嗎？呼吸中的間歇可以聽得見嗎？打鼾是明顯、規律的嗎？用嘴呼吸如同一般規律嗎？最後，評估在日間功能上，夜間睡眠問題對照顧者感覺的影響。在那天，孩童是否想睡覺

或是否處於警戒狀態且十分活躍？孩童有規律地午休嗎？夜間症狀有侵犯正常社交功能嗎？例如：孩童在朋友家中或離家參與營隊時會因睡眠問題而不好意思睡覺嗎？

　　孩童的睡眠時間表適切地符合家庭的睡眠時間表，且孩童對睡眠的需求有達到現今的時間表嗎？在起床、午睡和就寢時間方面，特別的日子是怎樣的？在睡前和午睡時間有何種典型的互動？睡眠模式有多規律？一旦孩童身在其就寢處，他們入睡要多久時間？孩童是獨自入睡或有他人陪伴？孩童夜晚時醒來且大聲叫人？一夜幾次，且一週幾夜？通常是誰回應他們？孩童多久才該回去睡覺？需要何種安撫技巧？孩童使用何種睡眠輔助藥物？半夜的互動如何？

監測睡眠和甦醒的行為

　　一份睡眠日記或記錄應完整囊括一到兩星期。日記測量問題的每晚穩定性，並包含睡眠醒來和互動行為等資訊。對此年齡群而言，鑑定睡眠障礙和測量其嚴重性的結構式問卷相當缺乏。或許因為學齡前孩童仍處在發展的幼兒／學步兒（二到三歲）與學齡孩童（六歲以上）之間，所以此群體大部分被忽略。然而，為早先發覺睡眠問題，適合年齡的篩選和小兒科人口數的檢查是必需的。用作小兒科醫師的審查工具能有效察覺在基準總數中的問題睡眠（例如：睡前議題、過度嗜睡、夜醒、睡眠的持續期間和規律，以及打鼾；BEARS; Owens et al., 2000; Bruni et al., 1996; Chervin, Aldrich, Pickett, & Guilleminault, 1997; Sadeh, 2004）且能幫助健康專業人員，其職責為鑑定孩童的睡眠問題以實施教育與介入。須評估和治療多種行為領域的心理健康臨床人員需要一套具有良好效度的評量來鑑定睡眠障礙對行為與功能的影響。

　　父母自陳評量包含孩童的睡眠習慣問卷（Children's Sleep Habits Questionnaire, CSHQ; Owens et al., 2000）和小兒科的睡眠問卷（Pediatric Sleep Questionnaire, PSQ; Chervin, Hedger, Dillon, & Pituch, 2000），兩者皆為問題睡眠行為構面的量表（睡前問題、睡眠呼吸障礙等等）。對於鑑定二到十八歲（Chervin et al., 2000）和四到十歲（Owens et al., 2000）孩童的行為和

醫藥基礎上的睡眠障礙,這些問卷已證明可信度和效度。雖然來自訪談形式的心理測量學尚未加以計算,孩童的睡眠習慣問卷已被作者用作對年輕族群(一到四歲)父母親的訪談(Gaylor et al., 2001, 2005)。

倘若問題被認為是內因性睡眠異常、父母自陳報告很可疑或具有過度日間嗜睡的證據,實驗室方法有其必要(Carroll & Loughlin, 1995)。多重睡眠電圖(Polysomnography, PSG)為一種診斷工具,常作診斷睡眠呼吸障礙、週期性腿部抽動或未經說明、過度日間嗜睡其可檢視睡眠結構,且顯現關於睡眠中呼吸、移動和喚起的細節。例如:Gozal 及其同事(Tauman, O'Brien, Holbrook, & Gozal, 2004; O'Brien et al., 2004)最近使用一種源自多重睡眠電圖的睡眠壓力分數來證明睡眠呼吸障礙的嚴重性,可預測一到十八歲孩童之日間嗜睡與問題行為的程度。然而,多重睡眠電圖研究十分昂貴且無保險給付,尤其對幼童而言,他們也未必經常需要〔這些議題的討論,參見 Ramchandani、Wiggs、Webb 和 Stores(2000)以及給編者的附函〕。

促進睡眠健康與治療障礙

具體的治療依靠明確的診斷。例如:在此年齡群當中,阻塞性睡眠呼吸中止併發症的診斷是最常被扁桃腺切除術和腺樣增殖切除術所緩和。相同地,睡眠驚恐症最好藉由父母再保證和支持來治療。伴隨著睡眠模式的成熟,多數異睡症自然地消失。然而,對更為普遍的夜醒和入睡原發性睡眠異常而言,則建議採取一般行為策略來協助家人。這些範圍從讓孩童在其睡眠環境哭泣五到七晚,到等待較長時間後再行介入並逐漸減少父母現身的頻率(Ferber, 1985),到塑造睡前行為,例如:準備上床睡覺(Moore & Ucko, 1957)。不過,從互動模式的觀點,介入應以關係為基礎並著重於影響適當親子調節的因子;亦即,應針對特殊孩童與家庭設計個別化的介入,並謹記各家庭的個別情境。

父母—孩童互動的影響,如同關鍵性的睡眠—醒來過渡的「調節者」與強化的過程一樣明確。對於童年初期影響睡眠問題的因素而言,這是最一致的發現之一(Anders, 1994; Ferber & Kryger, 1995; Goodlin-Jones et al.,

2000; Ware & Orr, 1992）。父母實施於睡前的慣例，會影響孩童在夜晚之初和其在夜晚醒來後的行為如何解決。倘若孩童再次醒來，典型模式的拍拍背或搖晃至入睡，在半夜之際可以預期（Adair, Bauchner, Philipp, Levenson, & Zuckerman, 1991; Anders et al., 1992）。家中幼兒入睡時呈現延遲現象時，母親在睡前對待幼兒與在不同形式互動的變動中，母親被認為是不一致的（Scher & Blumberg, 1999）。根據美國小兒科學會，最好在夜晚之初將昏昏欲睡的孩童好好安置，而非在孩童床上喚醒他們（Cohen, 1999）。當孩童自己安靜地躺在床上至入睡這段期間，他們做出聯想並可能發展一種「正向睡眠聯想」。夜晚之初，父母可能可以勸阻孩童使用睡眠輔助用品（Wolf & Lozoff, 1989）。使用睡眠輔助用品的三個月和八個月大的幼兒，很可能在其床上醒來且在半夜自我撫慰（Anders et al., 1992）。最後，缺乏規律的睡前慣例則與睡眠問題有關（Cohen, 1999; Quine, Wade, & Hargreaves, 1991）。

　　考慮這些資料，似乎明顯呈現，良好的睡眠習慣必須從幼兒早期開始培養，且在睡眠時段運用潛在的「預防性」親職實務，可能會有所幫助。我們已了解，九到十二個月大會夜醒而無法自我撫慰之嬰兒父母，在嬰兒四個月大時的床邊處理方式具有極大的差異。一般而言，在四個月大以後，不會自我撫慰之幼兒的父母，會在他們睡著後放入嬰兒床。在夜醒後能夠自我撫慰的嬰兒，在四個月大醒來時，即較容易放入嬰兒床，並讓嬰兒自己入睡。在四個月大之前，幾乎所有嬰兒會在餵食時睡著，並在睡著後被放入嬰兒床。但四個月大後，就會開始在嬰兒床上睡不著（Burnham et al., 2002）。

　　除此之外，自我撫慰的嬰兒更有可能使用睡眠輔助用品（像是奶嘴），以幫助他們自己入睡。相反地，非自我撫慰的嬰兒並不會幫助自己或使用睡眠輔助用品，因為他們已經睡著。半夜中，在醒來一次後，入睡的過程便會重複。自我撫慰的幼兒，當他們醒來三到五分鐘，便會自己睡著；他們時常使用睡眠輔助用品。非自我撫慰的幼兒醒來後，變得難以取悅且開始哭。他們似乎把父母當成其睡眠輔助用品（Anders et al., 1992）。

　　從這些觀察，顯示「預防性」睡眠衛生策略應鼓勵四個月後的幼兒學

習自己入睡；也就是，幼兒年齡達四個月之後，欲鼓勵自我撫慰的父母應在幼兒醒來且放入小兒床之前；隨著餵食讓孩童在夜晚之初自己入睡。隨著夜晚醒來，增加那模式在童年時期的重複次數。父母可能也會鼓勵孩童在入睡時使用睡眠輔助用品，例如：奶嘴、拇指或軟性物體。最後，額外的建議可能有，在孩童年齡四到六個月之後，將小兒床／搖籃移出父母寢室。然而，所有的建議必須考量家庭價值和看法的背景，還有孩童本身個性和特徵。父母對建議的認同（可行性）相當重要。倘若能夠隨著這些預防措施，在人生頭一年的夢遊問題可因而減到最少。一項重要的警告便是幼兒在醒來之後，常需要額外的夜間餵食，因此一些信號是預料之中的事情。

但是，本章節初所描述的兩歲 James 一例，他的夜醒已完全打擾其家庭，又該如何處理？一份詳細歷史與兩星期的睡眠日記顯示 James 並非真的衍生於睡眠障礙。因為他在白天已經睡飽了，反而是他的父母嚴重的睡眠不足。James 並未做出每日的轉變來加強日間醒來與夜晚睡眠。在此案例的介入，包含教導父母規律時間表的重要性、使夜晚的環境變暗，以建立夜間睡前的慣例，和提供孩童一個安靜且習慣的睡眠環境。制訂的行為塑造計畫，可在兩週期間逐漸縮短 James 的日間睡眠。日夜睡眠日誌被嚴密地監督，加上母親每天透過電話鼓勵與支持。當孩童入睡時，也鼓勵母親去睡。而在治療期間中，父親被鼓勵睡在不同的房間，如此方能使其睡得充足好去工作。James 的小兒床被移入母親的房間，當他夜晚醒來時，母親在他耳邊呢喃並輕撫他的背部，而非餵他或抱他離開床鋪。在兩週期間，James 改變其每日的睡眠─醒來節奏，並變得容易安靜。當他在母親房間成為自我撫慰者之後，他的嬰兒床即可推回自己房間，且母親會睡在嬰兒床旁邊。母親會慢慢遠離他，直到 James 能在自己房間內自我撫慰為止。然後父母即可回到他們的房間並恢復家庭的和睦。在這個月之中，James 會短暫午睡兩次，並於夜晚時獨自在自己房間內入睡。

未來的方向

我們明確需要更多有關學齡前孩童在臨床背景中睡眠障礙的資訊（Frankel et al., 2004; Dunitz, Scheer, Kvas, & Macari, 1996; Karen et al., 2001）。父母對文化改變的需求（例如：女性上班族增加，因而採用托兒照顧）可能影響孩童的表現和父母對某些行為的容忍（例如：睡眠症狀、分離焦慮）。研究往往不包含代表性的樣本或足夠的道德與文化特徵描述。最後，我們需要關於受互動模式（transactional model）各構成要素影響之關係形式（relationship pattern），對睡眠─甦醒狀態及此年齡層出現之睡眠問題造成之影響的更多資訊。

參考文獻

Adair, R., Bauchner, H., Philipp, B., Levenson, S., & Zuckerman, B. (1991). Night waking during infancy: Role of parental presence at bedtime. *Pediatrics, 87*, 500–504.

Ainsworth, M., Blehar, M., Waters, E., & Wall, S. (1978). *Patterns of attachment: A psychological study of the Strange Situation.* Hillsdale, NJ: Erlbaum.

Ali, N. J., Pitson, D. J., & Stradling, J. R. (1993). Snoring, sleep disturbance, and behaviour in 4–5-year-olds. *Archives of Disease in Childhood, 68*, 360–366.

American Psychiatric Association. (1994). *Diagnostic and statistical manual of mental disorders* (4th ed.). Washington, DC: Author.

American Sleep Disorders Association. (1990). *The international classification of sleep disorders: Diagnostic and coding manual (ICSD:DSM).* Kansas City, KS: Allen Press.

Anders, T. (1989). Clinical syndromes, relationship disturbances, and their assessment. In A. J. Sameroff (Ed.), *Relationship disturbances in early childhood: A developmental approach* (pp. 125–144). New York: Basic Books.

Anders, T. F. (1975). Maturation of sleep patterns in the newborn infant. *Advances in Sleep Research, 2*, 43–66.

Anders, T. F. (1994). Infant sleep, nighttime relationships, and attachment. *Psychiatry, 57*, 11–21.

Anders, T. F., Goodlin-Jones, B. L., & Sadeh, A. (2000). Sleep disorders. In J. C. H. Zeanah (Ed.), *Handbook of infant mental health* (2nd ed., pp. 326–338). New York: Guilford Press.

Anders, T. F., Halpern, L. F., & Hua, J. (1992). Sleeping through the night: A developmental perspective. *Pediatrics, 90*, 554–560.

Anders, T. F., & Keener, M. (1985). Developmental course of nighttime sleep–wake patterns in full-term and premature infants during the first year of life: I. *Sleep, 8*(3), 173–192.

Archbold, K. H., Pituch, K. J., Panahi, P., & Chervin, R. D. (2002). Symptoms of sleep disturbances among children at two general pediatric clinics. *Journal of Pediatrics, 140*, 97–102.

Armstrong, K., Quinn, R., & Dadds, M. (1994). The sleep patterns of normal children. *Medical Journal of Australia, 161,* 202–206.

Aserinsky, E., & Kleitman, N. (1955). A motility cycle in sleeping infants as manifested by ocular and gross bodily activity. *Journal of Applied Physiology, 8,* 11–18.

Ball, H. L. (2003). Breastfeeding, bed-sharing, and infant sleep. *Birth: Issues in Perinatal Care, 30,* 181–188.

Ball, H. L., Hooker, E., & Kelly, P. J. (2000). Parent–infant co-sleeping: Fathers' roles and perspectives. *Infant and Child Development, 9,* 67–74.

Bamford, F. N., Bannister, R. P., Benjamin, C. M., Hillier, V. F., Ward, B. S., & Moore, W. M. O. (1990). Sleep in the first year of life. *Developmental Medicine and Child Neurology, 32,* 718–724.

Benoit, D., Zeanah, C. H., Boucher, C., & Minde, K. (1992). Sleep disorders in early childhood: Association with insecure maternal attachment. *Journal of the American Academy of Child and Adolescent Psychiatry, 31,* 86–93.

Bruni, O., Lo Reto, F., Miano, S., & Ottaviano, S. (2000). Daytime behavioral correlates of awakenings and bedtime resistance in preschool children. *Supplements to Clinical Neurophysiology, 53,* 358–361.

Bruni, O., Ottaviano, S., Guidetti, V., Romoli, M., Innocenzi, M., Cortesi, F., et al. (1996). The Sleep Disturbance Scale for Children (SDSC): Construction and validation of an instrument to evaluate sleep disturbances in childhood and adolescence. *Journal of Sleep Research, 5,* 251–261.

Burnham, M. M. (in press). The ontogeny of diurnal rhythmicity in bed-sharing and solitary-sleeping infants: A preliminary report. *Infant and Child Development.*

Burnham, M. M., Goodlin-Jones, B. L., Gaylor, E. E., & Anders, T. F. (2002). Nighttime sleep–wake patterns and self-soothing from birth to one year of age: A longitudinal intervention study. *Journal of Child Psychology and Psychiatry, 43,* 713–725.

Campbell, I. (1986). Postpartum sleep patterns of mother–baby pairs. *Midwifery, 2,* 193–201.

Carroll, J., & Loughlin, G. (1995). Obstructive sleep apnea syndrome in infants and children: Clinical features and pathophysiology. In R. Ferber & M. Kryger (Eds.), *Principles and practice of sleep medicine in the child* (pp. 163–191). Philadelphia: Saunders.

Chervin, R., Archbold, K., Panahi, P., & Pituch, K. (2001). Sleep problems seldom addressed at two general pediatric clinics. *Pediatrics, 107,* 1375–1380.

Chervin, R., Hedger, K., Dillon, J., & Pituch, K. J. (2000). Pediatric Sleep Questionnaire (PSQ): Validity and reliability of scales for sleep-disordered breathing, snoring, sleepiness, and behavioral problems. *Sleep Medicine, 1*(1), 21–32.

Chervin, R. D., Aldrich, M. S., Pickett, R., & Guilleminault, C. (1997). Comparison of the results of the Epworth Sleepiness Scale and the Multiple Sleep Latency Test. *Journal of Psychosomatic Research, 42,* 145–155.

Cohen, G. J. (1999). *American Academy of Pediatrics guide to your child's sleep: Birth through adolescence.* New York: Villard.

Coons, S., & Guilleminault, C. (1984). Development of consolidated sleep and wakeful periods in relation to the day/night cycle in infancy. *Developmental Medicine and Child Neurology, 26,* 169–176.

Crowell, J., Keener, M., Ginsburg, N., & Anders, T. (1987). Sleep habits in toddlers 18 to 36 months old. *Journal of the American Academy of Child and Adolescent Psychiatry, 26,* 510–515.

de Roquefeuil, G., Djakovic, M., & Montagner, H. (1993). New data on the ontogeny of the child's sleep–wake rhythm. *Chronobiology International, 10*(1), 43–53.

Dittrichová, J. (1966). Development of sleep in infancy. *Journal of Applied Physiology, 21*(4), 1243–1246.

Dunitz, M., Scheer, P., Kvas, E., & Macari, S. (1996). Psychiatric diagnoses in infancy: A comparison. *Infant Mental Health Journal, 17,* 12–23.

Earls, F. (1980). Prevalence of behavior problems in 3-year-old children. *Archives of General Psychiatry, 37,* 1153–1157.

Eckerberg, B. (2004). Treatment of sleep problems in families with young children: Effects of treatment on family well-being. *Acta Paediatrica, 93,* 126–134.

Emde, R., & Wise, B. (2003). The cup is half full: Initial clinical trials of DC: 0–3 and a recommendation for revision. *Infant Mental Health Journal, 24*(4), 437–446.

Emde, R. N., & Walker, S. (1976). Longitudinal study of infant sleep: Results of 14 subjects studied at monthly intervals. *Psychophysiology, 13*(5), 456–461.

Fagioli, I., & Salzarulo, P. (1982). Sleep states development in the first year of life assessed through 24-h recordings. *Early Human Development, 6,* 215–228.

Ferber, R. (1985). *Solve your child's sleep problems.* New York: Simon & Schuster.

Ferber, R., & Kryger, M. (Eds.). (1995). *Principles and practice of sleep medicine in the child.* Philadelphia: Saunders.

Foulkes, D. (1982). A cognitive–psychological model of REM dream production. *Sleep, 5,* 169–187.

Frankel, K., Boyum, L., & Harmon, R. (2004). Diagnoses and presenting symptoms in an infant psychiatry clinic: Comparisons of two diagnostic systems. *Journal of the American Academy of Child and Adolescent Psychiatry, 43*(5), 578–587.

Freudigman, K., & Thoman, E. B. (1994). Ultradian and diurnal cyclicity in the sleep states of newborn infants during the first two postnatal days. *Early Human Development, 38,* 67–80.

Gaylor, E. E., Burnham, M. M., Goodlin-Jones, B. L., & Anders, T. F. (2005). A longitudinal follow-up study of young children's sleep patterns using a developmental classification system. *Behavioral Sleep Medicine, 3,* 44–61.

Gaylor, E. E., Goodlin-Jones, B. L., & Anders, T. F. (2001). Classification of young children's sleep problems: A pilot study. *Journal of American Academy of Child and Adolescent Psychiatry, 40*(1), 61–67.

Goodlin-Jones, B., Burnham, M., & Anders, T. (2000). Sleep and sleep disturbances: Regulatory processes in infancy. In A. Sameroff, M. Lewis, & S. Miller (Eds.), *Handbook of developmental psychopathology* (2nd ed., pp. 309–325). New York: Kluwer Academic/Plenum Press.

Goodlin-Jones, B., Burnham, M., Gaylor, E., & Anders, T. (2001). Night waking, sleep–wake organization, and self-soothing in the first year of life. *Journal of Developmental and Behavioral Pediatrics, 22*(4), 226–233.

Goodlin-Jones, B., Eiben, L., & Anders, T. (1997). Maternal well-being and sleep–wake behaviors in infants: An intervention using maternal odor. *Infant Mental Health Journal, 18*(4), 378–393.

Gottlieb, D. J., Vezina, R. M., Chase, C., Lesko, S. M., Heeren, T. C., Weese-Mayer, D. E., et al. (2003). Symptoms of sleep-disordered breathing in 5-year-old children are associated with sleepiness and problem behaviors. *Pediatrics, 112,* 870–877.

Gozal, D. (1998). Sleep-disordered breathing and school performance in children. *Pediatrics, 102*(3), 616–620.

Gregory, A. M., Eley, T. C., O'Connor, T. G., & Plomin, R. (2004). Etiologies of associations between childhood sleep and behavioral problems in a large twin sample. *Journal of the American Academy of Child and Adolescent Psychiatry, 43,* 744–751.

Harper, R. M., Leake, B., Miyahara, L., Mason, J., Hoppenbrouwers, T., Sterman, M. B., et al. (1981). Temporal sequencing in sleep and waking states during the first 6 months of life. *Experimental Neurology, 72,* 294–307.

Hellbrügge, T., Lange, J. E., Rutenfranz, J., & Stehr, K. (1964). Circadian periodicity of physiological functions in different stages of infancy and childhood. *Annals of the New York Academy of Sciences, 117*, 361–373.

Jacklin, C. N., Snow, M. E., Gahart, M., & Maccoby, E. E. (1980). Sleep pattern development from 6 through 33 months. *Journal of Pediatric Psychology, 5*(3), 295–303.

Jenkins, S., Bax, M., & Hart, H. (1980). Behaviour problems in pre-school children. *Journal of Child Psychology and Psychiatry, 21*, 5–17.

Jenkins, S., Owens, C., Bax, M., & Hart, H. (1984). Continuities of common behaviour problems in preschool children. *Journal of Child Psychology and Psychiatry, 25*(1), 75–89.

Kataria, S., Swanson, M., & Trevathan, G. (1987). Persistence of sleep disturbances in preschool children. *Journal of Pediatrics, 110*, 642–646.

Keener, M. A., Zeanah, C. H., & Anders, T. F. (1988). Infant temperament, sleep organization, and nighttime parental interventions. *Pediatrics, 81*, 762–771.

Keren, M., Feldman, R., & Tyano, S. (2001). Diagnoses and interactive patterns of infants referred to a community-based infant mental health clinic. *Journal of the American Academy of Child and Adolescent Psychiatry, 40*(1), 27–35.

Klackenberg, G. (1982). Somnambulism in childhood—Prevalence, course, and behavioral correlations. *Acta Paediatrica Scandinavica, 71*, 495–499.

Kleitman, N., & Engelmann, T. G. (1953). Sleep characteristics of infants. *Journal of Applied Physiology, 6*, 269–282.

Kohyama, J., Furushima, W., & Hasegawa, T. (2003). Behavioral problems in children evaluated for sleep disordered breathing. *Sleep and Hypnosis, 5*, 89–94.

Lam, P., Hiscock, H., & Wake, M. (2003). Outcomes of infant sleep problems: A longitudinal study of sleep, behavior, and maternal well-being. *Pediatrics, 111*(3), e203–e207.

Louis, J., Cannard, C., Bastuji, H., & Challamel, M. (1997). Sleep ontogenesis revisited: A longitudinal 24–hour home polysomnographic study on 15 normal infants during the first two years of life. *Sleep, 20*(5), 323–333.

McGraw, K., Hoffmann, R., Harker, C., & Herman, J. H. (1999). The development of circadian rhythms in a human infant. *Sleep, 22*, 303–310.

McKenna, J. J., Mosko, S. S., & Richard, C. A. (1997). Bedsharing promotes breastfeeding. *Pediatrics, 100*(2), 214–219.

McMillen, I. C., Kok, J. S. M., Adamson, T. M., Deayton, J. M., & Nowak, R. (1991). Development of circadian sleep–wake rhythms in preterm and full-term infants. *Pediatric Research, 29*, 381–384.

Meier-Koll, A., Hall, U., Hellwig, U., Kott, G., & Meier-Koll, V. (1978). A biological oscillator system and the development of sleep–waking behavior during early infancy. *Chronobiologia, 5*, 425–440.

Menna-Barreto, L., Isola, A., Louzada, F., Benedito-Silva, A. A., & Mello, L. (1996). Becoming circadian: A one-year study of the development of the sleep–wake cycle in children. *Brazilian Journal of Medical and Biological Research, 29*, 125–129.

Mindell, J., Moline, M., Zendell, S., Brown, L., & Fry, J. (1994). Pediatricians and sleep disorders: Training and practice. *Pediatrics, 94*(2), 194–200.

Mindell, J. A., & Owens, J. A. (2003). *A clinical guide to pediatric sleep: Diagnosis and management of sleep problems*. Philadelphia: Lippincott/Williams & Wilkins.

Moore, T., & Ucko, L. (1957). Night waking in early infancy: Part I. *Archives of Disease in Childhood, 32*, 333–342.

Mosko, S., Richard, C., McKenna, J., & Drummond, S. (1996). Infant sleep architecture during bedsharing and possible implications for SIDS. *Sleep, 19*(9), 677–684.

National Sleep Foundation. (2004). *Sleep in America poll 2004*. Retrieved on 1/27/06 from the National Sleep Foundation website, www.sleepfoundation.org/hottopics/index.php?secid=16&id=143

Navelet, Y., Benoit, O., & Bouard, G. (1982). Nocturnal sleep organization during the first months of life. *Electroencephalography and Clinical Neurophysiology, 54,* 71–78.

O'Brien, L., Mervis, C., Holbrook, C., Bruner, J., Klaus, C., Rutherford, J., Raffield, T., et al. (2004). Neurobehavioral implications of habitual snoring in children. *Pediatrics, 114*(1), 44–49.

O'Brien, L. M., Tauman, R., & Gozal, D. (2004). Sleep pressure correlates of cognitive and behavioral morbidity in snoring children. *Sleep, 27,* 279–282.

Ottaviano, S., Giannotti, F., Cortesi, F., Bruni, O., & Ottaviano, C. (1996). Sleep characteristics in healthy children from birth to 6 years of age in the urban area of Rome. *Sleep, 19,* 1–3.

Owens, J., Maxim, R., Nobile, C., McGuinn, M., & Msall, M. (2000). Parental and self-report of sleep in children with attention-deficit/hyperactivity disorder. *Archives of Pediatric and Adolescent Medicine, 154,* 549–555.

Owens, J., Spirito, A., & McGuinn, M. (2000). The Children's Sleep Habit Questionnaire (CSHQ): Psychometric properties of a survey instrument for school-age children. *Sleep, 23*(8), 1043–1051.

Parmelee, A. H. (1961). Sleep patterns in infancy: A study of one infant from birth to eight months of age. *Acta Paediatrica, 50,* 160–170.

Parmelee, A. H., Schulz, H. R., & Disbrow, M. A. (1961). Sleep patterns of the newborn. *Journal of Pediatrics, 58*(2), 241–250.

Parmelee, A. H., Wenner, W. H., & Schulz, H. R. (1964). Infant sleep patterns: From birth to 16 weeks of age. *Journal of Pediatrics, 65,* 576–582.

Pollock, J. (1994). Night-waking at five years of age: Predictors and prognosis. *Journal of Child Psychology and Psychiatry, 35*(4), 699–708.

Quine, L., Wade, K., & Hargreaves, R. (1991). Learning to sleep. *Nursing Times, 87,* 41–43.

Ramchandani, P., Wiggs, L., Webb, V., & Stores, G. (2000). A systematic review of treatments for settling problems and night waking in young children. *British Medical Journal, 320,* 209–213.

Ramos, K. D. (2003). Intentional versus reactive cosleeping. *Sleep Research Online, 5,* 141–147.

Randazzo, A., Muehlbach, M., Schweitzer, P., & Walsh, J. (1998). Cognitive function following acute sleep restriction in children ages 10–14. *Sleep, 21*(8), 861–868.

Redline, S., Tishler, P., Schluchter, M., Aylor, J., Clark, K., & Graham, G. (1999). Risk factors for sleep disordered breathing in children: Associations with obesity, race, and respiratory problems. *American Journal of Respiratory and Critical Care Medicine, 159,* 1527–1532.

Richard, C. A., & Mosko, S. S. (2004). Mother–infant bedsharing is associated with an increase in infant heart rate. *Sleep, 27,* 507–511.

Richdale, A., Francis, A., Gavidia-Payne, S., & Cotton, S. (2000). Stress, behaviour, and sleep problems in children with an intellectual disability. *Journal of Intellectual and Developmental Disability, 25*(2), 147–161.

Richman, N. (1981). A community survey of characteristics of one- to two-year-olds with sleep disruptions. *Journal of the American Academy of Child Psychiatry, 20,* 281–291.

Roffwarg, H. P., Dement, W. C., & Fisher, C. (1964). Preliminary observations of the sleep–dream pattern in neonates, infants, children and adults. In E. Harms (Ed.), *Problems of sleep and dream in children* (pp. 60–72). New York: Macmillan.

Roffwarg, H. P., Muzio, J. N., & Dement, W. C. (1966). Ontogenetic development of the human sleep–dream cycle. *Science, 152,* 604–619.

Sadeh, A. (2004). A brief screening questionnaire for infant sleep problems: Validation and findings for an Internet sample. *Pediatrics, 113*(6), e570–e577.

Sadeh, A., Dark, I., & Vohr, B. R. (1996). Newborns' sleep–wake patterns: The role of maternal, delivery and infant factors. *Early Human Development, 44*, 113–126.

Salzarulo, P., & Chevalier, A. (1983). Sleep problems in children and their relationship with early disturbances of the waking sleep–wake rhythms. *Sleep, 6*(1), 47–51.

Sander, L. W., Julia, H. L., Stechler, G., & Burns, P. (1972). Continuous 24-hour interactional monitoring in infants reared in two caretaking environments. *Psychosomatic Medicine, 34*(3), 270–282.

Schecter, M. S., and the American Academy of Pediatrics, Section on Pediatric Pulmonology, Subcommittee on Obstructive Sleep Apnea Syndrome. (2002). Technical report: Diagnosis and management of childhood obstructive sleep apnea syndrome. *Pediatrics, 109*(4). Available at www.pediatrics.orq/cqi/contentlfull/1 09/4/e69

Scher, A., & Blumberg, O. (1999). Night waking among 1-year-olds: A study of maternal separation anxiety. *Child: Care, Health and Development, 25*(5), 323–334.

Seifer, R., Sameroff, A. J., Dickstein, S., Hayden, L. C., & Schiller, M. (1996). Parental psychopathology and sleep variation in children. *Child and Adolescent Psychiatric Clinics of North America, 5*(3), 715–727.

Shimada, M., Takahashi, K., Segawa, M., Higurashi, M., Samejim, M., & Horiuchi, K. (1999). Emerging and entraining patterns of the sleep–wake rhythm in preterm and term infants. *Brain and Development, 21*, 468–473.

Smedje, H., Broman, J., & Hetta, J. (2001). Short-term prospective study of sleep disturbances in 5–8 year old children. *Acta Paediatrica, 90*, 1456–1463.

Sostek, A. M., Anders, T. F., & Sostek, A. J. (1976). Diurnal rhythms in 2– and 8-week-old infants: Sleep–waking state organization as a function of age and stress. *Psychosomatic Medicine, 38*(4), 250–256.

Spangler, G. (1991). The emergence of adrenocortical circadian function in newborns and infants and its relationship to sleep, feeding, and maternal adrenocortical activity. *Early Human Development, 25*, 197–208.

Stores, G., & Wiggs, L. (1998). Clinical services for sleep disorders. *Archives of Disease in Children, 79*, 495–497.

Task Force on Research Diagnostic Criteria: Infancy and Preschool. (2003). Research diagnostic criteria for infants and preschool children: The process and empirical support. *Journal of the American Academy of Child and Adolescent Psychiatry, 42*(12), 1504–1512.

Tauman, R., O'Brien, L., Holbrook, C., & Gozal, D. (2004). Sleep Pressure Score: A new index of sleep disruption in snoring children. *Sleep, 27*(2), 274–278.

Thoman, E. B., & Whitney, M. P. (1989). Sleep states of infants monitored in the home: Individual differences, developmental trends, and origins of diurnal cyclicity. *Infant Behavior and Development, 12*, 59–75.

Thunstrom, M. (2002). Severe sleep problems in infancy associated with subsequent development of attention-deficit/hyperactivity disorder at 5.5 years of age. *Acta Paediatrica Scandinavica, 91*, 584–592.

Ware, J., & Orr, W. (1992). Evaluation and treatment of sleep disorders in children. In C. E. Walker & M. C. Roberts (Eds.), *Handbook of clinical child psychology* (2nd ed., pp. 261–282). New York: Wiley.

Weimer, S., Dise, T., Evers, P., Ortiz, M., Welldaregay, W., & Steinman, W. (2002). Prevalence, predictors, and attitudes toward cosleeping in an urban pediatric center. *Clinical Pediatrics, 41*, 433–438.

Wolf, A., & Lozoff, B. (1989). Object attachment, thumbsucking, and the passage to sleep. *Journal of the American Academy of Child and Adolescent Psychiatry, 28*(2), 287–292.

Wolke, D., Rizzo, P., & Woods, S. (2002). Persistent infant crying and hyperactivity problems in middle childhood. *Pediatrics, 109*(6), 1054–1060.

Wong, M., Brower, K., Fitzgerald, H., & Zucker, R. (2004). Sleep problems in early childhood and early onset of alcohol and other drug use in adolescence. *Alcoholism: Clinical and Experimental Research, 28*(4), 578–587.

Yokochi, K., Shiroiwa, Y., Inukai, K., Kito, H., & Ogawa, J. (1989). Behavioral state distribution throughout 24–h video recordings in preterm infants at term with good prognosis. *Early Human Development, 19*, 183–190.

Zero to Three. (1994). *Diagnostic classification of mental health and developmental disorders of infancy and early childhood*. Washington, DC: Zero to Three: National Center for Infants, Toddlers, and Families.

Zuckerman, B., Stevenson, J., & Bailey, V. (1987). Sleep problems in early childhood: Continuities, predictive factors, and behavioral correlates. *Pediatrics, 80*(5), 664–671.

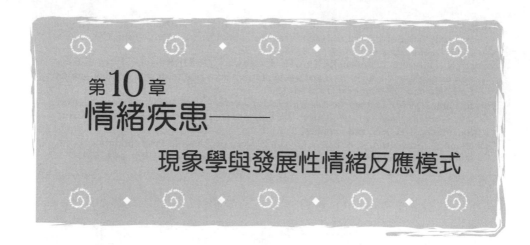

第10章
情緒疾患──
現象學與發展性情緒反應模式

Joan L. Luby、Andy C. Belden　著

　　在本章，我們回顧重度情緒疾病中的實證性資料，尤其是學齡前孩童的憂鬱症。也回顧關於躁症之現象學的初步資料與疑慮。我們以懷疑可否應用情緒障礙診斷至幼童的歷史脈絡，整理這些發現，並呈現早期的觀察，提供在生命極早期出現之憂鬱情感的描述。呈現一位憂鬱症學齡前孩童的代表性臨床個案範例，與推定為躁鬱症的兒童，說明典型的學齡前症狀表現。

　　了解早發性情緒疾患的重點為相關基礎情緒過程之發展歷程的知識。據此，我們也回顧可使用的實證資料庫以及和喜怒哀樂之情緒發展間的實質落差，以及罪惡與羞愧情緒的「複雜及自我意識」。這些選擇性的情緒是了解情緒疾患之發展性精神病理學的關鍵。我們也回顧「情緒動力學」（emotion dynamics）與「情緒競爭力」（emotional competence）的發展文獻，並提議結合這兩種情緒發展架構，建立新的且可測試的發展性精神病理學模式，以了解早發性情緒疾患（Campos, Campos, & Barrett, 1997; Saami, 1999; Thompson, 1994; Thompson & Calkins, 1996）。我們將說明如何使用提出的模式，在情感領域內描繪並量化與情緒有關之「最佳的」或「適當的」情緒反應。最後，我們將說明此新穎、以情緒為基礎的發展性精神

病理學模式是可測試的，並可豐富未來之早發性精神病理學的現象學預防
與治療研究。

學齡前階段之情緒疾患的現象學

情緒「疾患」在幼童中的概念

　　臨床情緒疾患在幼童中的概念，一般而言會遇到強大的社會阻力。這
可能是因為想像孩童遭受臨床情緒疾患所苦是令人不適且違反直覺的。早
發性情緒疾患與幼年期應是生命中天生愉悅且無憂無慮之時光的想法相衝
突。不過，情緒強度基準的極端、較差的區辨以及組織孩童離散的情緒表
達，使我們更難以區分臨床疾患與正常及發展期間內暫時出現的發展障
礙。由於不幸的社會污名會持續圍繞著心智疾患，重要的是避免提前或不
精確地將幼童貼上情緒疾患診斷的標籤。不過，在生命早期給予治療較為
有效的可能性，與當時腦部具有較高的可塑性有關（Cicchetti & Toth,
1998；參見 Faja & Dawson，本書第十七章），使得盡可能在發展的最早階
段辨識出跨越臨床閾值而引起障礙之疾病的情緒疾患，變得同樣重要。因
此，雖然必須考量正常發展的廣泛變異，這可經由適當的研究方法予以克
服，因而能夠解開正常與暫時的發展情緒疾患及臨床有意義之徵兆及症狀
間的差異。

嬰兒情感變化的第一份報告

　　早在 1940 年代中期，小兒科醫師 Renée Spitz 即假設嬰兒會以行為及
情緒表現出憂鬱症。Spitz 是首先觀察嬰兒在與主要照顧者分離並持續待在
機構設施時會有明顯之情感表達變化的學者之一。這些早期的觀察代表首
先且最早的憂鬱情感表達辨識，並與盛行的發展性理論相違背，該理論認
為在此早期發展階段，並無法經歷這些情緒。不過，這些觀察與精神分析
理論一致，提出「依賴型憂鬱症」會出現在嬰兒身上，作為與照顧者分離
的反應（Spitz, 1945, 1946, 1949）。

雖然有這些令人信服的觀察，Spitz 的發表數十年來對於主流的兒童精神學或兒童發展研究所帶來的影響甚微，直到 1980 年代初期開始對憂鬱症母親之嬰兒進行高風險研究為止。這些研究，為之後幼童憂鬱症的臨床研究奠立基礎，專注於憂鬱症母親之「高風險」嬰兒及學步兒童之正常及異常的情緒發展。「高風險」研究利用標準化的觀察，比較情緒疾患母親之後代及健康母親之後代的異同。此方法的結果引人注目，亦即情感性疾患之後代具有較高的情感性疾病發生率（Kovacs, Devlin, Pollock, Richards, & Mukerji, 1997; Weissman et al., 1984）。

雖然 Spitz 係針對經歷情緒剝奪的機構化孩童樣本，這些研究明顯有助於了解正常發展之孩童更為複雜的早期情緒經驗。自從 Spitz 的觀察以後，即已展開發展心理學的研究，了解嬰兒及童年早期的情緒表達。雖然對於情緒在童年發展中的角色一直相當感興趣，但對於學齡前發展階段之特殊情緒的正常發展及相關的調節過程，所知仍相當有限。

學齡前憂鬱症的現象學

辨識三到六歲幼童之臨床憂鬱症之校正年齡後的標準，目前已在一組合理的樣本中加以說明與驗證（Luby et al., 2002, 2003b）。在取得這些資料以前，許多個案研究與較小型的樣本資料，認為可在學齡前孩童中辨識出憂鬱症狀（e.g., Kashani, 1982; Kashani & Carlson, 1985; Kashani, Holcomb, & Orvaschel, 1986; Kashani & Ray, 1983; Kashani, Ray, & Carlson, 1984; Poznanski & Zrull, 1970）。Kashani 等人（1986）在學齡前兒童社區樣本中，研究 DSM-III（American Psychiatric Association, 1980）的憂鬱症症狀，並辨識「相關症狀」，但只有少數孩童符合重鬱症（MDD）的正式標準，並提出發展性修正學齡前兒童憂鬱症標準的需要。後來，Luby 等人（2002, 2003b）證實，將症狀狀態「轉譯」為適齡的 DSM MDD 架構表示法後，可在學齡前兒童中辨識出重鬱症的「典型」症狀。一個具體的例子為，將「失愉悅感」描述為無法從活動與遊戲中獲得快樂。

另一個進行測試的發展性修正為，將遊戲中的負向主題視為直接表達悲傷、罪惡、負向想法或其他憂鬱相關症狀之外的憂鬱症狀校正表示法。

綜合言之，許多發現均支持基礎整合核心憂鬱架構（DSM-IV 中描述的成人表示法）的概念似乎可應用至三歲的孩童。早期盛行的發展理論認為，幼童會表示出「偽」憂鬱症狀以取代憂鬱情感。我們駁斥該理論，因為我們發現與研究大小孩憂鬱症的研究相似，偽症狀會出現於憂鬱症幼童中，但頻率比「典型」症狀低，例如：悲傷、易怒或無所作為的徵兆，以及活動、睡眠及胃口的變化（Carlson & Cantwell, 1980; Luby et al., 2003b）。

　　幼童出現失愉悅感的徵兆／症狀是較嚴重且可能具生物學基礎的憂鬱症亞型（Luby, Mrakotsky, Heffelfinger, Brown, & Spitznagel, 2004）。此外，失愉悅感也會以高度特異性的憂鬱症症狀呈現（在精神疾病或健康對照組的孩童中不會觀察到）。以失愉悅感為特徵的學齡前憂鬱症孩童，有較高的憂鬱症嚴重度、較大的可體松反應變化，且無法對快樂的事物反應出興高采烈，與成人憂鬱症亞型的特徵相似。此區分對於幼童未來的治療研究極為重要，因為憂鬱症成人似乎對藥物治療較有反應（Klein, 1974）。無法從活動及遊戲中經歷歡欣與愉悅，可能是學齡前孩童的臨床症狀與嚴重精神病理學的標記，且與幼童天賦會尋求愉悅及歡欣的概念一致。因此，幼童經歷愉悅及歡欣之能力的受損，可能是臨床問題的一個標記。與此概念相符，學齡前孩童比同年齡之非憂鬱症同儕，更容易出現且描述自己「比較不快樂」，而非明顯的「悲傷」（Luby et al., 2002）（參見圖10.1）。

　　因此，失愉悅感的徵兆／症狀（除了其他關鍵症狀或合併其他關鍵症狀）似乎是在大族群中篩檢憂鬱症的有用題項（Luby, Heffelfinger, Koenig-McNaught, Brown, & Spitznagel, 2004）。欲在學齡前孩童中篩檢憂鬱症，學齡前兒童感覺量表（Preschool Feelings Checklist, PFC）（Luby, Heffelfinger, Mrakotsky, & Hildebrand, 1999），共有 16 題是非題的問卷，適合使用於基礎照護或其他以社區為基礎的設施中，並已建立量表的信度（Luby, Heffelfinger, et al., 2004）。量表 3 分以上，代表需對情緒疾患進行臨床評估。近期已在青少年族群與基礎照護設施中，建立憂鬱症篩檢的可行性與公共衛生效益（Asarnow et al., 2005）。

　　從我們的交叉橫斷試驗中，發現 98% 的憂鬱症孩童，其父母描述為
「時常看起來悲傷」或「時常看起來不高興」，6% 則有思考與集中注意力
方面的困難，且 78% 的病患看似自尊過低。在研究樣本中，只有 55% 的憂
鬱症學齡前孩童過於愛哭。憂鬱症幼童出現精神運作抑鬱徵狀之比例的研
究結果，證實 80% 的憂鬱症學齡前孩童會出現睡眠變化，80% 會出現體重
或胃口的變化，且 71% 在活動上會出現變化。值得特別注意的發現為，
74% 之重鬱症幼童的遊戲主題會包含死亡或自殺的議題，其機率明顯比其
他兩組對照組為高。關於前面討論的「偽」症狀或「憂鬱當量」，51% 的
孩童會出現多種對身體的抱怨，且只有 37% 的憂鬱症學齡前孩童會在發展
過程中，表現出較多非特異性的退化症狀（Luby et al., 2002）（參見圖
10.1）。

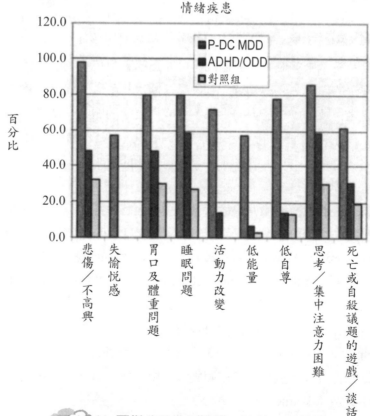

圖 10.1　憂鬱症的典型症狀：比較三個族群

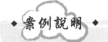

　　一位五歲兩個月大的男性高加索人，因為易怒與侵略性而前往接受臨床評估，且之後表現出明顯的失愉悅感。據其母親所述，這些症狀在萬聖節來臨時變得更加明顯——孩子過去幾年來最喜愛的節日。令其母親感到訝異的是，他表示對於化妝和「給糖或搗蛋」不感興趣且缺乏興奮感。他不想外出也不想和鄰居朋友一起從事過去喜愛的活動。因為孩童的易怒勝過於悲傷，且合併侵略性，過去的臨床專業人員認為他是破壞行為疾患而非情緒疾患。除了對萬聖節節慶與同儕遊戲不感興趣外，也對喜愛的食物較不感興趣。

　　一位三歲六個月大的男性非裔美國人，因為持續不參與活動、獨自一人玩耍及社會退縮而被日間照護老師轉介至嬰兒／學齡前心智健康門診中心。他在家中及學校的情緒相當「平淡」且「不苟言笑」。雖然他似乎不喜歡上學，但並未表現出分離焦慮。在家中及學校中的行為均極為緩慢；而需花費極長的時間完成作業。雖然體重並未變輕，對食物與點心不感興趣的行為在學校中亦相當明顯。母親與臨床觀察均表示，他常圍繞著負面的遊戲主題。進一步了解其家族史，可在其第一與第二親等中發現廣泛性焦慮症與情緒疾患。

躁鬱症：是否會出現在學齡前階段？

　　除了個案研究以外，關於學齡前孩童之躁鬱症分類的對照控制實證性研究並不多。儘管如此，臨床對於是否會出現躁鬱症，以及如果會的話，會如何表現在幼童身上等問題漸感興趣。對於躁鬱症是否存在於年逾七歲之孩童身上及其特徵的爭論，已逐漸變得熱烈且仍具爭議，雖然源自多個獨立樣本的實證資料傾向於循環速度極快的表現型分類（文獻回顧參見

Nottelman et al., 2001）。

在學齡前孩童中（小於六歲），多篇個案報告與規模極小的研究著重於已完成的治療方法（e.g., Mota-Castillo et al., 2001; Poznanski et al., 1984; Scheffer, Niskala, & Apps, 2004; Tumuluru, Weller, Fristad, & Weller, 2003; Tuzun, Zoroglu, & Savas, 2002）。多篇臨床觀察認為躁症最早可能出現在四歲時，甚至更年幼時。學齡前躁鬱症適當的發展性研究，會受到必須考量較高程度之正常情緒上揚與此年齡誇張之想像遊戲等事實的干擾、混淆。與這些臨床問題高度相關的發現為學齡前階段正常的自我概念發展。似乎學齡前孩童對自我的概念會開始聚合但仍不穩定（Thompson, Goodvin, & Meyer，參見本書第一章）。清楚了解自我概念的發展歷程，會是了解在大小孩及成人中已知之臨床誇大是否會出現於學齡前孩童中的關鍵。辨別此領域的發展常態與臨床症狀，需要辨識此年齡階段預期會有較高之常態情緒不穩定「循環」的假設。

華盛頓大學早期情緒發展計畫正針對學齡前孩童的躁症症狀進行探索性研究。在該研究中，使用新研發且尚未建立再測信度的學齡前精神疾病評估（Preschool Age Psychiatric Assessment, PAPA）模組，評估三到六歲兒童符合年齡的躁症症狀（Luby & Belden, in press）。在該研究中提及的關鍵問題關注於區分適齡的想像遊戲與誇大性，以及適齡的愉悅相對於持續上揚且引起障礙的愉悅（歸類為上揚的情緒）。在臨床實務中，出現明確、持續、固定且錯誤的誇大妄想，以及不當且引起障礙的情緒上揚，在Luby身為學齡前臨床人員的經驗中，似乎是有用的常態描繪而非引起障礙的症狀。性慾過高也可能是學齡前族群中的強力標記（因為對性的興趣或性行為絕非學齡前孩童的適齡表現），但性虐待或不當的性刺激可能是此行為較常見的成因，因而必須小心排除。在此持續進行之研究的基期資料蒐集中，提出可在學齡前孩童中辨識出具有效度且強韌的躁鬱症症狀，且和ADHD之間具有區辨效度，並與高度的障礙有關（Luby & Belden, in press）。

Leibenluft及其同事以及Biermeyer及其同事是目前在父母（或手足）罹患躁鬱症之後代的學齡前兒童中，評估出現之躁症前趨因子或風險徵兆

的兩組獨立的研究群。對此研究的興趣，是基於觀察躁鬱症孩童的父母，時常回想起較早的問題發生時間點。

　　雖然在學齡前族群的躁鬱症臨床標準上缺乏足夠的資料，但已有多種學齡前躁鬱症的治療研究正在進行。在疾病分類學之必須資料之前蒐集這些資料，可能與非特異性情緒不穩定之幼童的各種非典型抗精神病藥物有關（Zito et al., 2000）。以此處方現象為基礎，迫切需要這些藥物在此年齡族群中的安全性與療效資料。Kowatch 及其同事目前針對學齡前躁鬱症進行 valproate 與 risperidone 的安慰劑對照組試驗（R. Kowatch, personal communication, 2005）。Beiderman 等人（2005）針對「躁鬱症」學齡前孩童進行了一項 olanzapine 與 risperidone 的開放標籤治療研究。雖然並不清楚這些研究本身可能會如何豐富我們對於躁鬱症的了解，它們可提供這些幼童族群之藥物介入安全性的豐富資料，以及調節一般之情緒不穩定性的療效。

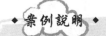 ◆ 案例說明 ◆

　　一位五歲白人女性，因為精力太過旺盛、早熟、多話、睡眠與飲食（有時）需求的減少，而被其母親轉介。母親表示孩子每天規律地在凌晨三、四點左右起床，充滿能量且想要玩耍。她形容孩子在家中不停說話、想要與雜貨店的陌生人互動，在學校與家中過於健談且喜歡指揮別人。不過，她注意到下午會變糟。除了基期行為外，某段時期對於睡眠的需求量減小，且對食物的興趣也下降，導致明顯的體重減少而引起健康疑慮。這段時間，患者似乎每晚僅需睡眠三、四個小時，且在一整天內並無明顯的疲勞，但會表現出較多的易怒與好動。這些時期會隨正常之飲食及睡眠型態的復原而被中斷。不過，從出生後，父母即相信病患的睡眠需求持續下降。

　　在臨床觀察中，她的行為明顯為社會性早熟。例如：當病患進入不熟悉的臨床環境時，她立即開始嘲弄不熟悉的醫療診察員。孩童以「以眼睛吃冰淇淋」戲弄醫師，並揶揄醫師「邀請祕書出去約會」，且笑得極為誇張並自我消遣（雖然她的母親極為

困窘並告誡應有適當的社會行為）。在會談中，當問及她未來的計畫時，孩子在有自信地探索遊戲室的同時，指出當她長大後，要成為「比小甜甜布蘭妮更棒的歌手」，同時不斷嘲弄診察員。

家庭史顯示有多人具有異常偏高的能量、較少的睡眠需求，以及幼年時異常放肆的行為，但並無正式的精神診斷。最值得注意的是，孩子的祖父在五歲時緊握住陌生人車子的保險桿，並在暴風雪中騎 10 英里進入城鎮中。他曾經因為「凌晨三點在廚房地板爬行」而聞名，現在七十五歲則例行在午夜時分前往雜貨店購物。

一位四歲白人男性被其老師轉介到嬰兒／學齡前心理健康門診中心。小兒神經科醫師給予未分類之廣泛性發展疾患的診斷。雖然老師在學校中認定他有嚴重的行為問題，但她堅信該診斷並不正確。孩童被描述為極具活力、持續「動不停」、雜亂的社會關係，與家人、朋友、陌生人建立關係。且有一段時間出現睡眠需求下降。並曾有一段時間，持續需要與父母保持肢體接觸。在這些時期內，他似乎持續需要與母親保持肢體接觸並表達想要永不分開。並夾雜相當冷漠、退縮且對社會或體能活動不感興趣。父母也形容他對於陌生人極為友善，無論是成人或是孩童。

在心智狀態檢查中，他在進入房間數秒後，立即跳至不熟悉的施測人員的膝上。經過會談後，他開始擁抱她，向她表示愛慕之意，並嘗試親吻她的臉部與嘴唇。雖然是如此侵犯性的行為，他的舉止卻相當可愛、迷人且具吸引力。他過去並無性虐待或過早性刺激的記錄。他的母親正接受「憂鬱症」治療，但也曾描述一段情緒上揚且能量過高的時期，同時減少對睡眠的需求。

雖然個案研究與臨床觀察及初期的發現均強烈建議，有早發性躁症存在，但需要更多的資料釐清學齡前兒童的臨床躁鬱症特性。幾篇正在進行

的研究，有助於豐富此領域的資料。關於特殊、敏感之臨床躁鬱症的徵兆與症狀（如果出現於學齡前階段）的資料，是引導臨床照護所迫切需要的。

情緒發展與情緒疾患：情緒反應模式

前面的段落說明了目前已有的學齡前情緒疾患現象學的某些資料，定義了這些疾病的特性，並與此時期內之情緒與情感之正常發展表現加以區分，這些都是未來研究的重要領域。未來的研究必須說明兩個重要的發展問題。第一個為情緒發展是否足以發展為特殊之情緒症狀的表現方式。例如：在小於十八個月以前，不太可能診斷自閉症系列障礙，因為作為關鍵標記的社會發展里程碑以及這些疾病已知的障礙領域，尚未發展出來。第二個問題為需要辨別正常的情緒發展困難以及臨床有意義的現象。這又因為與情緒疾患有關之學齡前情緒發展領域的實證性文獻落差而更形複雜。在試圖闡明這些問題時，我們在此段落簡要回顧與情緒疾患有關的情緒發展，並提出一種模式，作為情緒反應及情緒狀態之常態性與病態性之發展的未來研究。

定義情緒

情緒是豐富且複雜的人類經驗的部分，且在內心、人際間以及社會功能中扮演的角色，是了解一般發展性精神病理學與特殊之情緒疾患時最為重要的部分。不過，定義「情緒」是一項比想像更為困難的工作。情緒是一種難以定義的建構，而不會喚起相關的建構或同義字（例如：感覺或情感）。即便如此，情緒本身是一種不證自明的通用人類經驗。大部分的標準定義會描述情緒的來源、結果與關聯，但似乎無法捕捉到真實情緒的精華所在。情緒發展的機能主義手法列出實用、切實合理的理由，說明建立、維持或破壞個體及其內在與外在環境間的情緒（當這種關係被視為有意義時）（Campos, Mumme, Kermoian, & Campos, 1994; Frijda, 1986）。

與情緒精神病理學有關之情緒狀態的正常發展歷程

我們定義及了解早期情緒精神病理學的能力，無可避免地與我們對基本、複雜之正常發展以及與情緒疾病有關之情緒（例如：歡樂、悲傷、罪惡感與羞愧感）的能力有關。雖然過去的研究（e.g., Kochanska, Gross, Lin, & Nichols, 2002; Tangney, Wagner, & Gramzow, 1992）已曾檢視複雜情緒的發展，如罪惡感和羞愧感，但對於學齡前階段之正常經驗和基本情緒表達的研究仍相當缺乏，例如：歡樂和悲傷。令人驚訝地，在與學齡前階段基本情緒經驗有關的情緒發展文獻間，仍存有落差，雖然已提出許多與情緒發展有關之有用的架構與理論方法，但仍未經過充分的測試（Campos et al., 1994; Sroufe, 1979, 1995; Thompson, 1990, 1991）。

簡要綜覽歡樂、悲傷、罪惡感和羞愧感的發展

歡樂的發展

過去檢視歡樂發展的情緒研究，主要是針對出生至兩歲左右的孩童。例如：臉部表情的觀察性研究已證實，人類的嬰兒在出生六到八週即開始表達歡樂和快樂（White, 1985）。在此階段與照顧者互動期間出現的社會性微笑，是孩子第一次表達歡樂的標記。在他們出現第一次社會性微笑後不久，當嬰兒能夠操控某種特殊事件或物體時，他們會開始在社會及非社會情境下展現快樂（Lewis, Alessandri, & Sullivan, 1990）。在七個月時，嬰兒和熟悉之成人互動時，開始微笑與大笑。當孩童的認知逐漸成熟後，他們會開始對非預期或矛盾的事件覺得有趣（出現微笑與大笑的頻率會增加），例如：對有趣的聲音或面部表情（Kagan, Lapidus, & Moore, 1978）。

對較大孩童中之歡樂經驗與表達的研究，時常強調辨識本身及他人之歡樂情緒的能力、解釋歡樂感覺的成因，以及檢查孩童對歡樂的表達。例如：在兩歲時，孩子能夠取悅自己，並對於能夠使他人發出笑聲的能力感到興趣。在三歲時，孩子會開始表達歡樂的感覺，以回應悅人的經驗（Denham & Zoller, 1991）。例如：當幼童在公園玩或父母給他特殊之玩具或對待時，可能會表達感到歡樂。三到七歲也會將物理刺激（例如：搔癢或被

擁抱）視為歡樂的來源（Denham & Zoller, 1991）。三歲左右開始，孩童會開始找出維持歡樂與快樂的方法。例如：幼童時常會表達出了解，需避免侵略性以維持正向情感，因為身體及社會侵略會使快樂的感覺轉變為悲傷（McCoy & Masters, 1985）。

悲傷發展

Izard、Hembree 和 Huebner（1987）發現，早在人類嬰兒兩歲時，即可由臉部表情推測，可靠地辨識悲傷和其他負面情緒。在二到六個月大時，悲傷的臉部表情會和其他負向事件一起出現，進一步證實悲傷情緒在此發展早期即已出現（Izard et al., 1995）。Bowlby（1980）提出的理論認為，與依附關係有關，在兩歲前出現的悲傷最常是因為與主要照顧者分開的時間過久。從四歲起，孩童會因為更複雜的社會事件開始經歷悲傷感。例如：四到十二歲的孩童會表達失去關係、發生不想要的事情、經歷無力感或可能因為悲傷的感覺而受傷（Denham & Zoller, 1991）。

四歲時，孩童開始表現出能夠調節悲傷情感的能力。證據為此階段的孩童時常要求肢體撫慰（即：接受／給予擁抱或親吻）有助於減低自己以及他人的悲傷情緒（Denham, 1998）。在仔細檢視悲傷發展的其中一個研究中，Rotenberg、Mars 和 Crick（1987）發現，幼童一般會採自我中心的方法來解釋悲傷。尤其是，幼童最常因為自己受到傷害而表達悲傷，年紀較大的孩童比較能夠認可對他人的傷害也會引起悲傷。孩童對情緒理解力的增加，也可經由對孩童察覺到之情緒動機的理解程度增加而獲得佐證。例如：年紀較大的孩童較可能了解情緒的動機，而試圖讓他人了解他們的觀點（Rotenberg et al., 1987）。

隨著年齡增長，也會出現對於悲傷情緒經驗強度的發展變化。Rotenberg 等人（1987）發現幼童傾向於表達強度較低的悲傷經驗。有趣的是，所有年齡的孩童均不常經由口語向他人表達他們的悲傷，且時常完全不會表現出悲傷。這與憂鬱症幼童在適合其年齡的玩偶會談中，描述自己「較少快樂」而非明顯「悲傷」的實證資料和臨床觀察的結果一致（Luby et al., 2002）。這些發現代表幼童可能有更多隱藏的悲傷。我們假定這可能會過

於低估幼童的憂鬱情緒狀態。

罪惡感和羞愧感的發展

需要區辨自我和他人之期待（即：目標、動機和行為）的能力，稱為「自我意識」和／或「複雜」情緒（Tangney et al., 1992）。幼童對於自我表現相對於社會標準和他人期待的自我評估，是罪惡感和羞愧感的必備因素。這些情緒的發展對於了解早發型情感性精神病理學而言特別感興趣，因為他們是成人族群之情緒疾患的核心特性。例如：罪惡感和羞愧感等自我意識情緒，在憂鬱狀態中特別明顯，且理論假定，如果缺乏或程度不足，對於狂躁狀態可能亦相當重要。雖然經歷複雜情緒的能力需要更熟練的認知處理搭配高階的社交技巧，近來有更多資料認為，兩歲的幼童即有能力經驗多種複雜的情緒，包括自我意識情緒在內（Zahn-Waxler & Robinson, 1995）。並會使用敘事技巧，Zahn-Waxler、Core 和 Barrett（1991）已證實，三歲的幼童已可了解並經歷罪惡感。

以年紀較大之族群為對象進行之研究為基礎的臨床憂鬱文獻，將憂鬱連結至面對負向事件時傾向於慢性內化、穩定及整體自責歸因的特性（即：罪惡感和羞愧感）（Robins & Block, 1988）。不過，罪惡感和羞愧感在幼童憂鬱症中的角色和特點，尚未進行探究。幼童調節強烈之正向與負向情緒的能力，例如：悲傷與快樂，以及罪惡感和羞愧感等複雜情緒，是適切表達這些情緒以及不適切表達（跨越閾值進入「症狀狀態」）之分野的重要因素。例如：無法控制悲傷情緒之強度或持續時間的學齡前孩童，除了較容易出現羞愧感和罪惡感外，可能也會比可良好調節情緒的同年齡孩童（除了極端的或適當的環境下，較少經歷羞愧感和罪惡感）有更高的風險出現憂鬱症。

雖然對於孩童經歷、理解和表達快樂、悲傷、罪惡感和羞愧感的能力上已有某些特殊的資料，目前仍缺乏系統性的文獻闡明並追蹤學齡前孩童正常的情緒發展軌跡。這些資訊對於了解早發性情緒疾患，可能具有重要的臨床應用價值。例如：我們不知道正常發展的學齡前孩童在典型的一天、一週或一個月內，經歷快樂或悲傷的頻率為何。仍不清楚在做錯事情

後的「正常」罪惡感或羞愧感表達（包括持續時間、強度、適當的情境）。
學齡前孩童經驗和表達快樂及悲傷的健康範圍和強度高峰等參數，亦仍不
清楚。定義這些參數的資料，可讓臨床人員孩童是否因特殊的情緒超出正
常範圍而進入臨床範圍。這些資料可進一步釐清幼童的發展性精神病理學。

情緒調節

　　除了了解學齡前孩童之正常經驗與特殊情緒表達的重要性外，追蹤幼
童控制和調節情緒經驗之能力的正常發展軌跡，也是很重要的。發展出監
測、評估以及必要時可調節對於情緒刺激之情緒反應，以在社會環境下適
切地達成目標並發揮功能的孩童，一般即被視為能夠有效率地參與情緒調
節（Campos et al., 1997; Thompson, 1994）。調節不同強度、持續時間以及
特殊類型之情緒經驗和表達（例如：快樂和悲傷）的能力，對於具備社會
和情緒競爭力是很重要的，且是幼年情緒發展的關鍵要素之一（Sarrni,
1999）。

　　過去檢視正常發展孩童的研究，認為較能夠調節不當情緒表達、延遲
滿足並使用認知策略監測自己情緒以及後續反應的學齡前孩童，傾向於較
具社會競爭力、較受同儕歡迎且被認為較具適應力（Lemery, Essex, & Snider,
2002; Lengua, 2002）。相對地，無法適當調節情緒經驗及情緒表達的孩童，
具有較高的孩童期精神病風險（Cicchetti, Ackerman, & Izard, 1995）。雖然
這些線索潛在和憂鬱症有關，Zeman、Shipman 和 Suveg（2002）發現學齡
孩童無法調節悲傷情感，可預測較多的內向性症狀，而使這些孩童有較高
出現精神病的風險。雖然對於情緒調節和孩童期精神疾病間的關係漸感興
趣，但目前僅有相當少的研究詳細探究這些架構並應用至臨床心理疾患。

定義幼童情緒疾患的情緒反應模式

　　Thompson（1994）列出如何藉由測量下述關鍵動力特性，量化個體對
於誘發情緒（例如：快樂或悲傷）之激勵事件（例如：情境或經驗）的反
應：(1)反應延遲；(2)從初始喚起到喚起強度高峰的所需時間；(3)情緒強度
高峰；(4)總反應時間；和(5)返回情緒基期的時間與速率。除了這些特性

外，從情緒發生至情緒平息之間的總反應時間，亦相當重要。雖然具備了
解生活情緒經驗和情緒表達的潛在用處，Thompson（1994）情緒動力模式
目前僅在特殊的嬰兒族群中進行驗證（e.g., Frodi & Thompson, 1985; Thompson, Cicchetti, Lamb, & Malkin, 1985）。我們認為 Thompson 情緒動力模式
的多種特性以及量化情緒動力的參數，對於辨識「適應性」和不適應之情
緒反應相當有用，有助於我們了解情緒反應的正常變化，以及找出、定義
並量化早發性情感疾患的情緒特徵。

應用並整合 Saarni（1999）描述之情緒競爭模式以及 Thompson（1994）
情緒動力模式亦相當有趣。Saarni（1999）依健康特性定義「情緒競爭力」
或「理想的」情緒發展，並提出經歷各種強度足夠之一段合理的情緒時
間，是獲致情緒成熟或競爭性所必備的。經歷與調節各種情緒反應的能
力，包括正向與負向的，可視為適應性，因為此能力是賦予意義且令人滿
意之人際關係和內心功能的關鍵。尤其是，此原則也是許多心理健康精神
動力模式的核心。

整合並延伸 Thompson（1991, 1994）情緒動力模式和 Saarni（1999）
情緒競爭模式，我們提出新的模式，應用「最適情緒反應曲線」的概念，
定義幼童的情緒疾患及相關風險狀態。「最適情緒反應曲線」（參見圖
10.2）的特性為個體能夠自主性地即時對情緒喚起之激勵事件（外在或內
在）作出反應，經歷夠強的情緒高峰，以及之後在合理的時間內，重新回
到情緒基期。

相對於「最適」反應，我們假設憂鬱症可表示為快樂反應之強度或時
間的消減，以及悲傷反應之強度或時間的放大。這種反應以及返回情緒基
期的潛在因素，均是對於定義風險狀態及整體情緒疾患極為重要的反應特
性要素。換言之，憂鬱兒童可能很快會變得悲傷且持續較長的時間。此
外，憂鬱孩童也可能需要較長的時間才可對快樂作出反應，且維持快樂的
時間較短。與此模式一致，我們過去曾指出，無法在日常活動和遊戲中經
歷愉悅感的學齡前孩童（在年齡較大之憂鬱孩童和「高興不起來」之成人
中的已知現象），是學齡前孩童憂鬱症的高度特異性標記（Luby, Mrakotsky,
et al., 2004）。因此，我們可以假設高興不起來的憂鬱孩童無法維持快樂，

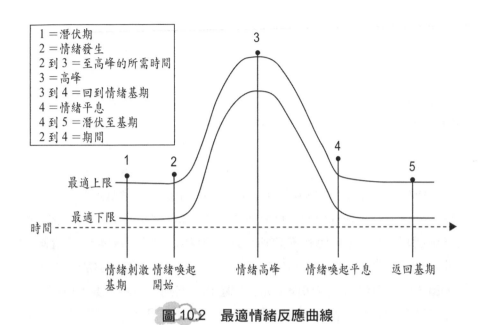

圖 10.2　**最適情緒反應曲線**

導致強度較低、時間較短的快樂，且較快就會返回情緒基期。因此，源自同一樣本的資料已證實，依父母自述並以 DSM-IV 標準為基礎定義為憂鬱症的學齡前孩童，也客觀地被觀察到表現出較少的熱情，且比非憂鬱症學齡前孩童在輕度壓力和半結構式親子互動活動中，表現更為消極（Luby et al., 2006）。這些發現指出，在各種情境、關係、已知和早發性情感疾患有關之特殊情緒事件中，研究孩童情緒反應的潛在重要性。

　　相反地，狂躁狀態的特性為過度持續的正向情緒（例如：「上揚」）、無法返回情緒基期，以及對悲傷或負向事件不夠負向的情緒反應。我們假設任何偏離這些反應曲線的動態特性均可能代表風險狀態，或如果更嚴重或持久的話，可定義整體情緒疾患的症狀。雖然此模式的概念適用於幼童，但偵測風險狀態及情緒疾患的範圍仍較為模糊不清，但有助於定義生活中的情緒疾患。關於憂鬱和狂躁的學齡前孩童中應用此假設的模式，請見圖 10.3。

　　在情緒疾患中檢驗此假設之情緒反應曲線模式的實證性，因為此領域缺乏可使用的年齡常模而更形複雜。更複雜的議題為正常發展之孩童在經

驗、表達與調節情緒上，具有較大的差異性。因此，找出情緒反應曲線模式的正常範圍（例如：各要素的正常上限與下限，如潛伏期、持續時間、高峰、上升和復原）對於判定適應性和不適應性閾值，以及與此有關的情緒疾患參數定義，極為重要。比對正常族群和臨床學齡前孩童間的情緒反應曲線之核心要素，可提供前所未有的量化臨床閾值。

參照其他人的建議（e.g., Belden & Luby, 2004; Thompson, 1994），我們推測假設的情緒反應曲線會依孩童內在特性（例如：氣質性格）與外在特性（例如：心理社會環境），以及照顧者和學齡前孩童之互動過程中對於情緒社會化的使用策略，而有所不同。「理想適切的」情緒反應也可能隨文化氛圍和社會期待而有所不同。另一項重要的考量為情緒反應曲線的特性可能具有情緒特異性。例如：孩童也許能夠有效控制對於悲傷的感覺，但同時有慣常的且無法控制的罪惡感和羞愧感。因此，檢查情緒動力可能是很重要的，不僅是因為和整體正向或負向的情緒起伏有關，也和這些起伏內的特殊關鍵情緒有關。如前面所討論的，與學齡前憂鬱有關，評估孩童無法持續察覺快樂和愉悅，以及檢視他們經歷悲傷時的反應，均相當重要。

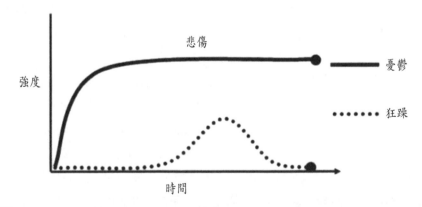

圖 10.3　憂鬱和狂躁學齡前孩童對於誘發悲傷事件的反應：假設的情緒反應曲線

情緒動力特性：用於辨識、預防及治療情緒疾患

　　我們認為從嬰兒期開始並持續終生，在適切與不適切時機之正向或負向的情緒覺察力（例如：快樂和悲傷），可促進或破壞適應性功能。當個體經驗極致的快樂或悲傷時，或面對悲傷事件出現不當的快樂反應時，會破壞社交功能。我們假設比對幼童有障礙之情緒反應的動力軌跡，可提供我們新穎的工具去辨識、量化並測量個別孩童導致風險狀態或情緒疾患的特殊情緒失調特性。最重要的是，此方法對於設計較具目標的預防和／或介入策略特別有用。此外，如果事實上此模式的概念可實際操作、通過實證性檢驗、具有效度，則情緒反應曲線可潛在提供臨床人員有用的工具，可了解並評估個別孩童表現情緒疾患的獨特個別性（例如：反應特性）。

結論

　　大量的發展性研究以提供證據顯示，具憂鬱症風險之嬰兒和學齡前孩童的早期神經生物學變化與情感發展，奠定了幼童臨床憂鬱疾患的研究階段。後來，Luby 及其同事提出三歲六個月的孩童即能表現具效度之臨床憂鬱症狀的實證資料（Luby et al., 2002, 2003b）。這些資料建議，目前的 DSM-IV 標準可在依年齡調整症狀表現並修訂評量後，應用至學齡前孩童中。以生物學和神經心理學標記為基礎的區辨效度以及收斂效度也可支持有效的學齡前憂鬱症狀（Luby et al., 2003a; Mrakotsky, 2001）。此外，透過觀察發現證實，在和照顧者間進行的互動中的正向情緒減少以及負向情緒增加，可進一步支持此架構（Luby et al., 2006）。此外，初步的證據也認為在特殊的情緒發展中也會有所變化，例如：憂鬱的幼童會降低辨識與標示他人之臉部情感的能力（Mrakotsky, 2001）。現在亟需在獨立的研究樣本中驗證這些發現。

　　目前已有評估幼童情緒疾患的適齡工具可以使用〔例如：學齡前階段精神疾病評估（PAPA）；Egger, Ascher, & Angold, 1999〕。這些包括依發展修正的父母訪談、使用玩偶的適齡直接會談（Berkeley 玩偶會談），以

及情緒反應和親子關係品質的觀察評量（Egeland & Hiester, 1995; Goldsmith, Reilly, & Lemery, 1995）。情感辨識和標示的新測驗，以及其他認知和神經心理學測驗，也是幼童情感疾患有用的廣泛評量工具（Mrakotsky & Luby, 2000，未發表的測驗）。

我們提出新的發展模式整合情緒動力原則和情緒競爭力，重新定義幼童之適應性和不適應性情緒反應曲線的特性。我們已提出量化與分析此類情緒反應曲線可豐富正常情緒發展的研究，以及對於情緒疾患之發展精神病理學的了解。我們也建議量化分析這些反應特性，對於設計具目標的預防及介入十分有用。

此資料對於進一步辨識和評估極年幼之孩童的風險狀態和臨床憂鬱症狀十分有用，但卻只有極少的資料可豐富幼童狂躁發作（以及躁鬱症）的辨識和評估。在學齡前孩童和青少年之疾病分類學和躁鬱症，在長期病程上已有令人興奮的新資料（Biederman et al., 2000; Geller et al., 1998, 2001; Geller, Tillman, Craney, & Bolhofner, 2004）。目前，僅有一篇已發表的大規模研究，描述出目前學齡前孩童中的躁鬱症疾病分類（Luby & Beldin, in press）。此研究證實特殊的狂躁症狀群集與功能障礙有關，並證實與其他破壞行為疾患的區辨效度（Luby & Beldin, in press），如誇大和興高采烈的症狀是學齡前孩童疾患的高度特異性標記。目前急需在獨立研究樣本中進行更多的驗證。

描述兩個案例（以及許多其他觀察案例），支持並描述出現於學齡前發展階段的躁鬱症特性。作者以及其他臨床人員在學齡前孩童中漸趨頻繁的臨床躁鬱症症狀觀察，也支持此假設。已有許多評量策略描述加上情緒動力模式，理論上亦適用於早發性躁鬱症的評估，因為他們的目標為評估情緒和情感以及情緒反應。不過，使用這些評量和策略找出早期的狂躁或輕狂躁，才正要起步，且無疑地，將成為未來的研究重點。

參考文獻

American Psychiatric Association. (1980). *Diagnostic and statistical manual of mental disorders* (3rd ed.). Washington, DC: Author.

Asarnow, J. R., Jaycox, L. H., Duan, N., LaBorde, A. P., Rea, M. M., Murray, P., et al. (2005). Effectiveness of a quality improvement intervention for adolescent depression in primary care clinics: A randomized controlled trial. *Journal of the American Medical Association, 293*(3), 311–319.

Belden, A., & Luby, J. (2006). Preschoolers' depression severity and behaviors during dyadic interactions: The mediating role of parental support. *Journal of the American Academy of Child and Adolescent Psychiatry, 45*(2), 213–222.

Biederman, J., Mick, E., Faraone, S., Spencer, T., Wilens, T., & Wozniak, J. (2000). Pediatric mania: A developmental subtype of bipolar disorder? *Biological Psychiatry, 48,* 458–466.

Bowlby, J. (1980). *Attachment and loss: Vol. 3. Loss, sadness, and depression.* New York: Basic Books.

Campos, J. J., Campos, R. G., & Barrett, K. C. (1989). Emergent themes in the study of emotional development and emotion regulation. *Developmental Psychology, 25,* 394–402.

Campos, J., Mumme, D., Kermoian, R., & Campos, R. (1994). A functionalist perspective on the nature of emotion. *Monographs of the Society for Research in Child Development, 59*(1–2, Serial No. 240), 284–303.

Carlson, G. A., & Cantwell, D. P. (1980). Unmasking masked depression from childhood through adulthood: Analysis of three studies. *American Journal of Psychiatry, 145,* 1222–1225.

Cicchetti, D., Ackerman, B., & Izard, C. (1995). Emotions and emotion regulation in developmental psychology. *Developmental Psychopathology, 7,* 1–10.

Cicchetti, D., & Toth, S. (1998). The development of depression in children and adolescents. *American Psychologist, 53*(2), 221–241.

Denham, S. A. (1998). *Emotional development in young children.* New York: Guilford Press.

Denham, S., & Zoller, D. (1991). "When my hamster died, I cried": Preschooler's attributions of the causes of emotions. *Journal of Genetic Psychology, 152,* 371–373.

Egeland, B., & Hiester, M. (1995). The long-term consequences of day-care and mother–infant attachment. *Child Development, 66(2),* 474–485.

Egger, H. L., Ascher, & Angold, A. (1999). *Preschool Age Psychiatric Assessment.* Duke University Medical Center, Durham, NC.

Fridja, N. (1986). *The emotions.* New York/Paris, France: Cambridge University Press/Editions de La Maison des Sciences de L'Homme.

Frodi, A., & Thompson, R. (1985). Infants' affective responses in the Strange Situation: Effects of prematurity and of quality of attachment. *Child Development, 56,* 1280–1290.

Geller, B., Hoog, S., Heiligenstein, J., Ricardi, R., Tamura, R., & Kluszynski, S. (2001). Fluoxetine treatment for obsessive–compulsive disorder in children and adolescents: A placebo-controlled clinical trial. *Journal of the American Academy of Child and Adolescent Psychiatry, 40*(7), 773–779.

Geller, B., Tillman, R., Craney, J. L., & Bolhofner, K. (2004). Four-year prospective outcome and natural history of mania in children with a prepubertal and early adolescent bipolar disorder phenotype. *Archives of General Psychiatry, 61,* 459–67.

Geller, B., Williams, M., Zimmerman, B., Frazier, J., Beringer, L., & Warner, K. (1998).

Prepubertal and early adolescent bipolarity differentiate from ADHD by manic symptoms, grandiose delusions, ultra-rapid or ultradian cycling. *Journal of Affective Disorders, 51*, 81–91.

Goldsmith, H. H., Reilly, J., & Lemery, K. S. (1995). *Laboratory Temperament Assessment Battery: Preschool Version*. University of Wisconsin, Madison, WI.

Izard, C. E., Fantauzzo, C., Castle, J., Haynes O., Rayais, M., & Putnam, P. (1995). The ontogeny and significance of infants' facial expression in the first 9 months of life. *Developmental Psychology, 31*, 997–1013.

Izard, C., Hembree, E., & Huebner, R. (1987). Infants' emotional expressions to acute pain: Developmental change and stability of individual differences. *Developmental Psychology, 23*, 105–113.

Kagan, J., Lapidus, D., & Moore, M. (1978). Infant antecedents of cognitive functioning: A longitudinal study. *Child Development, 49*, 1005–1023.

Kashani, J. H. (1982). Depression in the preschool child. *Journal of Children in Contemporary Society, 15*, 11–17.

Kashani, J. H., & Carlson, G. A. (1985). Major depressive disorder in a preschooler. *Journal of the American Academy of Child and Adolescent Psychiatry, 24*(4), 490–494.

Kashani, J. H., Holcomb, W. R., & Orvaschel, H. (1986). Depression and depressive symptoms in preschool children from the general population. *American Journal of Psychiatry, 143*(9), 1138–1143.

Kashani, J. H., & Ray, J. S. (1983). Depressive related symptoms among preschool-age children. *Child Psychiatry and Human Development, 13*, 233–238.

Kashani, J. H., Ray, J. S., & Carlson, G. A. (1984). Depression and depressive-like states in preschool-age children in a child development unit. *American Journal of Psychiatry, 141*(11), 1397–1402.

Klein, D. F. (1974). Endogenomorphic depression. *Archives of General Psychiatry, 31*, 447–454.

Kochanska, G., Gross, J., Lin, M., & Nichols, K. (2002). Guilt in young children: Development, determinants, and relations with a broader system of standards. *Child Development, 72*, 461–482.

Kovacs, M., Devlin, B., Pollock, M., Richards, C., & Mukerji, P. (1997). A controlled family history study of childhood-onset depressive disorder. *Archives of General Psychiatry, 54*(7), 613–623.

Lemery, K. S., Essex, M. J., & Snider, N. A. (2002). Revealing the relation between temperament and behavior problem symptoms by eliminating measurement confounding: Expert ratings and factor analyses. *Child Development, 73*, 867–882.

Lengua, L. J. (2002). The contribution of emotionality and self-regulation to the understanding of children's response to multiple risk. *Child Development, 73*, 144–61.

Lewis, M., Alessandri, S., & Sullivan, M. (1990). Violation of expectancy, loss of control, and anger expressions in young infants. *Developmental Psychology, 26*, 745–751.

Luby, J., & Belden, A. (in press). Defining and validating bipolar disorder in the preschool period. *Development and Psychopathology*.

Luby, J., Heffelfinger, A., Koenig-McNaught, A., Brown, K., & Spitznagel, E. (2004). The Preschool Feelings Checklist: A brief and sensitive screening measure for depression in young children. *Journal of the American Academy of Child and Adolescent Psychiatry, 43*(6), 708–717.

Luby, J. L., Heffelfinger, A., Mrakotsky, C., Brown, K., Hessler, M., & Spitznagel, E. (2003a). Alterations in stress cortisol reactivity in depressed preschoolers relative to psychiatric and no-disorder comparison groups. *Archives of General Psychiatry, 60*(12), 1248–1255.

Luby, J. L., Heffelfingér, A. K., Mrakotsky, C., Brown, K. M., Hessler, M. J., Wallis, J. M., et al. (2003b). The clinical picture of depression in preschool children. *Journal of the American Academy of Child and Adolescent Psychiatry, 42*(3), 340–348.

Luby, J., Heffelfinger, A., Mrakotsky, C., Hessler, M., Brown, K., & Hildebrand, T. (2002). Preschool major depressive disorder: Preliminary validation for developmentally modified DSM-IV criteria. *Journal of the American Academy of Child and Adolescent Psychiatry, 41*(8), 928–937.

Luby, J., Heffelfinger, A., Mrakotsky, C., & Hildebrand, T. (1999). *Preschool Feelings Checklist.* St. Louis, MO: Washington University.

Luby, J., Mrakotsky, C., Heffelfinger, A., Brown, K., & Spitznagel, E. (2004). Characteristics of depressed preschoolers with and without anhedonia: Evidence for a melancholic depressive subtype in young children. *American Journal of Psychiatry, 161,* 1998–2004.

Luby, J., Sullivan, J., Belden, A., Stalets, M., Blankenship, S., & Spitznagel, E. (2006). An observational analysis of behavior in depressed preschoolers: Further validation of early onset depression. *Journal of the American Academy of Child and Adolescent Psychiatry, 45*(2), 203–212.

McCoy, C., & Masters, J. (1985). The development of children's strategies for the social control of emotion. *Child Development, 56,* 1214–1222.

Mota-Castillo, M., Torruella, A., Engels, B., Perez, J., Dedrick, C., & Gluckman, M. (2001). Valproate in very young children: An open case series with a brief follow-up. *Journal of Affective Disorders, 67,* 193–197.

Mrakotsky, C. (2001). *Visual perception, spatial cognition and affect recognition in preschool depressive syndromes.* Vienna/St. Louis, MO: University of Vienna/Washington University.

Mrakotsky, C., & Luby, J. (2000). *The Facial Affect Comprehension Evaluation (FACE): A test for emotion perception and emotion recognition in the preschool age* [Unpublished measure]. Vienna/St. Louis, MO: University of Vienna/Washington University.

Nottelmann, E., Biederman, J., Birmaher, B., Carlson, G. A., Chang, K., Fenton, W., et al. (2001). National Institute of Mental Health Research Roundtable on prepubertal bipolar disorder. *Journal of the American Academy of Child and Adolescent Psychiatry, 40*(8), 871–878.

Poznanski, E. O., Grossman, J. A., Buchsbaum, Y., Banegas, M., Freeman, L., & Gibbons, R. (1984). Preliminary studies of the reliability and validity of the children's depression rating scale. *Journal of the American Academy of Child and Adolescent Psychiatry, 23,* 191–197.

Poznanski, E., & Zrull, J. P. (1970). Childhood depression: Clinical characteristics of overtly depressed children. *Archives of General Psychiatry, 23*(1), 8–15.

Robins, C., & Block, P. (1988). Personal vulnerability, life events, and depressive symptoms: A test of a specific interaction model. *Journal of Personality and Social Psychology, 54,* 847–852.

Rotenberg, K., Mars, K., & Crick, N. R. (1987). Development of children's sadness. *Psychology and Human Development, 2*(1), 13–25.

Saarni, C. (1999). *The development of emotional competence.* New York: Guilford Press.

Scheffer, R. E., Niskala, & Apps, J. A. (2004). The diagnosis of preschool bipolar disorder presenting with mania: Open pharmacological treatment. *Journal of Affective Disorders, 82*(Suppl. 1), S25–S34.

Spitz, R. (1945). Hospitalism: An inquiry into the genesis of psychiatric conditions in early childhood. *Psychoanalytic Study of the Child, 1,* 53–74.

Spitz, R. (1946). Anaclitic depression: An inquiry into the genesis of psychiatric conditions in early childhood. *Psychoanalytic Study of the Child, 1,* 47–53.

Spitz, R. (1949). Motherless infants. *Child Development, 20,* 145–155.

Sroufe, L. (1979). Socioemotional development. In J. Osofsky (Ed.), *The handbook of infant development* (pp. 462–516). New York: Wiley.

Sroufe, L. (1995). *Emotional development: The organization of emotional life in the early years.* Cambridge, UK: Cambridge University Press.

Tangney, J., Wagner, P., & Gramzow, R. (1992). Proneness to shame, proneness to guilt, and psychopathology. *Journal of Abnormal Psychology, 101*(3), 469–478.

Thompson, R. A. (1990). Emotion and self-regulation. In R. A. Thompson (Ed.), *Nebraska Symposium on Motivation, 1988: Socioemotional development: Current theory and research in motivation* (Vol. 36, pp. 367–467). Lincoln: University of Nebraska Press.

Thompson, R. A. (1991). Emotional regulation and emotional development. *Educational Psychology Review, 3*, 269–307.

Thompson, R. A. (1994). Emotion regulations: A theme in search of definition. In N. A. Fox (Ed.), *The development of emotion regulation: Biological and behavioral considerations* (pp. 25–166). Chicago: University of Chicago Press.

Thompson, R. A., & Calkins, S. D. (1996). The double-edged sword: Emotional regulation for children at risk. *Developmental Psychopathology, 8*, 163–182.

Thompson, R., Cicchetti, D., Lamb, M. E., & Malkin, C. (1985). Emotional responses of Down syndrome and normal infants in the Strange Situation: The organization of affective behavior in infants. *Developmental Psychology, 21*, 828–841.

Tumuluru, R. V., Weller, E. B., Fristad, M. A., & Weller, R. A. (2003). Mania in six preschool children. *Journal of Child and Adolescent Psychopharmacology, 13*(4), 489–494.

Tuzun, U., Zoroglu, S. S., & Savas, H. A. (2002). A 5-year-old boy with recurrent mania successfully treated with carbamazepine. *Psychiatry and Clinical Neurosciences, 56*(5), 589–591.

Weissman, M. M., Prusoff, B., Gammon, D., Merikangas, K., Leckman, J., & Kidd, K. (1984). Psychopathology in the children (ages 6–18) of depressed and normal parents. *Journal of the American Academy of Child and Adolescent Psychiatry, 23*(1), 78–84.

White, B. L. (1985). *The first three years of life.* New York: Prentice-Hall.

Zahn-Waxler, C., Cole, P., & Barrett, K. (1991). Guilt and empathy: Sex differences and implications for the development of depression. In J. Garber & K. A. Dodge (Eds.), *The development of emotion regulation and dysregulation* (pp. 243–272). New York: Cambridge University Press.

Zahn-Waxler, C., & Robinson, J. (1995). Empathy and guilt: Early origins of feelings of responsibility. In J. P. Tangney & K. W. Fischer (Eds.), *Self-conscious emotions: The psychology of shame, guilt, embarrassment, and pride* (pp. 143–173). New York: Guilford Press.

Zeman, J., Shipman, K., & Suveg, C. (2002). Anger and sadness regulations: predictions to internalizing and externalizing symptoms in children. *Journal of Clinical Child and Adolescent Psychology, 31*(3), 393–398.

Zito, J., Safer, D., dosReis, S., Gardner, J., Boles, M., & Lynch, F. (2000). Trends in the prescribing of psychotropic medications to preschoolers. *Journal of the American Medical Association, 283*, 1025–1030.

Brian S. Stafford、Charles H. Zeanah　著

第 11 章
依附障礙症

　　文獻中雖然已經描述關於依附障礙的行為長達五十年，但一直到1990年代中期，才開始出現依附障礙症的研究，這樣的延遲已經導致世俗、社會關懷與專業界對於依附障礙行為此一名詞、焦點、廣度與重要性的混淆。依附障礙症行為的臨床研究與典型及非典型族群在依附理論發展性研究的指數擴張上，此二者間的不一致造成某些混淆。再加上依附障礙症與其他社交障礙行為健全治療經驗的缺乏，也增加了其中的混淆。

　　本章我們首先回顧依附關係發展性觀點，特別關注學齡前階段與依附行為策略及學齡前孩童的依附內化表現。接著，我們回顧反應性依附疾患（reactive attachment disorder, RAD）建構現象學，包括已知的情境內孩童的失調依附、非機構收養孩童以及寄養照顧的虐待／忽略孩童的徵象。我們也回顧關於已知與未知的反應性依附疾患的盛行率與長期病程。最後，我們提供此類疾患學齡前孩童的評估與治療指引，包括要避免的治療。

依附的發展

　　依附系統的根本目標，在於藉由提升嬰兒與照顧者間彼此的親近，以

　　確保後代子孫的存活，因此提供保護以避免危險。為確保尋求親近行為，嬰兒必須有能力對其照顧者的信息有所了解與反應，並對照顧者傳遞信息。雖然此意圖性系統的發展目標為尋求親近，但此系統的另一個功能則在於調節嬰兒發展中的情緒狀態。此依附系統也激發年輕孩童尋求安慰、支持、撫育以及來自有區辨的依附人物保護。

　　因為孩童並非生而依附其照顧者，因此他們必須透過經驗的學習以發展對能滿足其需求的依附對象的偏好（Ainsworth, 1967; Bowlby, 1982）。人類這個物種在出生後第一年晚期，似乎會發展出對依附對象形成偏好依附的能力，嬰兒會變得依附照顧者，透過這發展過程也說明了嬰兒與照顧者之間有顯著的社會互動。初生時，嬰孩透過行為傳遞信息對人們顯示無區辨性的反應（第 I 階段）。自二至三個月大開始，嬰兒仍會對其他人顯示反應，但會開始對母親及其主要照顧者顯示區辨性的反應（第 II 階段）。認知、情緒、溝通與記憶發展上的重要改變開始於約六至七個月大。開始移動（爬行與走動）讓嬰兒得以顯示新的依附行為〔接著，建立安全基礎、補給、維持親近感（第 III 階段）、回到安全的避風港以及將臉隱藏於母親膝上，最後，當他們憂傷時，他們會有區別地黏著母親（Ainsworth, 1967）〕。認知技巧與記憶的精巧，准許早期「內化運作模式」的發展，讓嬰兒達到「親近」最終目標與選擇有助於此的行為。溝通技巧的擴張准許進一步視覺與聲音參與，以及向他人傳遞信息。最後，學齡階段，更進一步的認知、溝通以及情緒發展，允許形成可見於學步期與學齡期的目標—調整夥伴關係（goal-corrected partnership）（第 IV 階段）。

　　依附系統藉由其他重要行為系統補足，包括探索系統、警惕系統以及社交性／聯合系統補給。探索系統由移動的新發現技巧補給，增強嬰兒學習以及與物理、社會環境互動的能力。依附與探索系統常常協調地作用。當孩童對照顧者的可獲得性感到安慰時，依附系統會迅速解除依附，並讓孩童開始探索當前的環境。然而，若依附系統受恐懼或困擾誘發，便會停止探索，並向照顧者尋求親近，且其探索動機也會減少。社交性／聯合系統促使年輕孩童與他人的社交參與。在新環境中，警惕系統對生存有明顯的價值。與這些系統有關的行為，會以此抑制或保護其餘系統的方式協調

運轉。

　　觀察六到十二個月大的嬰兒，可以發現他們開始鮮明地定義與其母親的依附，對其他人親切程度明顯地下降，並且對有所區辨的對象以移動與傳遞信息的方式維持親近（Bowlby, 1969, p. 267）。也發展出對父母的離開表示抗議。Ainsworth 解釋：這顯示此階段的嬰兒已經形成對母親的「心智表徵」。此依附特性也提供一個「安全基礎」，讓孩童藉此可以探索環境並提供當孩童苦惱時可以回來的「安全避風港」。此外，自十二至十四個月大，嬰兒開始顯示發展對人物依附而非主要照顧者，並且發展有階層的依附特性。

　　陌生情境程序（Strange Situation procedure, SSP; Ainsworth et al., 1978）為實驗室程序，設計用以評估處於低與高依附壓力下，兒童顯示探索環境動機與向區辨性依附人物尋求安慰動機間平衡模式行為的組織性。陌生情境程序包括八個個別發生事件，設計以透過與依附人物及陌生人互動，逐漸啟動嬰兒的依附系統。許多陌生情境程序觀察的行為為嬰兒警惕、探索與社交行為系統以及依附系統間的平衡。當嬰兒十二至二十個月大時，會對熟悉與非熟悉的成人表露一系列由陌生情境程序中的依附模式所衍生的信念，可控制分離與再會合等行為組織。

　　安全、逃避與矛盾的依附關係可歸類為「組織性」的形式，逃避與矛盾形式亦可歸類為不安全的策略，紊亂型依附則可歸類為非組織性的形式（表 11.1）。安全型依附則表示嬰兒的依附與探索系統間的安慰平衡。安全型依附的嬰兒將照顧者視為一個容許探索的安全基礎。不安全依附—逃避型嬰兒似乎被環境探索所占據，儘管知道照顧者在旁邊，不加以理會。不安全依附—抗拒型嬰兒不情願離開照顧者進行探索以及可能在照顧者離開之前即變焦躁。這類型的嬰兒對照顧者的離開會非常苦惱，但在照顧者回來時卻會出現混雜尋求接觸與拒絕的行為（抗拒安慰或接觸）。不安全依附—混亂型嬰兒呈現非典型重聚行為，如解離或無定向感，以及合併安全、逃避與整合不佳矛盾情節行為（Main & Solomon, 1986）。

　　這些模式與陌生情境程序評估前的親職照顧觀察有關。在陌生情境程序中呈現安全型依附的嬰兒，通常觀察可發現照顧者對嬰兒的憂慮有情緒

上的反應並會努力予以慰藉。不安全依附─逃避型嬰兒的照顧者對提供生理慰藉會有顯著的厭煩,並對嬰兒表達較少的情緒。最後,不安全依附─抗拒型嬰兒的照顧者對嬰兒的企圖的反應不一致。不安全依附─混亂型與高危險環境有關,且可能為受威脅、驚嚇或分離性照顧的依附後遺症(Main & Hesse, 1990)。此模式被認為代表同時活化依附系統以及恐懼／警惕系統。此連接顯示嬰兒具有本質衝突。恐懼雙親而活化此依附系統並且驅動親近;然而,當親近增多,恐懼也一起提高,可能導致對立手法。在這些情節下,依附對象是依附警覺的「解決方案」與「來源」。

概括而言,嬰兒對照顧者發展依附,並與照顧者有顯著的社交互動。他們發展陌生情境依附「分類」為代表他們探索、社交性的、謹慎的以及依附系統行為的實驗室模式,並且被認為違反家中互動的自然模式。

學齡前兒童的依附

當兒童進入學齡前階段,他們進行更多體能性與社交性的活動。當孩童進入學齡前階段時,他們會進行有趣的遠足郊遊,接觸其他物理及社會環境。雖然分離的壓力較為不明顯,恢復期也比兒時為短,依附的重要性卻仍未消退。當依附關係與可觀察到之行為的直接性減弱時,與依附對象逐漸減少肢體接觸的時間是有其必要的。移動能力、溝通能力及認知處理的進階發展,使行為和依附行為有關的內在運作模組出現明顯的變化。

表 11.1　學步兒及學齡前孩童的依附關係分類

作者（年）	安全策略	不安全策略			
Ainsworth, Blehar, Waters, & Wall（1978）	安全	逃避	抗拒	解組	未分類
Cassidy & Marvin（1987）	安全	逃避	依賴	控制／解組	不安全／其他
Crittenden（2000）	平衡	防衛	強制	防衛／強制	焦慮／不安全 憂鬱／其他
	組織性的策略	不具組織性的策略			

Marvin 和 Greenberg（1982）認為警惕和社交系統會成對一起發展，依附和社交系統則會彼此消長，這能讓學齡前孩童增加自己面對陌生人的能力。此外，學齡前孩童擴展的認知和情緒功能可讓他們發展出早期理解父母本身之情感和動機的能力。這些因子可使孩童能夠和照顧者建立 Bowlby（1982）所描述的「修正目標的夥伴關係」。

對於可取得之依附對象的期待及其對近親的反應，包括管理近親的策略以及氣憤、恐懼、被安慰的慾望等感覺，大部分均在學齡前階段奠定。此時，學齡前孩童會透過與照顧者的互動發展出調節本身情緒的最佳運作模組，包括溫暖、移情、撫育、信任和安全感等層面。其他與依附關係有關之學齡前階段的明顯發展任務，包括生理和心理保護以及警覺／自我保護。

認知和語言技巧比兩歲嬰兒大量精進的學齡前孩童，會尋求機會和依附對象彼此互相溝通。若缺乏此溝通，即使孩童依據過去的經驗可期待依附對象再度回到身旁，仍會感覺焦慮與憤怒。學齡前孩童會以肢體接觸、眼神接觸、非口語表達、情感、談論分離、重聚、感情、共享活動和計畫，逐漸組織和依附對象間的互動。

因此，雖然陌生情境程序一般係完全依據 Ainsworth 等人（1978）最初描述的方法來施行於學齡前孩童中，編碼依附型態的明顯行為卻有不同。如表 11.1 所示，有兩種系統分類學齡前孩童的依附關係。Cassidy-Marvin 系統（Cassidy & Marvin, 1987）依據 Ainsworth 嬰兒系統的發展概念與實務並加以發揚。另一方面，Crittenden（2000）對學齡前依附的動態—成熟策略，明顯和傳統策略有所不同。此策略衍生自 Crittenden 的主張，即學齡前孩童會進行重組並產生與本身相關的意義，及組織策略行為。在此系統中，認知（時間次序）和情感（表達情緒）共同建立陌生情境程序中的依附型態。

此兩種系統均經由依附型態下的溝通或防衛目標區辨不同的依附分組。學齡前孩童的行為和嬰兒依附型態相對應的行為一致性不同，係以各孩童在雙人關係情境下的功能為考量。換言之，策略可成為學齡前孩童依附關係的定義特性。如表 11.1 所示，這些策略可二分為安全的—不安全的

或具組織性的─不具組織性的。

因此，此時期的依附分類會考慮孩童維持保護性親近，以及依附角色和孩童互動的努力。因為依附策略是彼此一起建構的，故具有雙人互動的特性，而非個別的特色。不幸地，最初的發現認為兩個系統在分類依附關係上的一致性並不高，顯然需要更多的研究來處理此問題。

依附關係的發展性研究，呈現指數般的成長。不過諷刺地，依附關係的臨床疾患直到最近才受到注意。例如：在 Cassidy 和 Shaver（1999）的經典大作《依附關係手冊》（*Handbook of Attachment*）中，引述超過 2,000 篇參考文獻，但沒有一篇與依附疾患有關。此差異點出需要更多的研究，注意依附關係的臨床疾患。

依附障礙症的臨床觀點：反應性依附疾患

從二十世紀初，即明顯開始關心受虐以及機構化孩童的社交行為。不過，反應性依附疾患在 DSM-III 出版前，並未成為正式的疾病分類（American Psychiatric Association, 1980）。儘管這些研究具有潛力及重要性，但直到十五年後，才有提及效度的研究發表。

在目前的 DSM-IV-TR 概念中，此疾病的定義為出現於幼年時期的怪異社會行為，且在不同社會情境中均證實如此。共定義兩種獨特的型態：情緒退縮／抑制型和無區別社交／未抑制型。DSM-IV-TR（American Psychiatric Association, 2000）定義反應性依附疾患為五歲起在大部分的情境中出現明顯障礙，且發展不適切的社會關係，並有受限或無區別的社會互動證據。發展遲緩或自閉症無法完全說明此異常的社會關係。此外，諸如機構化、情緒或身體疏忽或更換多位主要照顧者等病態照顧的證據，必須是行為異常的基礎；亦即描述的社會異常必須是「病態照顧」的結果。

個體和 DSM-IV 對精神病理的定義一致，反應性依附疾患的概念並不是一種特殊關係的疾病；而是孩童內在的一種社會關係疾病，並會表現在不同的關係中。曾有情緒退縮／抑制型和無區別社交／未抑制型的描述。

情緒退縮／抑制型的反應性依附疾患

　　抑制類型的特徵為孩童的情緒退縮、無法建立社會和情緒互動、面對壓力缺乏尋求安慰或對安慰作出反應。孩童對社會互動缺乏預期的起始或適當反應，反而表現出過度的抑制、過度警覺或高度矛盾的反應。

　　缺乏或明顯受限的依附行為，例如：尋找和接受安慰、表現或回應情感、依賴照顧者提供協助、和照顧者合作等。此外，探索行為時常因為缺乏偏好的依附對象而受限。患有此疾病的孩童也會出現情緒調節的問題，從情感淡漠而退縮到「冷卻的警戒」（American Psychiatric Association, 2000, p. 127）。此類型疾患曾被描述於機構化的孩童（Tizard & Rees, 1975; Zeanah et al., 2004）以及受虐和被忽略的孩童中（Boris et al., 2004; Zeanah et al., 2004）。值得注意的是，此類型疾患不曾出現於撫養在機構外的兒童中（參見 Chisholm, 1998; O'Connor & Rutter, 2000），或許是因為一旦被撫養，當幼童形成依附關係後，抑制類型的症狀即會消失。此發現並無任何關鍵或敏感期。可能的指標為情緒環境明顯不足。Zeanah、Smyke 和 Dumitrescu（2002）曾指出，抑制類型的反應性依附疾患相當於認知功能足以形成依附關係之兒童缺乏可辨識的依附關係。這可解釋無法尋求或回應安慰，以及在照顧者中缺乏區辨性的原因。

　　與此假設一致，Smyke、Dumitrescu 和 Zeanah（2002）的報告指出，在羅馬尼亞少數的機構兒童（13%）與不曾入住機構之兒童相較，較少出現情緒退縮／抑制型的徵兆。此外，情緒退縮／抑制型的疾病頻率在照顧者較少（4 位，相較於一般單位的 17 位）之單位的組別中，明顯較低（7%）。如此可提供孩童較大的機會發展出集中的依附關係。在受虐及被忽略之孩童中的情緒退縮／抑制型的依附疾患可能也是暫時性的。Zeanah 等學者（2004）發現，抑制症狀在收養照顧後三個月會穩定地出現，但其他研究機構外之嬰兒的研究，在照顧一年後並未穩定地發現這些症狀（O'Connor, Brendenkamp, & Rutter, 1999; O'Connor & Rutter, 2000）。依據近期的描述性研究，兒童在安置數天內即可能會開始和新的照顧者建立依附關係（Stovall & Dozier, 2000）。抑制的行為症狀最終可能會消失，但不

知道這些症狀是否有發展上的後遺症,例如:社會認知、情緒調節和親近
關係的內在工作模組。

無區別社交╱未抑制型的反應性依附疾患

　　此類型的特徵為孩童與照顧者比情緒退縮╱抑制型的孩童有較多的互
動,但無法選擇性地表現出與他人的互動。尤其是,這些幼童將會隨意尋
求安慰、支持和撫育。缺乏出現於七個月大且會延續數年的陌生人警戒。
表現出此類型反應性依附疾患的孩童,可能會接近陌生人而缺乏適當的社
交警戒,或可能會與陌生人過於熟稔或感到自在。他們可能會持續向陌生
人尋求撫慰或協助,且可能表現出多種社會關係問題,例如:準確地判讀
社交線索並了解人際界限。

　　曾在受虐孩童安置在寄養單位後不久,觀察到此類型的反應性依附疾
患(Zeanah et al., 2004)。也曾在住進機構的幼童(Zeanah et al., 2002)以
及在機構外收養的孩童(O'Connor & Rutter, 2000)中觀察到此類型。例
如:Chisholm、Carter、Ames 和 Morison(1995)在住進機構至少八個月的
孩童中,發現有較高的比例出現此種社會異常行為。這些行為會持續一段
時間,在收養後 11 個月與 39 個月時均可觀察到。O'Connor、Bredenkamp
和 Rutter(1999)也在之前住進機構而之後收養至英國家庭的孩童中,發
現有高頻率出現未抑制的社會行為。此外,在幼年剝奪和四到六歲的無區
別行為間,發現存有線性關係。據此,O'Connor 和 Rutter(2000)發現在
六歲表現出無區別行為的孩童,其所經歷的剝奪時間為未出現無區別行為
徵兆之孩童(11 個月)的兩倍(22 個月)。有趣的是,即使在孩童對繼父
母發展出選擇性的依附行為後,他們仍可能繼續表現出無區別行為(Chi-
sholm, 1998; O'Connor, Marvin, Rutter, Olrick, & Brittner, 2002)。

　　重要的是,在受虐以及住進機構的孩童中,無區別社交╱未抑制型的
反應性依附疾患時常併發情緒退縮╱抑制型的行為(Zeanah et al., 2002,
2004)。這使近期發表的學齡前孩童研究診斷標準(Research Diagnostic
Criteria for Preschool Age, RDC-PA)中出現混合型反應性依附疾患標準的描
述(American Academy of Child and Adolescent Psychiatry, 2004)。

臨床／發展歧異：反應性依附疾患和依附關係分類

　　為處理如何配對陌生情境依附關係分類和依附關係臨床疾患，Boris 和 Zeanah（1999）提出一系列依附障礙，從安全依附（完全無障礙）到不安全依附、混亂型依附、安全基礎扭曲、反應性依附疾患（完全障礙）等。直到最近，仍無實證測試檢驗此假設的分類系統。然而，源自多種不同樣本的研究結果並無法支持此分類系統，代表實際的情形可能更為複雜。

　　例如：在對羅馬尼亞的寄養嬰兒研究中，Chisholm（1998）發現，在 39 個月時，被分類為安全依附與不安全依附之學齡前孩童兩者在無區別友誼上並無差異。Chisholm 也發現安全依附的比例，依家長的自述進行評估，在住進機構至少 8 個月的孩童中，從 11 個月持續增加至 39 個月，雖然無區別友誼在此期間內並未消減。同樣地，O'Connor 等學者（2000）也發現，許多在家庭式陌生情境程序中被歸類為安全依附的孩童，也會表現出無區別行為。

　　更多的證據顯示，依附疾患行為的評量與實驗室依附行為的評量情境並不相同。Zeanah、Smyke、Koga 和 Carlson（2003）比較正常社區之學齡前樣本和羅馬尼亞機構孩童（11 至 31 個月大）在依附評量和依附疾患行為上的差異。他們研究孩童和其最喜愛之照顧者間的關係——依據陌生情境程序期間內之照顧者的報告，並由照顧者舉證情緒退縮／抑制型和無區別社交／未抑制型反應性依附疾患的徵兆，並在陌生情境程序內，客觀地為觀察到的抑制型及未抑制型行為進行編碼。他們發現機構中有非常少的學齡前孩童（22%）已和喜愛的照顧者間建立起依附關係，而 78% 與父母居住的孩童已和其母親建立起依附關係。機構孩童比家庭撫育的孩童有明顯較高的百分比（67.4% 相較於 22%）被歸類為混亂型依附關係。此外，11% 的機構孩童其與照顧者的依附關係相當薄弱，以致於甚至無法被歸類至混亂型依附類型，而被賦予「未分類」。令人訝異的是，具有組織性的依附關係並未明顯與照顧者評定之情緒退縮／抑制型反應性依附疾患或無區別社交／未抑制型反應性依附疾患的徵兆有關。

　　事實上，住進機構之孩童的依附關係明顯有所不同，因此研究者發展

一套新的評分方法，用以評估孩童和照顧者形成依附關係的程度，這是非常有必要的，因為許多行為並未完全組織好。故發展出李克特氏五點量表，找出完全形成的依附關係（5）、發展中的依附關係（2-4）、缺乏依附關係（1）。使用此種新方法，他們發現 95 位機構孩童僅有 3 位進行遮盲評分後，歸類為完全形成的依附關係（評定為 5 分），而所有未曾住進機構的孩童均被歸類為完全形成的依附關係（Zeanah et al., 2003）。有趣的是，在此樣本中，情緒退縮／抑制型反應性依附疾患的評等和李克特氏五點量表上的依附形成等級之間僅有中度相關（$r = .44$），而無區別社交／未抑制型依附和依附形成的程度間並無關聯性。綜合觀之，這些結果代表反應性依附疾患徵兆所反映出的臨床障礙，和完全發展以及表現出的依附行為有關，但不一定和任何特定類型的依附組織有關。

反應性依附疾患的盛行率

反應性依附疾患的盛行率仍為不明，但一般相信屬於罕見的病症。依據「病態照護」為基礎，篩選「高風險」孩童的人數，則驚人地高。在美國，每年由孩童保護服務（Child Protective Services）確認的受虐孩童人數接近 200 萬人。關於定義及測量評估的挑戰，仍是準確評估盛行率的阻礙。

反應性依附疾患的病程

值得注意的是，六個月大後由機構外進行撫養且證實有無區別社會／未抑制型反應性依附疾患的幼童，即使是在大幅改善環境且確信需進行撫養後（Chisholm, 1998; O'Connor and Rutter, 2000），其病徵仍會繼續存在。雖然如此，在機構外撫養孩童最長的後續追蹤中，某些在八歲時進行評估之孩童的無區別行為持續長達四年（Tizard & Hodges, 1978）。當這些孩童十六歲時，無法辨識出無區別行為，但在過去曾表現出和照顧者間有無區別行為的孩童中，則有表面且無區別的同儕關係證據（Hodges & Tizard, 1989）。這些發現對建議患童可能會出現異質型連續性或發展轉型或無區別社會性核心徵兆，極為重要。核心症狀表現的發展轉型必須考量過去診斷為反應性依附疾患孩童的長期研究，並更準確地定義疾病的病程。

　　情緒退縮／抑制型反應性依附疾患的病程似乎具有相當大的歧異性；亦即此種疾病可穩定地在住進機構的幼童中辨識出來（Smyke et al., 2002），但並未反映在收養於機構外的孩童中（O'Connor & Rutter, 2000; Chisholm, 1998）。這些發現認為，一旦將孩童安置於穩定、發展的環境下，即可緩解此疾病。

　　尚未研究各種疾病亞型的後遺症；不過，所有三種檢視依附型態的研究均發現，超過 40% 的孩童在被收養數年後，均表現出非典型的不安全型態（Chisholm, 1998; Marcovitch et al., 1997; O'Connor et al., 2002）。重要的是，這些脫離常軌的依附型態對孩童後續的心理及社會適應，仍為不明。

反應性依附疾患評估

　　目前尚未建立診斷反應性依附疾患的流程。不過，利用結構性的觀察和訪談被證實仍是非常大有可為的（Boris et al., 2004）。因為臨床觀察抑制和無抑制的行為是診斷的核心，他們可扮演自然的起始點（O'Connor & Zeanah, 2003）。觀察嬰兒對照顧者以及對陌生人的反應，是相當重要的。此外，活化警戒系統的結構性事件，如同陌生情境程序中的分離事件，可讓臨床人員在重聚時觀察依附行為，並可與對依附對象以及陌生人的行為反應進行比較。不幸的是，目前尚無「黃金標準」程序可明確地診斷或分類情緒退縮／抑制型或無區別社交／未抑制型。雖然分離和重聚反應的確與混亂／迷惘、角色反轉以及控制行為具有臨床關聯性，但陌生情境程序仍受限於誘發目前之反應性依附疾患標準的能力（Boris, Fueyo, & Zeanah, 1997）。雖然觀察性的研究範例大有遠景（Boris et al., 2004），但臨床評估應包括和照顧者之自由遊戲的觀察、與照顧者和陌生人分離及重聚時的依附系統，或引入潛在可提升新奇感的物品，以了解孩童是否會：(1)感受到壓力；(2)向他人尋求慰藉；以及(3)較偏愛照顧者。

　　同樣地，雖然並無「黃金標準」的訪談，幾個團體已證實半結構式臨床會談適合用以辨識病態的依附行為（Smyke, Dumitrescu, & Zeanah, 2002; O'Connor & Rutter, 2000）。會談應涵蓋與所有反應性依附疾患有關的所有

可能症狀，以及這些行為的病程。使用父母版問卷有一些需要考量的內在困難，因為臨床人員難以有一致認同的診斷標準，父母也可能對「依附疾患」、「無區別社交性」等，具有不同的見解。

目前，我們建議在自然環境和臨床環境下進行詳細觀察，並從照顧者處取得多種具特定議題的報告。除非出現更多的實證資料可釐清診斷特性，不然利用上述這些方法就已足夠。此時，最重要的是觀察整體的社會關係，以及學齡前孩童和主要照顧者間的特定依附行為。

共病／鑑別診斷

心智遲緩／認知遲緩

嬰兒在七到九個月大前，是無法形成選擇性的依附關係。因此，在認知年齡未達九或十個月的兒童中診斷依附疾患是沒有意義的。因為心理社會忽略認知遲緩時常和反應性依附疾患有關，反應性依附疾患的幼童時常會合併出現發展遲緩，雖然目前並無準確的共病率資料（O'Connor et al., 1999; Zeanah, 2000）。因此，從臨床觀點視之，如果懷疑反應性依附疾患時，確認幼童的發展或認知年齡是很重要的，以判定孩童是否能夠形成選擇性的依附關係，並判定是否出現認知遲緩並同時將其視為治療的目標。

自閉症系列障礙

DSM-IV-TR 標準明訂診斷為廣泛性發展疾患（pervasive developmental disorder, PDD）的孩童不可同時被診斷為反應性依附疾患，雖然實證及邏輯思考對此多有批判（Zeanah, 1996）。

區辨廣泛性發展疾患和反應性依附疾患可能是診斷上的一項挑戰。在自閉症系列障礙（autism spectrum disorders, ASDs）和情緒退縮／抑制型反應性依附疾患的兒童間，具有許多相似的臨床表現而需要仔細的評估，且在某些孩童中，區辨這兩種疾病是相當複雜的。診斷為自閉症系列障礙以及診斷為反應性依附疾患之情緒退縮／抑制型的學齡前孩童，均在社交互動上表現出缺損，並有偏離常軌的情緒調節。另一項更加複雜的因子為自閉症系列障礙孩童時常有認知上的遲緩與刻板行為，而這也是機構孩童或

重度被忽略的孩童所常見的，因此也常出現於反應性依附疾患的幼童中。

　　一個明顯的區辨特性為自閉症系列障礙大部分不會發生在極端的心理與社會的剝奪中。因為嚴重的剝奪和「準自閉」症狀有關（Rutter et al., 1999），因此如果沒有嚴重的剝奪記錄，則我們可以明確地排除反應性依附疾患，但如果出現嚴重剝奪的記錄，則無法排除反應性依附疾患的診斷。

　　共同注意力、語言功能異常、象徵性遊戲的選擇性障礙缺陷，均是自閉症系列障礙的特性，但在情緒退縮／抑制型反應性依附疾患的孩童中，並沒有理由預期這些發展功能在年滿十八歲且缺乏認知遲緩的情況下會有任何障礙。

　　在社會行為上也有重要的差異。反應性依附疾患孩童不應表現出類似廣泛性發展疾患孩童之侷限且特有的興趣。此外，患有廣泛性發展疾患系列疾病的孩童可能形成選擇性依附，雖然他們的依附行為可能不正常，包括一般會導致混亂分類的刻板行為在內（Capps, Sigman, & Mundy, 1994）。

創傷後壓力症候群

　　曾經受虐或曾經目睹暴力的孩童，可能會對照顧者表現出恐懼、黏人或退縮（Hinshaw-Fuselier, Boris, & Zeanah, 1999）。這些徵兆不僅與學齡前創傷後症候群之過度警覺和逃避的症狀群一致（Scheeringa, Peebles, Cook, & Zeanah, 2001），也和 DSM-IV-TR 之反應性依附疾患標準中的抑制、過度警醒或高度矛盾反應相同。很明顯地，虐待和暴露於家庭暴力之下是符合「病態照顧」的標準，但不確定是否應將這些症狀視為創傷後壓力症候群（PTSD）或反應性依附疾患之情緒退縮／抑制型。令人訝異地，很少有資料能夠釐清此臨床分野；目前並無研究評估受虐或被忽略孩童的創傷後壓力症候群及反應性依附疾患。Scheeringa、Zeanah、Drele 和 Larrieu（1995）的報告指出，經歷慢性、長期性的創傷、「單拳」創傷的孩童，較容易表現出反應麻木，而這會聯想到情緒退縮／抑制型反應性依附疾患的情緒淡漠特性。目前，我們建議對具有嚴重受虐記錄的孩童進行系統性的評估，並仔細考量各種疾病。

行為疾患

關於大小孩和青少年的反應性依附疾患及精神疾病仍有許多混淆〔Zeanah, 2000; International Classification of Diseases (ICD-10)〕；亦即某些人認為表現出侵略性、欺騙他人、偷竊、說謊、反抗、指揮他人、對動物殘忍、破壞所有物或自戕、強烈表達生氣或憤怒、自我誇大的孩童，患有依附疾患。這些所謂的反應性依附疾患「徵兆與症狀」也常見於症狀性受虐孩童的行為和問題中，但使用傳統的反應性依附疾患定義，並無法適當歸類。

事實上，在學齡孩童中缺乏建構完善的方法能夠評量依附關係，因此，在此年齡層中，僅有少數可靠的依附疾患指標。雖然曾經描述無區別社交性，但尚未在學齡孩童中詳加描述情緒退縮／抑制型反應性依附疾患（O'Connor et al., 2002; Tizard & Hodges, 1978）。

雖然機構照顧和虐待／忽略似乎可能與外在行為疾患有關（Egger, Smyke, Koga, & Zeanah, 2005; Reams, 1999），但是尚未在幼童中正式評估行為疾患。不過這些外在問題和依附障礙症之徵兆間的關聯性似乎有限（O'Connor & Zeanah, 2003）。但是，從臨床觀點視之，似乎應審慎評估曾經受虐或接受機構照顧之兒童的無區別社交／未抑制型反應性依附疾患以及行為疾患，因為此兩種疾病可能會同時發生。

ADHD

未抑制型反應性依附疾患幼童會持續表現出社會衝動行為，這些行為必須和ADHD的衝動特徵加以區別。其中複雜的因素為不專心和過動的症狀也可能會出現在機構化的環境中（Kreppner et al., 2001; Roy, Rutter, & Pickles, 2004）。不專心—過動的徵兆和機構兒童的剝奪時間有關，且可能構成機構—剝奪症狀。不過由於此症狀和典型的ADHD具有許多相似性，因此仍有待判定（Kreppner et al., 2001）。雖然 ADHD 和未抑制型反應性依附疾患可能與社會衝動性有關，不過我們也沒有理由預期無區別社交／未抑制型反應性依附疾患的孩童會表現出不專心或過動。另一方面，如果孩童符合兩種疾病的標準，則應給予兩種診斷。

反應性依附疾患處遇

　　依據定義，依附障礙症會出現在缺乏機會形成持續性且支持性之關係的孩童中。常見的情境包括機構收養、安置在多位照顧人員的家庭或是與照顧者有極端負向經驗的孩童。因此，處遇應考量學齡前孩童及其照顧者的發展需求，以及兒童過去的關係經驗、目前的安置情形以及其他重要的關係。

　　如果孩童目前居住在危險或破壞性的照顧環境中，可能需要評估父母的適切性。如果無法確保孩童的安全性，在所有五十個州別中均需依法強制轉介孩童。雖然安置在寄養服務必定會破壞孩童與主要照顧者間的關係，但仍須優先建立安全性。

　　如果孩童缺乏依附對象，則提供他們排序次之的依附對象。Smyke、Wajda-Johnston 和 Zeanah（2004）、Zeanah 和 Smyke（2005）和其他人（e. g., Dozier, Lindhiem, & Ackerman, 2005）已列出促進受虐幼童和養父母之依附關係的策略。明顯地，幼童安置時的年齡愈低，可出現愈少的臨床徵兆干擾依附關係。此外，適當之父母角色的最重要因子，為提供營養、刺激、支持、結構和監督。除了這些功能外，臨床人員和研究人員已找出較能夠促進兒童之依附關係的依附對象照顧者特性。據此，Dozier、Stovall、Albus 和 Bates（2001）發現，經由成人依附會談（Adult Attachment Interview, AAI）會自動描繪本身接受父母之照顧的故事的父母，較容易和收養的孩童發展出安全的依附關係。另一種會談——兒童會談工作模組（Working Medel of the Child Interview, WMCI; Zeanah & Benoit, 1995）——評估照顧者對特定孩童的陳述以及與孩童間的關係，此評量方法的平衡敘事與安全依附有關。這些會談可評估照顧者討論及反映照顧經驗的能力（AAI），並以情緒的觀點評估孩童的經驗、環境、人格以及父母和孩童間的關係（WMCI）。

　　反應性依附疾患的孩童及其照顧者一般係來自貧瘠的環境且可能需要許多社會機關處理他們的生理需求。因此，最好透過有組織的社會照護系

統解決他們的需求（Marx, Benoit, & Kamradt, 2003; Klaehn & Martner, 2003）。治療的樣板一般包括社會服務和發展中心的轉介與個案管理、適合個別需求的發展療育、進一步評估孩童與照顧者的關係，以判定適當的治療策略。收養依附疾患嬰兒而資源較豐富的家庭，可能不需要照顧策略的系統，但他們也可以從教育、發展和治療環境中獲益。此外，在收養的案例中，重要的是找出照顧者的動機，以成為非生物性兒童的照顧者。

在安置後的照顧，則以是否可能重聚或孩童應否立即予以安置等加以判定。如何在破壞關係之情境下縮減對孩童之傷害的臨床策略已經被提出（Smyke et al., 2004; Zeanah & Smyke, 2005）。這些策略強調建立新的依附關係，並幫助孩童逐漸從一個環境轉銜至另一個環境。破壞安置環境會對幼童產生相當大的困擾，故應將此機率降至最低；不過，某些環境可能必須加以破壞。在判定是否需重聚或終止親權並安排收養時，均必須專注於孩童的最佳利益考量。

某些明顯且常見的照顧者處遇障礙包括憂鬱、物質濫用、未緩解的創傷／失落及家庭暴力，需要立即轉介並處理這些疑慮。臨床人員常將孩童病態的依附行為視為成功建立關係的障礙，其實照顧者時常強調病態的睡眠與餵食行為，以及過度發怒和侵略行為，是增進彼此關係的障礙。

雖然目前並無研究評估反應性依附疾患幼童特殊的心理治療策略，但可推論治療應以關係為焦點，並將目標放在強化—建構—重建照顧者與孩童間的關係。有研究曾應用一些以依附為基礎的處遇（參見 Lieberman & Zeanah, 1999），並證實對不安全高風險群的親子互動具有療效。雖然如此，目前尚無研究以依附為基礎的處遇和其他替代處遇進行比較，且治療反應的潛藏機轉仍為不明。

親子互動心理治療是一種多面向的處遇，合併了洞見取向心理治療、非結構性發展引導、情緒支持以及對照顧者及其孩童的具體協助（參見Van Horn & Lieberman，本書第十六章）。此方法使用聯合或「雙人」模式提供照顧者和嬰兒處遇，最終目標為經由提供以面對家長及孩童需求時的彈性和接受性，改善親子關係與孩童的情緒功能。觀察彼此間的互動並作為照顧者情感經驗的催化劑，並連結至本身過去及目前的關係經驗。在過程

中，經由治療師以及彼此雙方修正情緒經驗，持續改變家長及孩童對另一方的期待。

　　互動引導（McDonough, 2004）是一種雙人療法，旨在符合過去未曾成功參與治療且可能相當貧困、缺乏教育、家庭規模大、物質濫用、居住環境差且缺乏社會支持之家庭的需求。互動引導策略協助家庭成員從和孩子的關係中獲得快樂，並經由互動遊戲了解孩童的行為，透過立即且反映性地觀看遊戲互動的錄影內容，讚許照顧者適當的互動優勢。由父母引導討論更複雜的互動，也可能成為治療的焦點之一。

　　依附理論的另一種治療是一種新的團體治療，稱為安全圈（Circle of Security）（Marvin, Cooper, Hoffman, & Powell, 2002）。團體計畫書包括二十週的親職教育和心理治療處遇，將高風險親子互動的依附關係轉變為較適切的發展路徑。善加剪輯與孩童互動的錄影內容，鼓勵照顧者對孩童想要離開照顧者往外探索以及想要返回照顧者尋求慰藉時的相關訊號，提升其敏感度並作出適切的反應。此治療也著重於提升照顧者反映本身及其孩童之行為、對依附照顧—互動之想法及感覺的能力；並反映在影響目前照顧型態的個人經驗上。

應避免的治療

　　雖然治療反應性依附疾患的實證性資料仍相當薄弱，但有部分療法我們相信應當要避免。這些療法即所謂的「依附治療」、「擁抱治療」、「暴怒減低治療」和「再生治療」等，且這些治療均共享某些核心特性。首先，此組治療描述反應性依附疾患孩童導因於幼年創傷而有壓抑的暴怒並因而導致行為問題、表淺的情緒、操弄他人且無誠意的關係。此治療法認為此類型的反應性依附疾患，可能是日後反社會行為的早期表現，孩童可能會抗拒依附他人，所以需要「破壞」此抗拒。其治療方法包括以各種高壓方法去激怒孩童，以讓其表達出抑制的暴怒，並證實父母會對其負責、關懷。

　　這些療法嚴重受到缺乏理論根據以及任何有意義之實證支持的批判（Mercer, 2002, 2003）。雖然建立父母親的控制可能是治療的一部分重點，

但並無必要在擁抱治療中運用高壓技術，且與依附理論及研究不一致（Lieberman & Zeanah, 1999）。其次，這些未獲實證支持的療法也具有無法接受的危險性：有六例死亡歸因於療法策略本身或與其有關的親職技巧。其他禁忌症為無法經由高壓方法取得順從性的孩童，會有風險再次受創並因而遭受心理上的傷害。再者，只有極少的證據支持生氣和宣洩具有治療效果。第三，事實上，有強烈的臨床輿論認同表達對過去受虐的憤怒並不具有療效。第四，強調依附疾患和精神病學間的線性連結並未獲得支持，且會嚇壞易受傷害的家庭成員。此外，強調孩童個別之精神病理學，可能會導致如權力、控制和支配等不必要且不智的偏見，而從依附關係的關係本質中離題；且可能偏離追蹤父母以及回應孩童需求的議題。基於上述所有原因，許多專業團體已正式發出「依附治療」或「擁抱治療」的譴責（參見 Boris & Zeanah, 2005; Chaffin et al., 2006）。

結論

反應性依附疾患是一種依附疾患，會影響生命早期曾經嚴重被忽略之兒童的社會關係。雖然在受虐或機構收養之孩童中發現此疾病已有一段時間，但直到近十年來才有比較多的研究。關於此疾病的許多問題仍有待回答，尤其是為何相似的風險情況（即：忽略）會造成如此不同形式的疾病現象：情緒退縮／抑制型以及無區別社會／未抑制型。此外，幼童罹患這些疾病的長期後遺症仍為不明，即使在收養數年後，仍會有增加怪異之依附型態的風險，這代表早期的負向經驗可能並未完全治癒。

參考文獻

Ainsworth, M. D. S. (1964). Patterns of attachment behavior shown by the infant in interaction with his mother. *Merrill–Palmer Quarterly, 1,* 51–58.
American Academy of Child and Adolescent Psychiatry. (2003). *Policy statement: Coercive interventions for reactive attachment disorder.* Washington, DC: Author.
American Academy of Child and Adolescent Psychiatry Task Force on Research Diagnostic Criteria: Infancy and Preschool. (2003). Research diagnostic criteria for preschool children: The process and empirical support. *Journal of the American Academy of Child and Adolescent Psychiatry, 42,* 1504–1512.

Ainsworth, M. D. S. (1967). *Infancy in Uganda: Infant care and the growth of love.* Baltimore: Johns Hopkins University Press.

Ainsworth, M. D. S., Blehar, M., Waters, E., & Wall, S. (1978). *Patterns of attachment: A psychological study of the Strange Situation.* Hillside, NJ: Erlbaum.

American Professional Society on the Abuse of Children. (2005). *Report of the APSAC task force on attachment therapy, reactive attachment disorder, and attachment problems.*

American Psychiatric Association. (1980) *Diagnostic and statistic manual of mental disorders* (3rd ed., rev.). Washington, DC: Author.

American Psychiatric Association. (2000) *Diagnostic and statistic manual of mental disorders* (4th ed., text rev.). Washington, DC: Author.

American Psychiatric Association. (2002). *Position statement: Reactive attachment disorder.* Washington, DC: Author.

Boris, N. W., Fueyo, M., & Zeanah, C. H. (1997). The clinical assessment of attachment in children under five. *Journal of the American Academy of Child and Adolescent Psychiatry, 36,* 291–293.

Boris, N. W., Hinshaw-Fuselier, S. S., Smyke, A. T., Scheeringa, M., Heller, S. S., & Zeanah, C. H. (2004). Comparing criteria for attachment disorders: Establishing reliability and validity in high-risk samples. *Journal of the American Academy of Child and Adolescent Psychiatry, 43,* 568–577.

Boris, N. W., & Zeanah, C. H. (1999). Disturbances and disorders of attachment in infancy: An overview. *Infant Mental Health Journal, 20,* 1–9.

Boris, N. W., & Zeanah, C. H. (2005). Practice parameters for the assessment and treatment of children and adolescents with Reactive Attachment Disorder of Infancy and Early Childhood. *Journal of the American Academy of Child and Adolescent Psychiatry, 44*(11), 1206–1219.

Bowlby, J. (1969). *Attachment and loss. Volume 1.* New York: Basic Books.

Bowlby, J. (1982). Attachment and loss: Retrospect and prospect. *American Journal of Orthopsychiatry, 52*(4), 664–678.

Capps, L., Sigman, M., & Mundy, P. (1994). Attachment security in children with autism. *Development and Psychopathology, 6,* 249–262.

Cassidy, J., & Marvin. R. S. (1987). *Attachment organization in preschool children: Coding guideline.* Unpublished coding manual. Seattle: Mac Arthur Working Group on Attachment.

Cassidy, J., & Shaver, P. (Eds.). (2000). *Handbook of attachment.* New York: Guilford Press.

Chaffin, M., Hanson, R., Saunders, B. E., Nichols, T., Barnett, D., Zeanah, C., et al. (2006). Report of the APSAC Task Force on Attachment Therapy, Reactive Attachment Disorder, and Attachment Problems. *Child Maltreatment, 11*(1), 76–89.

Chisholm, K. (1998). A three year follow-up of attachment and indiscriminate friendliness in children adopted from Romanian orphanages. *Child Development, 69*(4), 1092–1106.

Chisholm, K., Carter, M. C., Ames, E. W., & Morison, S. J. (1995). Attachment security and indiscriminately friendly behavior in children adopted from Romanian orphanages. *Development and Psychopathology, 7*(2), 283–294.

Crittenden, P. M. (2000). A dynamic–maturational exploration of the meaning of security and adaptation: Empirical, cultural and theoretical considerations. In P. M. Crittenden & A. H. Claussen (Eds.), *The organization of attachment relationships: Maturation, culture, and context* (pp. 358–383). New York: Cambridge University Press.

Dozier, M., Lindhiem, O., & Ackerman, J. P. (2005). Attachment and biobehavioral catch-up: An intervention targeting specific identified needs of foster infants. In L. Berlin, Y. Ziv, L. Amaya-Jackson, & M. Greenberg (Eds.), *Enhancing early attachments: Theory, research, intervention, and policy.* New York: Guilford Press.

Dozier, M., Stovall, K. C., Albus, K., & Bates, B. (2001). Attachment for infants in foster care: The role of caregiver state of mind. *Child Development, 72,* 1467–1477.

Egger, H., Smyke, A. T., Koga, S., & Zeanah, C. H. (2005, April). *Psychiatric disorders in institutionalized children: Results of a randomized controlled trial.* Paper presented at the biennial meeting of Society for Research in Child Development, Atlanta, GA.

Hinshaw-Fuselier, S., Boris, N., & Zeanah, C. H. (1999). Reactive attachment disorder in maltreated twins. *Infant Mental Health Journal, 20,* 42–59.

Hodges, J., & Tizard, B. (1989). Social and family relationships of ex-institutional adolescents. *Journal of Child Psychology, Psychiatry, and Allied Disciplines, 30,* 77–97.

Klaehn, R., & Martner, J. (2003). A conceptual framework for an early childhood system of care. In A. J. Pumariega & N. C. Winters (Eds.), *The handbook of child and adolescent systems of care* (pp. 203–223). Hoboken, NJ: Wiley.

Kreppner, J. M., O'Connor, T., Rutter, M., & the English and Romanian Adoptees Study Team. (2003). Can inattention/overactivity be an institutional deprivation syndrome? *Journal of Abnormal Child Psychology, 29,* 513–528.

Lieberman, A. (2004). Child–parent psychotherapy. In A. Sameroff, S. McDonough, & K. Rosenblum (Eds.), *Treatment of infant–parent relationship disturbances.* New York: Guilford Press.

Lieberman, A., & Zeanah, C. H. (1999). Contributions of attachment theory to infant–parent psychotherapy and other interventions with infants and young children. In J. Cassidy & P. Shaver (Eds.), *Handbook of attachment* (pp. 555–574). New York: Guilford Press.

Main, M., & Hesse, E. (1990). Parent's unresolved traumatic experiences are related to infant disorganized attachment status: Is frightened and/or frightening parental behavior the linking mechanism? In M. T. Greenberg, D. Cicchetti, & E. M. Cummings (Eds.), *Attachment in the preschool years: Theory, research, and intervention* (pp. 161–182). Chicago: University of Chicago Press.

Main, M., & Solomon, J. (1986). Discovery of an insecure–disorganized/disoriented attachment pattern. In T. B. Brazelton & M. W. Yogman (Eds.), *Affective development in infancy* (pp. 95–124). Norwood, NJ: Ablex.

Marcovitch, S., Goldberg, S., Gold, A., Washington, J., Wasson, C., Krekewich, K., et al. (1997). Determinants of behavioural problems in Romanian Children Adopted in Ontario. *International Journal of Behavioral Development, 1,* 17–31.

Marvin, R., Cooper, G., Hoffman, K, & Powell, B. (2002). The circle of security project: Attachment-based intervention with caregiver-preschool child dyads. *Attachment and Human Development, 4,* 107–124.

Marvin, R., & Greenberg, M. (1982). Preschoolers changing conceptions of their mothers: A social cognitive study of mother–child attachment. In D. Forbes & M. T. Greenberg (Eds.), *New directions for child development: No. 18. Children's planning strategies* (pp. 47–60). San Francisco: Jossey-Bass.

Marx, L., Benoit, M., & Kamradt, B. (2003). Foster children in the child welfare system. In A. J. Pumariega & N. C. Winters (Eds.), *The handbook of child and adolescent systems of care* (pp. 332–352). Hoboken, NJ: Wiley.

McDonough, S. (2004). Interaction guidance. In A. Sameroff, S. McDonough, & K. Rosenblum (Eds.), *Treatment of infant–parent relationship disturbances* (pp. 79–96). New York: Guilford Press.

Mercer, J. (2002). Attachment therapy: A treatment without empirical support. *Scientific Review of Medical Practice, 2,* 105–112.

Mercer, J. (2003). Violent therapies: The rationale behind a potentially harmful child psychotherapy. *The Scientific Review of Medical Practice, 3,* 27–37.

O'Connor, T. G., Bredenkamp, D., Rutter, M., & the English and Romanian Adoptees Study Team. (1999). Attachment disturbances and disorders in children exposed to early severe deprivation. *Infant Mental Health Journal, 20,* 10–29.

O'Connor, T. G., Marvin, R. S., Rutter, M., Olrick, T., & Brittner, P. A. (2002). Child–parent attachment following early institutional deprivation. *Development and Psychopathology, 15*(1), 19–38.

O'Connor, T. G., & Rutter, M. (2000). Attachment disorder behavior following early severe deprivation: Extension and longitudinal follow-up. *Journal of the American Academy of Child and Adolescent Psychiatry, 39*, 703–712.

O'Connor, T. G., & Zeanah, C. H. (2003). Attachment disorders: Assessment strategies and treatment approaches. *Attachment and Human Development, 5*, 223–244.

Reams, R. (1999). Children birth to three entering the state's custody. *Infant Mental Health Journal, 20*, 166–174.

Roy, P., Rutter, M., & Pickles, A. (2004). Institutional care: Associations between overactivity and lack of selectivity in social relationships. *Journal of Child Psychology, Psychiatry and Allied Disciplines, 45*(4), 866–873.

Rutter, M., Andersen-Wood, L., Beckett, C., Bredenkamp, D., Castle, J., Groothues, C., et al. (1999). Quasi-autistic patterns following severe early global privation. English and Romanian Adoptees (ERA) Study Team. *Journal of Child Psychology and Psychiatry, 40*(4), 537–549.

Scheeringa, M., Peebles, C., Cook, C., & Zeanah, C. H. (2001). Towards establishing the procedural, criterion, and discriminant validity of PTSD in early childhood. *Journal of the American Academy of Child and Adolescent Psychiatry, 40*, 52–60.

Scheeringa, M., Zeanah, C. H., Drell, M., & Larrieu, J. (1995). Two approaches to the diagnosis of post-traumatic stress disorder in infancy and early childhood. *Journal of the American Academy of Child and Adolescent Psychiatry, 34*, 191–200.

Smyke, A. T., Dumitrescu, A., & Zeanah, C. H. (2002). Disturbances of attachment in young children: I. The continuum of caretaking casualty. *Journal of the American Academy of Child and Adolescent Psychiatry, 41*, 972–982.

Smyke, A. T., Wajda-Johnston, V., & Zeanah, C. H. (2004). Working with young children in foster care. In J. D. Osofsky (Ed.), *Young children and trauma* (pp. 260–284). New York: Wiley.

Stovall, K. C., & Dozier, M. (2000). The development of attachment in new relationships: Single subject analyses for 10 foster infants. *Development and Psychopathology, 12*, 133–156.

Tizard, B., & Hodges, J. (1978). The effect of early institutional rearing on the development of eight-year old children. *Journal of Child Psychology and Psychiatry, 19*, 99–118.

Tizard, B., & Rees, J. (1975). The effect of early institutional rearing on the behavioral problems and affectional relationships of four-year-old children. *Journal of Child Psychology and Psychiatry, 27*, 61–73.

World Health Organization. (1992). *The ICD-IO classification of mental and behavioral disorders: Clinical descriptions and diagnostic guidelines.* Geneva: Author.

Zeanah, C. H. (1996). Beyond insecurity: A re-conceptualization of attachment disorders of infancy. *Journal of Consulting and Clinical Psychology, 64*, 42–52.

Zeanah, C. H. (2000). Disturbances of attachment in young children adopted from institutions. *Journal of Developmental and Behavioral Pediatrics, 21*, 230–236.

Zeanah, C. H., & Benoit, D. (1995). Clinical applications of a parent perception interview in infant mental health. *Child and Adolescent Psychiatry Clinics of North America, 4*, 539–554.

Zeanah, C. H., Scheeringa, M. S., Boris, N. W., Heller, S. S., Smyke, A. T., & Trapani, J. (2004). Reactive attachment disorder in maltreated toddlers. *Child Abuse and Neglect: The International Journal, 28*, 877–888.

Zeanah, C. H., & Smyke, A. T. S. (2005). Building attachment relationships following mal-
    treatment and severe deprivation. In L. Berlin, Y. Ziv, L. Amaya-Jackson, & M.
    Greenberg (Eds.), *Enhancing early attachments* (pp. 195–216). New York: Guilford
    Press.
Zeanah, C. H., Smyke, A. T., & Dumitrescu, A. (2002). Disturbances of attachment in young
    children: II. Indiscriminate behavior and institutional care. *Journal of the American
    Academy of Child and Adolescent Psychiatry, 41*, 983–989.
Zeanah, C. H., Smyke, A., Koga, A., & Carlson, E. (2003, May). *Attachment in institutional-
    ized children.* Paper presented at the biennial meeting of the Society for Research in
    Child Development, Tampa, FL.

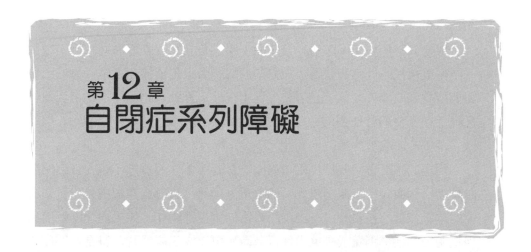

第12章
自閉症系列障礙

Somer L. Bishop、Catherine Lord　著

　　自閉症是一種神經發展疾患，出現在兒童早期且終身都有其症狀；這一系列的疾患包括亞斯伯格症候群（Asperger syndrome）、未分類之廣泛性發展疾患（pervasive developmental disorder not otherwise specified, PDD NOS）、兒童期崩解症（childhood disintegrative disorder, CDD），以及雷特氏症（Rett syndrome）。這些疾患目前在 DSM-Ⅳ（American Psychiatric Association, 1994）和《國際疾病分類》第十版（ICD-10; World Health Organization, 1992）中被歸類於廣泛性發展疾患的網狀項目內，但是目前較常使用的稱呼則為自閉症系列障礙（autism spectrum disorders）。根據我們目前對這些疾病的了解，自閉症系列障礙可能更能夠有效地描述。因為它具體地將自閉症疾患視為基本原型，並且包含其他有自閉症特質的疾患。這在目前的研究已經反映出，研究認為在主要診斷架構下分類為廣泛性發展疾患的部分疾患，應該要依據其嚴重度、症狀的發展、廣度與自閉症有所差異化，包含非典型自閉症、其他未註明之廣泛性發展疾患，而它們卻可能依據許多質性、發展與生理因子及非泛自閉症障礙產生差異性。我們也會簡短地討論部分已有明確病理學依據且部分症狀與自閉症相同的疾患，例如：X 染色體易裂症（fragile X syndrome）、結節性硬化症（tuberous sclerosis）。

根據 DSM-IV 和 ICD-10，自閉症主要具有社交互動與溝通缺損、出現侷限與重複性的行為和興趣。在自閉症的診斷上是依據非正常行為的出現與典型發展的缺失，孩子必須要表現出在社交互動、語言的不正常現象，且缺乏在三歲前會使用的社交溝通或是象徵性遊戲（symbolic play）與想像力遊戲，才會被診斷為自閉症。

疾病的診斷必須要符合兩項構面才具有顯著性。首先，包含在自閉症診斷上三個面向中仍未出現異常的孩童。因此，具有語言遲緩且少言語表達的兩歲孩童，在當時沒有出現不尋常的重複性動作，如果他在學齡前出現更明顯的社交困難或是重複性行為時，可以在三歲的時候符合自閉症的診斷標準。

此外，在三歲以前的孩子被描述無任何的異常或遲緩，而排除於自閉症分類之外，雖然他們可以被歸類在其他 DSM-IV 與 ICD-10 所定義的自閉症系列障礙，例如：亞斯伯格症候群、其他未註明之廣泛性發展疾患、兒童期崩解症，或其他非典型自閉症。此標準的觀點仍具有許多爭議。有一些研究顯示，將自閉症系列障礙的孩童透過粗略的語言評量進行分類，例如：可以在二十四個月大時說單字或是在三十六個月大時說出簡單的詞彙，並無法預測未來的差異性（Eisenmajer et al., 1998）。在 DSM-IV 與 ICD-10 中，最初對自閉症與早發性精神分裂症的區別在於其發病的時間點，早發性精神分裂症鮮少發生於青少年期之前（Kolvin, Ounsted, Richardson, & Garside, 1971）。因為，目前對泛自閉症障礙與精神分裂症之間的差異性具有較高的了解，明確定義兩者發病準則的區別則較不需要。

早期徵兆

最常被父母親所描述的徵兆，是與許多疾患類別都息息相關的語言遲緩現象，此現象在泛自閉症障礙中更為普遍。最近的研究認為，在孩子出生後的第一年，患有泛自閉症障礙的孩童常具有其他的徵兆（Baranek, 1999; Werner, Osterling, & Dawson, 2000），有些徵兆是特別容易在自閉症系列障

礙身上出現，例如：不正常的眼神接觸；有些徵兆並非只特定出現於這類型的孩子身上，例如六個月大的嬰兒的調節問題。

　　許多父母親在注意到孩子「仍沒有說話」時，開始察覺到孩童在發展上具有不對勁的地方。「仍沒有說話」對不同的人有不同的意義，通常取決於主要照顧者對照顧孩童的經驗，有可能是表示孩子在十到十二個月大時，沒有牙牙學語的現象，反而比較喜歡用奇特的方式發出聲音；或是，他在某些情境之下會採取尖叫的方式，而不像其他孩子會利用低語或其他似語的聲音表達。也有可能意指孩子無法參與重複性的發聲社交遊戲，例如：躲貓貓，亦或是他也沒有試著去說話或模仿聲音，例如：動物的聲音。假如孩子在十二到十八個月大時，仍沒有說任何的字彙，父母親通常會與小兒科醫師進行諮詢。尤其當小孩子變得容易發脾氣或產生其他的困難行為，父母便會努力尋找相關的協助。因此，個案在溝通上的缺損通常出現在嬰兒期，而在學齡前階段被確認，並且在青少年時期以至成年期階段都持續存在此缺損（Lord & Risi, 2000）。特別是第一胎的孩子，其社交互動能力上的缺陷通常沒有被發現或辨識出，直到學齡前晚期或是學齡階段早期才被診斷出（Lord, 1995; De Giacomo & Fombonne, 1998; Wetherby et al., 2004）。

　　當到了需要使用複雜的說話技巧時，自閉症的孩童可能會出現固著性、重複性、特殊的語言，而且會使用不正常的音量、語調、速度、節奏或是重音（Cohen & Volkmar, 1997）。自閉症的孩童說話時可能會使用單語調或是誦經般的方式，所以很難去辨別他們是在問問題或是表達肯定句（例如：當他們對物體進行歸類時，會說：這本書像三角形）。他或許也會用固定的方式去重複一些其他人說過的句子，例如：「小朋友，收拾的時間到了」或是背誦來自於電視節目中的對話。自閉症孩童也容易出現起始與維持和他人對話的困難。

　　缺乏自主性與符合發展的假扮或社交模仿遊戲，也是自閉症患者的一項特徵。缺乏遊戲能力的缺損通常會出現無法用某項物品去代表另一項物品，例如：使用叉子代表劍或用杯子代表小型游泳池。然而，究竟是真的缺乏此能力，或是沒有興趣進行表達性的遊戲，亦或兩者皆有，到目前我

們還沒有完全了解（Jarrold, Smith, Boucher, & Harris, 1994）。即使當自閉症孩童很明顯地正在使用想像力，他們也時常無法享受假扮性遊戲中的樂趣（Leslie, 1992）。

在溝通領域的缺損中，語言理解的遲緩可能是自閉症患者身上最明確的症狀。例如：具有自閉症與X染色體易裂症的孩童跟單純具有X染色體易裂症孩童進行比較，前者在接收性語言測驗中具有較低的評分（Philofsky, Hepburn, Hayes, Hagerman, & Rogers, 2004）。這也證實自閉症系列障礙的孩子，在幼童期對於無因果關係的單字理解缺損，以及在學齡前晚期出現對句子理解的困難（Lord, 1995）。與非口語溝通的缺損相較，表達性語言遲緩與缺乏假扮性遊戲對於學齡前早期的診斷，較缺乏實質的幫助。表達性語言遲緩也會出現在自閉症患者之外的許多情況中，而想像性遊戲的頻率與複雜度，在學齡前早期的變化相當廣泛，因此在此兩種領域中更難以此進行辨別偵察（Lord, Rutter, & Le Couteur, 1994）。相反地，有些一致性的缺損在各種不同的情境中，都會出現在泛自閉症系列障礙孩童的身上，例如：在社交互動上的眼神接觸、表情以及姿勢（Lord et al., 2000; Lord, Storoschuk, Rutter, & Pickles, 1993）。

一般而言，自閉症孩童對其他孩子較缺乏興趣，例如：會主動避免接近同儕，或是無法參與共同性遊戲，但這對於沒有機會接觸到許多其他孩子的更幼小的孩童身上是很難發現這種現象。自閉症孩童也會出現較少的自我表現、給予、分享快樂，同時與其他疾患的孩童相較，他們較少出現共同注意力，所謂的共同注意力就是引導他人的注意力到其沒有搜尋到的物體，而出現共有注意力的情況（Mundy, Sigman, & Kasari, 1990; Mundy, Sigman, Ungerer, & Sherman, 1986）。

第三個功能領域是自閉症系列障礙孩童具有侷限且重複性的行為與興趣，也是在自閉症系列障礙診斷中，具有最大差異性的領域。這個領域強烈地受到孩童的發展所影響，因為在不同的發展階段，不同形式的行為與興趣具有變化極大的頻率與強度。舉例來說，雖然侷限且重複性的行為在兩歲大的孩童身上未必一定能被觀察到（Cox et al., 1999; Moore & Goodson, 2003），但是這項觀察卻大大地有助於在三歲孩童的診斷（Lord, 1995）。

此外，有些學者認為，在自閉症與其他未註明之廣泛性發展疾患的診斷上，兩者最大的區別就是重複性行為（Walker et al., 2004）。

自閉症孩童常常出現重複性動作的癖好，例如：手的拍動或搖動身體，也有可能會全神貫注於物體的某一個部分，例如：玩具車的輪胎。自閉症孩童也許會堅持在某些特定的儀式規則中，例如：每天都要依循固定的模式到學校，也有可能對環境中的些微改變就感到高度的困擾，例如：父母親的新髮型或是通往弟弟臥房的開放性門戶。自閉症的孩童容易過度專注於某些事物上，例如：沉迷於站牌標誌或地毯的線頭，或侷限且極度喜愛某項興趣，例如：強烈地喜愛迪士尼樂園的人物。

當這項沉迷符合年紀發展時，例如：喜歡恐龍或火車，那麼這種侷限式的興趣很難在學齡前自閉症孩童身上被檢查出來，因為不是很容易辨別這項強烈的興趣是不正常或是只是喜愛的活動。舉例來說，有可能讓這個孩子沉迷於其他不包含火車的活動？或者他只喜歡玩自己有興趣的活動？這樣的檢查是非常複雜的，特別是針對學齡前學童，因為花費在某項活動的時間不但取決於孩子，也會受到父母親的影響，因為父母親可能會依據孩子的興趣，購買玩具或組織遊戲。此外，自閉症系列障礙學童或許沒有足夠的語言能力表達他對事物興趣的程度或本質，因此可能只有到學童可以更流暢地對談時，他們對某些活動的興趣強度才能夠顯現（Lord, 1995）。

研究顯示，即使是自閉症系列障礙的學齡前幼童，也會出現至少一項侷限或是重複性行為（Lord et al., 1993; Cox et al., 1999）。然而，與年紀較大的學齡前自閉症系列障礙的孩童相較，父母親通常較少描述兩歲大的孩童出現的不正常過度專注與儀式化行為（Stone et al., 1999; Moore & Goodson, 2003）。

鑑別診斷

其中一項在自閉症系列障礙診斷上的主要困難是，自閉症系列障礙的特徵與其他學童精神疾患的特徵具有重疊的部分，例如：傳達性與接收性

語言遲緩、智能障礙、反應性依附疾患、廣泛性焦慮症、ADHD。此外，自閉症系列障礙也有一些症候與遺傳疾病的行為特徵具有基本的重疊性，例如：X染色體易裂症、安格曼症候群（Angelman syndrome）。自閉症系列障礙的診斷確定依然是相當困難的，因為自閉症系列障礙與其他障礙類別仍具有相當多的共通性。即使將孩童判斷為自閉症系列障礙之後，要選擇最適合的診斷通常也很困難。

亞斯伯格症候群

根據 DSM-IV，亞斯伯格症候群具有在自閉症患者身上會出現的社交互動上的品質缺損，與存在侷限且重複性的行為或興趣。然而，與自閉症不同的是，亞斯伯格症候群的定義規定在臨床上不能夠存在有明顯的語言遲緩、認知發展遲緩或不良的適應行為（不包含社交技巧）。同時，如果學童亦符合自閉症、兒童期崩解症或雷特氏症的診斷準則時，則會被歸類於上述的疾病分類中。

雖然臨床診斷者對自閉症與其他廣泛性發展疾患區別的判斷能力隨著近來診斷科技的進步有所提升，但臨床工作者與研究學者之間對自閉症系列障礙在診斷準則上的差異仍具有歧見。尤其是亞斯伯格症候群，由於此疾病的多重定義與不同的診斷架構，也增添專家之間的溝通困難（Ozonoff, South, & Miller, 2000）。舉例來說，雖然有些研究團隊在臨床或研究上，是完全依據 DSM-IV 的診斷準則來判斷亞斯伯格症候群，然而有些團隊則是在進行亞斯伯格症候群的診斷前，就先將自閉症先排除掉（Szatmari, Bryson, Boyle, Streiner, & Duku, 2003）。

這是一項重要的議題，因為亞斯伯格症候群的定義方式將會影響到自閉症與其他未註明之廣泛性發展疾患的診斷方式，而自閉症的診斷將可能與嚴重智能障礙更具有相關（Klin et al., 2005）。假如亞斯伯格症候群被定義為是無智能遲緩的輕微自閉症患者，而其他未註明之廣泛性發展疾患孩童則會被定義為具有略低智能的自閉症患者，這將使亞斯伯格症候群有較精密的定義。如果要讓亞斯伯格症候群成為一個有用的診斷分類，很重要的是要對此疾病具有共通的定義，讓在不同工作場所的研究學者與臨床工

作者，都能夠具有相同的想法。這對聚焦於自閉症孩童與亞斯伯格症候群孩童的研究是特別重要的，因為如果在不同的醫療場所使用不同的診斷標準時，則研究發現幾乎是無法解釋。

　　同一病名上具有不同定義（或是不同的病名卻具有相同的定義）的另一項缺點是，父母親會對醫生究竟是依據什麼標準來進行孩童的診斷產生困惑。舉例來說，父母親由於受大眾媒體的影響，認為亞斯伯格症候群是與天才技能（savant skills）、高智力、優勢語言能力，以及其他受期待的特質具有相關，而自閉症最常連結的特徵是智能遲緩、冷漠、糟糕的診斷。因此，對具有自閉症系列障礙孩童的父母親而言，孩童被診斷為自閉症或亞斯伯格症候群，將使他們對疾病的概念以及對孩子未來狀態的期待，可能會有所不同。父母親或許會選擇讓孩童歸類為亞斯伯格症候群，因為他們希望孩子最終能夠獲得較優勢的語言能力。然而，在這期間，他們或許無法獲得對孩童語言發展的協助。因為這些因素的考量，所以美國國家兒童健康與人類發展院（ National Institute of Child Health and Human Development, NICHD）和美國國家失聰及其他溝通障礙研究中心（National Institute on Deafness and Other Communication Disorders, NIDCD）共同進行自閉症優勢探索合作計畫（Collaborative Programs for Excellence in Autism, CPEA）建議，要在孩童五歲以上才能夠進行亞斯伯格症候群的判斷，在五歲以下的孩童應該要診斷為自閉症、其他未註明之廣泛性發展疾患或自閉症系列障礙，而不是亞斯伯格症候群。

未分類之廣泛性發展疾患

　　「未分類之廣泛性發展疾患」（PDD NOS）是指在社交互動出現嚴重異常，並且具有溝通困難或出現侷限重複的興趣與行為，但卻不符合自閉症、亞斯伯格症、兒童期崩解症與雷特氏症之診斷標準的孩童。此類孩童不符合自閉症的診斷，是由於其具有較晚的發病期、非典型症候，抑或具有過低程度的症候，在 DSM-IV中，此類孩童被歸類於未分類之廣泛性發展疾患。然而，就技術面而言，ICD-10 中所描述的非典型自閉症類別或是「不完全自閉症」，是依據自閉症準則如何被解釋，而未分類之廣泛性發

展疾患往往就被視為是最後一種特定的診斷（Buitelaar, Van der Gaag, & Klin, 1999）。事實上，有些研究顯示，在這分類中的孩童比自閉症孩童更多（Chakrabarti & Fombonne, 2001）。

　　有些學者提出質疑，何種程度的未分類之廣泛性發展疾患才與自閉症具有相同的重疊性（Towbin, 2003）。與亞斯伯格症候群相同，這部分將取決於自閉症被定義的廣泛程度，因為這將會影響到未分類之廣泛性發展疾患孩童是一種輕微自閉症的亞型或是在本質上具有差異的疾病（Pomeroy, Friedman, & Stephens, 1991）。將診斷為未分類之廣泛性發展疾患與自閉症、亞斯伯格症候群的孩童進行比較，未分類之廣泛性發展疾患孩童的功能居於兩者之間，但是他們與自閉症、亞斯伯格症候群的孩童相較，出現較少的自閉症候，特別是重複性與固著性行為的部分（Walker et al., 2004）。

　　證據顯示，與自閉症診斷比較，PDD NOS 的診斷是較不穩定的（e.g., Stone et al., 1999）。這並不令人吃驚，因為臨床工作者對兩歲大的自閉症與亞斯伯格症候群孩童較能進行可靠的區別，而較無法有效地區別自閉症與 PDD NOS，或 PDD NOS 與非自閉症系列障礙。這原因是由於 PDD NOS 確實如同自閉症的連續體，雖然很少會有孩童從自閉症系列障礙的診斷轉變為非自閉症系列障礙，但卻常見到孩童在自閉症系列障礙中轉換診斷，例如：從未分類之廣泛性發展疾患轉換診斷為自閉症（Stone et al., 1999; Lord et al., 2000; Lord, Risi, Shulman, & DiLavore, 2005）。

　　就臨床的觀點來看，在三歲以下被診斷為自閉症系列障礙的孩童，他落在哪一個類別中是較不重要的。另一方面，自閉症診斷比起未分類之廣泛性發展疾患的診斷有時會獲得較多的服務。國家研究院（National Research Council, NRC）的報告（2001）強烈地建議所有的自閉症系列障礙孩童都應該被視為單一教育的分類，雖然介入的形式會強烈地依賴孩童的個別技巧與需求。臨床工作者在學齡前孩童的診斷選擇較廣義的自閉症系列障礙或 PDD NOS 或是其他較少充分定義的亞斯伯格症，應謹慎注意這些孩童或許在將來有可能符合自閉症的診斷準則。

兒童期崩解症

兒童期崩解症（CDD）的特徵在於孩童會經歷一段正常的發展過程，但到了約兩歲大時出現退化的現象。兒童期崩解症的診斷，其發病期需要介於二到十歲之間，且出現至少兩個以上過去已獲得的技巧的喪失，如表達性或接收性語言、社交技巧或適應行為、大小便的控制、遊戲或動作技巧。兒童期崩解症的孩童也必須有兩種出現在自閉症三大領域中的缺損，例如：社交互動、溝通、侷限且重複的行為或興趣（American Psychiatric Association, 1994）。

儘管兒童期崩解症與自閉症在行為特徵上相似，但在發病時間與退化的本質上仍具有差異。兒童期崩解症的孩子至少會有兩年的正常發展，而自閉症孩童則在出生後的第一年就會出現不正常的發展（Osterling & Dawson, 1994）。因此，雖然 20% 的自閉症孩童具有語言或社交行為的退化（Lord, Shulman, & DiLavore, 2004），但他們並不會喪失適應或動作技巧，但在兒童期崩解症孩童身上卻會發生（Volkmar & Rutter, 1995; Luyster et al., 2005）。同時，在自閉症孩童身上的退化多發生在二十四個月大之前（Lord et al., 2004）。

研究發現，兒童期崩解症孩童比自閉症孩童有更多比例患有癲癇（Kurita, Osada, & Miyake, 2004; Moursiden, Rich, & Isager, 1999），且有更多的侷限與重複的行為（Kurita et al., 2004; Malhotra & Gupta, 2002），以及較無法從事長時間的活動（Malhotra & Gupta, 2002）。然而，這些跨研究的證據卻有些不一致。有學者提出兒童期崩解症的問題，懷疑是否有些兒童期崩解症只是單純自閉症的晚發性個案。但是即使是晚發性自閉症的個案通常仍會有發病前就出現發展異常，不同於早期具有正常發展的兒童期崩解症孩童（Volkmar & Cohen, 1989）。

雷特氏症

雷特氏症是一種神經疾患，幾乎只會發生在女性。多與重度或極重度智能障礙以及身體障礙相關（Kerr & Engerstrom, 2001）。與兒童期崩解症

孩童相同，雷特氏症孩童早期的發展明顯是正常的。在五到四十八個月之間，發展出現遲緩或停止的現象，出現一種與自閉症或兒童期崩解症不同的退化情況。此退化現象以頭部生長速度減緩、喪失過去已習得的目的性手部技巧，例如：疊積木或拼圖，發展出固著性中線手部動作，例如扭手指或拍手，喪失社交接觸，出現不協調的步伐與軀幹動作，例如會突然停止前進，以及嚴重的語言發展遲緩（American Psychiatric Association, 1994）。在嬰幼兒或學齡前，雷特氏症孩童可能符合自閉症系列障礙的行為準則，然而孩子更大時，此部分的行為準則就不再符合，因為他們的身體症狀變得更明顯。

根據目前 DSM-IV 的診斷分類，雷特氏症歸類於自閉症系列障礙之中。然而，目前的基因研究發現，80% 雷特氏症患者與人類甲基化 CPG 結合蛋白 2（MECP2）的基因突變相關（Amir et al., 1999; Dragich, Houwink-Manville, & Schanen, 2000），因此，對雷特氏症是否仍屬於自閉症系列障礙有許多的爭議。其中一項要將雷特氏症從自閉症系列障礙中排除的原因是，「自閉類」表示在此類別內的疾病並非一定需要區別，而只是相同疾病的不同嚴重程度。而雷特氏症的病因與其他自閉症系列障礙有所區別，它是一個獨立的疾病，儘管在發展的某時點具有許多重疊的症狀。另一方面，有些學者認為，雷特氏症與自閉症系列障礙具有相同的行為特徵，以及自閉症系列障礙也的確具有許多不同的病原，包含 MECP2、X 染色體易裂、結節性硬化症，以及其他尚未被了解的基因模式。另一項將雷特氏症視為自閉症系列障礙的優點在於美國有許多州將提供較多的資源，包含學校服務與保險理賠（因為有許多保險公司不提供基因疾病的理賠）。

相同的兩難亦發生在其他的基因疾病，例如：X 染色體易裂症。接近20% 的 X 染色體易裂症孩童符合自閉症系列障礙的診斷標準（e.g., Hatton & Bailey, 2001）。因為 X 染色體易裂症的行為顯型包含類自閉行為。專家學者對是否要將此類疾病加至自閉症系列障礙中仍有所爭論。問題是，當 X 染色體易裂症以自閉行為為特徵時，例如：缺乏眼神接觸，這代表他們是屬於自閉症系列障礙中的併發症或只是 X 染色體易裂症表現的一部分？

這些爭論提出對自閉症系列障礙診斷概念的重要質疑。假如自閉症只

是單純地出自於不同來源的行為疾患，那麼會導致此類行為的已知病原的
疾病與未知病因疾病，如大部分自閉症系列障礙的孩童，都應該要能夠診
斷為自閉症系列障礙。然而，假如自閉症被認為在病因上與其他疾病具有
區別性，則不適合將其他具有基因或遺傳問題的孩子診斷為自閉症系列障
礙。無論如何，需要更多的研究為這些遺傳疾病導致的自閉症狀或是自閉
症系列障礙併發症進行更好的定義，提供此族群新的資訊，例如：預防或
是不同治療的成效。

流行病學

　　自閉症的盛行率在近來具有爭論，一部分是來自於過去十年自閉症個
案數目的增加。在 1966 到 1991 年的研究中，自閉症的平均盛行率約每 1
萬人中有 4.4 位。對照於 1992 到 2001 年的研究中，其平均盛行率約每 1
萬人中有 12.7 位（Fombonne, 2003）。因為以下多重的因素，例如：增加
對此障礙的察覺度、較好的診斷工具、較廣泛的診斷準則，都是造成過去
二十年自閉症個案數目增加的部分原因。「診斷取代」（Diagnostic substi-
tution）是指為了教育目的將智能遲緩標籤化為自閉症，也已經被推論是造
成較高的盛行率估計之因，尤其是教育個案記錄往往被使用於流行病學研
究中（Croen, Grether, & Hoogstrate, 2002; Wing & Potter, 2002）。有些人推
論環境或是疫苗導致盛行率增加，目前並沒有特定的證據支持此項論點，
但是環境因子也不能完全被排除。

　　有一半的學者認為亞斯伯格症其發生比例少於自閉症，估計 1 萬人中
有 2.5 位個案，但是有關亞斯伯格症的流行病學資料是相當有限的（Fom-
bonne, 2003）。其中一項關於亞斯伯格症的流行病學資料較少的可能原因
是因為，此疾病的診斷標準在各個地方皆有差異性而導致研究統計上的困
難。同樣地，關於未分類之廣泛性發展疾患的資料相當稀少，但是因為其
廣泛且彈性的診斷標準，其個案可能比自閉症還要多。Fombonne（2003）
估計，目前未分類之廣泛性發展疾患的盛行率為每 1 萬人中有 15 位個案。
雷特氏症與兒童期崩解症的比例明顯地低於其他自閉症系列障礙，估計每

1 萬人中不到一人患有雷特氏症（Kozinetz et al., 1993），以及每 10 萬人中有 1.1 至 6.4 位個案患有兒童期崩解症（Fombonne, 2002）。一般患有自閉症系列障礙的大眾被估計約為每 1 萬人中有 27.5 人，而近期資料所指出的比例超過兩倍以上。Bertrand 等學者（2001）指出，在美國新澤西州布雷克鎮三到十歲的孩童中，每 1 千人有 6.7 位自閉症系列障礙孩童。以美國學齡前孩童為樣本（二歲六個月到六歲五個月），Chakrabarti 和 Fombonne（2001）也發現，每 1 萬人中有 62.6 位有自閉症系列障礙。

　　根據 1966 年以來發表過的 32 篇流行病學研究，自閉症的平均男女比例為 4.3：1（Fombonne, 2003）。這項發現與臨床轉介個案的男女比例一致（Lord, Schopler, & Revicki, 1982; Volkmar, Szatmari, & Sparrow, 1993）。有證據顯示，性別比例與智力有很大的相關，具有正常智力的個案其男女比例最高為 5.75：1；而具有極重度智能不足的男女比例較低為 1.9：1（Fombonne, 2003; Lord et al., 1982）。

　　在不同種族的自閉症盛行率的相關資料相當有限，但是流行病學研究的資料已經發現在跨種族團體中具有類似的比例（e.g., Honda, Shimizu, & Misumi, 1996; Fombonne & Du Mazaubrun, 1992; Mágnússon & Sæmundsen, 2001）。同樣地，儘管 Kanner（1943）最初的研究認為，父母親的高教育程度與自閉症具有潛在的關聯性，最近的流行病學資料並沒有指出社經地位與自閉症盛行率之間的關係（Fombonne, 2003）。

合併症與相關情況

　　當被診斷為自閉症系列障礙時，更重要的是進行更深入的評估來決定孩童是否符合其他合併症精神疾患。最常與自閉症有關聯性的合併症精神疾患是智能障礙，被定義為智力低於平均值兩個標準差以上，例如：非口語智力低於 70。過去流行病學的研究顯示，有四分之三的自閉症系列障礙具有智能障礙（e.g., Fombonne, 2003; Bryson, Clark, & Smith, 1988），但近來有更多的研究認為，大部分的自閉症系列障礙孩童並沒有智能障礙（Bryson & Smith, 1998）。在自閉症系列障礙學齡前孩童的研究中（Chakrabarti & Fombonne, 2001），有 25.8% 有不同程度上的智能障礙，然而自閉症孩童有相當高比例具有智能障礙（69.2%），而 PDD NOS 則為 7.6%，亞斯伯格症候群則為 0%。在 CDC（2001）的調查中，三到十歲的自閉症孩童有 50% 的智力低於 70，反之，有 40% 的 PDD NOS 或亞斯伯格症候群的孩童落在智能障礙的範圍內。因此，相較於過去的想法，這顯示出在自閉症系列障礙孩童有較少的比例具有智能障礙。自閉症系列障礙孩童中，自閉症孩童比及亞斯伯格症候群孩童更容易出現認知缺損。

除了評估自閉症系列障礙孩童的發展與智力，實務工作者應該排除其他與自閉症相關的精神疾患。然而，其中一項進行的困難來自於許多自閉症系列障礙的症狀明顯與其他兒童疾病重疊。因此，ADHD、焦慮症、溝通疾患應嚴格地依照 DSM-IV 準則進行診斷，應該排除廣泛性發展疾患的因素（American Psychiatric Association, 1994）。不過，因為並不是所有的自閉症系列障礙孩童均有注意力問題、嚴重焦慮和在表達性與接收性語言技巧與其他能力的嚴重差異，因此確認合併症診斷將有助於出現這些困難的孩童接受必要的服務。故許多臨床作者都會給予自閉症系列障礙孩童額外的診斷，因為多重的診斷將會使學童的行為能夠有更好的描述。次診斷對於研究目的也是重要的，特別是自閉症次群體的研究比較。在發展期結束後，無智能障礙的自閉症系列障礙成人，合併症診斷可能明顯地影響其獨立，所以進行與自閉症系列障礙主症狀相關的次症狀治療是很重要的。

來自流行病學的發現認為 25-30% 的自閉症會有的併發症，包含癲癇、感覺缺損（失明或失聰）、結節性硬化症（Bryson & Smith, 1998）。在芬蘭的研究發現，在十六歲以下的 187 位自閉症患者中，12.3% 被診斷具有醫學疾患（Kielinen, Rantala, Tomonen, Linna, & Moilamen, 2004）。研究也發現，在自閉症系列障礙孩童身上有較高的比例患有腸胃問題（Malloy & Manning-Courtney, 2003），特別是曾經出現退化現象的患者更易出現此問題（Richler et al., in press）。其他常與自閉症系列障礙相關的醫療問題包含耳炎（Konstantareas & Homatidis, 1987）、餵食困難（Schreck, Williams, & Smith, 2004）、睡眠障礙（Honomichl, Goodlin-Jones, Burnham, Gaylor, & Anders, 2002），與自閉症嚴重程度具有關聯性（Schreck, Mulick, & Smith,

2004）。

研究也已經發現，與一般大眾相較，在自閉症患者身上較容易出現嚴重的遺傳疾病，例如：X 染色體易裂症、威廉氏症候群、安格曼症候群、柯林非特氏症（Kleinfelter syndrome）、透納氏症（Turner syndrome）、普拉德─威利症候群（Prader-Willi syndrome）。過去的研究推測，在自閉症患者身上具有較高比例出現神經線纖維瘤病（neurofibromatosis）、先天性德國麻疹症候群（congenital rubella syndrome）、苯酮尿症（phenylketonuria）、唐氏症、腦性麻痺（e.g., Nordin & Gillberg, 1996），但是這些關聯性並沒有受到近期流行病學研究的支持（Fombonne, 2003）。目前仍不清楚遺傳疾病是否導致智能障礙上的比例與自閉症系列障礙族群相同。換句話說，因為這些疾病雖然常見於低 IQ 個體的身上，未必會與無智能障礙的自閉症系列障礙患者有關聯性。

具有相關醫療問題的自閉症系列障礙孩童，比例在各項研究中具有很大的差異性。由於個案來源有賴於轉介與志願者，再加上自閉症系列障礙孩童的年齡差異，因此各項研究在不同醫療疾病上具有不同的估計值。具有生理問題的自閉症系列障礙孩童首先會接受生理疾患專家（例如：兒童神經專科醫師）的後續追蹤，可能在此醫療疾病的診斷下先接受服務，一直到孩童的年紀較大才被發現患有自閉症系列障礙。相反地，沒有任何生理疾患的自閉症系列障礙孩童比較有可能在年紀很小時，就被轉介給語言治療師或精神科醫師，而被診斷為溝通障礙或是自閉症系列障礙。因為此轉介流程的關係，所以在某些採樣上，自閉症系列障礙具有較高比例的額外醫學診斷。

病原學

依據自閉症孩童的手足研究，大部分的研究者都同意自閉症具有高度的基因成分，但目前並沒有進行自閉症系列障礙的基因測試。腦部顯影研究顯示，自閉症患者在多重區域上具有結構性異常，包含小腦，但到目前並沒有定論此現象對形成自閉症系列障礙的影響（e.g., Akshoomoff et al.,

2004）。最近的腦部顯影研究已經使用功能性核磁共振造影（functional magnetic resonance imaging），然而此系統尚未應用於自閉症系列障礙幼童身上。自閉症孩童也常具有較大的頭顱以及較大的腦容量，一般認為自閉症系列障礙孩童在頭顱與腦部生長具有異常的現象。

評估

如同所有的兒童疾患一般，精確的自閉症系列障礙診斷必須要從多重來源蒐集資料。因為自閉症系列障礙通常在嬰兒或是兒童期被發現，孩童出現溝通能力的缺損，而無法自我描述，因此成人對孩童行為的描述就特別重要。很明顯地，父母親或監護人就是孩童行為的最佳消息提供者。然而，其他成人，例如：早期療育人員、托兒所或幼稚園老師與語言治療師，也能夠提供在不同情境下關於幼童行為的有利資訊。為廣泛了解實務變數與診斷工具，參見 Filipek、Accardo 和 Ashwal（2000）以及 Klinger 和 Renner（2000）、Lord 和 Corsello（2005）。

父母面談

有一些工具被設計用來協助醫療人員從父母親處蒐集資料，這將有助於自閉症系列障礙診斷的判別（參見表 12.1）。這些工具有不同的編排形式，亦有各自的優缺點。因此，評估工具的選擇有賴於多重考量，包含時間、金錢，以及對受訪者的合適度。

當懷疑個案是自閉症系列障礙時，許多臨床工作者習慣利用開放式問題來蒐集兒童個案的相關資料，而使用更具有結構化的問項格式時，將有助於確保能夠取得所有的重要資料。其中一種方式是採取半結構化的訪談方式，因為這樣的方式考慮到所有必要的資訊，同時也能夠讓臨床工作者運用其判斷在必要時追問其他問題。這種半結構化的會談保存傳統開放性問題的溝通元素，有助於臨床工作者與個案間的關係建立。

針對自閉症系列障礙的判斷，最廣泛使用且已良好建立的半結構化面談方式是自閉症診斷訪談量表（Autism Diagnostic Interview－Revised, ADI-

表 12.1　自閉症篩檢與診斷工具

測驗工具	形式	目的	最佳年齡	需要事前訓練？	優點	缺點
自閉症診斷訪談量表（Autism Diagnostic Interview – Revised, ADI-R）	半結構化父母親訪談	研究與診斷	18個月以上	需要	了解孩童整體表現	耗時
自閉症診斷觀察量表（Autism Diagnostic Observation Schedule, ADOS）	臨床工作者填答量表	研究與診斷	18個月以上	需要	創造結構化、標準化社會內容	根據個人觀察
自閉症行為檢核表（Autism Behavior Checklist, ABC）	父母親填答問卷	篩選與測量改變		需要	有助於治療的成效檢驗	不符合標準診斷準則
自閉症兒童檢核表（Childhood Autism Rating Scale, CARS）	由臨床工作者填答	篩檢審查	2至12歲	需要	快速與容易、廣泛被使用、容易被確定	不符合標準診斷準則
兒童溝通檢核表（Children's Communication Checklist, CCC）	父母／老師問卷	辨別語言問題		不需要	鑑別性診斷、評估廣泛的類型	相對較新的測驗
嬰幼兒溝通及象徵性行為發展量表（CSBS DP Infant Toddler Checklist Caregiver Questionnaire Behavior Sample）	由臨床工作者填核檢表、問卷	篩選、評估遊戲與溝通障礙	6至24個月 6至24個月 6至24個月	不需要 不需要 需要	包含所有的溝通困難	並未直接符合自閉症系列障礙
社會與溝通障礙診斷訪談（Diagnostic Interview of Social and Communication Disorders, DISCO）	半結構化父母親訪談	診斷自閉症系列障礙合併症	4歲以上	需要	評估廣泛情況	冗長、有限的測定

工具名稱						
自閉症行為量表（Gilliam Autism Rating Scale, GARS）	父母親檢核表			不需要	快速、容易使用	不符合標準診斷準則
幼兒自閉症修正檢查表（Modified-Checklist for Autism in Toddlers, M-CHAT）	篩選工具	一般篩選	學步兒	不需要	快速、容易使用	需要更多的資料
心理教育量表修訂版（Psychoeducational Profile—Revised）	由臨床工作者填答	獲得介入建議	3 至 5 歲	需要	提供臨床有用的資訊	少量的測驗
社會溝通問卷（Social Communication Questionnaire, SCQ）	父母親問卷	為研究進行篩選	3 歲以上	不需要	快速、與自閉診斷訪談類似的問卷	對於學齡前孩童具有低敏感度
社交反應量表（Social Responsiveness Scale, SRS）	父母親問卷	辨別社交困難		不需要	包含廣泛的社交行為	冗長
兩歲自閉症篩檢測驗（Screening Test for Autism in Two-Year-Olds, STAT）	由臨床工作者填答	階段一篩選	24 個月	不需要	容易使用與計分	侷限於 2 歲
自閉症幼童發展、診斷與構面性訪談（The Development, Diagnostic and Dimensional Interview）	用電腦處理父母訪談	診斷自閉症系列障礙與合併症	24 個月以上	需要	評估非自閉症系列障礙、由電腦計分	相對較新的測驗方式、常態樣本小

R; Le Couteur, Lord, & Rutter, 2003）。其中一項使用自閉症診斷訪談量表的優點是它有助於父母親了解關於自閉症系列障礙所出現的缺損形式。同時，也為三大主要構面如：溝通、社會互動、侷限且重複的行為，提供症狀嚴重度的量化評分，並且為有口語和無口語孩童提供不同的計分方式。而自閉症診斷訪談量表的缺點在於約二至三小時的施測過程，且施測者需要事先進行施測訓練，且有過度診斷非口語智力低於二歲以下或是具有重度、極重度智能障礙的孩童為自閉症系列障礙的傾向。

社會與溝通障礙診斷訪談（Diagnostic Interview of Social and Communication Disorders, DISCO; Wing, Leekam, Libby, Gould, & Larcombe, 2002），是另一項為了獲得兒童發展史與目前行為模式的半結構化會談模式。如同自閉症診斷訪談量表一般，社會與溝通障礙診斷訪談也能夠協助診斷自閉症系列障礙，然而它也被使用於診斷其他的發展疾患以及一系列的精神疾患。

自閉症幼童發展、診斷與構面性訪談（Development, Diagnostic and Dimensional Interview, 3di; Skuse et al., 2004）是最近發展出利用電腦操作的標準化測驗。依據所操作的受測者，電腦將會顯示一連串的問題，受訪者在仔細閱讀後進行回答。此測驗將評估自閉症嚴重度與其他合併症的情況，例如：X 染色體易裂症、結節性硬化症、ADHD 等；因此，比起自閉症診斷訪談量表具有更大的範圍。儘管具有高信效度估計，但此測驗的原始採樣只包含有限的學齡前孩童、無口語孩童以及智能遲緩，因此，筆者認為社會與溝通障礙診斷訪談應該要同時搭配其他獨立的兒童觀察工具，例如：自閉症診斷觀察量表（Autism Diagnostic Observation Schedule, ADOS; Skuse et al., 2004）。

文蘭適應行為量表（Vineland Adaptive Behavior Scales, VABS; Sparrow, Balla, & Cicchetti, 1984）是一個父母訪談表，用以了解孩子的適應行為，並且可以同時與上述的其他量表共同使用。文蘭適應行為量表並非只是為了自閉症系列障礙類別而設計的量表，但是它能夠提供關於孩童的適應行為，有助於形成診斷時的概念和介入時的建議。我們已知道與其智力（IQ）所被期待的表現相較，適應行為是自閉症系列障礙孩童的弱項，這些孩子

總是獲得較低的文蘭適應行為量表評分（Carter et al., 1998; Loveland & Kelley, 1991）。此外，有些研究人員認為 ASD 孩童在適應行為評量上，會表現出特定的型態，可用來辨識可能患有 ASD 的孩童（Carter et al., 1998; Loveland & Kelley, 1991; Paul et al., 2004）。

問卷與檢核表

當具有時間限制或缺乏直接與受訪者接觸的機會而無法利用面談蒐集資料時，則可以使用問卷或是檢核表。問卷與檢核表亦可用來進行評估前的篩選。當獲得父母親的同意時，就能夠使用問卷蒐集來自老師和其他協助人員的資訊，以了解孩子在家庭之外的不同環境會出現的行為。

目前已發展出一些問卷與檢核表，為了測量疑似自閉症系列障礙孩童的社交與溝通能力缺損（參見表 12.1）。自閉症行為檢核表（Autism Behavior Cheeklist, ABC; Krug, Arick, & Almond, 1980）和自閉症行為量表（Gilliam Autism Rating Scales, GARS; Gilliam, 1995），皆是意圖鑑別自閉症系列障礙孩童所發展出的量表，雖然這兩個量表的計分方式有明顯的限制而未能完全符合臨床診斷標準。自閉症兒童檢核表（Childhood Autism Rating Scale, CARS; Schopler, Reichler, DeVellis, & Daly, 1980）是另一項自閉症診斷測驗，原本是以臨床觀察為計分的方式，目前多主要成為家長自填的檢核表。使用自閉症兒童檢核表評量二到三歲的孩童，其診斷的準確度較高（Lord, 1995）。

目前有更多的測驗工具，如使用兒童溝通檢核表（Children's Communication Checklist, CCC; Bishop, 1998），用以篩選出具有自閉症系列障礙特質的個案，例如：個案雖不符合自閉症系列障礙的診斷標準，卻出現某些此疾病的症狀時。原先，此檢核表的設計目的是讓老師使用，目前發現由父母親自填亦具有效度（Bishop & Baird, 2001），而兒童溝通檢核表想要區分出自閉症系列障礙孩童與語言障礙孩童的差別（Bishop & Baird, 1998）。另一項新發展的問卷社交反應量表（Social Responsiveness Scale, SRS; Constantino, 2002），希望能夠了解自閉症系列障礙孩童於社交缺損的嚴重程度。

　　無論使用何種蒐集孩童資料的形式，最很重要的是孩童的病史與發展史的蒐集，包含早期語言發展的情況與症狀出現的年齡。此類資料蒐集將可以與面談或問卷資料進行整併，用以區別自閉症系列障礙與其他疾病。

兒童觀察評量法

　　除了由大人描述孩童的行為之外，直接觀察孩童是另一項診斷自閉症系列障礙的重要元素。雖然在過去許多重要的研究只有以父母親為消息來源，就進行研究參與者的分類，但是就臨床診斷或為具有更理想的研究為目的時，則一定需要實際觀察孩童的行為。儘管父母親往往是觀察孩童行為的傑出觀察與描述者，因其能夠蒐集到全天候的行為表現。但是他們鮮少注意為了診斷目的所需要特別觀察與自閉症系列障礙相關的行為，雖然臨床工作者可以透過半結構化訪談而在某程度上進行相關資料的蒐集。但有些父母親會低估非典型的行為，因為孩童往往與家庭成員具有較好的互動，特別是主要照顧者。研究也發現，父母親較不容易發現第一胎孩童的異常（De Giacomo & Fombonne, 1998）。

　　許多臨床工作者大都是利用相對自由的方式觀察孩童遊戲的方式及發現其異常的行為，而進行臨床診斷。這種觀察方式的問題是在無結構化且隨意的環境下觀察，未必會誘發出在自閉症系列障礙孩童中常見的行為。舉例來說，當自閉症的學齡前孩童被允許獨自玩自己喜歡的玩具時，也許不會出現特殊的行為。但是，當臨床工作者試圖要跟他一起玩遊戲或是讓他玩新玩具時，自閉症孩童可能會拒絕治療者與其社交互動或是出現不適當的行為反應。相同地，在缺乏玩具的環境而沒有出現重複性行為的孩童，當他拿到玩具時，可能會開始重複地旋轉玩具車的輪胎或是將小雕像排列整理。智能障礙的診斷要經過實施標準化測驗以及了解其日常適應功能缺損的程度，才能進行判別；相同地，必須要觀察孩童在不同社會環境下的行為表現後，才能夠確定或排除自閉症系列障礙的診斷。因為孩童的各種行為舉動並非能在診療室的會談中觀察到，在評估中設計不同的互動情境，可能會誘發與自閉症系列障礙相關的行為，因此得到其他測驗方式無法獲得的資訊（參見表 12.1）。

　　自閉症診斷觀察量表（Autism Diagnostic Observation Schedule, ADOS; Lord, Rutter, DiLavore, & Risi, 1999）是一項用來協助臨床工作者進行自閉症系列障礙判別時，評估孩童行為的測量工具。自閉症診斷觀察量表包含一連串項目，利用溝通、社交互動行為、重複且侷限行為三方面的優劣來進行評估。自閉症診斷觀察量表由四個部分所組成，並符合不同的語言程度（例如：單元一針對無口語孩童；單元二針對會使用語彙的孩童；單元三針對具有流利口語能力的兒童與青少年；單元四則是針對具有流利口語能力的成人）。大部分被評估為自閉症系列障礙的學齡前孩童使用單元一與單元二進行評估，但是對四到五歲正常發展的孩童而言，單元三則是最合適的測量單元。自閉症診斷觀察量表的施測時間約 45 分鐘，透過訓練，此測驗工具相對容易成為標準化臨床評估工具的一部分。自閉症診斷觀察量表的目的在於讓臨床工作者能精密地操弄不同程度的社交元素以創造正向的社交環境，而能夠觀察孩童的實際行為表現。同時，由於許多活動都是以遊戲為基礎元素，孩童通常會願意完成整個測驗，因此臨床工作者有機會觀察到什麼活動會讓孩童開心與積極參與。

　　當面臨年紀更小的學齡前孩童時，兩歲自閉症篩檢測驗（Screening Tool for Autism in Two-Year-Olds, STAT; Stone, Coonrod, & Ousley, 2000）則是另一項臨床觀察工具，針對特定的年齡層評估自閉症診斷觀察量表中的面向，且包含許多問項，由臨床工作者進行填答，而以通過與失敗（pass-fail）來進行計分。

　　溝通及象徵性行為發展量表（Communication and Symbolic Behavior Scales Developmental Profile, CSBS DP; Wetherby & Prizant, 2002）具有三部分的測驗，可用以評估幼童的溝通與遊戲技巧。此測驗工具用以了解六個月到兩歲孩童的功能性溝通程度，亦可以用來施測於心智年齡未滿兩歲的六歲孩童。行為採樣是利用簡短且面對面的評量，主要是針對在嬰幼兒溝通及象徵性行為發展量表（CSBS DP Infant-Toddler Checklist）中行為表現低於生理年齡的孩童。與自閉症診斷觀察量表相同的是，溝通及象徵性行為發展量表的行為採樣是一種以遊戲為基礎的評量，以創造孩童與施測者或照顧者互動的機會，並且透過互動過程的影像記錄進行評分。此行為採

樣亦可以透過溝通及象徵性行為發展量表的照顧者問卷，來補充孩童行為的額外訊息。

篩選工具

某些專家學者如小兒科醫師或是流行病學學者，會利用工具篩選孩童。這些篩選工具多針對學步孩童與年紀較小的學齡前孩童，以利於辨別具有社交與溝通困難的高危險群，包含自閉症系列障礙族群在內，這些工具如幼兒自閉症檢查表（Checklist for Autism in Toddlers, CHAT; Baird et al., 2000）、幼兒自閉症修正檢查表（Modified-Checklist for Autism in Toddlers, M-CHAT; Robins, Fein, Barton, & Green, 2001）、社會溝通問卷（Social Communication Questionnaire, SCQ; Rutter, Bailey, Lord, & Berument, 2003）與嬰幼兒溝通及象徵性行為發展量表（CSBS DP Infant－Toddler Checklist; Wetherby & Prizant, 2002）等。篩選工具並非針對診斷的目的所設計，所以其所具有之敏感度未必非常精準，因為篩選工具的目的主要是挑選或需要進一步評估的孩童。

評估小小孩

當有經驗的臨床工作者透過標準化工具，包括家長會談與結構化觀察，則對兩歲大的自閉症孩童的診斷可靠度與三歲大的自閉症孩童相同。在兩歲大時的診斷工具，例如：自閉症診斷訪談量表和自閉症診斷觀察量表，可以預測出孩童的未來行為，但不如在三、四歲時測驗的準確度。因此，臨床工作者對兩歲大孩童的自閉症的判斷能力更為重要。對於輕度障礙孩童的診斷，包含未分類之廣泛性發展疾患與非典型自閉症患者，皆缺乏可信度（Lord & Risi, 2004; Stone et al., 1999; Moore & Goodson, 2003）。許多在兩歲大時接受較為嘗試性診斷的孩童，在其三歲大時發展出與自閉症相關且較易辨別的行為，包含重複性行為與更明顯的社交缺損。然而，在早期接受未分類之廣泛性發展疾患診斷的孩童只有極少的數量在成長後出現明顯的改善，而不被歸類於自閉症系列障礙中。通常，這樣的改變發生在相當早期，換句話說，是二到三歲之間或大部分發生在的五歲。因為

這種變化性，對較缺乏自閉症幼童經驗診斷的臨床工作者而言，當所有訊息未被證實時，不要貿然作出特定的診斷。

　　而對兩歲以下孩童的自閉症診斷資訊是相當稀少的。雖然有一些例子有關於早期發病孩童的清楚描述（Dawson, Osterling, Meltzoff, & Kuhl, 2000; Klin et al., 2004），追溯研究與影像研究發現，大部分的個案在兩歲之後，自閉症特徵變得更嚴重。但目前也不確定是否有孩童在兩歲以下符合某些自閉症特徵，而在兩歲之後就沒有持續存在。

　　對十八至二十四個月大的幼童來說，若已經轉介至特殊醫療服務時，則自閉症篩選工具將具有相當大的效用（Robins et al., 2001）。在目前已發表的族群研究中，篩選工具多出現低敏感度，而具有相對的高準確度（Baird et al., 2000）。在目前進行的大部分研究中，主題大都是關切如何辨別兩歲以下的自閉症孩童，但是需要特別小心，因為就理論面而言，研究技術似乎可行，例如：使用幼兒自閉症檢查表，但到目前為止仍未成功。

認知與語言測試

　　在過去，很多罹患自閉症系列障礙的小孩是無法「被測試」的這個說法一直有爭議，但測試這些小孩的困難很多都是來自於所使用的評估工具不適宜或是臨床醫生在處理自閉症系列障礙的小孩的經驗不足。測試非常依賴語言的使用，舉例來說，或許不適用於測試具有嚴重語言遲緩的小孩的智商。相同地，測試無法有效地區分語言與非語言技巧而經常導致非語言能力低估的結果。因此，選擇可以不被孩童語言能力影響而測出非語言智商商數的測試方法是必須的。這在測試孩童疑似罹患自閉症系列障礙時是非常重要的，因為自閉症系列障礙的個案通常在語言與非語言智商商數上表現出獨特的差異（Joseph, Tager-Flusberg, & Lord, 2002）。有些測驗可以產生較不需口語能力的非口言推理技巧，包含穆林發展量表（Mullen Scales of Early Learning; Mullen,1995）與區分能力量表（Differential Ability Scales, DAS; Elliott,1990）。這些工具的動機或任務了解並不依賴語言技巧。

　　蒐集孩童的語言水準資料，包含表達與接收語言的能力，在評估罹患

自閉症系列障礙的孩童時是另一個關鍵的部分。語言水準對自閉症系列障礙孩童的治療與結果來說，都有相當重要的意涵。很多傳統智商的測量方法，例如：魏氏幼兒智力量表第三版（Wechsler Preschool and Primary Scales of Intelligence－Third Edition, WPPSI-III; Wechsler, 2002），並未考慮表達與接收語言能力的潛在差異，因此在構成語言智商的正確資料上，額外的語言測量可能是必須的。當這樣的資料顯露出孩童表達與接收語言的能力間的明顯差異，治療介入就必須特別設計以凸顯孩童在各個領域的困難。

利用語言測量方法，例如雷妮氏語言發展量表（Reynell Developmental Language Scales; Reynell & Huntley, 1987）與學齡前語言評量表第四版（Preschool Language Scales－4th Edition, PLS-4; Zimmerman, Steiner, & Pond, 2002）可以典型地分別衡量接收與表達的語言能力。語言原理的臨床評估──學齡前兒童版（Clinical Evaluation of Language Fundamentals－Preschool Edition, CELF-P; Wiig, Secord, & Semel, 1992）是另一個衡量學齡前兒童的語言技巧的量表，但其有相對較高基礎的標準，而不適合有嚴重語言遲緩的學齡前兒童。畢保德圖畫詞彙測驗第三版（Peabody Picture Vocabulary Test－Third Edition, PPVT-III; Dunn, 1997），是接收字彙的單字測量法，可以用來篩檢更常見的語言障礙，因為它與其他測試口語心智年齡在兩歲或兩歲以上的接收和表達的語言測試法有高度相關（Tager-Flusberg, Paul, & Lord, 2005）。然而，畢保德圖畫詞彙測驗第三版並不用來測試表達語言的能力或是更複雜的語言理解力。

在尋找適合用來衡量疑似罹患自閉症系列障礙的學齡前兒童的測試工具時，有個主要的困難點在於孩童評估工具絕大部分是以典型的學齡兒童為基準，這樣的評估工具預設其受測人口的全部技能，包含簡單的口語理解力，但這些並非都是罹患自閉症系列障礙孩童的特徵。更有甚者，其成功受測所需的某些技巧是很多罹患自閉症系列障礙的學齡前兒童尚未發展的。舉例來說，即使是針對每個孩童所作的測試：要求孩童指向一個物體或以圖畫來指出一個反應選擇，但很多罹患自閉症系列障礙的學齡前兒童無法理解「用手指認」及「使用物品」可作為溝通的模式。測試疑似罹患自閉症系列障礙的學齡前兒童的另一個挑戰是他們經常難以全心投入；因

此，很不容易去區分是孩童缺乏這樣的能力，或是臨床醫生沒有能力讓孩童投入活動中。不過，有經驗的臨床醫生已發展出解決這些困難的方法，證明有這些技巧的相關可用資源的必須性。

為了增加完成有效評估的可能性，臨床醫生應該創造一個孩童最有可能表現出他最佳一面的測試環境。這可以透過有足夠的評估時間來達成，或是如果孩童需要的話可讓父母作陪，還有不要有太多陌生成年人介入評估過程（例如：「場所」評估）。臨床醫師在測試時，應該試著避免冗長的談話，以免孩童不必要的勞累；同時應該安排一些誘因（最常見的是玩具或是一些有趣的東西）在手上當成強化物。組織一個評估工作輔以一些遊戲是很有用的。替孩童創造一個「首先—然後」的循環（例如：先做一些功課，然後玩一下最愛的玩具）和使用時程表是平衡工作與遊戲的方法，同時有助於評估順利進行。最後，因為孩童經常在不同的環境下會有不同的行為，因此與老師、治療師等討論，以獲得他們對孩童行為的印象是非常重要的。

診斷後的生活

在孩童被診斷出罹患自閉症系列障礙，而其智商、語言程度及心理與醫療狀況的資料都蒐集完成之後，則必須針對孩童家庭的適當服務、有效的策略及相關的目標提出建議。需要蒐集每個孩童這麼多的資料的部分原因是，關於治療的建議更依賴孩童個別背景資料的優點和困難，而不是自閉症系列障礙診斷本身。換句話說，因為自閉症系列障礙的症狀非常多變的，且在表現與嚴重性兩方面都是，沒有一種單一療法或數種療法的綜合對每個罹患自閉症系列障礙的孩童是最好的。因此，在告知父母關於治療選擇的資訊時，同時也要談到預期結果（包括短期與長期的），醫生應該在每個孩童的個別資料裡討論自閉症系列障礙的診斷結果。

除了比較不同的自閉症系列障礙孩童診療方法的有限研究之外，沒有治療法宣稱不具有效性。反而某些療法是基於被廣為接受的有關自閉症系列障礙核心不足的理論或是其他具有較少或完全沒有科學基礎，被許多專

家視為無效或可能是有害的療法（e.g., Dawson & Watling, 2000）。這些關於治療的文獻最一致的結論是，罹患自閉症系列障礙的孩童對行為基礎治療有好的反應，例如：應用行為分析治療。從其他的治療經驗上也能得到支持，包括自閉症與溝通相關障礙兒童的治療與教育、中樞反應訓練與口語行為訓練，但這些療法並未直接進行相互的比較。言語治療、職能治療、音樂治療、社會技巧訓練與地板時間療法都是常被使用來處理一些罹患自閉症系列障礙孩童的某些困難經驗（e.g., Wieder & Greenspan, 2003）。近期的研究建議，罹患自閉症系列障礙的兒童應該主動參與一週至少20至25小時的特殊計畫（National Research Council, 2001）。相較於選擇單一療法，許多罹患自閉症系列障礙的孩童的父母選擇綜合各種學說的方法來治療，讓孩子同時接受相當多種不同的治療或教育計畫（包含正規的學齡前教育或遊戲治療）。無論何種或哪些治療方法被採用，都必須配合孩童的個別需求去設計療法。

應該注意的是，自閉症系列障礙是具有發展性與普遍性的。罹患自閉症系列障礙的孩童在生長的不同時間點所經歷不同形式的困境，經常影響他們的一生，更重要的是，不論罹患自閉症系列障礙的個案在其生長過程中的三個相同的重要階段是否持續經歷困境，他們在學齡前面臨的問題本質與成年後面臨的問題本質是截然不同的。舉例來說，一個有自閉症的學齡前兒童可能有語言障礙，然而一個有孤獨症的成年人可能在會話方面有更細微的互動問題（例如：轉接）。相同地，一個較無興趣與同儕互動的學齡前兒童也可能在生長過程中變得對社交互動愈來愈有興趣，但仍然在理解社會規範與維持典型社會關係上有障礙。

同樣該被重視的是，如同「光譜」（spectrum）這個字所意指的，罹患自閉症系列障礙的兒童構成一個成分極為複雜的團體。不僅是孩童以自閉症程度的觀點有不同的範圍之外（即：在各種領域的數量與程度的不足），同時在涉及語言與非語言智商、性格與其他心理及醫療狀況時，他們的背景也大不相同。這個團體的差異本質在決定如何招募與組織研究的參與者時，以及在臨床上的設計、執行評估與治療干預行為都是非常重要的考慮因素。因此，研究者與臨床醫師都必須非常小心地避免將罹患自閉

症系列障礙的孩童視為一個同質性的團體。資訊必須依據每個孩童的自閉症的診斷標準中的不足與長處之獨特模式，以及任何對自閉症系列障礙的本質或過程有重大影響的相關認知、心理或醫療的特徵來取得。

參考文獻

Akshoomoff, N., Lord, C., Lincoln, A., Courchesne, R., Carper, R., Townsend, J., et al. (2004). Outcome classification of preschool children with autism spectrum disorders using MRI brain measures, *Journal of the American Academy of Child and Adolescent Psychiatry, 43*(3), 349–357.

American Psychiatric Association. (1994). *Diagnostic and Statistical Manual of Mental Disorders* (4th ed.). Washington, DC: Author.

Amir, R. E., Ignatia, B., Van den Veyver, I. B., Wan, M., Tran, C. Q., Francke, U., et al. (1999). Rett syndrome is caused by mutations in X-linked MECP2 encoding mathyl-CpG-binding protein 2. *Nature Genetics, 23,* 185–188.

Baird, G., Charman, T., Baron-Cohen, S., Cox, A., Swettenham, J., Wheelright, S., et al. (2000). A screening instrument for autism at 18 months of age: A 6–year follow-up study. *Journal of the American Academy of Child and Adolescent Psychiatry, 39*(6), 694–702.

Baranek, G. T. (1999). Autism during infancy: A retrospective video analysis of sensory-motor and social behaviors at 9–12 months of age. *Journal of Autism and Developmental Disorders, 29*(3), 213–224.

Bertrand, J., Mars, A., Boyle, C., Bove, F., Yeargin-Allsopp, M., & Decoufle, P. (2001). Prevalence of autism in a United States population: the Brick Township, New Jersey investigation. *Pediatrics, 108,* 1155–1161.

Bishop, D. V. M. (1998). Development of the Children's Communication Checklist (CCC): A method for assessing qualitative aspects of communicative impairment in children. *Journal of Child Psychology and Psychiatry, 39,* 879–891.

Bishop, D. V. M., & Baird, G. (2001). Parent and teacher report of pragmatic aspects of communication: Use of the Children's Communication Checklist in a clinical setting. *Developmental Medicine and Child Neurology, 43,* 809–818.

Bryson, S. E., Clark, B. S., & Smith, I. M. (1988). First report of a Canadian epidemiological study of autistic syndromes. *Journal of Child Psychology and Psychiatry, 29*(4), 433–445.

Bryson, S. E., & Smith, I. M. (1998). Epidemiology of autism: Prevalence, associated characteristics, and implications for research and service delivery. *Mental Retardation and Developmental Disabilities Research Reviews, 4*(2), 97–103.

Buitelaar, J. K., Van der Gaag, R., & Klin, A. (1999). Exploring the boundaries of pervasive developmental disorder not otherwise specified: Analyses of data from the DSM-IV autistic disorder field trial. *Journal of Autism and Developmental Disorders, 29*(1), 33–43.

Carter, A. S., Volkmar, F. R., Sparrow, S. S., Wang, J., Lord, C., Dawson, G., et al. (1998). The Vineland Adaptive Behavior Scales: Supplementary norms for individuals with autism. *Journal of Autism and Developmental Disorders, 28*(4), 287–302.

Centers for Disease Control and Prevention. (2000). *Prevalence of autism in Brick Township, New Jersey, 1998: Community Report.* Atlanta: U.S. Department of Health and Human Services.

Chakrabarti, S., & Fombonne, E. (2001). Pervasive developmental disorders in preschool children. *Journal of the American Medical Association, 285*(24), 3093–3099.

Cohen, D. J., & Volkmar, F. R. (1997). *Handbook of autism and pervasive developmental disorders* (2nd ed.). New York: Wiley.

Constantino, J. N. (2002). *The Social Responsiveness Scale.* Los Angeles: Western Psychological Services.

Cox, A., Klein, K., Charman, T., Baird, G., Baron-Cohen, S., Swettenham, J., et al. (1999). Autism spectrum disorders at 20 and 42 months of age: Stability of clinical and ADI-R diagnosis. *Journal of Child Psychology and Psychiatry, 40*(5), 719–732.

Croen, L. A., Grether, J. K., & Hoogstrate, J. (2002). The changing prevalence of autism in California. *Journal of Autism and Developmental Disorders, 32*(3), 207–215.

Dawson, G., Osterling, J., Meltzoff, A., & Kuhl, P. (2000). Case study of the development of an infant with autism from birth to two years of age. *Journal of Applied Developmental Psychology, 21*(3), 299–313.

Dawson, G., & Watling, R. (2000). Interventions to facilitate auditory, visual, and motor integration in autism: A review of the evidence. *Journal of Autism and Developmental Disorders, 30*(5), 415–421.

De Giacomo, A., & Fombonne, E. (1998). Parental recognition of developmental abnormalities. *European Child and Adolescent Psychiatry, 7*(3), 131–136.

Dragich, J., Houwink-Manville, I., & Schanen, C. (2000). Rett syndrome: A surprising result of mutation in MECP2. *Human Molecular Genetics, 9,* 2365–2375.

Dunn, L. M. (1997). *Peabody Picture Vocabulary Test* (3rd ed.). Circle Pines, MN: American Guidance Service.

Eisenmajer, R., Prior, M., Leekam, S., Wing, L., Ong, B., Gould, J., et al. (1998). Delayed language onset as a predictor of clinical symptoms in pervasive developmental disorders. *Journal of Autism and Developmental Disorders, 28*(6), 527–533.

Elliott, C. D. (1990). *Differential Abilities Scale (DAS).* San Antonio, TX: Psychological Corporation.

Filipek, P. A., Accardo, P. J., & Ashwal, S. (2000). Practice parameter: Screening and diagnosis of autism: Report of the Quality Standards Subcommittee of the American Academy of Neurology and the Child Neurology Society. *Neurology, 55*(4), 468–479.

Fombonne, E. (2002). Prevalence of childhood disintegrative disorder. *Autism, 6*(2), 149–157.

Fombonne, E. (2003). Epidemiological surveys of autism and other pervasive developmental disorders: An update. *Journal of Autism and Developmental Disorders, 33,* 365–382.

Fombonne, E., & du Mazaubrun, C. (1992). Prevalence of infantile autism in four French regions. *Social Psychiatry and Psychiatric Epidemiology, 27*(4), 203–210.

Gilliam, J. E. (1995). *Gilliam Autism Rating Scale.* Austin, TX: PRO-ED.

Hatton, D. D., & Bailey, D. B., Jr. (2001). Fragile X syndrome and autism. In E. Schopler & N. Yirmiya (Eds.), *Research basis for autism intervention* (pp. 75–89). New York: Kluwer Academic/Plenum Press.

Honomichl, R. D., Goodlin-Jones, B. L., Burnham, M., Gaylor, E., & Anders, T. (2002). Sleep patterns of children with pervasive developmental disorders. *Journal of Autism and Developmental Disorders, 32*(6), 553–561.

Honda, H., Shimizu, Y., & Misumi, K. (1996). Cumulative incidence and prevalence of childhood autism in children in Japan. *British Journal of Psychiatry, 169*(2), 228–235.

Jarrold, C., Smith, P., Boucher, J., & Harris, P. (1994). Comprehension of pretense in children with autism. *Journal of Autism and Developmental Disorders, 24*(4), 433–455.

Joseph, R. M., Tager-Flusberg, H., & Lord, C. (2002). Cognitive profiles and social-communicative functioning in children with autism spectrum disorder. *Journal of Child Psychology and Psychiatry and Allied Disciplines, 43,* 807–821.

Kanner, L. (1943). Autistic disturbances of affective contact. *Nervous Child, 2,* 217–250.

Kerr, A. M., & Engerstrom, I. W. (2001). The clinical background to Rett disorder. In A. M. Kerr & I. W. Engerstrom (Eds.), *Rett disorder and the developing brain* (pp. 1–26). Oxford, UK: Oxford University Press.

Kielinen, M., Rantala, H., Tomonen, E., Linna, S., & Moilanen, I. (2004). Associated medical disorders and disabilities in children with autistic disorder. *Autism, 8*(1), 49–60.

Klin, A., Chawarska, K., Paul, R., Rubin, E., Morgan, T., Wiesner, L., et al. (2004). Autism in a 15-month-old child. *American Journal of Psychiatry, 161*(11), 1981–1988.

Klin, A., Pauls, D., Schultz, R., & Volkmar, F. (2005). Three diagnostic approaches to Asperger syndrome: Implications for research. *Journal of Autism and Developmental Disorders, 35*, 221–234.

Klinger, L. G., & Renner, P. (2000). Performance-based measures in autism: Implications for diagnosis, early detection, and identification of cognitive profiles. *Journal of Clinical Child Psychology, 29*(4), 479–492.

Kolvin, I., Ounsted, C., Richardson, L. M., & Garside, R. F. (1971). Studies in the childhood psychoses: III. The family and social background in childhood psychoses. *British Journal of Psychiatry, 118*(545), 396–402.

Konstantareas, M. M., & Homatidis, S. (1987). Ear infections in autistic and normal children. *Journal of Autism and Developmental Disorders, 17*(4), 587–594.

Kozinetz, C. A., Skender, M. L., MacNaughton, N., Almes, M. J., Schultz, R. J., Percy, A. K., et al. (1993). Epidemiology of Rett syndrome: A population-based registry. *Pediatrics, 91*(2), 445–450.

Krug, D. A., Arick, J. R., & Almond, P. J. (1980). *Autism Screening Instrument for Educational Planning.* Portland, OR: ASIEP Educational Company.

Kurita, H., Osada, H., & Miyake, Y. (2004). External validity of childhood disintegrative disorder in comparison with autistic disorder. *Journal of Autism and Developmental Disorders, 34*(3), 355–362.

LeCouteur, A., Lord, C., & Rutter, M. (2003). *The Autism Diagnostic Interview—Revised (ADI-R).* Los Angeles: Western Psychological Services.

Leslie, A. M. (1992). Pretense, autism, and the theory-of-mind module. *Current Directions in Psychological Science, 1*(1), 18–21.

Lord, C. (1995). Follow-up of two-year-olds referred for possible autism. *Journal of Child Psychology and Psychiatry, 36*(8), 1365–1382.

Lord, C., & Corsello, C. (2005). Diagnostic instruments in autistic spectrum disorders. In F. R. Volkmar, A. Klin, & R. Paul (Eds.), *Handbook of autism and pervasive developmental disorders* (3rd ed.). Hoboken, NJ: Wiley.

Lord, C., & Risi, S. (2000). Diagnosis of autism spectrum disorders in young children. In A. M. Wetherby & B. M. Prizant (Eds.), *Communication and language issues in autism and pervasive developmental disorder: A transactional developmental perspective* (pp. 22–30). Baltimore: Brookes.

Lord, C., & Risi, S. (2004). Trajectory of language development in autistic spectrum disorders. In M. Rice (Ed.), *Developmental language disorders: From phenotypes to etiologies* (pp. 8–29). Mahwah, NJ: Erlbaum.

Lord, C., Risi, S., DiLavore, P., Shulman, C., Thurm, A., & Pickles, A. (in press). Autism from two to nine. *Archives of General Psychiatry.*

Lord, C., Risi, S., Lambrecht, L., Cook, E. H., Leventhal, B. L., DiLavore, P. C., et al. (2000). The Autism Diagnostic Observation Schedule—Generic: A standard measure of social and communication deficits associated with the spectrum of autism. *Journal of Autism and Developmental Disorders, 30*(3), 205–223.

Lord, C., Rutter, M., DiLavore, P. C., & Risi, S. (1999). *Autism Diagnostic Observation Schedule.* Los Angeles: Western Psychological Services.

Lord, C., Rutter, M., & Le Couteur, A. (1994). Autism Diagnostic Interview—Revised: A revised version of a diagnostic interview for caregivers of individuals with possible pervasive developmental disorders. *Journal of Autism and Developmental Disorders, 24*(5), 659–685.

Lord, C., Schopler, E., & Revicki, D. (1982). Sex differences in autism. *Journal of Autism and Developmental Disorders, 12,* 317–330.

Lord, C., Shulman, C., & DiLavore, P. (2004). Regression and word loss in autistic spectrum disorders. *Journal of Child Psychology and Psychiatry, 45*(5), 936–955.

Lord, C., Storoschuk, S., Rutter, M., & Pickles, A. (1993). Using the ADI-R to diagnose autism in preschool children. *Infant Mental Health Journal, 14*(3), 234–252.

Loveland, K. A., & Kelley, M. L. (1991). Development of adaptive behavior in preschoolers with autism or Down syndrome. *American Journal on Mental Retardation, 96*(1), 13–20.

Luyster, R., Richler, J., Risi, S., Hsu, W., Dawson, G., Bernier, R., et al. (2005). Early regression in social communication in autistic spectrum disorders. *Developmental Neuropsychology, 27,* 311–336.

Mágnússon, P., & Sæmundsen, E. (2001). Prevalence of autism in Iceland. *Journal of Autism and Developmental Disorders, 31*(2), 153–163.

Malhotra, S., & Gupta, N. (2002). Childhood disintegrative disorder. Re-examination of the current concept. *European Child and Adolescent Psychiatry, 11,* 108–114.

Molloy, C., & Manning-Courtney, P. (2003). Prevalence of chronic gastrointestinal symptoms in children with autism and autistic spectrum disorders. *Autism, 7,* 165–171.

Moore, V., & Goodson, S. (2003). How well does early diagnosis of autism stand the test of time?: Follow-up study of children assessed for autism at age 2 and development of an early diagnostic service. *Autism, 7*(1), 47–63.

Moursiden, S. E., Rich, B., & Isager, T. (1998). The natural history of somatic morbidity in disintegrative psychosis and infantile autism: A validation study. *Brain Development, 21*(7), 447–452.

Mullen, E. (1995). *Mullen Scales of Early Learning.* Circle Pines, MN: American Guidance Service.

Mundy, P., Sigman, M., & Kasari, C. (1990). A longitudinal study of joint attention and language development in autistic children. *Journal of Autism and Developmental Disorders, 20*(1), 115–128.

Mundy, P., Sigman, M. D., Ungerer, J., & Sherman, T. (1986). Defining the social deficits of autism: The contribution of non-verbal communication measures. *Journal of Child Psychology and Psychiatry, 27*(5), 657–669.

National Research Council. (2001). *Educating children with autism. Committee on Educational Interventions for Children with Autism.* Washington DC: National Academy Press.

Nordin, V., & Gillberg, C. (1996). Autism spectrum disorders in children with physical or mental disability or both: I. Clinical and epidemiological aspects. *Developmental Medicine and Child Neurology, 38*(4), 297–313.

Osterling, J., & Dawson, G. (1994). Early recognition of children with autism: A study of first birthday home videotapes. *Journal of Autism and Development Disorders, 24*(3), 247–257

Ozonoff, S., South, M., & Miller, J. N. (2000). DSM-IV-defined Asperger syndrome: Cognitive, behavioral, and early history differentiation from high-functioning autism. *Autism, 4*(1), 29–46.

Paul, R., Miles, S., Cicchetti, D., Sparrow, S., Klin, A., Volkmar, F., et al. (2004). Adaptive behavior in autism and pervasive developmental disorder—Not otherwise specified: Microanalysis of scores on the Vineland Adaptive Behavior Scales. *Journal of Autism and Developmental Disorders, 34*(2), 223–228.

Philofsky, A., Hepburn, S. L., Hayes, A., Hagerman, R., & Rogers, S. J. (2004). Linguistic and cognitive functioning and autism symptoms in young children with fragile X syndrome. *American Journal on Mental Retardation, 109*(3), 208–218.

Pomeroy, J. C., Friedman, C., & Stephens, L. (1991). Autism and Asperger's: Same or different? *Journal of the American Academy of Child and Adolescent Psychiatry, 30*(1), 152–153.

Reynell, J. K., & Huntley, M. (1987). *Reynell Developmental Language Scales manual.* Windsor, UK: NFER-Nelson.

Richler, J., Luyster, R., Risi, S., Hsu, W., Dawson, G., Bernier, R., et al. (in press). Is there a regressive "phenotype" of autism spectrum disorder associated with the measles–mumps–rubella vaccine?: A CPEA study. *Autism and Developmental Disorders.*

Robins, D. L., Fein, D., Barton, M. L., & Green, J. A. (2001). The Modified Checklist for Autism in Toddlers: An initial study investigating the early detection of autism and pervasive developmental disorders. *Journal of Autism and Developmental Disorders, 31*(2), 131–144.

Rutter, M., Bailey, A., Lord, C., & Berument, S. K. (2003). *Social Communication Questionnaire.* Los Angeles, CA: Western Psychological Services.

Schopler, E., Reichler, R. J., DeVellis, R. F., & Daly, K. (1980). Toward objective classification of childhood autism: Childhood Autism Rating Scale (CARS). *Journal of Autism and Developmental Disorders, 10,* 91–103.

Schreck, K. A., Mulick, J. A., & Smith, A. F. (2004). Sleep problems as possible predictors of intensified symptoms of autism. *Research in Developmental Disabilities, 25*(1), 57–66.

Schreck, K. A., Williams, K., & Smith, A. (2004). Comparison of eating behaviors between children with and without autism. *Journal of Autism and Developmental Disorders, 34*(4), 433–438.

Skuse, D., Warrington, R., Bishop, D., Chowdhury, U., Lau, J., Mandy, W., et al. (2004). The development, diagnostic and dimensional interview (3di): A novel computerized assessment for autism spectrum disorders. *Journal of the American Academy of Child and Adolescent Psychiatry, 43*(5), 548–558.

Sparrow, S., Balla, D., & Cicchetti, D. (1984). *Vineland Adaptive Behavior Scales.* Circle Pines, MN: American Guidance Service.

Stone, W., Coonrad, E., & Ousley, O. (2000). Screening Tool for autism in Two-Year-Olds (STAT): Development and preliminary data. *Journal of Autism and Developmental Disorders, 30*(6), 607–612.

Stone, W. L., Lee, E. B., Ashford, L., Brissie, J., Hepburn, S., Coonrod, E., et al. (1999). Can autism be diagnosed accurately in children under 3 years? *Journal of Child Psychology and Psychiatry, 40*(2), 219–226.

Szatmari, P., Bryson, S. E., Boyle, M. H., Streiner, D. L., & Duku, E. (2003). Predictors of outcome among high functioning children with autism and Asperger syndrome. *Journal of Child Psychology and Psychiatry, 44*(4), 520–528.

Tager-Flusberg, H., Paul, R., & Lord, C. (2005). Language and communication in autism. In F. R. Volkmar, R. Paul, A. Klin, & D. Cohen (Eds.), *Handbook of autism and pervasive developmental disorders, Vol. 1. Diagnosis, development, neurobiology, and behavior* (3rd ed., pp. 335–364). Hoboken, NJ: Wiley.

Towbin, K. E. (2003). Strategies for pharmacologic treatment of high functioning autism and Asperger syndrome. *Child and Adolescent Psychiatric Clinics of North America, 12*(1), 23–45.

Volkmar, F., & Cohen, D. (1989). Disintegrative disorder or "late-onset" autism? *Journal of Child Psychology and Psychiatry, 30,* 717–724.

Volkmar, F. R., & Rutter, M. (1995). Childhood disintegrative disorder: Results of the DSM-IV Autism Field Trial. *Journal of the American Academy of Child and Adolescent Psychiatry, 34*(8), 1092–1095.

Volkmar, F. R., Szatmari, P., & Sparrow, S. S. (1993). Sex differences in pervasive developmental disorders. *Journal of Autism and Developmental Disorders, 23*(4), 579–591.

Walker, D. R., Thompson, A., Zwaigenbaum, L., Goldberg, J., Bryson, S. E., Mahoney, W. J., et al. (2004). Specifying PDD NOS: A comparison of PDD NOS, Asperger syndrome, and autism. *Journal of the American Academy of Child and Adolescent Psychiatry, 43*(2), 172–180.

Wechsler, D. (2002). *Wechsler Preschool and Primary Scales of Intelligence—Third Edition.* San Antonio, TX: Psychological Corporation.

Werner, E., Osterling, J., & Dawson, G. (2000). Brief report: Recognition of autism spectrum disorder before one year of age: A retrospective study based on home videotapes. *Journal of Autism and Developmental Disorders, 30*(2), 157–162.

Wetherby, A. M., & Prizant, B. M. (2002). *Communication and Symbolic Behavior Scales Developmental Profile (CSBS DP) manual.* Baltimore: Brookes.

Wetherby, A., Woods, J., Allen, L., Cleary, J., Dickinson, H., & Lord, C. (2004). Early indicators of autism spectrum disorders in the second year of life. *Journal of Autism and Developmental Disorders, 34*, 473–493.

Wieder, S., & Greenspan, S. I. (2003). Climbing the symbolic ladder in the DIR model through Floor Time/interactive play. *Autism, 7*(4), 425–435.

Wiig, E. H., Secord, W. A., & Semel, E. (1992). *Clinical Evaluation of Language Fundamentals—Preschool.* San Antonio, TX: Psychological Corporation.

Wing, L., & Potter, D. (2002). The epidemiology of autistic spectrum disorders: Is the prevalence rising? *Mental Retardation and Developmental Disabilities Research Reviews, 8*, 151–161.

Wing, L., Leekam, S. R., Libby, S. J., Gould, J., & Larcombe, M. (2002). The Diagnostic Interview for Social and Communication Disorders: Background, inter-rater reliability and clinical use. *Journal of Child Psychology and Psychiatry, 43*(3), 307–325.

World Health Organization. (1992). *International Classification of Diseases* (10th ed.). Geneva: Author.

Zimmerman, I. L., Steiner, V. G., & Pond, R. E. (2002). *The Preschool Language Scales—4th edition.* San Antonio, TX: Psychological Corporation.

第三部分

學齡前幼兒的 評估與介入治療

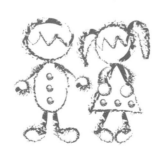

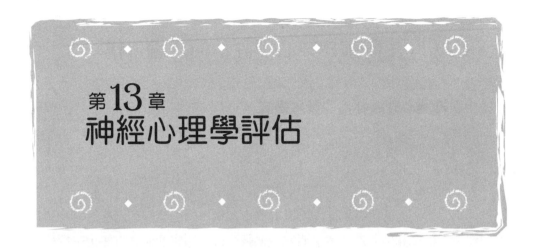

第13章
神經心理學評估

Christine Mrakotsky、Amy K. Heffelfinger　著

　　長久以來，學齡前孩童的神經心理學評估一直是個挑戰，然而，評估年幼孩童的興趣、需要與機會，在近十年來已大幅提升。早期辨識神經學、神經發展與心理疾患，一直是醫療處遇、國家研究議題與公共政策的重心。雖然評估在告知診斷與治療中極為重要，然而建立適合年齡與發展里程碑的評估模式仍極為緩慢，且缺乏適當的工具。

　　幸好，設計符合發展里程碑的評估技術與方法，近年來已有大幅的進展。現在有更多的測驗可用以改善診斷的過程。然而，最重要的是融入大腦系統、功能與神經發展、兒童生物學、環境情境，以及測驗及觀察的了解，已漸為神經心理學實務所接受。因此，評估的目的不僅是為了產生診斷，也是為了形成處遇計畫與風險管理。神經心理學評估因而成為診斷與治療學齡前病況的一個重要成分，包括心理學、神經學與醫療疾患，以及下層社會環境的衝擊。

　　本章將討論概念架構與評估模式，並將提及學齡前評估的既有問題與限制，並提供特殊神經行為領域及其評估的概述，並檢視各領域的評估方法。

學齡前神經心理評估的理論架構

神經心理學評估的概念模式

　　神經心理學評估不僅只是執行心理學測驗而已，而是一種複雜的「臨床過程，目標為決定診斷，並引導管理計畫的發展與施行」（Bernstein & Waber, 2003, p. 773）。在評量幼童時，需要考量許多因素──包括內部與外部因素。因此，提供運作假設的概念架構，對引導評估過程而言相當重要（包括工具的選擇）。早期評估大腦─行為關聯的概念方法，主要係衍生自成人的模式；而適合兒童的神經心理學發展則落後許多（Wilson, 1992; Hooper, 2000）。然而，以成人為基礎的模式應用於兒童族群時，具有明顯的限制，因為這些模式假設大腦功能為靜態且無法整合發展，這在評估學齡前兒童時，尤其是問題，因為學齡前兒童的大腦功能正以不同速度與不同品質迅速地發展。兒童期的認知與神經心理功能發展，幾乎不是連續性的，且這些功能時常會有「質」與「量」的變化，即使是在學齡前與學齡初階段，因而使評估複雜化。神經發展評估的目標為整合所有相關學科的知識，包括發展心理學、臨床心理學、神經心理學、神經學、發展性神經生物學以及認知神經科學。雖然針對學齡前兒童設計的正式評估方法並不多（Wilson, 1992; Rey-Casserly, 1999），但若解決前述限制的兒童模式，將可提供年幼族群的寶貴基礎。

　　Fletcher 和 Taylor（1984）指出，兒童的神經心理學評估缺乏發展學的考量，形成了融合大腦、行為與發展變項的規範發展法（normative developmental approaches）（Fletcher & Taylor, 1984; Taylor & Fletcher, 1990; Rourke, Fisk, & Strang, 1986）。這些學者描述兒童神經心理學內某些限制評估結果之效度的問題假說，包括下述的錯誤信念：(1)成人與兒童的大腦相關疾患，會有相似的行為結果；(2)為成人設計的測驗，可在兒童身上測量相同的技巧；(3)特殊的行為缺陷，係大腦疾病的直接反應；(4)行為缺陷代表連續性的大腦障礙。Fletcher 和 Taylor 的功能組織法（functional organization approach, 1984），強調兒童認知功能結構在評估流程核心中的發展，且特別重視改變的過程，並整合支持發展的不同變項類型，包括大腦相關及情境（調節者）變項，認為辨識行為的重要性是神經發展疾病的基礎，且次發於疾病的症狀容易被低估，亦強調這些缺陷會如何干擾正常發展，而不在於辨識有缺陷的大腦領域。規範發展法曾因為著重於兒童的認知功能結構，而遭受以孩童本身作為分析核心觀點的批判（Bernstein, 2000）。尤其是在提供幼童服務時，考量每位孩童的獨特性、過去的發展、神經學、醫療史以及家庭因素，是很重要的。

克服前述某些限制並將孩子視為融入發展理論與神經心理學理論之分析核心中一個「整體」的理論，稱為神經發展系統法（neurodevelopmental systems approach），該理論係由Bernstein及其同事所提出（Bernstein, 2000; Holmes-Bernstein & Waber, 1990）。此模式特別適合應用在學齡前兒童，因為係依據大腦發展與環境需求，以全面性、整體性的方式來分析行為發展。此方法的核心策略為，使用神經發展理論整合不同來源的資訊（記錄、觀察、測驗表現），透過此方法獲得的豐富臨床資料，對於評估難以使用標準化測驗進行評量的年齡群而言，是非常寶貴、無價的。

大腦─情境─發展三元素的互動，構成了系統策略的架構。其中一個主要的原則為，大腦是「必要的──雖然不是重要的──行為基礎」（Bernstein, 2000, p. 413）。大腦在各年齡層均是學習以及行為的基礎，不僅只有認知層面，也包括調節、情緒與社會層級。因此，了解行為底層之神經基礎的角色（以及這些系統的發展「時間」與「方式」），對發展神經心理師而言是很重要的。此「大腦」的層級涵蓋成人與兒童之神經系統與腦功能的一般性知識，包括大腦某部位受損後的功能定位以及行為表現。

此外，神經發展系統法強調情境的重要性，且前提為大腦無法單獨運轉與發展，而是需要與環境進行互動（Bronfenbrenner, 2005; Bronfenbrenner & Ceci, 1994; Greenough, Black, & Wallace, 1987）。因此，會讓兒童表現出特定行為（或技巧）的情境，在解釋這些行為上扮演著重要的角色；意即在學齡前孩童能夠處理其行為與其周遭世界的情境下，分析他們的需求與狀況，在診斷上扮演著重要的角色，且對風險評估與管理亦十分重要。大

腦—情境的成功互動，決定了孩童適應環境的能力；因為無法適應環境（而非行為本身）將會引起學習障礙（Holmes-Bernstein & Waber, 1990）。情境變項並不受限於評量的情境（設施、活動性質、檢驗人員的角色），還包括兒童的基因成分（包括年齡與性別）、過去的記錄以及環境因素（社經地位、文化與社會）。評估情境變項對於闡明觀察到之困難來源是很重要的，可以進而避免誤診，例如：將缺乏接觸學習教材誤診為缺乏能力或有缺陷。相對地，真正有缺陷的兒童可能並未被診斷出來，因為他們在評估環境下並未表現出問題行為（例如：不專心），在此種情況下，仔細分析評估與「真實世界」（幼稚園、家中）內的因素，對闡明某發現而言是很重要的，不僅可作為診斷，也可規劃有效的介入處遇。在學齡前評估中，最常見的觀察就是評估情境的結構（寧靜的房間、分心物少、檢驗人員的個別注意力、稱讚及吵雜與忙碌的教室環境或特別但時常具挑戰性的忙碌家庭經驗、活動之間缺乏規律性），這可時常促進孩童的專注能力、持續投入活動與情境，並維持整體的表現。此外，表現將大幅取決於活動的性質，例如：活動的結構層級與活動的複雜度。因此，例如害羞、不專心的學齡前孩童或具有語言障礙的兒童，可以回答需要簡易「是或否」或單字反應（例如：命名活動）的問題，但可能對於需要產生較複雜的語言問題較為費力。同樣地，若在孩童面前做示範，孩童可能可以自在地複製堆疊積木的設計，但在未提供示範的謎題上，可能會需努力組織與整合。

在學齡前階段，最重要的特性為建立發展的真實「全貌」（包括大腦與行為層面）。大腦的處理流程與能力並非是穩定的，而會隨時間發展與變化，並對環境作出反應。尤其是在五歲前，神經系統與認知功能會快速地發展（更詳細的資料參見 Heffelfinger & Mrakotsky，本書第三章）。因此，服務幼童的臨床人員必須增進認知與大腦發展的知識。早期的兒童發展包括進化（神經元的增長與移動、突觸發生、形成髓鞘）與退化（細胞凋亡、突觸消減、修剪）過程（Bourgeois, Goldman-Rakic, & Rakic, 1994, 2000; Rakic, 1995）。這些過程是由基因預先決定好的，但也大幅受到兒童與環境之接觸經驗的影響（Greenough & Alcantara, 1993）。在這些過程中，各層級的錯誤均會引起嚴重的神經發展偏差，例如：神經元的移動錯

誤，有許多學者相信此與許多發展疾病及精神疾病有關（例如：自閉症；
Bailey et al., 1998; Piven et al., 1990）。

在發展的早期，某些能力與大腦區域會快速地產生變化，而其他部分
的發展可能會較晚且較為延遲。例如：雖然特定的大腦區域有不同的關鍵
期（自然連結仍未分化，因此具有高度的可塑性，且較容易產生變化），
在出生時突觸發生（synapto-genesis）會大幅增加，而感覺系統（例如：視
覺皮質）則比負責更高階認知功能的系統（例如：頂葉與額葉區域）更快
到達關鍵期（Huttenlocher & Dabholkar, 1997）。關於神經發展過程的時間
點以及特定系統的發展知識，是了解大腦與行為層級之發展差異的重要因
素，因為大腦在早期發展階段的高度可塑性，也增加了更易受到不良影響
與發展差異影響的風險。年幼的孩童在發展的關鍵期間較容易受到羞辱、
不良反應或密集治療的影響，例如：年幼時的診斷已成為白血病患童之中
樞神經系統（central nervous system, CNS）治療的晚期認知功能發展上一項
強大的危險因子（Cousens, Waters, Said, & Stevens, 1988; Waber et al.,
2001）。同樣地，與早期重組的長期信念相較，早期的瀰漫性（diffuse）
大腦病變比晚期的瀰漫性大腦病變對神經認知發展有更廣泛的影響（Ewing-
Cobbs, Levin, Eisenberg, & Fletcher, 1987; Ewing-Cobbs et al., 1997）。因此，
了解產前、前幾個月或四歲時是否曾受到傷害或出現發展偏差是很重要
的，因為對神經發展過程與結果都會造成不同的影響。

然而，可能不會立即出現功能上的缺陷，但可能會隨兒童的發展而逐
漸明顯，而在學習環境中出現較多的需求。因此，雖然基礎認知與行為技
巧受到輕微影響的孩童，在學齡前階段可能仍有適當的表現，但可能無法
維持學校所需要之注意力、抑制控制、組織以及獨立學習的功能層級。如
果僅注意標準化的分數，發展的現象可能會表現出退化，但事實上，當年
齡需求漸趨重視弱／劣（weakness）領域時，反應出的是「適應性」問題
（Mrakotsky & Waber, 2006）。

因此在評估幼童時，同時了解發展的內容與時間及情境的型式與組
成，是很重要的。有部分核心問題可以引導臨床工作者：某年齡的適當發
展為何？各發展階段的孩童，適應其自然環境的情況如何？孩童是否符合

其年齡所預期的發展挑戰，且在不同環境下具備一致性，或是在學齡前與家庭環境下會有不同的行為表現？目前的發展史必須與孩童目前的表現以及情境變項的分析互相整合。

評估策略的方法

從測驗的觀點視之，早期的方法時常使用單一、整體性的測驗來進行結果的預測。在兒童神經心理學評估中，使用固定式或彈性式測驗組已有長久的爭論。「固定式測驗組」為一系列嚴謹控制且具有完整常模、心理計量特性的心理測驗，但其嚴謹的評估過程並不允許使用形成介入計畫所必須的描述性資訊，且在兒童評估上有所限制，尤其是具有複雜醫療疾病的患童（Baron, Fennell, & Voeller, 1995）。彈性式測驗組目前為小兒評估中的共通標準，因為較具彈性且可依個別孩童需求及轉介問題作出調整；最常見的組成為例行的篩檢量表，並依據決策樹選擇適合並可整合臨床問題、觀察與過去之發現的補充性測驗。

此種模式在成人文獻中，特別被重視的範例為過程法（Kaplan, 1988, 1990）。首先利用一組測驗篩檢出特定的行為，然後依據這些發現加入補充性的測驗。過程法的核心是一種富含標準化評量程序的評量策略（源自腦傷的成人患者），並對在出現腦傷疾病之情境下，對個人參與活動的過程進行詳細的分析（包括行為與錯誤分析）。因此，重點在於對個人認知功能及問題解決風格進行的質性觀察。使用此方法評估孩童非常有用，因為可提供豐富的臨床資料；不過此方法原先並不是為了融入發展原則而設計的。

為學齡前孩童設計的彈性測驗法為 Wilson 提出的分支模式（Wilson, 1992），以較高階的認知活動作為初始測驗組，輔以特定弱勢領域的評估為基礎的假設檢定策略來引導幼童的臨床評估。Hooper（2000）提出一種實證性的方法，詳述與學齡前孩童有關的特殊神經心理核心領域（動作、觸覺—知覺、注意力、語言、視覺處理、記憶、執行功能）。許多彈性與系統性的方法會整合多重來源的資料，用以檢視此類神經行為系統或領域（Bernstein, 2000; Rey-Casserly, 1999; Wilson, 1992）。學齡前孩童的神經心

理學評估必須具備廣泛性（涵蓋所有功能領域）與統整性，因此需要整合
各功能領域（例如：注意力、語言）的測驗、觀察、報告以及記錄資料
（例如：醫療、發展、教育）。評估不應單獨受限於測驗資料或單一特定
領域（即：IQ），而需要徹底了解大腦一行為的關係，並融入「真實環
境」的行為評估結果以及過去的記錄。父母與老師在此過程中作為提供資
訊的角色，是十分重要的。這種策略可對孩童的優勢與弱勢、病因來源以
及介入計畫的臨床實務資訊產生有意義的「圖像」，並可在個別孩童的情
境或環境中發揮最大療效。

特殊功能的神經心理學評估

　　學齡前孩童廣泛的神經心理學評估包括：一般認知功能與適應技巧的
評估，以及特殊神經心理功能的評估，包括感覺動作、注意力、執行功
能、語言、視覺空間及記憶功能。此外，評估幼童的心理狀態與社會情緒
功能，對於更加了解的孩童「整體」而言，是很重要的。目前，因為學齡
前階段可使用且適合發展階段的標準化測驗有限，使得各領域的正式評估
仍存有挑戰性。因此，源自發展史與行為觀察的資料將成為寶貴的評估要
素（與過去的模式一致；Bernstein, 2000; Rey-Casserly, 1999; Wilson, 1992）。

一般認知功能

　　一般認知或智力功能，是（神經）心理評估中最具爭議的概念架構之
一（更多的文獻回顧，請參閱 Sattler, 2001; Sternberg, Grigorenko, & Bundy,
2001; Thorndike, 1997）。然而，智力測驗在心理評估中早已根深蒂固，且
時常是學校系統用以評估孩童之服務需求的唯一或主要的認知評量。這是
因為智力測驗已提供完整研究的統計基礎，且廣為許多專業所知。「智
力」有許多不同的定義，從以因數分析作為基礎的定義（Spearman, 1904;
Thurstone, 1938; Catell, 1963）到實用性以測試為基礎的IQ概念，包括Binet
及 Simon 的心智年齡分數（1905, 1916）、Stern 的比例測量（1912）以及
Wechsler 的離差商數（1949）。一般而言，智力指的是一種理解、推理、

解決問題、計畫以及有效適應環境的能力。無論智力是否定義為單一因素的一般認知能力（g; Spearman, 1904, 1923; Wechsler, 1939, 1949）或是一組多重、相互依賴的能力（即：Thurstone, 1938; Guilford, 1956），大部分的智力測驗均會區分出不同的次能力（口語的 vs. 非口語／空間、流體的 vs. 結晶的、同步的 vs. 依序的），最後並產生一個總 IQ 或功能分數。在發展評估與診斷中，使用此類整體分數將會有問題，因為其中包含評估多種功能的次測驗，而未說明孩童的優勢、弱勢（對診斷與治療可提供較豐富的資訊）。此外，學齡前孩童的認知功能測驗，有多種不同的分測驗組合、常模資料以及其他心理計量特性，且對無個別差異較不具敏感度，且這些測驗也高度依賴教育及文化背景（Flanagan & Alfonso, 1995; Greenfield, 1997; Sternberg et al., 2001）。

幼童智力測驗之預測能力的限制

　　解釋幼童之整體認知功能評量的一個主要疑慮在於有限的預測效度與信度；亦即在極年幼之孩童身上的測驗發現，時常會隨時間變化而不具穩定性，且一般無法預測其未來的智力（Neisworth & Bagnato, 1992; Sternberg et al., 2001）。雖然 IQ 分數在學齡前階段會漸趨穩定，但對往後功能的預測能力（直到學齡階段）仍尚未被建立（Neyens & Aldenkamp, 1996），這會增加誤診孩童的風險（無論是正向或負向的錯誤診斷）。後者，由於缺乏預測效度，臨床工作者會想要了解或想遠離受損的表現，使父母抱持的希望上升；然而，在學齡前階段的認知評量上，更整體性的表現障礙通常和未來會碰到的困難有關。我們的經驗發現，在許多測驗與領域上的表現低於年齡預期的學齡前兒童（即：認知概念、語言、適應功能），在學齡階段接受評估時，可能無法表現如該年齡所預期。總而言之，整體的「IQ」分數應僅能解釋為現有功能的估計，而非未來的潛能。事實上，與幼童時期所通過的 IQ 測驗相較，我們發現父母的能力、社經地位（即：父母的教育、職業及家庭收入），以及幼年的家庭環境，是學齡前孩童及後期認知功能較佳的預測因子（Aylward, 1988; Espy, Molfese, & DiLalla, 2001; Molfese, Holcomb, Helwig, 1994; Sameroff, Seifer, Barocas, Zax, & Greenspan,

1987）。

　　最後，使用標準測驗評估的功能與技巧，時常無法反應出孩童在「真實世界」中的需求與功能；因此，測驗結果只有在與孩童自然環境中的記錄和觀察資料結合時，才具有意義。表 13.1 列出在評估學齡前兒童之認知能力時，除了標準測驗以外，在觀察與記錄中應加以探討的變項。

表 13.1　一般認知能力常用的標準化測驗與評估方法

測驗	標準化測驗年齡範圍（年：月）	觀察（檢查者、父母、老師）	記錄（發展史、醫療史、心理學、教育史）
WPPSI-III	2:6 — 7:3	● 解決問題的行為 ● 知識與基礎認知概念的建立 ● 精巧度 ● 探索的行為 ● 象徵遊戲的品質	● 發展里程，包括早期的認知概念（顏色、形狀、大小） ● 取得學科預備技巧（數字、字母） ● 興趣（寬或窄） ● 過去的測驗結果 ● 學習與發展疾病的家庭史
DAS-Preschool	2:6 — 5:11		
K-ABC	2:6 — 12:5		
McCarthy	2:6 — 8:6		
SB-5	2:0 — 8:5		
BSID-II	1 — 42 個月		
Mullen	0 — 68 個月		

註：WPPSI III，魏氏幼兒智力量表第三版；DAS-Preschool，區分能力量表——學齡前階段；K-ABC，考夫曼兒童智力測驗；McCarthy，瑪凱西兒童能力量表（McCarthy, 1972）；SB-5，斯比智力量表第五版；BSID-II，貝萊嬰兒發展量表第二版；Mullen，穆林發展量表。Rey-Casserly（1999）授權修訂。Copyright 1999 by Allyn & Bacon。

　　雖然這些工具具有不同的概念及分測驗組成，但學齡前兒童最常使用的工具可能是魏氏幼兒智力量表第三版（Wechsler, 2002）、區分能力量表——學齡前階段（Elliot, 1990）以及考夫曼兒童智力測驗的某些項目（Kaufman Assessment Battery for Children, K-ABC; Kaufman & Kaufman, 1983）。貝萊嬰兒發展量表第二版（Bayley Scales of Infant Development, second edition, BSID-II; Bayley, 1993）及穆林發展量表（Mullen, 1995）並不是以傳統 IQ 概念為基礎，且適用於幼童。不過，這些工具均包括某種推理及問題解決測量。一般而言，這些會在以非口語領域的形式呈現，例

如：視覺─空間／建構與整合能力（積木建構與拼圖活動），以及早期概念思考推理（圖形概念配對與矩陣推理活動）。不過，此解釋的重點在於這些活動大部分均有賴於其他能力（語言、注意力、動作、速度）。在口語向度中，在大部分需要透過線索形成抽象概念、產生、整合基礎概念的口語概念形成活動（找出概念字分類）以及字詞推理／謎題活動中，均可反應出認知能力。也有以知識為基礎的活動（即：口語及事實知識）以及語言相關的活動（即：方向理解、物品命名）可測量不同程度的「口語能力」；不過，作為智力測量的解釋則較為含糊不清。學齡前兒童的一般能力評估也應包括在自然環境中（即：在遊戲中）對活動之完整問題解決策略的觀察，以及反應的詳細描述（即：基礎或較為複雜的）。對其他活動或情境之策略或資訊的類化，也是概念性思考的重要指標。對環境或特殊教材的探索程度、想像遊戲的參與程度（包括適當使用玩具）以及孩童記錄中的早期認知發展，均是認知評估的重要成分。

動作／感覺技巧

　　動作及感覺技巧包含多種功能，且對大部分認知測驗上的表現及自然環境下的功能而言，相當重要。動作技巧可區分為粗大動作與精細動作技巧，前者指的是較廣闊的動作控制功能（即：行走、姿勢、平衡、協調），後者指的是「小」動作控制與手眼協調度（即：運筆控制、操作小物體）。

　　除了量化評估以外，動作技巧的質性觀察對學齡前孩童的評估非常重要（參見表 13.2）。兒童在精細動作技巧（即：速度與靈活度）測驗上具有適度的表現，但可能過於笨拙、在身體中線操作物品有困難或可能有明顯側化的動作偏好而需要神經學或職能治療評估，也必須評估偏好的慣用手。雖然在學齡前尚未穩定建立慣用側，但大部分的孩童在更早的幼年即已表現出慣用偏好。不過，通常幼年或後來的慣用側偏好，可能會指出神經學上的失能。在缺乏正向資源的家庭中的左側手慣用，尤其代表有早期病灶存在。

表 13.2　動作技巧常用的標準化測驗和評估方法

測驗、評分量表	觀察	記錄史
粗大動作量表 • McCarthy 動作量表 • BSID-II 動作量表 • VABS 動作領域 • SIB-R 動作量表	粗大動作 • 姿勢、步態、平衡、協調度（步態及雙手協調度）	• 發展動的里程碑（站立、行走、畫畫等） • 建立慣用手（時間點）
精細動作活動 • Purdue 插棒測驗 • WRAVMA 插棒測驗 • NEPSY 指叩測驗	精細動作 • 視覺動作控制與品質、握筆、寫字速度與靈巧度	• 慣用左手的家族史 • 非典型動作的證據
視覺／視動測驗 • VMI • DAS 仿畫 • NEPSY 視覺動作精確測驗	側化 • 慣用手、雙手協調度、跨越中線	• 物理及職能治療評估的發現
動作計畫測驗 • NEPSY 模仿手勢 • K-ABC 手部動作	動作計畫 • 示範已習得之動作（梳髮、揮手再見）	
感覺—知覺測驗 • 手指定位觸覺 • 形狀辨識	感覺—知覺 • 對各材質的反應、觸覺經驗	

註：VABS，文蘭適應行為量表（Sparrow, Balla, & Cicchetti, 1984）；SIB-R，獨立行為量表——修訂版（Bruininks, Woodcock, Weatherman, & Hill, 1996）；Purdue Pegboard（Tiffin & Asher, 1948; Wilson, Iacovello, Wilson, & Risucci, 1982）；WRAVMA，視覺——動作綜評（Adams & Sheslow, 1995）；NEPSY，發展性神經心理學評估（Korkman, Kirk, & Kemp, 1997）；VMI，拜瑞—布坦尼卡視覺動作統整測驗（Beery, 1997）。其他所有測驗的縮寫請見表 13.1。Rey-Casserly 授權修正使用（1999）。Copyright 1999 by Allyn & Bacon。

　　不過，評估動作技巧時有個陷阱，那就是學齡前兒童時常會有無組織性或看似異常的動作，而在學齡兒童中被視為「非典型」。相當常見的非典型動作包括墊腳尖行走、鏡像動作（在新活動上的不自主交替動作，另一側休息的手會作出與使用中的手相同的動作）、動作溢流（motor overflow），例如手指顫動。雖然這些所有的動作均可能代表發展遲緩或非典型發展，但也可能出現於並無已知之臨床成因的孩童中。因此，不應僅靠動作領域的評估發現而判定臨床診斷。

注意力

注意力並非單一建構，而是由多種要素所組成，包括定位、專注／選擇與維持注意力（Cohen, 1993; Posner & Peterson, 1990）。因為注意力障礙在發展、神經與精神疾患中的高盛行率，應對所有接受評估之學齡前孩童進行注意力評估。雖然標準化觀察與父母─教師的報告可提供有關孩童注意力豐富且十分有用的資訊（後者導因於自然環境的情境），但只有少數的標準化測驗可證實這些發現（參見表 13.3）。

平時的基本警覺性與警醒度是評估幼童時須觀察的第一個層面。這對具有明顯神經學病症（即：癲癇）或服用藥物的兒童而言，是個潛在的問題。此外，著重於活動且長期地觀察與父母─教師注意力報告相當重要，因為這些過程在學齡前孩童間以及不同環境間（即：學校 vs.施測情境）可能會有極大的差異。刪除或篩選活動（即：發展性神經心理學評估視覺注意力；Korkman, Kirk, & Kemp, 1997）可洞察學齡前孩童的注意力不集中程度與衝動性，提供有關疏漏性（遺漏某標的物）與違規性的錯誤（錯誤標記非標的物）。發展性神經心理學評估視覺注意力活動是非常有用的注意力測驗；不過，因為涵蓋「完成時間」與「錯誤次數」，量表的整體分數所能提供的資訊時常過少。因此，作答迅速但錯誤百出的孩童，可能會獲得不錯的分數，因為迅速完成的時間可抵銷錯誤分數──常見於衝動型學齡前孩童。這個補充的分數能提供百分位分級，可個別提供關於完成時間、不專注及衝動性錯誤的詳細資訊。聽覺注意力活動（即：適用於五歲以上孩童的發展性神經心理學評估聽覺注意力）所具有的問題可能較多，因為時常需要良好的語言表達功能，以及規則學習、抑制及轉移能力等，使其解釋更加複雜。以臨床觀察為基礎，許多孩童有了解指令或在整個活動過程中牢記相關指令的困難。但在極少的替代方法中，聽覺時距活動（即：DAS 數字記憶）較具實用性。

表 13.3　注意力常用的測驗與評估方法

測驗、評分量表	觀察	記錄史
專注力——聽覺測驗 • NEPSY 聽覺注意力 • DAS 數字記憶 專注力——視覺測驗 • NEPSY 視覺注意力 • WPPSI-III 象徵搜尋 持續性注意力 • GDS • K-CPT • TOVA 學齡前版本 父母—教師評分量表 • Conners 評分表——修訂版 • BRIEF-P 子量表	• 警覺性、警醒度、定向感、調節、抑制控制、專注於特殊教具（即：活動、玩具）、持續性注意力（透過評估或循環時間）	• 注意力發展過程（衝動性、分心的記錄史） • 注意力受限的醫療因素（即：用藥） • 影響注意力的情緒問題 • 睡眠型態 • 注意力問題家族史

註：GDS，Gordon 診斷系統（Gordon, McClure, & Aylward, 1996）；K-CPT、Conners 的兒童版連續表現測驗（Conners, 2001）；TOVA，注意力變項測驗（Greenberg, 1996）；BRIEF-P 執行功能行為評分量表——學齡前版本（Gioia, Espy, & Isquith, 2003）。其他所有測驗的縮寫請見前面的表格。Rey-Casserly 授權修正使用（1999）。Copyright 1999 by Allyn & Bacon。

　　標準電腦化及結構性觀察的持續性注意力測驗（連續表現測驗、走—停—走模組）亦可提供豐富的資訊。不過，這些不應作為唯一的注意力評量，因為此年齡族群的常模資料具有較廣的變異性，時常會得到一般性的表現，因而易於產生偽陰性。此外，目前大部分電腦化的連續表現測驗均較為冗長乏味，許多學齡前孩童均需努力完成測驗，而在考量評估時間時則限制其實用性。有個可行的方法是先讓父母及教師填寫有關兒童注意力的問卷（即：Conners 評量表——修訂版；Conners, 1996），在測驗過程中仔細觀察孩童的注意力，並完成時間較短的注意力評量。如果對可能的缺陷仍有疑問，則進行連續表現活動可能是有幫助的。

執行功能

　　執行功能指的是多種高階調節及後設認知控制過程，且是適應行為及目標導向行為所必須的。這些功能包括預測、規劃、組織、監測、轉換以及控制行為—情緒反應，且主要受前額葉大腦系統所調控（Stuss & Benson, 1986; Welsh, Pennington, & Groisser, 1991）。在幼童中，這些高階技巧的評估長期以來受到忽視，因為一般假設認為到孩童期晚期才會發展出這些高階技巧，而使學齡前孩童表現出「執行障礙」及一般正常的功能變異量。不過，執行功能（抑制、彈性與工作記憶）之基本概念的發展早於較複雜的後設認知功能（問題解決、規劃），因而可在學齡前孩童中進行評估（Diamond, 1991; Espy, 1997; Espy, Kaufman, Glisky, & McDiarmid, 2001; Espy, Kaufman, McDiarmid, & Glisky, 1999）。而調節功能對學齡前孩童的環境適應力尤其重要。執行控制處理的障礙是精神及神經發展疾患（即：ADHD、泛自閉症疾患）常見的症狀，且時常出現在學齡前階段發展為完全之執行功能中，而低估了早期評估的需求性。

　　學齡前孩童的執行功能評估受限於可使用的適當測驗十分有限，且正式測驗一般具有受限的生態效度。因此，評估務必納入觀察及父母—教師對於「真實世界」行為的報告。故應包含觀察及行為調節（即：衝動性）、情緒控制（即：挫折忍受度）、彈性（即：過渡期管理）、工作記憶（即：能夠記得事物數分鐘）、基本的規劃、規則學習以及問題解決技巧等記錄史。由於適用且具敏感度之學齡前執行功能缺陷的標準化工具相當稀少（參見表 13.4），因此有時會使用 Tower 活動評估較複雜的規劃及問題解決能力，但其敏感度及解釋力時常受到質疑（即：NEPSY Tower），而口語流暢度測驗則有助於評估輸出、提取及詞彙組織的速度。目前仍在發展中的一系列活動，均係衍生自發展及認知神經科學的派典。已在前額葉皮質功能（Diamond & Goldman-Rakic, 1989; Diamond, 1991; McEvoy, Rogers, & Pennington, 1993）以及評量基本工作記憶、抑制及轉換能力的脈絡下，廣泛研究 Piaget 經典的 A 而非 B ／延遲反應及替代活動。日與夜（Day-Night）測驗（Gerstadt, Hong, & Diamond, 1994）以傳統的 Stroop 派典為基

礎，其設計目的旨在檢查幼童的抑制及轉換能力；不過，已證實該測驗對五歲以下的孩童太過困難。Espy 及其同事（Espy, 1997, 2004; Espy, Kaufmann, et al., 2001）目前正發展一組適用於學齡前孩童的活動，其中用以評估抑制及轉換過程的《形狀學校》（*The Shape School*）是一本彩色故事書（Espy, 1997），且已證實對成熟度相當敏感。TRAILS-P（Espy & Cwik, 2004）以連線測驗為基礎，檢查處理速度、轉換及抑制能力。雖然有這些令人興奮的進展，但臨床人員仍須仰賴觀察以及父母報告，因為這些測驗大部分並未經過標準化，且尚無法在市面上取得。且父母評量表已證實非常有用且具有敏感度，因為可評估自然環境之執行功能的規律性及早期的後設認知要素表現，例如：適用於二到五歲的執行功能行為評分量表——學齡前版本（BRIEF-P; Gioia, Epsy, & Isquith, 2003）。

表 13.4　執行功能常用的測驗與評估方法

測驗、評分量表	觀察	記錄史
抑制、轉換 • 形狀學校 • 日與夜測驗 • 連連看—P • 交替活動 工作記憶 • A 而非 B 活動 • 延遲反應活動 流暢度 • NEPSY 口語流暢度 規則學習、規劃 • NEPSY Tower • 空間反轉 • BRIEF-P	行為調節 • 抑制控制、活動量、情緒控制、挫折忍受度、過渡期調整 後設認知 • 處理速度、分割注意力、轉換、工作記憶力、起始、規劃、規則學習、目標導向的問題解決	• 早期調節技巧（睡眠、情緒調節） • 行為／情緒問題史（衝動、情緒波動）

註：NESPY，Korkman, Kirk, & Kemp（1997）；BRIEF-P，執行功能行為評分量表——學齡前版本（Gioia, Espy, & Isquith, 2003）。Rey-Casserly 授權修正使用（1999）。Copyright 1999 by Allyn & Bacon。

⟳ 語言及語言相關處理

語言能力可略分為接收性與表達性語言，前者涵蓋與語言理解有關的所有過程，後者指的是使用說出來的語言與人溝通。表達性語言和說話（speech）有所不同，說話指的是產生口語的機械性層面，而語言指的是有意義符號的溝通（Benson & Ardila, 1996）。考量到兒童精神疾患常和語言障礙共同發生，語言評估在心理健康背景中的評估已漸顯重要。語言障礙也是明顯之發展或神經障礙的指標（即：早期損傷；Bates, 2005）。

因此，語言評估應務必包括與父母談論孩童語言發展階段的完成情形（即：出現第一個字、第一個雙字詞彙的時間），以及語言發展的過程和可能造成影響的病因學。應透過聽覺檢查來檢查孩童的聽力。在評估過程中，觀察語言及說話參數對證實標準化測驗（時常受限於基本的語言活動）的發現也相當重要，包括語音體系（聲音）的處理、對話及複雜語言的理解、自發性的語言表達與對話流暢度、口語社交的語用學，以及各種說話參數（參見表 13.5）。如果孩童較常需要修正對標準活動的指令，時常代表孩童有明顯的理解問題存在。市面上有許多針對說話及語言治療師和心理師設計的標準化評估工具，其評估應包括接收性及表達性語言的正式測驗，且不應只有檢查基本的接收性及表達性語彙。語彙活動〔例如：對證命名（confrontation naming）或單字理解〕時常可隨孩童的經驗而加以擴充，例如：加入說話及語言治療或暴露至高度豐富化的語言環境。如果更複雜之文法及句法語言受到影響，孩童在這些測驗上的表現較佳，並非罕見。仔細留意並檢查語言範本（即：與父母或施測人員的精確溝通、說故事）時常是學齡前兒童缺乏正式之複雜語言評量的唯一替代方法。智力量表中的口語子測驗不僅可提供孩童口語知識及口語推理技巧基礎的寶貴資訊，也可回答開放性問題，亦可作為語言的範本。最後，語言評估必須留意不同地區、種族及宗族所衍生出的方言。在此脈絡下，雙語評估更顯挑戰。

表 13-5　語言能力常用的測驗與其他評估方法

測驗、評分量表	觀察	記錄史
廣泛語言 • PLS-4 • CELF-學齡前 2 • TOLD-2 接受性／語音學 • PPVT-III • DAS 口語理解 • NEPSY 語言分測驗 表達性 • EOWVT • WPPSI-III、DAS 語彙 • NEPSY 語言分測驗 • VABS 溝通	• 聽力 • 對話、指令的理解 • 自發性語言 • 對話的品質 • 口語反應精巧度：語彙的使用、語法、文法 • 說話參數：構音、音韻、音量、速度與節律、用詞流暢性	• 發展語言里程碑 • 口腔動作發展 • 醫療史（即：耳朵感染） • 溝通技巧（使用語言建立關係的經驗） • 唱歌、打手勢的需求性 • 涉及語言的遊戲（文字遊戲、故事） • 語言治療報告

註：PLS-4，學齡前語言量表第四版（Zimmerman, Steiner, & Pond, 2003）；CELF——學齡前 2，語言基礎臨床評估——學齡前第二版（Semel, Wiig, & Secord, 2004）；TOLD-2，語言發展測驗——第二版（Newcomber & Hammill, 1988）；PPVT-III，畢保德圖畫詞彙測驗第三版（Dunn & Dunn, 1997）；EOWVT，表達性單字圖形語彙測驗（2000 ed., Gardner, 2000）。其他所有測驗的縮寫請見前面的表格。Rey-Casserly 授權修正使用（1999）。Copyright 1999 by Allyn & Bacon。

非口語／視覺空間處理

　　視覺空間處理泛指一系列認知及知覺處理過程，包括物品辨認、定位以及注意空間中的物品，並了解某物品或排列型態之不同部位間的空間關係（Stiles, 2001）。此廣泛性之能力的評估，包括含有空間元素的知覺（辨識）、視覺建構（操作）與視覺動作（繪圖）活動（參見表 13.6）。針對學齡前孩童最常使用的測驗包括形狀配對、積木設計、拼圖玩具與形狀仿畫活動。研究發現這些活動對神經學障礙大部分都相當敏感，並已在臨床神經心理學中取得核心角色的地位。不過，該解釋時常會由於為要完成此多面向活動所必須的不同技巧（即：感覺知覺、速度、注意視覺細節、視覺動作協調度、規劃、組織力）而變得複雜化。此外，大部分稱為「非口

語」處理過程的測驗,並非單純無口語,而是利用圖形與設計好的教材來標示大量的語言表達,並能夠口頭調整視覺建構的策略(即:「左─右」、「上─下」)。因而,對於解釋測驗分數以及評估的次領域而言,相當地重要。

　　在評估視覺知覺或視覺空間技巧時,最重要的是確保基礎的視覺系統功能完整。此外,標準化測驗並未涵蓋與疾病診斷群有關的視覺知覺技巧,但這些視覺知覺技巧常可在評估過程中輕易被觀察到。除了觀察孩童在地形空間上的導航能力這些(即:找出回到測驗室的道路)外,也包括

表 13.6　視覺空間／非口語能力常用的測驗與評估方法

測驗、評分量表	觀察	記錄史
視覺知覺 • WRAVMA 配對 • Beery 配對 • K-ABC 完形圖 視覺建構 • 積木設計活動(WPPSI-III、DAS、NEPSY、K-ABC) • 拼圖活動(WPPSI-III、K-ABC) 推理 • DAS 圖形相似性 • WPPSI-III 圖形概念 • WPPSI-III 矩陣推理 • RCPMT 視覺動作統整 • WRAVMA 仿畫 • VMI	• 視力、視野、視覺掃描 • 臉孔／物品辨識 • 空間探索與穿梭 • 物品定位 • 問題解決策略	• 視覺建構及空間技巧的發展(即:拼圖、積木) • 對於建構玩具的興趣 • 在家中以及日間環境中的穿梭能力 • 神經學病史與醫療史 • 職能治療報告

註:RCPMT,瑞文氏彩色圖形推理測驗(Raven, 1965)。其他所有測驗的縮寫請見前面的表格。Rey-Casserly 授權修正使用(1999)。Copyright 1999 by Allyn & Bacon。

辨識物品、臉孔、熟悉的人士，以及社會性溝通的非口語層面（泛自閉症疾患的重要指標）。此外，對建構及繪圖活動的質性觀察，亦可提供寶貴的洞察力，可用以了解孩童的問題解決及規劃策略。

　　不過，因為大部分的視覺空間處理是需要在有時間壓力下進行的手眼協調與複製能力（對象為人、刺激或圖形），對具有速度、動作計畫或動作障礙的孩童而言，效度較為有限。例如：某些有發展遲緩的幼童（即：廣泛性發展遲緩），先天對於需要模仿施測者的活動即有困難。評估因而尚須包括與父母談論兒童在「真實世界」中的視覺空間技巧（即：玩建構好的玩具、在家中或學齡前環境中穿梭），並將這些資訊與測驗結果相結合。此外，其他視覺空間問題解決活動的觀察也是有幫助的（包括符合年齡的拼圖、建構遊戲及電腦遊戲）。

記憶與學習

　　記憶指的是獲得、保存、提取資訊的多種過程。特徵記憶模型（Schacter & Tulving, 1994; Squire, 1982; Tulving, 1972）大致尚可區分出陳述性／外顯（意識記憶）與內隱／程序（隨機潛意識學習）記憶。陳述性記憶可再進一步區分為語意記憶（事實型知識）與情節記憶（與個人經驗有關的事件與事實），並與海馬體有高度的關聯性。評估這些技巧的測驗時常包括圖形記憶、列表學習以及設計學習活動。臨床評估也需考量重要的暫時性記憶：「短期記憶」是當資訊被編碼並進入後續保存前，在極短的時間內即時掌握資訊的能力（數秒至數分鐘），而「長期記憶」指的是長期強化並儲存的資訊。可透過自由回憶及辨識活動評估資訊的再提取能力；後者需要更基礎的處理技巧，因而較差的表現代表更為嚴重的記憶障礙。

　　相對於前面的假設，早期的記憶系統包括習慣學習／內隱、外顯前期與早期外顯記憶，在一歲之前即已開始發展，並在學齡前逐漸成熟為類似成人的功能（Luciana & Nelson, 1998; Nelson, 1994, 1997；更多資訊請參見Heffelfinger & Mrakotsky，本書第三章）。因此學齡前兒童已能夠執行基本的記憶活動。不過，如同 Baron（2004）所指出的，典型的記憶缺失疾患

在兒童中相當罕見，且較具深度的評估可有助於闡明經常由父母陳述之記憶障礙的病因及起源。在幼童中，這些狀況時常反應出缺陷，例如：不專注、語言障礙、有限的知識以及策略使用或情緒問題，進而需要學齡前心理健康臨床人員特別的重視，因為這些會干擾幼年的學習及知識習得。

雖然我們在學齡前階段的記憶功能發展上已有深厚的了解，且此階段對幼年快速的知識獲取與習得如此地重要，但可使用於學齡前孩童的標準化測驗卻相當稀少，且適用該年齡層的測驗工具也比其他特殊領域的測驗工具均來得少。目前能評估多個記憶面向的廣泛記憶量表僅適用於較大的學齡前階段（五歲及以上）（參見表 13.7）。某些神經心理學及認知量表含括適用於幼童的記憶子量表，但數量相當稀少。此外，評估各種特殊活動（即：回憶與辨識）所評量之記憶類型為何，也是相當重要的，無論使用的學習媒介是視覺或視聽覺類型，以及是否提供脈絡（即：故事或字彙列表）。在兒童中的記憶評估一般包括短文記憶與列表學習活動，但這些對於學齡前孩童而言，十分受限。學齡前孩童基本的記憶評估，可以含括短期記憶活動，例如：數字廣度、句子重複活動以及圖形辨識活動。認知量表中，以知識作為基礎的測驗以及命名測驗亦有所幫助，因為這些活動時常需要長期的儲存與提取功能。此外，發展史、觀察以及在評估與自然環境下的行為探詢（即：重述故事或最近發生的事件、記住人名），是在缺乏標準化測驗時相當重要的要素。

🌀 學科預備技巧

學科預備技巧是學術成就及學前準備所必要的早期技巧，包括閱讀、拼字及算術所必須的早期字母及數字技巧。大多數的學齡前孩童均能夠辨識字母與符號、形成字母並書寫自己的姓名、數數、加乘並了解基本的量化概念。我們有必要評估這些技巧，以便找出日後可能出現學習障礙的高危險群孩童。

表 13.7　常用的記憶測驗與其他評估方法

測驗、評分量表	觀察	記錄史
廣泛記憶量表 • CMS（5 歲以上） • WRAML-2（5 歲以上） 陳述性記憶 • CVLT-C（5 歲以上） • DAS 物品記憶（4 歲以上） • DAS 圖形記憶 • NEPSY 敘事記憶、命名記憶、臉孔記憶 • K-ABC 臉孔辨識、空間記憶、字詞順序 短期記憶廣度 • DAS 數字記憶 • NEPSY 句子重述 • K-ABC 數字記憶	• 名稱、臉孔、物品、位置及地形位置的記憶 • 日常事件、特殊事件（生日等）的記憶 • 長期學習及保存資訊的能力（包括父母、教師報告） • 彈性與例行記憶	• 早期記憶技巧的發展（辨識熟悉的臉孔；學習名稱、地點、事件等的能力） • 習得並保存基本知識、童謠、故事、電影內容等

註：CMS，兒童記憶量表（Cohen, 1997）；WRAML-2，記憶及學習廣泛評量第二版（Sheslow & Adams, 2004）；CVLT-C，加州口語學習測驗──兒童版（Delis, Kramer, Kaplan, & Ober, 1994）。其他所有測驗的縮寫請見前面的表格。Rey-Casserly 授權修正使用（1999）。Copyright 1999 by Allyn & Bacon。

　　例如：一般閱讀困難（學習閱讀與拼字會有困難）直到一或二年級結束前，並不會被診斷出來；不過，在學齡前或甚至更早的階段中，即已有閱讀困難風險的前趨因子存在。這些問題包括語音辨識、構音、音節順序、字詞尋找以及學習顏色和字母名稱。透過家中或學校環境由成人閱讀而接觸書本的兒童，在幼稚園畢業前，應能辨認所有大寫與小寫字母（Pennington & Lefly, 2001）。若非如此，則有發展出閱讀困難的風險，而可能需要立即提供閱讀處遇。同樣地，早期對理解量化與數字概念、基本數字運算（加法）以及簡單視覺空間關係有困難的兒童，日後可能會有出現數學困難的風險。因此，評估應務必涵蓋這些學習困難前趨因子的詳細發展

史,並透過標準化測驗提供觀察與行為探詢(參見表 13.8)。臨床人員必須具備這些領域預期之發展里程碑的知識,以及特殊學習障礙的發展過程,這對評估及處遇計畫的過程而言,是相當重要的。

表 13.8　常用的成就測驗與其他評估方法

測驗、評分量表	觀察	記錄史
• WJ-III 成就 • K-ABC 成就量表 • WPPSI-III 算術 • DAS 類似字母的形狀配對、早期的數字概念	• 命名顏色、字母與數字 • 音韻與聲音─符號辨識 • 字母書寫 • 數數、基本加法與量化概念	• 習得早期的數字概念、字母、文字書寫、符號 • 接觸書本、文字與數字遊戲,並產生興趣 • 教育史 • 學校報告

註:WJ-III,Woodcock-Johnson 心理教育測驗組,成就測驗第三版(Woodcock, McGrew, & Mather, 2001)。其他所有測驗的縮寫請見前面的表格。Rey-Casserly 授權修正使用(1999)。Copyright 1999 by Allyn & Bacon。

社會情緒╱適應技巧

社會情緒技巧與環境調整能力為孩童的安適感與學習能力的建構基礎。在簡易的用語中,孩童需要感覺有自信並有能力精通所面臨的日常挑戰。不快樂的兒童較不會參與活動及與同儕互動,且可能因而僅有有限的重要學習經驗。廣泛性的神經心理學評估必須涵蓋學齡前的情緒狀態、發展、調節技巧及適應╱獨立技巧的簡要評估。學齡前兒童大多數的情緒評估技巧均使用結構性的行為觀察與父母會談(參見表 13.9);不過,觀察遊戲及社會互動以及過去的記錄,亦可提供重要的診斷資訊(關於社會情緒發展評估的更多回顧,參見本書第一章與第二章)。

表 13.9　常用的適應功能及情緒／人格功能標準化測驗與評估方法

測驗、評分量表	觀察	記錄史
情緒／人格 ● 畫人測驗 ● CAT 行為評量表 ● CBCL 1.5-5 ● BRIEF-P 情緒控制 適應技巧（父母評量） ● VABS ● SIB-R	情緒／社交 ● 情感、情緒、社會互動的範圍 ● 人際界限 ● 社交語用 ● 適應新情境與人員 ● 象徵性遊戲、敘事、繪畫的內容 適應技巧 ● 自我支持、自我照顧技巧（穿衣、衛生、行動等）	情緒／社交 ● 情緒發展(性格、調節) ● 獨立、依附 ● 家庭關係 ● 同儕互動 ● 精神疾患家族史 適應技巧 ● 獨立性、自我照顧技巧、如廁訓練等的發展情形

註：CAT，兒童統覺測驗（Bellak & Bellak, 1987）；CBCL 1.5-5，幼童行為測試量表 1.5-5（Achenbach & Rescorla, 2000）。其他所有測驗的縮寫請見前面的表格。Rey-Casserly 授權修正使用（1999）。Copyright 1999 by Allyn & Bacon。

學齡前孩童的其他考量及限制

轉介與評估的目標

　　學齡前兒童門診的臨床人員時常遇到以發展及行為問題作為轉介神經心理學評估之原因的兒童。為因應既有之認知或行為問題的情緒調整能力的評估，因而轉介的需求日益增加，且愈來愈強調早期診斷心理及發展疾患作為早療基礎的重要性。評估的主要目標除了提供診斷資訊以外，尚包括風險評估及處遇計畫。評估必須採取「資源導向」，目標為描繪孩童的優勢與競爭力，並找出弱勢處，以便提供有效的建議，並將父母及教師的注意力重新拉回孩童能夠執行的事情，而非過度專注於兒童的缺陷。

發展的正常變異

學齡前兒童的發展本質為迅速但不穩定。雖然列出「何時發展出何種能力」的常態策略對於引導評估步驟十分有幫助，但也必須考量該年齡及孩童本身（即：每天）明顯的技巧變異性。可能會在不同的年齡以不同的速度及順序發展出各種技巧。這不僅會對評估工具的信度（包括穩定性）、效度（包括預測性）（參見本章一般認知能力的段落）以及常模造成影響，也會影響我們對於常態（「極正常的行為」，例如：過動）與非典型行為（並未落於「正常發展」範圍內的行為，例如：刻板行為）的認知。

評估環境與程序

在學齡前兒童，甚至是在年紀較大的兒童中，兒童的特質對評估程序帶來極大的挑戰。幼童一般具有較少的體力與注意力，而比大小孩及習慣學校作息的孩童需要更多的情緒關懷。他們時常需要較多次的休息與多次簡短的評估課堂，才能夠完成評估需求。多堂課程也能提供機會以觀察孩童在不同時機下的表現，並因而更準確地了解兒童的能力，而非單次時段的「驚鴻一瞥」。仔細考量有助於提升配合度的測驗環境（即：結構、操作教材、「安靜」空間）與評估程序（即：個別注意力、回饋獎賞）變項，因此，表現不只是評估本身的關鍵要素，也是診斷及管理計畫的要素。

「真實」能力評估的考量

評估幼童時，必須考量最常碰到的挑戰可能是評估效度受到影響。孩童需要完整的感覺及動作技巧（即：能夠看、聽、說和動作），以便執行需要較高認知能力的活動。而發展常模的限制（即：有限的注意力、構音問題）會明顯影響孩童的表現，並因而遮蓋在特定領域、特定神經學、神經發展學上的能力，或是精神疾患會引起的功能障礙，而難以使用標準化的心理計量評估工具。「臨床限制試驗」（即：移除限時活動的時間限制、額外提供線索）結合觀察與完整的記錄史，對於評估兒童的真實能力是很重要的。

　　某些在評估學齡前發展及心理健康族群中，最常遇到的限制包括：例如患有心理疾病（即：ADHD 或情緒疾患）的學齡前兒童，時常會表現出精細動作及說話上的困難，例如：緩慢、規劃及排序上的缺陷。很自然地，他們在以評量精細動作為主的活動上會相當吃力，但也可能在所有仰賴這些基本技巧（即：視覺動作統整、視覺空間建構）的所有活動上均會有困難。在解釋這些高階活動之測驗分數時，考量困難的來源是很重要的，因為實際的障礙在於基本的動作技巧或緩慢的處理功能，而非測驗所測量的那些技巧。同樣地，雖然兒童可能在標準化的語言活動中會有表達自我的困難，但口腔動作困難時常導致構音不良與說話障礙，而非表達性語言本身的指標。在某技巧上的困難（即：構音）一般代表某特定領域（即：語言）對其他領域（即：動作與規劃技巧）可能會有長遠的影響。另一方面，在所有口語指示的活動中（包括號稱「非口語」的評量），語言困難（包括接收性與表達性）會影響所有需要語言功能的表現，包括口語知識、推理及記憶。如果孩童無法處理複雜的語言，將對了解指令、口頭詢問以及其他視覺聽覺教材（故事、句子）產生困難；如果孩童對矯正發音與複雜造句表現吃力，他們可能會有展現知識並重複口語資訊（故事等）的困難。在此二種情況下，均不應將孩童不良的表現解釋為口語知識或記憶為主的缺陷指標。

　　不過，最常見的是學齡前兒童的注意力具有高度的變異性，這取決於呈現之教材的困難度以及需維持注意力的時間。因此，學齡前孩童的準確評估時常需要多次較短的時段而非單次冗長的時段。其結果的解釋也需要仔細檢查在各測驗活動中的行為與活動的複雜度，以便確認表現不良的主因並不是由專注及維持注意力的困難所造成。

結論

　　總而言之，在評估幼童之技巧及能力時，有許多因素需要考量。本章提供評估個別神經心理領域時最為常見的概念模型與技巧。最重要的是，神經心理學評估的定義並不僅止於執行測驗，而是需要技巧性統整測驗、

觀察、記錄史，以及關於腦行為關係及該發展之多種專業知識的複雜臨床過程。這對於考量到學齡前兒童的標準化評量十分有限時，尤其明顯。不過，大有可為的發展是目前正持續擴充適合發展年齡層的評估工具。

致謝

在此特別感謝波士頓兒童醫院（Children's Hospital, Boston）精神科 Jane Holmes Bernstein 博士於編輯過程中的協助。

參考文獻

Achenbach, T. A., & Rescorla, L. (2000). *Child Behavior Checklist for Ages 1. 5–5.* Burlington: Achenbach System of Empirically-Based Assessment, University of Vermont.

Adams, W., & Sheslow, D. (1995). *Wide Range Assessment of Visual–Motor Abilities—Manual.* Wilmington, DE: Jastak.

Aylward, G. (1988). Infant and early childhood assessment. In M. Tramontana & S. Hooper (Eds.), *Assessment issues in clinical neuropsychology* (pp. 225–248). New York: Plenum Press.

Bailey, A., Luthert, P., Dean, A., Harding, B., Janota, I., Montgomery, M., et al. (1998). A clinicopathological study of autism. *Brain, 121,* 889–905.

Baron, I. S. (2004). *Neuropsychological evaluation of the child.* New York: Oxford University Press.

Baron, I. S., Fennell, E. B., & Voeller, K. K. S. (1995). *Pediatric neuropsychology in the medical setting.* New York: Oxford University Press.

Bates, E. (2005). Plasticity, localization, and language development. In S. T. Parker, J. Langer, & C. Milbrath (Eds.), *Biology and knowledge revisited: From neurogenesis to psychogenesis* (pp. 205–253). Mahwah, NJ: Erlbaum.

Bayley, N. (1993). *Bayley Scales of Infant Development* (2nd ed.). San Antonio, TX: Psychological Corporation.

Beery, K. E. (1997). *The Beery–Buktenica Developmental Test of Visual–Motor Integration: Administration, scoring, and teaching manual* (4th ed.). Parsippany, NJ: Modern Curriculum Press.

Bellak, L., & Bellak, S. S. (1987). *Children's Apperception Test.* Larchmont, NY: CPS.

Benson, D. F., & Ardila, A. (1996). *Aphasia: A clinical perspective.* New York: Oxford University Press.

Bernstein, J. H. (2000). Developmental neuropsychological assessment. In K. O. Yeates, M. D. Ris, & H. G. Taylor (Eds.), *Pediatric neuropsychology: Research, theory, and practice* (pp. 405–438). New York: Guilford Press.

Bernstein, J. H., & Waber, D. P. (2003). Pediatric neuropsychological assessment. In T. E. Feinberg & M. J. Farah (Eds.), *Behavioral neurology and neuropsychology* (2nd ed., pp. 773–781). New York: McGraw-Hill.

Binet, A. (1916). New methods for the diagnosis of the intellectual level of subnormals. In E. S. Kite (Trans.), *The development of intelligence in children*. Vineland, NJ: Publications of the Training School at Vineland. (Originally published in 1905 in *L'Année Psychologique, 12*, 191–244)

Bourgeois, J. P., Goldman-Rakic, P. S., & Rakic, P. (1994). Synaptogenesis in the prefrontal cortex of rhesus monkeys. *Cerebral Cortex, 4*(1), 78–96.

Bourgeois, J. P., Goldman-Rakic, P. S., & Rakic, P. (2000). Formation, elimination and stabilization of synapses in the primate cerebral cortex. In M. Gazzaniga (Ed.), *The new cognitive neurosciences* (pp. 45–53). Cambridge, MA: MIT Press.

Bronfenbrenner, U. (2005). The bioecological theory of human development. In U. Bronfenbrenner (Ed.), *Making human beings human: Bioecological perspectives on human development* (pp. 3–15). Thousand Oaks, CA: Sage.

Bronfenbrenner, U., & Ceci, S. (1994). Nature–nurture reconceptualized in developmental perspective: A bioecological model. *Psychological Review, 101*, 568–586.

Bruininks, R. H., Woodcock, R. W., Weatherman, R. F., & Hill, B. K. (1996). *The Scales of Independent Behavior–Revised*. Itasca, IL: Riverside.

Cattell, R. B. (1963). Theory of fluid and crystallized intelligence. *Journal of Educational Psychology, 54*, 1–22.

Cohen, M. J. (1997). *Children's Memory Scale*. San Antonio, TX: Psychological Corporation.

Cohen, R. A. (1993). *Neuropsychology of attention*. New York: Plenum Press.

Conners, C. K. (1996). *Conners' Rating Scales—Revised*. San Antonio, TX: Psychological Corporation.

Conners, C. K. (2001). *Conners' Kiddie Continuous Performance Test*. North Tonawanda, NY: Multi-Health Systems.

Cousens, P., Waters, B., Said, J., & Stevens, M. (1988). Cognitive effects of cranial irradiation in leukemia: A survey and meta-analysis. *Child Psychology and Psychiatry, 29*, 839–852.

Delis, D., Kramer, J. H., Kaplan, E., & Ober, B. A. (1994). *California Verbal Learning Test—Children's Version*. San Antonio, TX: Psychological Corporation.

Diamond, A. (1991). Guidelines for the study of brain–behavior relationships during development. In H. Levin, H. Eisenberg, & A. Benton (Eds.), *Frontal lobe function and dysfunction* (pp. 339–378). New York: Oxford University Press.

Diamond, A., & Goldman-Rakic, P. S. (1989). Comparison of human infants and rhesus monkeys on Piaget's AB task: Evidence for dependence on dorsolateral prefrontal cortex. *Experimental Brain Research, 74*, 24–40.

Dunn, L. M., & Dunn, L. M. (1997). *Examiner's manual for the Peabody Picture Vocabulary Test* (3rd ed.). Circle Pines, MN: American Guidance Service.

Elliott, C. D. (1990). *Differential Ability Scales*. San Antonio, TX: Psychological Corporation.

Espy, K. A. (1997). The Shape School: Assessing executive function in preschool children. *Developmental Neuropsychology, 13*, 495–499.

Espy, K. A. (2004). Using developmental, cognitive, and neuroscience approaches to understand executive control in young children. *Developmental Neuropsychology, 26*(1), 379–384.

Espy, K. A., & Cwik, M. F. (2004). The development of a Trail Making Test in young children: The TRAILS-P. *Clinical Neuropsychologist, 18*(3), 411–422.

Espy, K. A., Kaufman, P. M., Glisky, M. L., & McDiarmid, M. D. (2001). New procedures to assess executive functions in preschool children. *Clinical Neuropsychologist, 15*, 46–58.

Espy, K. A., Kaufman, P. M., McDiarmid, M. D., & Glisky, M. L. (1999). Executive functioning in preschool children: Performance on A-not-B and other delayed response format tasks. *Brain and Cognition, 41*, 178–199.

Espy, K. A., Molfese, V. J., & DiLalla, L. F. (2001). Effects of environmental measures on intelligence in young children: Growth curve modeling of longitudinal data. *Merrill–Palmer Quarterly, 47*(1), 42–73.

Ewing-Cobbs, L., Fletcher, J. M., Levin, H. S., Francis, D. J., Davidson, K., & Miner, M. E. (1997). Longitudinal neuropsychological outcome in infants and preschoolers with traumatic brain injury. *Journal of the International Neuropsychological Society, 3*(6), 581–591.

Ewing-Cobbs, L., Levin, H. S., Eisenberg, H. M., & Fletcher, J. M. (1987). Language functions following closed-head injury in children and adolescents. *Journal of Clinical and Experimental Neuropsychology, 9*(5), 575–592.

Flanagan, D. P., & Alfonso, V. C. (1995). A critical review of the technical characteristics of new and recently revised intelligence tests for preschool children. *Journal of Psychoeducational Assessment, 13*(1), 66–90.

Fletcher, J., & Taylor, H. (1984). Neuropsychological approaches to children: Toward a developmental neuropsychology. *Journal of Clinical Neuropsychology, 6*, 39–56.

Gardner, M. F. (2000). *Expressive One-Word Picture Vocabulary Test—2000 Edition*. Novato, CA: Academic Therapy.

Gerstadt, C. L., Hong, Y. J., & Diamond, A. (1994). The relationship between cognition and action: Performance of children 3½–7 on a Stroop-like Day–Night Test. *Cognition, 53*, 129–153.

Gioia, G. A., Espy, K. A, & Isquith, P. K. (2003). *Behavior Rating Inventory for Executive Function—Preschool Version*. Lutz, FL: Psychological Assessment Resources.

Gordon, M., McClure, F. D., & Aylward, G. P. (1996). *Gordon Diagnostic System interpretive guide* (3rd ed.). DeWitt, NY: GSI Publications.

Greenberg, L. M. (1996). *Test of Variables of Attention*. St. Paul, MN: Attention Technology.

Greenfield, P. M. (1997). You can't take it with you: Why ability assessments don't cross cultures. *American Psychologist, 52*, 1115–1124.

Greenough, W. E., Black, J. E., & Wallace, C. S. (1987). Experience and brain development. *Child Development, 58*, 539–559.

Greenough, W. T., & Alcantara, A. A. (1993). The roles of experience in different developmental information stage processes. In B. de Boysson-Bardies, S. de Schonen, P. Jusczyk, P. McNeilage, & J. Morton (Eds.), *Developmental neurocognition: Speech and face processing in the first year of life* (pp. 3–16). New York: Kluwer Academic.

Guilford, J. P. (1956). The structure of intellect. *Psychological Bulletin, 53*, 267–293.

Holmes-Bernstein, J., & Waber, D. P. (1990). Developmental neuropsychological assessment: The systemic approach. In A. A. Boulton, G. B. Baker, & M. Hiscock (Eds.), *Neuromethods: Vol. 17. Neuropsychology* (pp. 311–371). Totowa, NJ: Humana Press.

Hooper, S. R. (2000). Neuropsychological assessment of the preschool child. In B. Bracken (Ed.), *The psychoeducational assessment of preschool children* (3rd ed., pp. 383–398). Needham Heights, MA: Allyn & Bacon.

Huttenlocher, P. R., & Dabholkar, A. S. (1997). Regional differences in synaptogenesis in the human cerebral cortex. *Journal of Comparative Neurology, 387*, 167–178.

Kaplan, E. (1988). A process approach to neuropsychological assessment. In T. Boll & B. K. Bryant (Eds.), *Clinical neuropsychology and brain function* (pp. 125–167). Washington, DC: American Psychological Association.

Kaplan, E. (1990). The process approach to neuropsychological assessment of psychiatric patients. *Journal of Neuropsychiatry and Clinical Neurosciences, 2*(1), 72–87.

Kaufman, A. S., & Kaufman, N. L. (1983). *Kaufman Assessment Battery for Children: Interpretive manual*. Circle Pines, MN: American Guidance Services.

Korkman, M., Kirk, U., & Kemp, S. (1997). *NEPSY: A developmental neuropsychological assessment*. San Antonio, TX: Psychological Corporation.

Luciana, M., & Nelson, C. A. (1998). The functional emergence of prefrontally-guided working memory systems in four- to eight-year-old children. *Neuropsychologia, 36*(3), 273–293.

McCarthy, D. (1972). *Manual for the McCarthy Scales of Children's Abilities.* New York: Psychological Corporation.

McEvoy, R. E., Rogers, S. J., & Pennington, B. F. (1993). Executive function and social communication deficits in young autistic children. *Journal of Child Psychology and Psychiatry, 34*(4), 563–578.

Molfese, V., Holcomb, L., & Helwig, S. (1994). Biomedical and social-environmental influences on cognitive and verbal abilities in children 1 to 3 years of age. *International Journal of Behavioral Development, 17,* 271–287.

Mrakotsky, C., & Waber, D. P. (2006). Chemotherapy agents for treatment of acute lymphoblastic leukemia. In D. Bellinger (Ed.), *Human developmental neurotoxicology* (pp. 131–147). New York: Taylor & Francis.

Mullen, E. M. (1995). *Mullen Scales of Early Learning.* Los Angeles: Western Psychological Services.

Neisworth, J. T., & Bagnato, S. J. (1992). The case against intelligence testing in early intervention. *Topics in Early Childhood Special Education, 12*(1), 1–20.

Nelson, C. (1994). Long-term retention of memory for preverbal experience: Evidence and implications. *Memory, 2*(4), 467–475.

Nelson, C. A. (1997). The neurobiological basis of early memory development. In N. Cowan (Ed.), *The development of memory in childhood* (pp. 41–82). Hove, East Sussex, UK: Psychology Press.

Newcomber, P. L., & Hammill, D. D. (1988). *Test of Language Development–2.* Austin, TX: PRO-ED.

Neyens, L. G. J., & Aldenkamp, A. P. (1996). Stability of cognitive measures in children of average ability. *Child Neuropsychology, 2,* 161–170.

Pennington, B. F., & Lefly, D. L. (2001). Early reading development in children at family risk for dyslexia. *Child Development, 72*(3), 816–833.

Piven, J., Berthier, M. L., Starkstein, S. E., Nehme, E., Pearlson, G., & Folstein, S. (1990). Magnetic resonance imaging evidence for a defect of cerebral cortical development in autism. *American Journal of Psychiatry, 147*(6), 734–739.

Posner, M. I., & Peterson, S. E. (1990). The attention system of the human brain. *Annual Review of Neuroscience, 13,* 25–42.

Rakic, P. (1995). Corticogenesis in human and nonhuman primates. In M. S. Gazzaniga (Ed.), *The cognitive neurosciences* (pp. 127–145). Cambridge, MA: MIT Press.

Raven, J. C. (1965). *The Coloured Progressive Matrices.* London: Lewis.

Rey-Casserly, C. (1999). Neuropsychological assessment of preschool children. In E. Vazquez Nuttall, I. Romero, & J. Kalesnik (Eds.), *Assessing and screening preschoolers: Psychological and educational dimensions* (2nd ed., pp. 281–295). Needham Heights, MA: Allyn & Bacon.

Rourke, B. P., Fisk, J. L., & Strang, J. D. (1986). *Neuropsychological assessment of children.* New York: Guilford Press.

Sameroff, A. J., Seifer, R., Barocas, B., Zax, M., & Greenspan, S. I. (1987). IQ scores of 4-year-old children: Social–environmental risk factors. *Pediatrics, 79,* 343–350.

Sattler, J. M. (2001). *Assessment of children: Cognitive applications.* San Diego, CA: Author.

Schacter, D. L., & Tulving, E. (1994). *Memory systems.* Cambridge, MA: The MIT Press.

Semel, E., Wiig, E. H., & Secord, W. A. (2004). *Clinical Evaluation of Language Fundamentals—Preschool* (2nd ed.). San Antonio, TX: Harcourt Assessment.

Sheslow, D., & Adams, W. (2004). *Wide range assessment for memory and learning* (2nd ed.). Austin, TX: PRO-ED.

Sparrow, S. S., Balla, D. A., & Cicchetti, D. V. (1984). *Vineland Adaptive Behavior Scales: Interview edition*. Circle Pines, MN: American Guidance Service.

Spearman, C. (1904). "General intelligence," objectively determined and measured. *American Journal of Psychology, 15*, 201–293.

Spearman, C. (1923). *The nature of intelligence and the principles of cognition*. London: Macmillan.

Squire, L. R. (1982). The neuropsychology of human memory. *Annual Review of Neuroscience, 5*, 241–273.

Stern, W. (1912). *The psychological methods of testing intelligence* (G. Whipple, Trans.). Baltimore: Warwick & York.

Sternberg, R. J., Grigorenko, E. L., & Bundy, D. A. (2001). The predictive value of IQ. *Merrill-Palmer Quarterly, 47*(1), 1–41.

Stiles, J. (2001). Spatial cognitive development. In C. A. Nelson & M. Luciana (Eds.), *Handbook of developmental cognitive neuroscience* (pp. 399–414). Cambridge, MA: MIT Press.

Stuss, D. T., & Benson, D. F. (1986). *The frontal lobes*. New York: Raven Press.

Taylor, H. G., & Fletcher, J. M. (1990). Neuropsychological assessment of children. In G. Goldsteni & M. Hersen (Eds.), *Handbook of psychological assessment* (2nd ed., pp. 228–255). Elmsford, NY: Pergamon Press.

Thorndike, R. (1997). The early history of intelligence testing. In D. P. Flanagan, J. L. Genschaft, & P. L. Harrison (Eds.), *Contemporary intellectual assessment: Theories, tests, and issues* (pp. 3–16). New York: Guilford Press.

Thurstone, L. L. (1938). *Primary mental abilities*. Chicago: University of Chicago Press.

Tiffin, J., & Asher, E. J. (1948). The Purdue Pegboard: Norms and studies or reliability and validity. *Journal of Applied Psychology, 32*, 234–247.

Tulving, E. (1972). Episodic and semantic memory. In E. Tulving & W. Donaldson (Eds.), *Organization of memory* (pp. 381–403). New York: Academic Press.

Waber, D. P., Shapiro, B. L., Carpentieri, S. C., Gelber, R. D., Zou, G., Dufresne, A., et al. (2001). Excellent therapeutic efficacy and minimal late neurotoxicity in children treated with 18 grays of cranial radiation therapy for high-risk acute lymphoblastic leukemia: A 7-year follow-up study of the Dana–Farber Cancer Institute Consortium Protocol 87–01. *Cancer, 92*(1), 15–22.

Wechsler, D. (1939). *The measurement of adult intelligence*. Baltimore: Williams & Wilkins.

Wechsler, D. (1949). *Manual for the Wechsler Intelligence Scale for Children*. New York: Psychological Corporation.

Wechsler, D. (2002). *Wechsler Preschool and Primary Scale of Intelligence—Third Edition*. San Antonio, TX: Psychological Corporation.

Welsh, M. C., Pennington, B. F., & Groisser, D. B. (1991). A normative–developmental study of executive function: A window on prefrontal function on children. *Developmental Neuropsychology, 7*, 131–149.

Wilson, B. C. (1992). The neuropsychological assessment of the preschool child: A branching model. In I. Rapin & S. J. Segalowitz (Eds.), *Handbook of neuropsychology: Vol. 6. Child neuropsychology* (pp. 377–394). New York: Elsevier Science.

Wilson, B. C., Iacovello, J. M., Wilson, J. J., & Risucci, P. (1982). Purdue Pegboard performance of normal preschool children. *Journal of Clinical Neuropsychology, 4*, 19–26.

Woodcock, R. W., McGrew, K. S., & Mather, N. (2001). *Woodcock–Johnson III Tests of Achievement (WJ III)*. Itasca, IL: Riverside.

Zimmerman, I. L., Steiner, V. G., & Pond, R. E. (2003). *Preschool Language Scale—Fourth Edition*. San Antonio, TX: Harcourt Assessment.

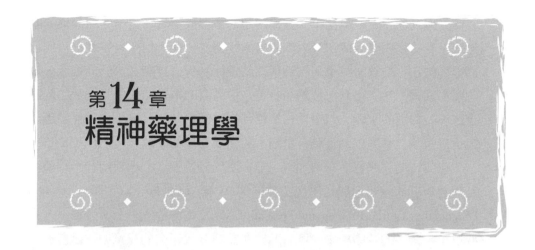

Joan L. Luby　著

　　開立治療精神異常的藥物給學齡前兒童使用的想法，正面臨強大的社會阻力甚至是反感。既然患有嚴重醫療疾患之幼童的藥物治療是常見且被接受的臨床實務，這種對於精神用藥的偏差信念，似乎是根源於不相信幼童會遭受嚴重且會引起障礙的心智疾病，而需要積極的醫療處置。因為幼童的心理疾患治療中，只有非常少數的領域進行相關研究，在缺乏安全性及療效的資料下，使用這些藥物治療具有嚴重心理疾病之幼童，需特別小心謹慎。不過，對於使用這些藥物的原則之阻抗性，以及缺乏幼童出現嚴重心理疾病的相關衛教，會阻礙對這些介入方法進行經過適當設計之對照試驗的支持，而這些試驗或許可證實介入的療效——本書並以改善此問題作為目標。

　　幼童精神藥物介入之適當對照研究的急迫需求，就醫師近期大幅增加開立精神用藥給學齡前孩童而言，實過於低估（Zito & Safer, 2005; Zito et al., 2000）。此發現使我們警覺此年齡族群缺乏安全性與療效資料，但對於目前市場上大量可使用的新藥物開始減少，且在某些案例中僅提供有限的心理健康照護，這些狀況並不令人訝異。因為在這些新的藥物類別中，例如：選擇性血清素再吸收抑制劑（SSRI）、抗鬱劑及非典型抗精神病劑，

其開立藥物的方式較為簡單，且比同類的舊型藥物具有更佳的耐受性。雖然缺乏支持這些介入使用於大部分案例所需的研究，但這些特性都可能會影響那些在「前線」誠摯想試圖幫助幼童行為失去控制之家庭的臨床人員的藥物開立。為了得到一致的結論，一份簡要的調查結果顯示，藥物的開立在一般科別的臨床人員中比兒童精神科醫師更為頻繁。不過，何種臨床人員最常開立藥物給幼童仍有爭議，故需要更多的釐清（Coyle, 2000）。

在藥物開立開始大幅增加時，許多出現於幼童之心理疾病的早期偵測及適合年齡的分類已開始出現（參見 2003 年 Task Force on Research and Diagnostic Criteria: Infancy and Preschool，以及本書第六、七、九章）。這些校正年齡後的診斷標準，應有助於在需要介入研究的兒童中辨識心理疾患。此類極早期的介入計畫，應包括心理社會（例如：心理治療或發展性）及精神藥物媒介，在適用時單獨或合併使用。

雖然理論仍需要對照實證的考驗，但在生命較早期提供心理健康介入，可提供找出更具療效之治療方法的契機。此類強化的早期介入療效模式，可由學齡前孩童之腦部具有較高的可塑性而獲得支持。據此，初步的證據支持此模式亦可使用於自閉症系列的診斷中，即在五歲前提供早期、密集性的行為介入，似乎具有獨特的療效（更多細節參見 Bishop & Lord，本書第十二章）。

目前關於在年齡較大的兒童中的特殊精神疾病，已有許多具備安全性與療效的治療方法。尤其是在焦慮性疾病的領域中，已有許多對照試驗，包括雙盲、以安慰劑為對照組的試驗。這些研究已證實活性藥物比安慰劑對兒童的焦慮疾病更具療效。尤其是，已證實三環抗鬱劑及 SSRI 在治療強迫症時的療效（D. Geller et al., 2001; D. Geller et al., 2003; Liebowitz et al., 2002; March & Leonard, 1998; Riddle et al., 2001）。在這些藥物中，非典型抗精神病劑（尤其是 risperdone）在治療自閉症系列疾病時的療效，亦獲得一項大型、多試驗中心、雙盲、以安慰劑為對照組的試驗所支持（McDougle et al., 2005; McCracken et al., 2002）。

兒童憂鬱症的藥物治療仍有爭議，因為同時有正向及負向的發現。此外，最近大家的注意力放在英國的研究資料上，認為憂鬱兒童及青少年自

殺率的升高，可能與抗鬱劑的使用有關。美國食品及藥物管理局（FDA, 2004）最近對使用 SSRI 抗鬱劑於重鬱症中，發表一項「黑盒子」警告。對於使用 SSRI 治療憂鬱症兒童的疑慮，對臨床帶來強烈的衝擊，雖然使用 Prozac 於憂鬱症之學齡孩童中已有可預期的資料（Emslie et al., 1997, 1998, 2002; Wagner et al., 2004）。新發表的準則建議，在開始使用抗鬱劑療法治療兒童及青少年之任何適應症時，應有非常密集的追蹤（例如：每週）（American Academy of Child and Adolescent Psychiatry, 2004）。

已在年紀較大之孩童中，證實藥物治療之療效的兒童心理疾患中，有許多案例的治療均可作為此族群之心理社會介入的輔佐。事實上，此類綜合性的治療方法，已成為多種特殊兒童心理疾患的標準照護建議，例如：ADHD（MTA Cooperative Group, 1999）與強迫症（March, 2003）。當出現更新且耐受性更高之抗鬱劑及抗精神病劑時，將可更易於使用在年幼的兒童族群中。對兒童族群相當重要地，這些藥物均因為具有較少的鎮靜副作用、較廣的治療範疇以及治療期間內不需血液檢測監測濃度，而具有更大的用途潛能。因此，藥物治療在幼童之特殊心理疾病中是否具備安全性與療效，是近期備受關注的議題（e.g., Greenhill et al., 2003; Vitiello, 2001; Jensen, 1998; Stubbe & Martin, 2000）。事實上，藥物治療同時具有潛在的危險性與潛在的獨特療效，因此這是一個需要適當、密集監測與長期追蹤之謹慎研究的領域。

幼童族群中的特殊問題考量

學齡前階段的精神藥理學與腦部發展

在學齡前孩童中使用對精神有顯著影響之藥物時，唯一且重要的考量為已經知道大腦在發展早期具有較高的可塑性。基礎神經科學研究令人興奮的資料，認為腦部的整體變化以及「與經驗有關」的改變（受外界環境影響），對於五歲前的大腦發展會有較為明顯的影響（e.g., Turner & Greenough, 1985; Greenough, McDonald, Parnisari, & Camel, 1986; Greenough,

Black, & Wallace, 1987）。動物實驗的結果發現，不同發展年齡從腦傷中復原的機率，以及人類嬰兒腦部代謝過程的功能性神經造影證據，支持幼年期的腦部變化較為明顯且具有較高的活動力或「神經可塑性」（Chugani, Phelps, & Mazziotta, 1987; Benes, Taylor, & Cunningham, 2000; Kolb, 1995）。雖然目前對人體中的這些過程與臨床解釋上的研究仍相當缺乏，但提出在幼年期提供治療時，可能帶來的機會之窗或可能的「關鍵期」。如果可建立「關鍵期」或較高的「經驗相關」神經塑性，則可遵循在極幼小之孩童中同時使用心理社會及藥物學媒介時，可能具有較高的療效。但相對地，幼年的可塑性也置本身於獨特的危險境地，例如：產生不想要的或潛在難以復原的腦部發展變化。

目前已有豐富的證據指出，由精神病性藥物標的之許多腦部的神經傳導系統，在學齡前階段會經歷迅速的變化（Seeman et al., 1987）。同樣地，重要腦部區域的相關架構或結構，在此時期會經歷迅速的轉化，例如：神經元的密度會在三歲時達到高峰，之後選擇性的消除或「剪去」會高度活化，直到十歲達到較穩定的成人突觸與突觸數量為止（Huttenlocher, 1990）。功能性造影研究已在腦部代謝活性中偵測出相似的變化歷程（Chugani et al., 1997）。

在相似的研究系列中，動物研究已在多種特定部位中測得，在幼年「關鍵期」對早期壓力性荷爾蒙或藥物反應出現永久性的腦部變化。例如：在齧齒目動物出生後不久的關鍵期內耗盡血清素，會導致持續性的突觸缺陷與相關的學習障礙（Mazer et al., 1997）。在產後關鍵期，大鼠對Haldol在多巴胺系統偵測到的反應，亦有相似的發現（Hill & Engblom, 1984）。雖然這些資料具有高度的暗示性，且可能與早期人類大腦變化及發展的研究一致，但目前的證據仍不足以支持，在人類及其他靈長類動物中，已知和情緒及行為有關之區域會有類似的「關鍵期」。不過，這些研究在吸引我們將注意力放在神經可塑性可能提升正向或負向腦部變化時，低估了謹慎及仔細設計的需要。

🌀 與年齡有關的倫理疑慮

雖然在幼童中使用精神活性藥物治療特殊、重度且會造成障礙之精神疾病的研究，似乎已明確獲准，但仍有特殊的倫理疑慮。在任何幼童介入研究中的主要問題之一為，他們因為認知功能未臻成熟，而無法同意參與研究。雖然此問題會出現在任何與幼童受試者有關的研究，不過，此問題的重要性會隨藥物治療研究計畫潛在風險的增加而上升。不過，如同所有醫學研究一樣，必須衡量這些風險的疑慮與潛在的效益考量。以這些治療在大小孩及成人中的大量療效證據，以及這些疾病已知的慢性及復發過程為基礎，風險效益比可支持幼童在此領域使用多種藥物積極進行治療的研究計畫。

以學齡前的精神藥物學為基礎的實證資料

使用可取得的醫學期刊搜尋程式，嘗試蒐集目前在學齡前族群中使用精神病藥物的所有研究清單（參見表 14.1 至 14.3）。以本領域不足的資料為基礎，該表涵蓋廣泛的期刊來源，除了以安慰劑為對照組的試驗外，也包括單一個案研究與小型的開放標籤試驗，以有助於解決此問題。為了反映目前這些研究的焦點所在，將這些研究組織彙整為三個獨立的表格。表14.1 彙整所有使用精神興奮劑與相關藥物治療學齡前族群ADHD問題的研究、表 14.2 彙整學齡前族群自閉症系列疾病的治療研究、表 14.3 彙整大小孩之較大樣本群中（也包括大量學齡前孩童）對於躁鬱症的治療。這些較年幼的孩童已成為研究的焦點或納入較大型的研究中，雖然在此幼年族群中的疾病現象學缺乏相關的實證性資料（參見 Luby & Belden，本書第十章）。雖然這些研究資料仍相當小型，但在這三種診斷領域中已是相對較大型的資料庫。

對自閉症的早期藥物學治療比起其他所有早發性精神疾病，均相對受到較多的注意。這與驗證此早發疾病的效度已建立一段時間有關。即便如此，此資料庫仍不足以有自信地在學齡前族群中提供治療。

表 14.1 適用 ADHD 的精神興奮劑與相關藥物

作者	藥物	年齡(N)	研究設計	時間架構	診斷評估	主要結果	副作用或安全問題
Conners (1975)	利他能（MPH）	6 歲（N=53）	雙盲、平行分組設計；MPH 11.8 mg/天	42 天	臨床診斷與心理測驗	29 位孩童中有 27 位出現改善	稍微的副作用以及血壓上升的趨勢
Schleifer 等人（1975）	利他能（MPH）	3 至 5 歲（N=26）	雙盲、平行分組交叉設計；MPH 2.5-30 mg/天	28 至 42 天	臨床診斷	母親自述報告出現改善	增加社會退縮與煩躁不安
Cohen, Sullivan, Minde, Novak, & Helwig (1981)	利他能（MPH）	平均年齡 5 歲 2 個月（N=24）	開放標籤；MPH 10-30 mg/天	20 週	Con. Suite	MPH 未比無治療組更好	較常獨自一人玩耍
Barkley, Karlsson, Strzelecki, & Murphy (1984)	利他能（MPH）	4 至 5 歲 11 個月（N=54）	雙盲、以安慰劑為對照組的交叉設計；MPH 0.3 mg/kg/天；MPH 1 mg/kg/天	21 至 30 天	Con. Suite 與 W-W-P ARS	過動受試者的「正常化」與更正向的母親互動	劑量愈高，愈容易出現副作用

作者（年份）	年齡（N）	設計／劑量	期間	評估	結果	副作用
Barkley (1988)	3 至 5 歲 (N=27)	雙盲、以安慰劑為對照組的交叉設計；MPH 0.3 mg／kg／天；MPH 1 mg／kg／天	21 至 30 天	Con. Suite、W-W-P、ARS 與 HSQ	只有在較高的劑量時，可減少 45% 的上課不專注行為	母親自述孩童使用 MPH 比安慰劑有更多的副作用
Speltz, Varley, Peterson, & Beilke (1988)	4 歲 (N=1)	雙盲個案研究；DEX 2.5 mg；每天 2 次；DEX 5 mg，每天 2 次	77 天	臨床診斷	發脾氣及敵對性侵略減少	增加衰鳴、倦怠、獨自一人玩耍與腹痛的頻率；胃口下降
Alessandri & Schramm (1991)	4 歲 (N=1)	開放標籤個案研究；DEX 5 mg／天	16 週	Con. Suite 與臨床診斷	改善注意力與社會功能	較常獨自一人玩耍及類似遊戲
Mayes, Crites, Bixler, Humphrey, & Mattison (1994)	3 至 5 歲 (N=69)	單盲 ABA 設計；MPH 0.3 mg／kg／天，並增加 2.5 至 5 mg	24 天	臨床診斷	71% 的學齡前孩童對 MPH 有反應	51% 出現副作用：易怒、胃口下降、昏睡和煩躁不安

（續下表）

表 14-1 適用 ADHD 的精神興奮劑與相關藥物（續）

作者	藥物	年齡(N)	研究設計	時間架構	診斷評估	主要結果	副作用或安全問題
Hagino 等人 (1995)	鋰鹽 (Li)	4至6歲 (N=20)	開放標籤；Li 300-1,200 mg／天	6至37天	臨床診斷	60%有中樞神經系統、腸胃道、泌尿生殖器與眼球副作用；40%有「騷擾行為」副作用；20%有「嚴重」副作用	副作用的出現與較高的鋰鹽濃度與劑量有關
Avci, Diler, & Tamam (1998)	氟西汀 (FL)	2歲5個月 (N=1)	個案研究；FL 5 mg／天	3個月	臨床診斷	緩解特定的恐懼症、恐慌發作	未提及副作用
Harmon & Riggs (1996)	可待因貼片	3至6歲 (N=7)	開放標籤；每5天使用1次可待因貼片	24個月	臨床診斷	減少侵略性、過度警覺與睡眠障礙	貼片部位輕微的局部刺激與紅斑、順應性差
Lee (1997)	脈法辛 (Guanfacine)	2至3歲 (N=4)	個案研究；Guan 0.25-0.5 mg，每天2次	6個月	CBC、Con. Suite 與臨床診斷	改善行為並減少過動、衝動與侵略性	未提及副作用

研究	藥物	年齡／人數	設計／劑量	期間	測量	結果	副作用
Monteiro-Musten, Firestone, Pisterman, Bennett, & Mercer（1997）	利他能（MPH）	4至5歲11個月（N=31）	雙盲、以安慰劑為對照組的交叉設計；MPH 0.3 mg／kg／天；MPH 0.5 mg／kg／天	21至30天	C&A-Ps診斷及S、N、P檢核表	90%的受試者出現改善	副作用輕微且在臨床上可被忽略
Byrne, Bawden, DeWolfe, & Beattie（1998）	利他能（MPH）與右旋安非他命（DEX）	平均年齡5歲2個月（N=16）	開放標籤；MPH 15-20 mg／天，DEX 7.5-15 mg／天	5個月	CDI、CPRS與臨床診斷	改善注意力與社會關係；減少問題行為	未提及副作用
Firestone, Munsten, Pisterman, Mercer, & Bennett（1998）	利他能（MPH）	4至6歲（N=54）	雙盲、以安慰劑為對照組；MPH 0.3 mg／kg／每天2次；MPH 0.5 mg／kg／每天2次	21至30天	C&A-Ps診斷、S、N、P檢核表及Con. Suite	97%在接受安慰劑時經歷某些副作用；嚴重副作用報告低於10%，低劑量與高劑量安慰劑組的嚴重報告率相當	最常見的副作用為易怒、焦慮、易哭泣與失眠

（續下表）

表 14.1 適用 ADHD 的精神興奮劑與相關藥物（續）

作者	藥物	年齡(N)	研究設計	時間架構	診斷評估	主要結果	副作用或安全問題
Handen, Feldman, Lurier, & Murray (1999)	利他能（MPH）	4至5歲 (N=11)	雙盲、以安慰劑為對照組、交叉試驗；MPH 0.3-0.6 mg／kg，從每天4次到每天3次	21天	PBQ、Con. Suite與臨床診斷	73%的學齡前發展障礙及ADHD孩童出現改善	45%經歷社會退縮與易怒
Ghuman 等人 (2001)	利他能（MPH）與右旋安非他命（DEX）	3至5歲 (N=27)	病歷檢視；MPH 0.55-1.16 mg／kg；DEX 0.43-0.6 mg／kg	24個月	臨床診斷	74%在第三個月出現改善；70%在第十二與第二十四個月出現改善	63%曾出現副作用；11%因為副作用而必須停用藥物；煩躁不安、頭痛與遲鈍

註：表14.1至14.3的縮寫：Con. Suite，Conners。Conners家長問卷、Conners家長評量表、Conners簡式教師評量表、Conners式教師評量表──修正版、Conners家長教師問卷或Conners家長評分量表過動指數；W-W-P ARS，Werry-Weiss-Peters活動評量表；HSQ，居家情境問卷；CBC，兒童行為檢核表；Dx for C & A-Ps，兒童、成人及父母診斷性會談；S, N, and P Checklist，Swanson、Nolan和Pelham評量表；CDI，學齡前兒童行為發展量表；CPRS，兒童精神評量表；PBQ，學齡前行為問卷。

表 14.2　適用自閉症系列疾病的藥物

作者	藥物	年齡(N)	研究設計	時間架構	診斷評估	主要結果	副作用用或安全問題
Anderson 等人（1984）	Haloperidol	2.33 至 6.92（N=40）	雙盲、以安慰劑為對照組		GDS、CPRS、Con. Suite、CGIS	明顯減少行為症狀與一般性的臨床改善；改善辨別學習	未提及副作用
Anderson 等人（1989）	Haloperidol	2 歲至 7 歲6 個月（N=45）	雙盲、以安慰劑為對照組、交叉試驗設計	14 週	CPRS、CGIS	對辨別學習並無影響；明顯減少不適行為	
Findling, Maxwell, & Witznitzer（1997）	Risperidone	5 至 9 歲（N=6）	開放標籤；Rsp 0.75-1.5 mg／天	8 週	臨床診斷	所有受試者在自閉行為上均有改善，CPRS 及 CGI 嚴重分數下降	最常見的副作用為體重增加與鎮靜作用
Schreier（1998）	Risperidone	5 至 16 歲（N=11）	開放標籤；0.25-3.0 mg／天	24 週	臨床診斷	73%對 Risperidone 有反應	最常見的副作用為體重增加與鎮靜作用
Posey, Walsh, Wilson, & McDougle（1999）	Risperidone	23 至 29 個月（N=2）	個案研究；0.25-1.25 mg／天	13 個月	臨床診斷	Risperidone 可減少侵略性並改善2 名個案的社會關係	一位孩童經歷心搏徐緩併發症，減低劑量後獲得緩解

（續下表）

表14.2　適用自閉症系列疾病的藥物（續）

作者	藥物	年齡(N)	研究設計	時間架構	診斷評估	主要結果	副作用或安全問題
Masi, Cosenza, Mucci, & Brovedani (2001)	Risperidone	3至6歲 (N=10)	開放標籤；0.25-0.50 mg／天	16週	臨床診斷	100%均出現標的症狀的減少；CPRS平均下降12%，最常出現的改善包括：關係品質、情感穩定性、控制刻板行為與坐立不安	輕微的副作用報告：增加與減少胃口、心搏徐緩、發燒、疲倦與明顯的悲傷
Masi, Cosenza, Mucci, & DeVito (2001)	Risperidone	3至6歲 (N=24)	開放標籤；0.25-0.75 mg／天	16週	CARS與臨床診斷	21%在CPRS出現改善與14%在CARS的總分上出現改善；行為控制與情感調節改善高於25%	54%未出現副作用；少數暫時性地增加心跳、體重增加、短期肌肉張力低下
Snyder等人 (2002)	Risperidone	5至12歲 (N=110)	1週、單盲、以安慰劑為對照組，輔以6週雙盲、以安慰劑為對照組；0.02-0.06 mg／kg／天	7週	NCBRF、ABC、BPI、CGIS、MCVLT與持續表現測驗	Risperidone在智力低於平均值且具有嚴重破壞行為的兒童中，似乎具有良好的耐受性與效用	最常見的副作用：嗜睡、頭痛、胃口增加與消化不良

表 14.3　躁鬱症用藥：涵蓋六歲以下兒童的研究

作者	藥物	年齡(N)	研究設計	時間架構	診斷評估	主要結果	副作用或安全問題
Youngerman & Canino (1978)	鋰鹽	3 至 19 個月 (N=46)	回溯性的病歷檢視		臨床診斷	46 位中，有 30 位對鋰鹽有正向反應	未提及副作用
Biederman 等人 (1998)	情緒穩定劑	3.5 至 17 個月 (N=792)（最後的樣本為 49 位孩童）	病歷檢視		YMRS、K-SADS 流行病學版	情緒穩定劑與類狂躁症狀的明顯改善有關，而抗鬱劑、抗精神病劑與興奮劑藥物則否；鋰鹽則是最有效的	未提及副作用
Mota-Castillo 等人 (2001)	Valproate 與 Divalproex	18 個月至 5 歲 (N=9)	臨床個案報告		臨床診斷	在此疾群中提供使用情緒穩定劑而非興奮劑的理論基礎	未提及副作用
Pavuluri, Janicak, & Carbray (2002)	Risperidone、鋰鹽與 Topiramate	4 歲 5 個月 (N=1)	臨床個案報告		PAPA、WASH-U-K-SADS	合併使用 Topiramate 與 Risperidone 可使孩童更為穩定；單獨使用 Risperidone 以及合併 Risperidone 使用，可在 1 週後減少易怒與憤怒，並惡化憂鬱症狀	體重增加；使用鋰鹽的孩童出現多尿症；最常見的副作用：認知副作用與感覺異常

（續下表）

表 14.3 躁鬱症用藥：涵蓋六歲以下兒童的研究（續）

作者	藥物	年齡(N)	研究設計	時間架構	診斷評估	主要結果	副作用或安全問題
Tuzun, Zoroglu, & Savas (2002)	Carbamazepine	5 歲 2 個月 (N=1)	個案報告；100-300 mg／天；6.7 μg／mL 且 300 mg／天	2 週	臨床診斷	Carbamazepine 可有效並安全治療躁症	未提及副作用
Tumuluru, Weller, Fristad, & Weller (2003)	鋰鹽	3 至 5 歲 (N=36)	臨床個案報告；回溯性病歷檢視	4.5 年	臨床診斷	所有使用鋰鹽治療的 5 位孩童均有所改善	未提及副作用
Scheffer & Niskala Apps (2004)	情緒穩定劑，主要為丙戊酸	2 至 5 歲 (N=31)	回溯性病歷檢視		臨床診斷、YMRS、CGIS、CGI-S	使用情緒穩定劑具有臨床療效，且具有相對明顯的發展效益	一位女童出現掉髮；一位使用 Divalproate 之患者的肝臟酵素上升
Biederman 等人 (2005)	Olanzapine 與 Risperidone	4 至 6 歲 (N=31)	開放標籤；rsp. 0.25-2.0 mg／天、Olanzapine 1.25-10 mg／天	8 週	YMRS、CGI-S、CGI-I、K-SADS 流行病學版、CDRS、BPRS	Risperidone 與 Olanzapine 的反應率並無差異；Risperidone 與鬱症狀改善有關	最常見的副作用為胃口增加、頭痛與鎮靜；Risperidone 與泌乳素濃度增加有關；兩種藥物均會使體重明顯增加

開立精神病藥物給學齡前孩童：
具理論依據的均衡警語

目前僅有四種精神病藥物已取得美國食品與藥物管理局的許可，可用以治療六歲以下兒童的精神疾病（參見表14.4）。除了 Dexedrine 與 Adderall 這兩種興奮劑以外，其餘獲准的抗精神病劑（Thorazine 與 Mellaril）並未被廣泛使用，因為更新、耐受性更佳的「非典型抗精神病劑」具有較佳的副作用概況（請見前面的討論）。因此，目前所有開立給學齡前孩童的藥物，實際上均必定是在藥品的仿單標示之外（off label）。據此，大部分開立給學齡前孩童的精神病藥劑處方均標示為「非適應症」。開立「非適應症」的意思為臨床人員無法提供任何關於治療對成長、發展與基本安全性的保證。重要的是與照顧者客觀地討論，因此較能夠在同意孩童接受治療前作出知情同意。據此，將這些事實詳盡地以書面形式記載於藥物治療知情同意書給學齡前患童的父母，這也是一種聰明的做法。

表 14.4　獲得美國食品及藥物管理局許可使用在年逾五歲的藥物

藥物	適應症	限制
Dexedrine	猝睡症、ADHD	建議使用於 3 至 16 個月大的小孩
Adderall	猝睡症、ADHD	未曾在未滿 6 歲的孩童中進行測試
Thorazine	孩童的嚴重行為問題	建議使用於 1 至 2 歲的孩童
Mellaril	孩童的嚴重行為問題	不適用於未滿 2 歲的孩童；禁用於未滿 1 歲的孩童

以可取得的實證資料為基礎，審慎開立興奮劑藥物給出現 ADHD 嚴重症狀的學齡前孩童，目前是合理的治療選項。與 ADHD 大小孩以實證資料為基礎的治療建議相似，結合藥物及行為介入似乎也是以學齡前之臨床經

驗為基礎的最有效療法。不過，仍有許多我們不知道的事項，例如：藥物
治療最有效的對象以及最有效的劑量為何。進行中之「學齡前 ADHD 治
療」的研究結果（參見 Steinhoff et al.，本書第四章），亦有助於豐富這些
參數。此外，在幼童中，很重要的是研究其他與這些症狀相關之潛在病因
的可能性（例如：焦慮或創傷），而非注意力的核心問題。不過，當 ADHD
成為學齡前患者的嚴重問題時會持續表現在多種環境中，而無明顯的緩
解，並造成嚴重的障礙；因此，這些症狀與診斷會變得相對較為明確（更
多細節參見本書第四章）。

　　鑑於可能需優先試用而獲得美國食品及藥物管理局許可，而使用於此
年齡群中的兩種興奮劑藥物，如果這些藥物對孩童無效或耐受性不佳，則
變換至其他具相似藥物學成分的藥物，是合理的下一個步驟。無論選擇何
種特殊藥物，以短效興奮劑（盡可能使用相同類型的藥物）作為治療的開
始將是聰明的，因此如果出現似是而非的反應，例如：躁動或焦慮增加
（在幼童中的發生率似乎較高），將會是暫時性的。應適用於所有幼童藥
物監測的一個通用原則為，需要密切觀察病患，尤其是在開始治療時，必
須安排頻繁且規律的約診（每週一次到兩次），以及電話聯繫（如果有需
要的話）。一旦接受穩定的劑量後，每個月監測一次學齡前孩童應是足夠
的；不過，為這些幼童安排頻率較低的追蹤，並不理想。

其他適用精神病理學藥物的學齡前疾病／問題

　　轉介學齡前孩童至心理衛生中心的常見原因，包括 ADHD 或對立性反
抗疾患診斷無法解釋的易怒與情緒障礙、衝動與侵略性。學齡前孩童是否
會表現出狂躁或躁鬱症的疑問，目前仍在研究中（回顧資料參見 Luby &
Belden，本書第十章）。雖然有上述問題存在，但控制極端且持續之侵略
性或易怒問題以及情緒障礙的藥物，時常是出現這些症狀之幼童的所需。
進行完整適齡的臨床評估，確認行為並非可改善之行為或心理社會問題所
導致的行為，是很重要的。一旦排除此可能性或以適當的方法運用治療，
但最後卻無法成功時，考慮使用精神藥物作為下一治療步驟，將會是合理

的考量。不過，應注意，將缺乏完整之心理健康與發展評估的學齡前孩童，轉換至控制侵略性、衝動性或行為障礙的藥物，可能是不適合的。

α促效劑，例如 clonidine 與 guanfacine，在控制衝動行為上具有多變的成功率（參見表 14.1）。雖然 Tenex 因為具有較少的鎮定副作用而較適用於幼童，但這兩種藥物均具有良好的耐受性。此兩種藥物都具有安全性，但和使用於大小孩中的標準照護一樣需執行基期心電圖（EKG），確認無已存在的心臟異常。在許多情況下，這些耐受性及安全性佳的藥物並不足以控制嚴重的侵略性或易怒性，這時試用非典型抗精神病劑可能較為有效。不過，考慮較高的長期副作用風險且缺乏對成長與發展的基本資料，不應輕率決定在這些適應症上使用這些藥物。使用這些藥物時，從低劑量開始並緩慢增加劑量，嘗試在最短時間內維持最低可能的劑量，是聰明的做法。欲達成後者目標，應盡可能以較低劑量的週期性試驗方式來試用藥物。

因為具有較複雜的處置與副作用，在幼童中使用情緒穩定劑，如鋰鹽或丙戊酸可能會引起問題，且一般不應作為第一線藥物使用。這是因為必須時常進行抽血，這對於學齡前兒童而言一般均無法忍受，且在許多案例中會出現幼童難以忍受的副作用。例如：鋰鹽可能會使已經能夠通過如廁訓練的孩童發生尿床的副作用。丙戊酸的腸胃道副作用也可能使幼童難以忍受。缺乏這些藥物對成長及發展之影響，以及用於調節孩童情緒時的資料，也是使用時必須特別小心的因子之一。

使用藥物治療學齡前孩童的睡眠問題

有個通用的原則是睡眠用藥禁用於學齡前孩童，因為讓幼童學習適當的自我鎮靜方法以克服分離恐懼而使自己入睡，這對發展極為重要，這也時常是幼年發展期出現睡眠障礙的一種重要因素。應使用基礎睡眠習慣的原則（例如：減少刺激）作為首要的措施。關於處理特殊睡眠障礙的行為方法，請見其他文章（Ferber, 1986）。

取得非適應症處方的同意：特殊考量

取得法定監護人對開立精神活性藥物處方給孩童使用的書面知情同意書，已在臨床上廣被接受。這對開立藥物給學齡前孩童尤為重要，因為大部分均為非適應症藥物，且缺乏充足的實證性測試。書面同意書對提供醫師法律上的保護十分有用，且花費時間完整告知病患，並取得同意提供孩童實驗性的病症療法，是很重要的。除了檢視可能的副作用以外，醫師應詳述並與父母／監護人討論藥物並未取得美國食品及藥物管理局許可而使用於此年齡族群的事實。此外，也應討論較不常見或仍為未知的可能副作用。整體的目標為專注於告知父母／監護人使用藥物所帶來的額外風險（尚未經過足夠的測試），並可在此時提及風險效益比的相關問題。

結論

學齡前精神病理藥物學之潛在獨特的前途與獨特潛在的危險性，均使我們必須進行更多的研究。此需求的急迫性被過於低估，因為缺乏資料引導臨床開立精神活性藥物給幼童使用。目前完成的研究僅能表面了解需求，且大幅落後大小孩及學齡前兒童神經疾病領域可使用的資料。將心智疾患視為確鑿之醫療病症的社會污名，仍為阻礙此領域之進展的因子。考量到心理健康領域沉浸於適當使用藥物療法於年紀較大的族群中，此領域仍為可能極具前途的未開發之地。

致謝

本研究蒙國際心理健康協會（National Institute of Mental Health）慨允贊助 Joan L. Luby（Grant No. R01 #MR01 MH 064769）。

參考文獻

Alessandri, S. M., & Schramm, K. (1991). Effects of dextroamphetamine on the cognitive and social play of a preschooler with ADHD. *Journal of the American Academy of Child and Adolescent Psychiatry, 30,* 768–772.

American Academy of Child and Adolescent Psychiatry. (2004, October). *Supplementary talking points for child and adolescent psychiatrists regarding the FDA black box warning on the use of antidepressants for pediatric patients.* Retrieved October 3, 2005, from www.aacap.org/press_releases/2004/ssriemail10_29_041.pdf.

Anderson, L., Campbell, M., Adams, P., Small, A., Perry, R., & Shell, J. (1989). The effects of haloperidol on discrimination learning and behavioral symptoms in autistic children. *Journal of Autism and Developmental Disorders, 19,* 227–239.

Anderson, L., Campbell, M., Grega, D., Perry, R., Small, A., & Green, W. (1984) Haloperidol in the treatment of infantile autism: Effects on learning and behavioral symptoms. *American Journal of Psychiatry, 141,* 1195–1202.

Avci, A., Diler, R. S., & Tamam, L. (1998). Fluoxetine treatment in a 2.5-year-old girl. *Journal of the American Academy of Child and Adolescent Psychiatry, 37,* 901–902.

Barkley, R. A. (1988). The effects of methylphenidate on the interactions of preschool ADHD children with their mothers. *Journal of the American Academy of Child and Adolescent Psychiatry, 27,* 336–341.

Barkley, R. A., Karlsson, J., Strzelecki, E., & Murphy, J. V. (1984). Effects of age and Ritalin dosage on the mother–child interactions of hyperactive children. *Journal of Consulting and Clinical Psychology, 52,* 750–758.

Benes, F. M., Taylor, J. B., & Cunningham, M. C. (2000). Convergence and plasticity of monoaminergic systems in the medial prefrontal cortex during the postnatal period: Implications for the development of psychopathology. *Cerebral Cortex, 10,* 1014–1027.

Biederman, J., Mick, E., Bostic, J. Q., Prince, J., Daly, J., Wilens, T. E., et al. (1998). The naturalistic course of pharmacological treatment of children with manic-like symptoms: A systematic chart review. *Journal of Clinical Psychiatry, 59,* 628–637.

Biederman, J., Mick, E., Hammerness, P., Harpold, T., Aleardi, M., Dougherty, M., et al. (2005). Open-label, 8-week trial of olanzapine and risperidone for the treatment of bipolar disorder in preschool-age children. *Biological Psychiatry.*

Byrne, J. M., Bawden, H. N., DeWolfe, N. A., & Beattie, T. L. (1998). Clinical assessment of psychopharmacological treatment of preschoolers with ADHD. *Journal of Clinical and Experimental Neuropsychology, 20,* 613–627.

Chugani, D. C., Muzik, O., Rothermel, R., Behen, M., Chakraborty, P., Mangner, T., et al. (1997). Altered serotonin synthesis in the dentatothalamocortical pathway in autistic boys. *Annals of Neurology, 42,* 666–669.

Chugani, H. T., Phelps, M. E., & Mazziotta, J. C. (1987). Positron emission tomography study of human brain functional development. *Annals of Neurology, 22,* 487–497.

Cohen, N., Sullivan, M., Minde, K., Novak, C., & Helwig, H. (1981). Evaluation of the relative effectiveness of methylphenidate and cognitive behavior modification in the treatment of kindergarten-aged hyperactive children. *Journal of Abnormal Child Psychology, 9,* 43–54.

Conners, C. K. (1975). Controlled trial of methylphenidate in preschool children with minimal brain dysfunction. *International Journal of Mental Health, 4,* 61–74.

Coyle, J. (2000). Psychotropic drug use in very young children. *Journal of the American Medical Association, 283,* 1059–1060.

Emslie, G., Heiligenstein, J., Wagner, K., Hoog, S., Ernest, D., & Brown, E. (2002). Fluexotine for acute treatment of depression in children and adolescents: A placebo-controlled, randomized clinical trial. *Journal of the American Academy of Child and Adolescent Psychiatry, 41*(10), 1205–1215.

Emslie, G., Rush, J., Weinberg, W., Kowatch, R., Carmody, T., & Mayes, L. (1998). Fluoxetine in child and adolescent depression: Acute maintenance and treatment. *Depression and Anxiety, 7,* 32–39.

Emslie, G., Rush, J., Weinberg, W., Kowatch, R., Hughes, C., & Carmody, T. (1997). A double-blind, randomized, placebo-controlled trial of fluoxetine in children and adolescents with depression. *Archives of General Psychiatry, 54,* 1031–1037.

Ferber, R. (1986). *Solve your child's sleep problems.* New York: Fireside.

Findling, R. L., Maxwell, K., & Wiznitzer, M. (1997). An open clinical trial of risperidone monotherapy in young children with autistic disorder. *Psychopharmacology Bulletin, 33,* 155–159.

Firestone, P., Musten, L. M., Pisterman, S., Mercer, J., & Bennett, S. (1998). Short-term side effects of stimulant medication are increased in preschool children with attention-deficit/hyperactivity disorder: A double-blind placebo-controlled study. *Journal of Child and Adolescent Psychopharmacology, 8,* 13–25.

Geller, B., Hoog, S., Heiligenstein, J., Ricardi, R., Tamura, R., & Kluszynski, S. (2001). Fluoxetine treatment for obsessive–compulsive disorder in children and adolescents: A placebo-controlled clinical trial. *Journal of the American Academy of Child and Adolescent Psychiatry, 40,* 773–779.

Geller, D., Biederman, J., Stewart, S., Mullin, B., Farrell, C., & Wagner, K. (2003). Impact of comorbidity on treatment response to paroxetine in pediatric obsessive compulsive disorder: Is the use of exclusion criteria empirically supported in randomized clinical trials? *Journal of Child and Adolescent Psychopharmacology, 13*(Suppl.), S19–S29.

Ghuman, J. K., Ginsburg, G. S., Subramaniam, G., Ghuman, H. S., Kau, A. S., & Riddle, M. A. (2001). Psychostimulants in preschool children with attention-deficit/hyperactivity disorder: Clinical evidence from a developmental disorders institution. *Journal of the American Academy of Child and Adolescent Psychiatry, 40,* 516–524.

Greenhill, L. L., Jensen, P. S., Abikoff, H., Blumer, J. L., Deveaugh-Geiss, J., Fisher, C., et al. (2003). Developing strategies for psychopharmacological studies in preschool children. *Journal of the American Academy of Child and Adolescent Psychiatry, 42*(4), 406–414.

Greenough, W. T., Black, J. E., & Wallace, C. S. (1987). Experience and brain development. *Child Development, 58,* 539–559.

Greenough, W. T., McDonald, J., Parnisari, R., & Camel, J. E. (1986). Environmental conditions modulate degeneration and new dendrite growth in cerebellum of senescent rates. *Brain Research, 380,* 136–143.

Hagino, O. R., Weller, E. B., Weller, R. A., Washing, D., Fristad, M. A., & Kontras, S. B. (1995). Untoward effects of lithium treatment in children aged four through six years. *Journal of the American Academy of Child and Adolescent Psychiatry, 34,* 1584–1590.

Handen, B. L., Feldman, H. M., Lurier, A., & Murray, P. J. (1999). Efficacy of methylphenidate among preschool children with developmental disabilities and ADHD. *Journal of the American Academy of Child and Adolescent Psychiatry, 38,* 805–812.

Harmon, R. J., & Riggs, P. D. (1996). Clonidine for posttraumatic stress disorder in preschool children. *Journal of the American Academy of Child and Adolescent Psychiatry, 35,* 1247–1249.

Hill, H., & Engblom, J. (1984). Effects of pre- and postnatal haloperidol administrations to pregnant and nursing rats on brain catecholamine levels in their offspring. *Developmental Pharmacology and Therapeutics, 7,* 188–197.

Huttenlocher, P. R. (1990). Morphometric study of human cerebral cortex development. *Neuropsychologia, 28,* 517–527.

Jensen, P. S. (1998). Ethical and pragmatic issues in the use of psychotropic agents in young children. *Canadian Journal of Psychiatry, 43*(6), 585–588.

Kolb, B. (1995). *Brain plasticity and behavior.* Hillsdale, NJ: Erlbaum.

Lee, B. (1997). Clinical experience with guanfacine in 2–and 3-year-old children with attention deficit hyperactivity disorder. *Infant Mental Health Journal, 18,* 300–305.

Liebowitz, M., Turner, S., Piacentini, J., Beidel, D., Clarvit, S., & Davies, S. (2002). Fluoxetine in children and adolescents with OCD: A placebo-controlled trial. *Journal of the American Academy of Child and Adolescent Psychiatry, 41,* 1431–1438.

March, J. (2003). *Pediatric OCD Treatment Study (POTS).* Paper presented at the 156th annual meeting of the American Academy of Child and Psychiatry, San Francisco, CA.

March, J. S., & Leonard, H. (1998). Obsessive–compulsive disorder in children and adolescents. In R. Swinson & M. Antony (Eds.), *Obsessive–compulsive disorder: Theory, research, and treatment* (pp. 367–394). New York: Guilford Press.

Masi, G., Cosenza, A., Mucci, M., & Brovedani, P. (2001). Open trial of risperidone in 24 young children with pervasive developmental disorders. *Journal of the American Academy of Child and Adolescent Psychiatry, 40,* 1206–1214.

Masi, G., Cosenza, A., Mucci, M., & DeVito, G. (2001). Risperidone monotherapy in preschool children with pervasive developmental disorders. *Journal of Child Neurology, 16,* 395–400.

Mayes, S. D., Crites, D. L., Bixler, E. O., Humphrey, F. J., & Mattison, R. E. (1994). Methylphenidate and ADHD: Influence of age, IQ and neurodevelopmental status. *Developmental Medicine and Child Neurology, 36,* 1099–1107.

Mazer, C., Muneyyirci, J., Taheny, K., Raio, N., Borella, A., & Whitaker-Azmitia, P. (1997). Serotonin depletion during synaptogenesis leads to decreased synaptic density and learning deficits in the adult rat: A possible model of neurodevelopment disorders with cognitive deficits. *Brain Research, 760,* 68–73.

McCracken, J. T., McGough, J., Shah, B., Cronin, P., Hong, D., Aman, M. G., et al. (2002). Risperidone in children with autism and serious behavioral problems. *New England Journal of Medicine, 347*(5), 314–321.

McDougle, C. J., Scahill, L., Aman, M. G., McCracken, J. T., Tierney, E., Davies, M., et al. (2005). Risperidone for the core symptom domains of autism: Results from the study by the Autism Network of the Research Units on Pediatric Psychopharmacology. *American Journal of Psychiatry, 162,* 1142–1148.

Monteiro-Musten, L., Firestone, P., Pisterman, S., Bennett, S., & Mercer, J. (1997). Effects of methylphenidate on preschool children with ADHD: Cognitive and behavioral functions. *Journal of the American Academy of Child and Adolescent Psychiatry, 36,* 1407–1415.

Mota-Castillo, M., Torruella, A., Engels, B., Perez, J., Dedrick, C., & Gluckman, M. (2001). Valproate in very young children: An open case series with a brief follow-up. *Journal of Affective Disorders, 67,* 193–197.

MTA Cooperative Group. (1999). A 14-month randomized clinical trial of treatment strategies for attention-deficit/hyperactivity disorder: The MTA Cooperative Group. Multimodal Treatment Study of Children with ADHD. *Archives of General Psychiatry, 56,* 1073–1086.

Pavuluri, M. N., Janicak, P. G., & Carbray, J. (2002). Topiramate plus risperidone for controlling weight gain and symptoms in preschool mania. *Journal of Child and Adolescent Psychopharmacology, 12,* 271–273.

Posey, D. J., Walsh, K. H., Wilson, G. A., & McDougle, C. J. (1999). Risperidone in the treatment of two very young children with autism. *Journal of Child and Adolescent Psychopharmacology, 9,* 273–276.

Riddle, M., Reeve, E., Yaryura-Tobias, J., Yang, H., Claghorn, J., & Gaffney, G. (2001). Fluvoxamine for children and adolescents with obsessive–compulsive disorder: A randomized, controlled, multicenter trial. *Journal of the American Academy of Child and Adolescent Psychiatry, 40*, 222–229.

Scheffer, R. E., & Niskala Apps, J. A. (2004). The diagnosis of preschool bipolar disorder presenting with mania: Open pharmacological treatment. *Journal of Affective Disorders, 82*(Suppl.), S25–S34.

Schleifer, M., Weiss, G., Cohen, N., Elman, M., Cvejic, H., & Kruger, E. (1975). Hyperactivity in preschoolers and the effect of methylphenidate. *American Journal of Orthopsychiatry, 45*, 38–50.

Schreier, H. A. (1998). Risperidone for young children with mood disorders and aggressive behavior. *Journal of Child and Adolescent Psychopharmacology, 8*, 49–59.

Seeman, P., Bzowej, N. H., Guan, H. C., Bergeron, C., Becker, L. E., Reynolds, G. P., et al. (1987). Human brain dopamine receptors in children and aging adults. *Synapse, 1*, 399–404.

Snyder, R., Turgay, A., Aman, M., Binder, C., Fisman, S., & Carroll, A. (2002). Effects of risperidone on conduct and disruptive behavior disorders in children with sub average IQs. *Journal of the American Academy of Child and Adolescent Psychiatry, 41*, 1026–1036.

Speltz, M. L., Varley, C. K., Peterson, K., & Beilke, R. L. (1988). Effects of dextroamphetamine and contingency management on a preschooler with ADHD and oppositional defiant disorder. *Journal of the American Academy of Child and Adolescent Psychiatry, 27*, 175–178.

Stubbe, D. E., & Martin A. (2000). The use of psychotropic medications in young children: The facts, the controversy, and the practice. *Connecticut Medicine, 64*(4), 329–333.

Task Force on Research Diagnostic Criteria: Infancy and Preschool. (2003). Research diagnostic criteria for infants and preschool children: The process and empirical support. *Journal of the American Academy of Child and Adolescent Psychiatry, 42*(12), 1504–1512.

Tumuluru, R. V., Weller, E. B., Fristad, M. A., & Weller, R. A. (2003). Mania in six preschool children. *Journal of Child and Adolescent Psychopharmacology, 13*, 489–494.

Turner, A.M., & Greenough, W. T. (1985). Differential rearing effects on rat visual cortex synapses: I. Synaptic and neuronal density and synapses per neuron. *Brain Research, 329*, 195–203.

Tuzun, U., Zoroglu, S. S., & Savas, H. A. (2002). A 5-year-old boy with recurrent mania successfully treated with carbamazepine. *Psychiatry and Clinical Neurosciences, 56*, 589–591.

U.S. Food and Drug Administration. (2004, October). *FDA launches a multi-pronged strategy to strengthen safeguards for children treated with antidepressant medications.* Retrieved September 27, 2005, from www.fda.gov/bbs/news/2004/new01124.html.

Vitiello, B. (2001). Psychopharmacology for young children: Clinical needs and research opportunities. *Pediatrics, 108*(4), 983–989.

Wagner, K., Robb, A., Findling, R., Jin, J., Gutierrez, M., & Heydorn, W. (2004). A randomized, placebo-controlled trial of citalopram for the treatment of major depression in children and adolescents. *American Journal of Psychiatry, 161*, 1079–1083.

Youngerman, J., & Canino, I. A. (1978). Lithium carbonate use in children and adolescents: A survey of the literature. *Archives of General Psychiatry, 35*, 216–224.

Zito, J., & Safer, D. (2005). Recent child pharmacoepidemiological findings. *Journal of Child and Adolescent Psychopharmacology, 15*, 5–9.

Zito, J., Safer, D., dosReis, S., Gardner, J., Boles, M., & Lynch, F. (2000). Trends in the prescribing of psychotropic medications to preschoolers. *Journal of the American Medical Association, 283*, 1025–1030.

第15章
遊戲治療──
整合臨床與發展觀點

Anne Leland Benham、Carol Fisher Slotnick　著

　　四歲的孩童身著一套不合適的戲裝──妖精翅膀、一長串珠子項鍊、超級英雄斗篷和一把寶劍──自信地襲擊並征服壞人、解救孩童、飛往雲霧環繞的城堡，接著煮午餐？有什麼比這個更有趣呢？

　　幻想遊戲在三至五歲時出現，這是一個關鍵性的發展習得（developmental acquisition），可用以區別幼兒和學步兒等學齡前的兒童，且反映出橫跨所有領域的發展變化。學齡前兒童很獨特，因為他們顯示出漸增的認知、社交、情感、調整、語言和運動能力，然而他們卻受限於其思維的前運思期，並以持續依賴父母為特徵。學齡前兒童的發展過渡期尤其容易受傷，而其進展可被更大的社會情境（家庭、同儕、學校或物質環境）所支持或妨礙。行為和情感的症狀變成更有區別性，且可能被鑑定為臨床障礙（clinical disturbance），表明早期介入的需要，然而此年齡群的治療處遇的指導方針很稀少。

　　因此，我們為學齡前兒童提出可由此發展論所指出的一種精神治療法：主要是關注於內在心理的表徵和孩童與父母兩者的行為、環境的角色、孩童的發展狀態。這是根據發展的人際關係模式（transactional model）（Sameroff, 2004），其由父母和孩童彼此的互動將他們視為彼此影響。這

也是根據進入孩童─父母系統的多重港口（multiple ports）概念，在這系統中，我們可以影響治療的改變（Stern, 1995），其內容可能包括更改孩童或父母的行為、抑或由提高父母和孩童對自我、他人的感覺和關係來改變表現（representation）。我們的方法是幼兒心理健康方法的一種擴展，因為學齡前兒童出現於遊戲中的假扮能力，提供進入孩童內在心理圖像的強化港口（enhanced port）。

我們把遊戲治療描述成對學齡前兒童的一種直接處遇。遊戲的功能像進入孩童內心世界的一扇窗，是他們偏愛的活動且被認為是促進其成長的最佳工具。這是用來自我表達、溝通、關係發展、實踐和發展新能力的一種方法，適用於典型的和發展遲緩孩童身上。遊戲治療可以處理：(1)感情（焦慮、悲傷和憤怒）；(2)行為（羞怯和分裂）；(3)遊戲的能力（典型的、遲緩的、死板的、分裂性／混亂的、羞怯的）；和(4)特殊的畏懼和恐懼症。也就是對患有內化疾病（internalizing disorder）的孩童，以及焦慮、沮喪、壓力、創傷，或自尊心不足共存的外化症狀的患者，和需要幫助展開遊戲能力的發展遲緩孩童。

當治療者師依孩童的發展需求與特性調整本身之概念與行為，並以孩童為中心與父母一起合作時，遊戲治療會非常有用。上至幼兒心理健康領域對幼兒─父母的精神治療焦點，下至遊戲治療的豐富內容，皆是我們採用的範圍，其內容包含以孩童為主的治療、精神動力學的精神療法，和認知─行為的治療。我們將描述許多不同的策略，其對學齡前兒童的治療十分有用。其所產生的折衷模式會針對孩童和家庭的個別需要產生不同的方法，而非執著於單一的治療方法。相似的模式已被描述成規定的遊戲治療（Schaefer, 2003）。

我們描述遊戲治療的表達和形成的層面。表達層面係指孩童情感、看法、願望和經驗的探索。形成層面指建立孩童的能力，像是處理策略、自我規範和認知、語言和遊戲技巧。我們也會討論在這些治療層面中的跡象和特殊的技巧。

當重要媒介（agent）改變時，我們相信研究幼童必須包括研究父母或主要的看護人。我們討論和說明可能處遇的範圍，包括把一對父母─孩童

看成一個單位、把在房間中有父母陪伴的孩童視為觀察者／參與者，提供孩童個別治療，並同時與父母在另一空間進行會談。當得到授權時，我們可以使用這些方法中的任何一種。它們引用自許多已建立的治療模式，其中一些有實證支持；而其他則依據長時間且大眾廣泛接受的臨床經驗和實務。

學齡前兒童

學齡前時期的變化

在學齡前兒童期間，從三至五歲，所有領域開始迅速地發展，包含認知、社會、情感、語言和運動領域（參考本書第一至三章）。Piaget（1962）描述前運思期的出現（二至六歲），以實施表徵能力的發展為特徵，其研究證明語言的出現、圖像和符號的推理。學齡前兒童時期亦具有情緒能力發展的特徵，包含調節、表情和情緒狀態的理解（Denham, 1998）。這些過渡期也與孩童對社會環境的關係有關（Emde, Evehart, & Wise, 2004）。其所增加的發展能力引起父母親的期待，他們期待學齡前兒童將能更清楚地溝通、理解成人的溝通與期望、以更多的能力融入社交、遵守指令，和促成更多對其自身行為的控制。

學齡前兒童的關鍵特徵

在評估適應功能和考量治療處遇時，應考量到學齡前兒童有以下獨特的特徵。

1. 已被描述成具體且自我中心的（egocentric）推理（Piaget, 1962）。學齡前兒童的推理是組合與單面的（例如：孩童對同時考量兩種情緒有困難）。近來的研究指出，較年長的學齡前兒童發展其能力以擴充他們的看法；然而，在壓力期間仍可能產生更多的自我中心的想法。學齡前兒童在其受限的能力中，應能推理地思考，並參與精

確的現實感測試（Davies, 2004）。

2. 在學齡前兒童的發展中，遊戲具有重要的作用（Davies, 2004）。遊戲包含跟對象的功能性遊戲和表徵性遊戲，其內容包含象徵、扮演和說故事。透過假扮性遊戲和遊戲治療過程，可提供增強符號能力的立即管道，好讓孩童表達思考和感覺的機會。

3. 學齡前兒童習得敘述的能力（Emde, Wolf, & Oppenheim, 2003），他們可藉此與他人分享經驗，並對新經驗「共同創造」出新奇且共有的意義。

4. 在此時期，身體和心理的作用由外在轉換成自我調整。此一轉換考慮到增加注意力、侵略性和情緒的自我管理（Bronson, 2000）。這使孩童從內在調節能力發展的直接精神治療處遇中獲益。

5. 在學齡前兒童的情緒、社會和適應的功能中，父母仍舊是很重要的角色，因此，父母需成為任何處遇計畫中不可或缺的要角。

在學齡前時期的處遇

處遇的原因

許多的情況可產生處遇的需要。首先，嬰幼兒早發性疾患，像是情感、感動、孤獨症、睡眠、餵食、溝通、調節和創傷後壓力症候群（Zeanah, 2000; Zero to Three, 1994）常指出轉介治療的需要。這些需求和其他的障礙在學齡前時期已被診斷出來。

其次，在發展過渡期的孩童被視為容易受傷的族群（Emde et al., 2004）。學齡前兒童發展的途徑不是被社會情緒或物質環境所支持就是產生偏差。早先的偏差會影響之後習慣的發展，在改善上變得更加困難且會導致精神錯亂。這些過渡期的時代提供早期處遇的機會，以預防後期更嚴重且更難以修正的偏差（Emde et al., 2004）。Brazelton（1992）將處於發展暴衝前的正常退化描述為「觸碰點」（touchpoint）。

第三，孩童性格和父母對子女的教養風格的差異（Clark, Tluczek, &

Gallagher, 2004; Stifter & Wiggins, 2004; Thomas, Chess, & Birch, 1968），可藉由支持或妨礙學齡前兒童的功能來影響父母與孩童的互動。Linder（1993）注意到「難相處的」孩童可能在安慰方面更具挑戰性、需要更多的注意，和與父母人格不協調的潛在因素，這不僅可能增加精神錯亂的風險，還會產生治療處遇的需求。

　　最後，處遇也可能根據學齡前兒童對生活過渡期展現極端的反應（例如：兄弟姊妹的誕生、疾病或家庭成員的過世）、父母精神不正常或明顯的創傷。本章並未囊括近來由 DelCarmen-Wiggens 和 Carter（2004）所做的重要問題評估的細節。精神病學的診斷、發展狀態、行為和情緒的紊亂以及家庭功能和關係應全納入考量，並就某些探討（Benham, 2000）。其結果的全面性評估告知我們是否臨床照顧有保障、最適當的物理療法為何，以及如何處遇等決定。符合年齡的行為表現以及症狀行為間的區辨，取決於行為的嚴重程度與臨床判斷。其中最具代表性的是，年幼孩童對家庭分裂特別敏感，因為這會威脅他們的安全感。那些患有內因性發展紊亂的孩童（例如：遲緩、廣泛性障礙、感覺調節困難）對其所處環境中的分裂特別容易受傷。

　　臨床醫生須注意孩童情緒或行為的次數、強度、慣性和社會背景，來決定問題報告是否代表一種臨床的紊亂（Campbell, 2002）和授權處遇。父母的自陳報告雖很關鍵，但在處理有關此問題或群體的特別行為時，卻時常不足。孩童在校或辦公室的教師報告和臨床觀察亦提供了重要的評估。若未考量提供資料者和背景範圍，以及發展遠景的判斷和診斷，可能導致無效果的證明或甚至禁忌的過於簡化的治療決定（Holmbeck, Greenley, & Franks, 2003）。

　　在支持或破壞孩童健康判斷時，家庭扮演非常重要的角色（Cummings, Davies, & Campbell, 2000）。此人際關係模式／多重入口法贊成父母諮詢的使用和輔導，以處理父母與孩童之間的問題。在孩童間缺少「個案化」等級的紊亂，父母仍應是防禦的第一線。然而，此問題是否越過「個案化」的門檻，是看護者無法適當地處理過渡期、行為，或孩童的情緒表達的一種功能，而非孩童苦惱或分裂的程度。此外，甚至「夠用就好」的父

母對子女的養育可能不足以解決孩童的苦惱,而臨床醫生引導的技巧或處遇或許能幫助解決恐懼、苦惱或症狀。

　　治療的決定仰賴臨床醫生對問題軌跡的概念。這個軌跡可視為存在於孩童(DSM-IV的方法)、父母─孩童的關係、家庭或更廣泛的體系之中(例如:學校或日間托兒所)。如同 Lieberman(2004)、Campbell(2002)和 Sameroff(2004)所言,我們相信當孩童功能的幾個參數中出現分裂時,父母對子女的養育關懷達到臨床等級的重要性。

　　幼童身上的情緒和行為症狀,有時被歸類為外向性和內向性問題(Achenbach & Rescorla, 2000)。外向性行為反映在發展過程中調節功能的不成熟,像是衝動控制和挫折的容忍。外化障礙包含諸如爭吵、侵犯、不服從、發怒、過動、缺乏注意力等分裂性行為。在決定患有這些行為而成為可診斷之疾病的年幼孩童之前,環境的改變(例如:幼稚園不會實施一組三十分鐘有固定座位的圓圈時間)常常是適當的首要處遇。這些不良或未成熟的自我調節功能的症狀,是ADHD的重要部分。然而,Campbell(2002)卻對ADHD的診斷結果,以及患有適齡之分裂行為的學齡前兒童身上的對立性反抗疾患提出告誡。

　　內化障礙包括諸如社會退縮(當其並非廣泛性發展疾患範圍的一部分)、害怕、恐懼症、焦慮和悲傷等症狀。由於較容易認出外化症狀的分裂性本質,因此患有外化症狀孩童的評估比內化症狀孩童更加頻繁。分裂性行為亦是諸如年幼孩童身上的焦慮與輕鬱症等內化障礙的證明之一,或是一種對於創傷或家庭分裂的反應。年幼孩童會典型地展現出外化和內化症狀的混合,以作為對創傷的一種回應(Perry, Pollard, Blakley, Baker, & Vigilante, 1995)。根據兩位臨床醫師的研究結果(Thomas & Guskin, 2001; Leventhal-Belfer, Slotnick, Nichols, Blasey, & Huffman, 2000)已顯示,大多數具有分裂性行為的年幼孩童被診斷出患有感覺調整障礙或內化障礙,包括創傷的壓力障礙及情感障礙,使用診斷的分級為0至3(DC: 0-3)標準。在兒童行為檢查表(Achenbach, 1992)上,外化和內化症狀的臨床象徵程度的共現,已顯現在這些研究中的45%的幼童身上(Thomas & Guskin, 2001)。這些資料建議,當分裂性行為是當前的核心問題時,經常會出現

內化症狀，但不容易被認出來。

　　以下簡要的個案研究證明了幾個重要的意義：(1)內在焦慮可構成外化侵略性行為的基礎；(2)發展遲緩混合孩童的症狀行為；和(3)學校環境的改變可影響孩童的行為功能。

　　　　因為持續與母親爭吵、對幼稚園同儕的侵略性爆發、不服從和發怒等現象，這是三歲半的個案 Joey。在遊戲中，他易於分心和煩躁，而且幾乎要被幼稚園驅逐。此臨床的訪談顯現壓力的兩種源頭：(1)婚姻壓力和爭論，但非暴力；以及(2) Joey 兩歲時，他的父親發生車禍，造成挫傷和鼠蹊部傷害。他的父親在家中接受幾個星期的靜脈治療，經常和 Joey 一起待在房間裡。當治療者在遊戲治療課程中，問 Joey 是否記得父親的意外，他說父親已過世且被割除陽具，但後來醫生把陽具裝回並使父親復活。他的母親在此期間，協助 Joey 修正此恐怖的認知。臨床醫師幫助 Joey 表達出當其看見父親的傷痕時，他有多麼害怕，而 Joey 的母親則有效地安撫並同情他。此治療課程的結果，Joey 對母親的侵略性行為終止了。先前未能辨識出的語言遲緩亦能被解釋，在某種程度上來說，Joey 在學校的挫折和猛烈抨擊，是因為他無法跟上同儕或在一個快速步調的環境中清楚地表達自己的意見。將 Joey 安置在為溝通障礙孩童所設置的特殊教育教室中，他明顯地改善了在校的行為。婚姻治療被推薦用來應付其父母親的婚姻問題。此案例證明綜合方法的價值。但此案例僅針對分裂性行為本身的處遇，這能省去 Joey 受傷後與發展的問題。

🌀 告知我們治療方法的理論模式

　　兩組父母—孩童模式讓我們的研究得知：發展的人際關係模式（Sameroff & Chandler, 1975）顯示父母與孩童之間持續的交互作用，並強調此機能在孩童發展中的重要性。孩童和父母都在各自的發展軌跡上前進，其中伴隨著彼此影響、可能的改變與彼此的互動。因此，其對孩童產生的結

果,便是兩者本質的產物(本身因素,例如:遺傳學、性情、神經生物學狀態,包含損傷、差異或疾病)與環境因素(看護和其他環境因素)。孩童身處於一個更大的社會背景中,這是由 Campbell (2002) 所提出的生態模式。

幼兒─父母關係的第二種、相關概念模式,對學齡前兒童構成了治療方法的基礎(Stern, 1995)與蘊涵。Stern-Bruschweiler 和 Stern(1989)提出,在成員關係的內在心理表徵(R^M =母親,R^I =幼兒)與其行為之間(B^M =母親,B^I =幼兒)的一種動態平衡,會影響母親和幼兒之間的扮演角色互動關係($R^M \longleftrightarrow B^M \longleftrightarrow B^I \longleftrightarrow R^I$)。母親和幼兒的動作構成明顯的人際行為,且他們對自我、他人的表徵與關係是內心材料。因為表徵與行為彼此相互影響。因此,治療可針對四個實體:父母、孩童、他們的行為和其表徵,以及相關的進入渠道:R^M、B^M、B^I 和 R^I。

🌀 和學齡前兒童一起的直接療法

雖然學齡前兒童在其表達的語言能力出現顯著的進步,但仍有許多人無法或不願用多數成年人可最快了解的方式,來就其內心想法做口語溝通。他們的溝通大多藉由行為產生,像是退縮或發怒,這些的意義和原因很難解釋。但暴怒可能會反映侵略性、挫折或焦慮。僅企圖改變或控制幼童的行為和親職訓練(parent-training)方法無法分析此類的行為意義和根本原因,也無法應付重要的基本問題。為了解此行為的意義,直接方法有其必要。

學齡前兒童的新興符號能力使其能參與表徵(representational)遊戲,這為不適用於幼兒及學步的小孩的直接治療提供了一個媒介。這構成一個增大的入口,透過孩童富有想像力的遊戲來應付其表徵。遊戲治療支持孩童在文字與遊戲上溝通能力的擴張,代替從事於無法控制的情緒和行為的執行。它具有使孩童情緒放鬆的附加優勢,因此有關多樣化問題的對話亦可發生於符號領域的安全範圍中。

在個別和雙人(孩童─父母)治療模式中,此增大的入口能為孩童的表徵提供機會以增加治療者和父母對孩童的了解。此了解即是個別或雙人

治療課程中的體驗，以及父母治療課程中的討論結果（參見與父母一同合作之模式的部分）。因為表徵和行為會互相影響，所以父母對孩童表徵的擴充了解可能對家庭關係產生影響。

遊戲

🌀 遊戲在正常學齡前發展中的發展與功能

　　幻想遊戲的出現可區別學齡前兒童和幼兒與學步的小孩。學齡前兒童的認知發展允許工具的彈性使用，因此一種物體可用來代表另一種物體（例如：棍子象徵馬），而由於孩童自己動作的彈性使用，所以一個動作可代替另一個不同的動作（例如：假裝進食而非真的進食）。這樣的彈性使孩童能發展想像力（Vygotsky, 1978）。

　　對學齡前兒童而言，遊戲是自然的、自發的、使人快樂的，且注重在方法而非結果。遊戲常被形容為無規則的，即便 Vygotsky（1978）指出自由的遊戲被社會規範所支配。在孩童與環境之間的互動中，Piaget（1962）將「遊戲」定義為同化作用的優勢（使物體適應於孩童的機制）勝於適應（使孩童的機制適應於物體）。遊戲的結構出現於普遍的發展次序中（Lidz, 2003; Piaget, 1962; Westby, 2000）。

　　在早期發展中，遊戲提供了功能的範圍。可說是進入所有領域發展以及孩童個人的表達方法中的一扇窗（Vondra & Belsky, 1991; Westby, 2000）。遊戲在認知的發展中十分重要（Lidz, 2003），這其中包含創造性思考、解決問題、動作的整合、精通（Linder, 1993a; Russ, 2004; Vondra & Belsky, 1991; Westby, 2000）、語言發展（Lidz, 2003; Linder, 1993a）、運動發展（Linder, 1993a; Lidz, 2003）、符號功能（Vygotsky, 1967）與社交—情緒的發展（Lidz, 2003）。遊戲是以自我為中心的，藉此讓孩童再體驗過去的經驗與抒發主觀的感覺（Piaget, 1962）。遊戲是一項特別活動，其能提供與他人相處的媒介。

　　遊戲亦為學習社會互動提供了情境。Vygotsky（1967）指出，透過成

人引導或與熟練的同儕互動，可以超越孩童獨立結構中的功能而引導其發展。接著，學習隨著與成人或同儕的社會互動而發生，並於之後變成內化。因為遊戲可創造此近側發展的區間，所以十分重要。以成人為媒介的遊戲替父母與孩童之間的關係發展提供了情境，並促成能力的發展（Cooke & Sinker, 1993）與認知發展的簡化（Bruner, 1982; Vygotsky, 1967），以及社會發展（Greenspan, 1995, 1998）。

精神療法中的遊戲功能

遊戲可用作表達、溝通、關係發展、微型化世界的創造，與新能力發展的治療。由於成人的自由聯想與孩童的自由遊戲間均產生本能動機的機會，因此 Anna Freud（1966）在兩者之間建立起關聯。她主張遊戲的功能之一便是否定現實。此外，她將遊戲阻礙分析為自由聯想中的一種分裂，代表自我防禦機轉的功能（處理策略來管理本能動機和他們表達的衝突有關）。她倡導這些防禦機制的分析，可用來了解孩童症狀的構成。

自我心理學者 Erik Erikson 主張「遊戲」為自我意識的一項功能，會試著協調在自我中的身體與社會過程（1963, p. 211）。他詳述遊戲的滿足（與遊戲分裂恰好相反），與其在自發的遊戲中提供解決衝突之道，且視其為「自我療癒」。他注意到此遊戲的自我意識功能形成遊戲治療的基礎。peekaboo（譯註：一種捉迷藏遊戲翻翻書）的學步期遊戲便是透過遊戲，學習分離的一個例子。

當成功的治療密切關係建立時，許多理論家同意遊戲治療對孩童感情、願望、恐懼和經驗的表達而言，是最舒適的方法（Chethik, 2000; Guerney, 2003）。這被稱為精神療法的「表達的」成分（Kernberg, personal communication, July, 2004）。Ginsberg（1993）斷定情緒的表達是必要的，即使不是遊戲治療中不可或缺的成分。將改變的機制，包含導瀉、情緒和精力的釋放（Ginsberg, 1993），和發洩、感情適當釋放的表達等作為治療的一種成分（Levy, 1939; Ormland, 1993; Terr, 2003），亦是雙人治療（dyadic therapy）的重要焦點（Greenspan, 1995），以個案為中心的治療（Axline, 1947）和創傷治療（Levy, 1939; Gaensbauer & Siegal, 1995）。這些應用於

學齡前兒童的基本原則，將在稍後的「遊戲治療的表達性要素」段落中加以討論。

　　遊戲治療提供溝通的方法。遊戲是孩童的語言，但它卻不受限於語言的約束（Landreth, 1993）。孩童可以較為自在地、隨意交流遊戲中廣泛多樣化的經驗。遊戲治療不僅允許臨床醫生在遊戲中詢問問題，因為那時孩童較少有威脅感，且還能溝通思想和建議。最重要的是，它允許治療者有機會來譯解孩童行為的意義。例如：在四歲的 Chris 和其母親的雙人治療課程中，當 Chris 和母親躲在毯子之下時，Chris 要求治療者扮演怪獸。在享受此遊戲一會兒之後，Chris 忽然看來很害怕、變得有侵略性和攻擊治療者。這顯示在此期間，他的侵略性是一種防禦，最初是源自於恐懼而非憤怒。治療者將他的恐懼反應連結到先前孤兒身分中的受創經驗。譯解這個遊戲事件改變了 Chris 母親對其侵略的了解，以及治療側重於其恐懼的探索。遊戲治療亦以一種孩童較容易了解的方式，提供治療者一個媒介來溝通其理解、說明和詮釋。治療者可在遊戲象徵的情境中作出反應，並提供一些距離感，讓孩童能夠忍受由情緒所啟發的情境。

　　遊戲治療也是一種用於關係發展的工具。它提供一個用來發展與治療者的治療關係的基礎（Axline, 1947），這些治療者參與此遊戲中，並因而對孩童傳達出他們已成為參與者，「我可以說出他／她的特別語言」等訊息（Chethik, 2000, p. 222）。在許多治療模式中，遊戲治療方法被用來改善父母─孩童關係（Greenspan, 1995; Guerney, 1993, 2003; Lieberman, 2004; McDonough, 2004; Muns, 2003）。Russ（2004）把治療中改變的一種重要機制，描述為改善的對象關係與內在表徵。

　　遊戲治療中，孩童能夠創造一個縮小版的世界，然後實際操作。Erikson 注意到「孩童的遊戲是人類能力中幼稚的形式，藉由創造模式的情況來處理經驗，以及藉由實驗與規劃來精通現實」（1963, p. 222）。遊戲治療是試驗另一種選項和改變結局的一種領域。Landreth（1993）主張遊戲治療的主要功能便是將「無法控制的」現實轉換成「可控制的」幻想。Terr（1990）指出，孩童可精通遊戲角色的創傷經驗，而不須將此問題視為自身的經驗。直到發生內化，改變會被實際練習與問題解決所影響。

　　遊戲提供治療者一個機會去支撐孩童的功能量（functional capacity），並有助於新能力的發展。發展孩童遊戲的能力即是對孩童治療之形成功能的焦點，在孩童身上，此能力被創傷和抑制所妨礙；受語言（感覺或社交技巧等）發展的衰退所延遲；或受限於不良情緒的自我調節或注意力。父母在遊戲發展中的功能被認為是關鍵性的。Greenspan（1995, 1998）已強調父母的關鍵性功能，其密切注意遊戲的態度可鼓勵雙向的互動，先使父母引入新觀念、字彙和影響。這已被定形為「地板時間療法」中的一項技巧，由孩童尚未精通的最初那一種項目開始（Greenspan, 1998, p. 125），以一個接一個、連續的順序來幫助孩童精通情緒的沉重負擔。

偕同學齡前兒童的治療方法：文獻

　　雖然本書探討對學齡前兒童診斷和障礙現況的了解，但大多數的心理測驗文獻未針對此特定的障礙或年齡群來詳細指明特別的處遇。在此領域中，這是諸多有效批評的來源。兒童精神療法的文獻可分為三種主要的治療群，且由治療者的概念化角色、父母的角色與治療的焦點作出區別。第一種群體「個別的治療」，著重孩童─治療者的關係，如同改變／或事發地點的媒介，用以了解孩童行為或情緒的問題。多數包含了與父母的一些附屬治療課程。這個大群體包括「以當事人為主的」治療（Axline, 1947; Gil, 1991, 2003; Guerney, 1993）、精神分析學、精神動力學、精神療法（Chethik, 2000; Erikson, 1963），以及認知行為的治療，以改善學齡前兒童的狀況〔由 Knell（1993）、Cohen 和 Mannarino（1996b）所提出〕。

　　治療的第二種群體則視父母為改變的媒介。治療者在這裡的角色是訓練父母：(1)協助情緒的發展且改變父母與孩童的關係，如同在地板時間療法（Greenspan, 1995, 1998）、親子遊戲治療（Guerney, 1993, 2003）和治療性遊戲（Jernberg, 1979）一樣；或(2)以有效的限制環境去改變孩童的行為（Eyberg, Boggs, & Algina, 1995; Campbell, 2002）。

　　治療方法的第三種群體源自於幼兒心理健康的領域，並且如同治療關注一般地使父母─孩童（幼兒）的關係概念化。這些治療的範圍，從概念

上專注於孩童對父母的內在心理表徵與從「幼兒室裡有鬼」（Fraiberg, 1987）釋放出此二群體的需要，乃至用來改善父母觀察、理解以及跟孩童互動，就像互動輔導等更多運用現象的方法（McDonough, 2004）以及等待、觀察和關注（Cohen et al., 1999）。在關係中提升的情感、互動、遊戲和樂趣亦是諸如家庭遊戲治療（Gil, 1991; 2003）和治療性遊戲（Jernberg, 1979）等父母與孩童治療的焦點。Van Horn 和 Lieberman 的孩童—父母精神療法（參見本書第十六章）以尋求父母—孩童的夥伴關係、親密與信任來協助孩童處理創傷的經驗和生活壓力源。

關於遊戲精神療法的實證研究

　　有實證根據可支持心理測驗學的處遇研究是參差不齊、複雜且有爭議的。針對所有年齡群的孩童所做的多樣化精神療法的後設分析（Casey & Berman, 1985; Weiss & Weisz, 1990; Weisz, Weiss, Han, Granger, & Morton, 1995），包含數以百計的研究，皆暗示精神療法的實質效果是可查明的，且治療比沒有治療好（與未治療的孩童相比，79% 的孩童受治療狀況較佳），但是得益的估計數量卻少於結果變項的 20%（Werry & Andrews, 2002; Weiss & Weisz, 1990）。

　　隨著新增人口數和操作技巧，研究的最佳處遇很可能是具實驗基礎的（Weiss & Weisz, 1990; Russ, 2004）。這些行為的方法易最清楚顯示功效且擁有較限縮的可測量目標與結果，以及可行且可複製的處遇。一些作者注意到臨床案例常常太過於複雜和多因子（McClellan & Werry, 2003; Werry & Andrews, 2002），而這會對臨床工作產生可行處遇效用上的限制。

　　極少數研究特別觀察學齡前兒童的人口數，一部分是因為很少有特定為此年齡群體而發展的治療。精神療法研究的前兩個群體，是描述較早的（個別的精神療法和父母為治療者／改變媒介）易於將廣泛的年齡範圍混為一談的案例（例如：年齡在二至十八歲）。幼兒與父母的關係著重治療，而地板時間療法則著重在幼兒與學步的小孩。

　　一個有證據依據的學齡前的處遇來自父母訓練治療模式（Barkley, 1997），其針對明顯的孩童行為，包含侵略行動和不服從。在對反抗與目

空一切的學齡前兒童的成功方案中（Eyberg et al., 1995; Reid, Webster-Stratton, & Baydar, 2004; Webster-Stratton, 1985），父母被教導用設限（limit-setting）與正面的方法來提升父母—孩童的關係，像是不經意的稱讚、傾聽孩童的遊戲、減少批評和模糊的意見，以及僅忽略惱人的行為（Campbell, 2002）。父親參與的改善來自在一歲時的父母—孩童互動療法（PCIT）的結果（Bagner & Eyberg, 2003）。持續的父母自我勝任感和孩童行為上的進一步改善，在未來三年半之內已被假設將產生正面的父母與孩童行為的一種「強化作用」（reinforcing spiral）（Hood & Eyberg, 2003）。

關係的提升是父母訓練方法的部分 PCIT 與其針對父母互動的行為的結合（Cohen et al., 1999; McDonough, 2004），是幼兒—父母治療的中心焦點（Cramer et al., 1995; Lieberman, Silverman, & Pawl, 2000）。部分孩童顯示改善的情感是此治療方法的正面結果（Liberman et al., 2000; Ciccetti, Toth, & Rogosh, 1999）。將此概念用於六到十歲較年長孩童的一項實證研究，是由 Muratori、Picci、Bruni、Patarnello 和 Romagnoli（2003）所提出。他們針對父母表徵和失真之間的關聯，此關聯有關孩童及其症狀，且在十一週的處遇中伴隨著父母和孩童要素。他們在非臨床的診斷情形中發現更大的改善與進步。而且相較於合適的、非隨機的控管，他們在處遇群體中，也明顯發現兩年的睡眠者效應（sleeper effect）。這個模式可能為較年輕與年長的學齡前兒童保有一絲成功的希望。

Cohen 和 Mannarino 已集合結構式的父母商議，與孩童精神療法，用以治療遭受性虐待的學齡前兒童。孩童所接受的認知—行為的治療，包含結構式的遊戲、重新架構、安全教育、直接的問題解決與認知重建的技巧；同時，父母亦接受父母訓練（Cohen & Mannarino, 1993）。結果指出，認知—行為的治療比短、長期結果的非引導性的支持治療（nondirective supportive therapy）更有效率（Cohen & Mannarino, 1996b, 1997）。此外，父母的情緒憂傷與支持皆是一種強烈的結果指標，可指出父母在介入計畫中的重要性（Cohen & Mannario, 1996, 1998）。

因為難以操弄處遇，所以遊戲治療本身是最難以研究的治療。許多評論家相信遊戲治療尚未在控制良好的研究中被適當地評估（Campbell, 2002;

Russ, 2004）。另一個使人混淆的因素為，「不治療」控制通常是受到評估的治療拒絕者（Russ, 2004），其實際上可能是一種最初的處遇。Russ注意到在後設分析中，許多確實顯示治療差異的精神療法研究使遊戲嵌進在處遇當中，而非特定地孤立其效果。她檢視「遊戲處遇」，並將焦點放在著重於控制良好的遊戲處遇。她推論遊戲本身似乎能減少恐懼和焦慮，包含未滿學齡前的分離焦慮（Barnett, 1984），尤其是在專注的成人在場的控制之後（Russ, 2004）。值得注意的是，Target 和 Fonagy（1994a, 1996b; Fonagy & Target, 1994）就數百個孩童案例進行密集精神療法的回溯性病歷回顧研究（每週一至四次），其顯示幼童擁有最佳的結果（六歲以下）。對患有單一恐懼症、較不嚴重精神錯亂的孩童，以及壓力相關診斷的學齡前兒童（創傷後壓力症候群、睡眠障礙或適應障礙），其治療特別有幫助。Kot 和 Tyndall-Lind（2005）針對曾經目睹家庭暴力的四到十歲孩童進行研究；孩童依據Axline的非指導性方法來接受個別或聯合手足遊戲治療。與控制組相較，這些孩童有顯著較高的後測自我概念分數，且在兒童行為檢查表上有較少外化與整體的行為問題。

Holmbeck等人（2003）主張，以發展為主的處遇策略可增加療效。他們也建議認知—發展的層次是治療成效的一個重要調節器，且像是自我控制與情緒調整等基準的發展技巧對處遇而言可能是重要的目標。治療者必須能多元地思考並幫助父母在發展方面變得較為敏感。

未單獨研究學齡前孩童的臨床研究，在學校表現方面支持短期以當事人為主的遊戲治療方法（Johnson, McLeoud, & Fall, 1997）或源自創傷的復元（Webb, 2001）。Gil（1991）發現，對可能高度警戒或非常順從的受虐兒童之治療初期，這些非引導性的治療最為有效，受虐者也可能需要長期的治療。在親子治療中，父母學習在正常的家庭期間實施以當事人為主的遊戲治療技巧。且在研究中，親子治療擁有明確的成功經驗，其評估來自於多元種族人口廣泛的結果（Sweeney & Landreth, 2003）。一份 94 個研究的後設分析顯示，親子治療比一般以當事人為主的遊戲治療擁有更大的效果（Ray, Bratton, Rhine, & Jones, 2001），也提出父母參與的重要關鍵性。

遊戲治療技巧

　　我對學齡前兒童所推薦的治療方法是使用許多先前回顧過的治療方法，是贊成折衷、彈性的方法。藉此，我們根據孩童和家庭的能力與發展、情緒的需要來挑選以及整合不同的方法。倘若有效，依靠實證研究來選擇特定的治療。此外，此技巧須能適應學齡前兒童的認知─發展的層次。Schaefer（2003）將此種折衷、整合的方法稱為「規範性遊戲治療」。

治療者的角色

　　治療者與孩童相處的方式可以很多樣化，範圍從非指導性到更積極或更具指導性等。非指導性方法允許孩童主導遊戲活動，會有治療者看、聽，與反映孩童的遊戲而非領導或詮釋。倘若治療者不是一起遊戲就是順從孩童的指令，他們能以參與者加入此遊戲並保持非指導性。治療者亦可成為有益或更加積極的角色，他們參與探討開放式問題、作出建議、提出或塑造選項或報告新資訊。引導的遊戲也是一種選項；治療者經由選擇特定的材質或玩偶、設定故事來源、擴大遊戲主題、增加遊戲內容或結合認知─行為的治療技巧試著引出顯著的臨床問題。

　　我們相信遊戲治療最好跟著治療者以更安靜、觀察的角色開始。然後，孩童會發現遊戲治療將提供思維、情感和內容（但不是全部行為）的自由、尊敬和允許。治療者跟隨孩童的領導、在遊戲中扮演角色，或隨著孩童的指示維持觀察者的姿態。一開始，透過持續治療，臨床助理特別試著上演遊戲內容、循環的主題，以及孩童自我、家庭和關係的扮演表徵。治療者幫助孩童去探索其感覺、看法、反應與防禦措施。這些跟孩童討論的主題須用適合其年紀的詞彙。當治療者被孩童賦與角色時，對此角色應有感覺、需求與對話，他們會尋求孩童的指示。治療者須準備好融入此角色、生動地呈現它，並以自然和自發的態度來參與其中。治療者的雙重角色就像觀察者與遊戲者，他們藉此參與遊戲中，但偶爾也可能退居幕後及給予意見，因此他們被界定為「參與─觀察者」（Harter, 1985）。

　　治療者試圖創造使孩童感到舒適、可真心的接受和安全氛圍。Winnicott（1965）把沉浸於遊戲的管道，視為可提供「扶持的環境」（holding environment），它反映出母職（mothering）層面的重要性，於此其中，孩童在達成自己需要時亦歷經接受的過程。他曾討論遊戲空間的塑造（Winnicott, 1968），並說「精神療法發生於遊戲中的患者與治療者的兩種重疊領域」（Winnicott, 1986, p. 38）。治療者必須成為一個遊戲者、回歸且與孩童形成連結，來發展一種治療聯盟（therapeutic alliance）（Chethik, 2000）。經由蒐集孩童正面真實的關係和無偏見等兩者的經驗，以了解其行為、構想和感覺的反應，而達成與孩童一起發展的治療聯盟。和幼童一起時，治療者甚至可參與孩童且詳細地說出「藉由聊天與遊戲，我們可找出什麼東西使你如此害怕」或「了解什麼會讓人懼怕夜晚」或「給你和父親一個一同遊戲的機會」。

　　此探索不是發生於雙人治療課程中，就是發生於固定的附屬治療課程裡，治療者包含父母在內。我們相信治療者應以合作者的態度，即使當其可能改變這些思想時，仍應尊重父母對子女的了解。治療者也必須為看護者創造一個情緒安全之空間。當父母私下表達其對子女的矛盾糾結的感覺、正確描述其與子女和他人互動、分享可能影響孩童的重要生活問題和事件時，他們必須能感到安心。父母可能將治療者視為幫助者，或引導、批評、競爭或其他複雜的移情（transference）反應。而治療者也可能經歷過感恩、賦予權力、信賴、非常不同意或競爭的感覺。治療者須在治療課程中或稍後，藉著加入和共同合作來避免顯現出「別人的父母較好」的風險。我們相信合作的態度和過程，對產生偏差或終結治療等負面反應的危險有減輕的作用。我們最終的目標便是主張父母支持其子女健全功能的獨立能力。

　　表 15.1 列出孩童及其父母在遊戲治療中可能的目標。

遊戲治療的表達和型態面

　　遊戲治療有兩個相關的層面。其中的表達要素著重引出和處理治療內容（Kernberg, personal communication, July, 2004）。Russ（2004）將此層面

表 15.1　孩童和父母的遊戲治療目標

孩童的目標
- 改進情緒與行為的自律以削弱症狀。
- 發展自我的正面意識、改進自尊。
- 增加應對技巧。
- 增加發展能力來自我表達，包含遊戲的結構與表徵層面。
- 改進參與關係與強化聯繫的能力，尤其在家庭內部。
- 掌握外部壓力源和創傷的影響。
- 發展有彈性、適齡的防衛。
- 改進衝動控制。
- 提升溝通，包含語言發展與情感表達。
- 減少行為和情感的抑制。
- 增加遊戲和幻想的自由。

父母的目標
- 了解且正確地將孩童視為獨一無二的個體。
- 發展同理心。
- 發展與琢磨養育技巧以促進孩童的成長與發展。
- 在養育的角色中，改進感覺的功效。
- 改進父母與孩童的聯繫。

形容成一種改變的工具。改變的機制包含先前提及的過程，像是發洩，與情感的適當釋放之再次體驗。

　　其他的要素係指建立孩童的發展能力，包含自我意識機制或因應策略和相關技巧（語言、認知和象徵性遊戲）。Kernberg（personal communication）已將此指為遊戲治療「支援的」要素。Russ（2004）指出可使用遊戲來加強遊戲的過程。我們認為型態這名稱可獲得治療處遇的發展層面。

　　我們分別描述表達和型態層面，以探討其跡象與特定的策略。然而，在現實中，大多數的治療會同時使用表達性與型態性的技巧。

遊戲治療的表達性要素

　　遊戲治療中的表達性要素係指孩童的感覺、恐懼、希望、創傷經驗和

衝突的探索，如同言語、遊戲和行為的表達一般。重點放在遊戲的意義和內容上。治療者的觀察、參與和解讀為孩童提供表達情感的機會。治療問題可能會在孩童自然的遊戲中顯露。此外，引導性遊戲不是用來引出模糊或是臨床的內容。其內容可針對發展遲緩與一般精神狀態的孩童而發展。治療者可加入對孩童有意義的特定玩具／或探索遊戲的意義。說故事在研究中可用來探索孩童的內心世界（Emde et al., 2003），也可用來促進臨床溝通。治療者可能使用與孩童特定問題相關的故事（例如：關於學校、在醫院中、夜晚受到驚嚇、看見大狗狗、聽到成人叫喊）。治療者可藉由自發性或引導性遊戲仔細觀察孩童的回應，注意其中暗示過多焦慮的遊戲分裂。例如：一名四歲女孩開始攻擊洋娃娃，然後突然躲到她媽媽膝蓋旁要求一個擁抱，暗示她對於自己手足的侵略性感受，具有過大的壓力。

表達性要素的徵兆

　　許多孩童歷經行為與情緒的苦惱及異常。此苦惱可能由外在的家庭事件或環境所引起，或者可能是孩童對自我狀況的反應，像是疾病或受傷、身體的差異、發展的限制、性格的變異或精神病學的狀況。患有內化性疾患的孩童具有抑制、悲傷或焦慮等特徵，他們對表達性遊戲治療來說，是極佳的受試者。在處理創傷和失落時，表達性治療可能會十分有用。有特定憂慮和恐懼症或在創傷後壓力症候群中具有警覺度過高（hyperarousal）症狀的人，可藉由認知行為的技巧與探究性的遊戲治療中受益（Cohen & Mannarino, 1993; Knell, 1993, 2000, 2003）。

　　推薦使用表達性要素用以協助具有良好幻想遊戲能力的孩童改變（Russ, 2004）。透過像是遊戲或語言等象徵性方法，而非只透過行為的釋放，這對正在發展溝通能力的學齡前兒童而言是十分適合的。在某種程度上，使用表達性媒介代表假設能力已經存在，但須強化型態要素。

策略與治療過程

　　典型的精神動力學治療著重在無意識衝突的解讀與探索上，及其在移情反應中的表達。我們使用治療的表達性媒介來探討孩童世界的展望及其經驗。我們認為治療者在跟隨著幼童以遊戲或語言來協助其探索內心世界

扮演積極的角色。當使用更為典型的精神動力學遊戲技巧時，我們的重點放在孩童及治療者之內心世界的共同探索上，其過程中伴隨著父母的參與，而非在移情的解讀。治療者可能解讀或合成遊戲、組織故事、解讀孩童的意思，及幫助孩童在遊戲與其經驗中作出連結。

內心世界的探索：在幻想遊戲中，學齡前兒童對內在與外在的問題與衝突會呈現其真實的經驗、經驗的感覺，及其願望或幻想的解決辦法。典型的願望包含「真實」的願望，像是希望能多受到關愛與長得高大些。而希望當個嬰兒、公主或超人等願望則是較誇張的。孩童在幻想中探索其無法表達的問題解決之道，「倘若我像妹妹（嬰兒）一樣；假如我很美麗（公主）；假如我真的很厲害（運動明星），那麼我就會受到關愛」。「如果我有更大的力量（超級英雄）；如果我有一隻冠軍保鑣（想像的狗）；如果我很卑鄙和使人驚慌（巫婆或怪物），那麼我就不會被嚇到」。

尤其是對年幼的學齡前兒童而言，遊戲治療包含像是幻想的扮演（把一種角色或個性表演出來）。治療者會慢慢地探索跟孩童一起扮演的意義：「超人需要救誰？」或「公主的家人如何對待她？」治療者或許會與孩童針對一個遊戲模式持續討論，抑或可能站在遊戲外來談論感覺和事件。孩童可能會要求治療者扮演一種角色。通常，治療者會藉由玩具來照做，像是小狗、洋娃娃或動物都是治療者將扮演對話的玩具。治療者也能幫助孩童嘗試不同的角色及身分：「要是超人厭倦了強健且拯救大眾，而只想回家被媽媽照顧將會怎樣呢？」

幼童特別容易在故事中進行戲劇性的轉換與改變，跟著壞人一起變成好人歸來。這反映出他們在學齡前年紀推理的聯想特質，孩童對於成人的感覺就像令人困惑與不可預料的，或經由拒絕、顛倒的防禦企圖來控制恐懼。治療者可能會用扮演角色來探索孩童的負面自我形象，例如：「生氣的男孩」與觀察孩童對此角色的反應。

促進接納：當治療者治療所有的孩童溝通（在遊戲、談話及行為裡的溝通），孩童會發展一種在其自我溝通上的安全感。無論可能擾亂的內容為何，治療者試著幫助孩童和父母，了解與接受孩童確鑿、真實的感覺和看法。這對潛在的治療成效是一種先決條件，用來強調恐懼、釐清錯誤的

認知或改變自我概念。治療者的接受能有助於父母的接受。

　　釐清曲解：由於孩童的認知發展程度的影響，幼童會用遊戲來表達曲解的看法或回憶。典型的例子包含把因果歸因於近期所發生的事件，或以自我為中心和神祕的看法。在這其中，一個人的看法會導致事情發生，錯誤的看法會造成孩童極大且不必要的焦慮或困擾（例如：在本章節之前的部分中，Joey 對其父親的意外所產生的誤解）。

　　釐清行為：幼童經常無法說出其某種行為的原因，這些行為可能會使父母感到困惑、擔憂或生氣。遊戲治療會提供線索去解開這些意思，就好像 Chris 不可預期的侵略行為案例一般（先前有提及）。當恐懼來自其孤兒時期的創傷性經驗中那種不受保護的感覺時，這案例就變得容易理解。

　　表達情感：治療者的一項重要功能，便是在孩童的行為與遊戲中，提供或塑造感覺的言辭表達。幼童需要字彙來表達廣泛且更複雜範圍的情緒，用以超越「狂怒」與「快樂」，這是他們經常出現的單一戲碼，例如：像悲傷（在一些家庭中需避開）、懼怕、害羞、光榮、受挫、愚蠢、尷尬之類的感覺。有一些很棒的多樣化海報、臉部表情貼紙、有關感覺的兒童插畫書籍、圖片卡遊戲，可供治療者在孩童使用情緒的語言時，用以幫助他們承認事實和得到信心。甚至那些從未真正採用過上述方法的孩童，也將嘗試治療者在遊戲、評論或解讀中使用感覺語言。幼童時常和治療者一起創造有關其感覺的書籍。一名早熟的四歲孩童從一本描述失落的孩童工作筆記本內容，描繪出悲傷或狂怒的臉部表情，然後在上面貼上快樂的臉龐。經由使用這種方式來表達出他如何隱藏他對父親離家且再婚的反應，他才能夠討論他的感受。

　　處理創傷：遊戲治療的表達性元素對創傷的治療特別有用（Terr, 1990），而DSM-IV將其定義為帶有無助感的致命事件（Scheeringa，本書第八章）。依照 DSM-IV 的定義，除了明顯的創傷之外，許多使幼童感到非常驚恐或創傷性的事件，並不具有「創傷」的資格。由於幼童尚未成熟的語言與認知理解，及其對因果關係的自我中心與不完美的意識，幼童會在不全的、困惑的印象和記憶中保留大與小的創傷性經驗。

　　遊戲治療可用來引出和分類孩童創傷性事件的感覺，並用以協助解決

幼童的錯覺和情緒。例如：三歲的Sara在她母親過世的激烈創傷前後，皆受過併發症的藥物治療。她進入母親的房間去尋找其無意識且被隱藏的鮮血。Sara 最初所作的畫全都是紅色，並且描述成「媽咪渾身是血」。在她試圖找出此創傷的解決之道時，Sara 發展出大規模的遊戲，它是關於失去母獸的小動物找尋母親的遊戲，她並在許多故事中扮演醫治負傷動物的醫師。然而，較年長的學齡前兒童身上漸增的認知能力可能會使孩童更清楚的了解，但豐富的幻想演出也會造成新的曲解。五歲時，Sara 說：「我射殺了媽咪，子彈穿過她而血流了出來。」她以先視影像和她對槍殺所造成的觀念，濃縮了先前的視覺記憶。這簡單解釋了她可能如何達成此錯誤的推論，並足以減緩 Sara 的困擾。

孩童使用治療中的遊戲，用以戰勝無助方面的掌控感。他們藉提供他人的經驗，將遊戲中被動的角色轉換為積極的角色。這是醫療創傷中一種頻繁的主題，像是孩童在急診室被縫合的經驗所抑制。特別是孩童的困擾是對於延長狀態的反覆治療，像是在燒傷醫護時用在癌症或清創的化學療法與腰椎穿刺術。在治療中，這些孩童快樂或冷淡地分配對父母、治療者或洋娃娃的注射和治療。一名曾經歷過定期的輸血至其關節的血友病小男孩患者，每週都變成與醫師──治療者密切聯繫的警長（如同「壞人」）且以死亡威脅他。

有個治療目標便是幫助這些孩童從重複性創傷後遊戲移往更為靈活的遊戲，在那裡他們可以找到反映掌控感的解決之道。藉由遊戲和談話，治療者可幫助孩童將其創傷的經驗放入背景中，且找到經驗校正或修補的個人機制（Terr, 2003）。一個孩童若能達到對創傷的「遊戲的滿意」（Erikson, 1963），能使孩童進展至關注其他的問題。

故事的共同建立：遊戲的精神療法可能以片段回憶創傷性事件及破碎回憶，甚至是那些來自學語前階段，來共同建立故事（Warren, 2003）。由於多重恐懼、發怒與嚴重的睡眠紊亂，讓曾以東歐孤兒身分在一歲半被收養的Sasha直到二歲半才被理解。Sasha把一個黑髮、來自女性玩偶之家的人物命名為「膽小鬼」，並要試著避開她。最初的調查未能顯露出這娃娃為何讓人懼怕。Sasha被告知可以丟掉這個令人驚慌的洋娃娃，於是她走向

前打開窗子，接著將洋娃娃扔了出去，然後撿回它並扔下走廊。經過一段時間後，探索和遊戲隨著打開辦公室的燈光使她聯想到「膽小鬼」曾在夜晚對她大吼「不要哭」。而其父母記得兒時的照料者是一位黑髮的俄國女人，再者，他們得知孩童會因夜晚哭鬧被懲罰而獨自待在黑暗的走廊。父母、孩童與治療者得以了解和解釋造成 Sasha 早期經驗的恐懼和症候行為，這也能導致這些症狀的減緩。

　　人們可從扮演角色到微型化，乃至講述看到一個遊戲的發展。幼童從扮演角色移動到微型化，當他從假扮令人懼怕的侵略性動物（當他扮成貓抓遊戲夥伴，甚至在遊戲中顯現侵略）改變成使用他操作的小狗或動物玩偶。微型化或跟玩具一起玩耍，顯示在象徵方面的一些距離。這距離允許更多的故事操作，像是透過孩童或治療者對於選擇結尾的介紹，以幫助孩童找出遊戲中的解決方法。故事包含事件的言辭描述和伴隨而來的感覺，這些都能幫助孩童處理壓力的經驗。治療者可能需要塑造此點來幫助孩童的言辭表現。在 Sara 處理母親葬禮的過程中，她的遊戲發展就是一例。一開始，她在鮮豔的油漆污點上灑上黑色油漆。然後用椅子圍成圓圈，讓自己或治療者躺在中央，她重複扮演這個葬禮。當她用玩偶重複此景象時，就被微型化了。此圖畫現在可以被理解了，就如同描述出花朵和塵土被扔入墳墓一般。最後，Sara 以言語表達出她想和母親一起進到墳墓中的幻想。在一個發展故事中，我們可以討論她在葬禮期間的焦慮，此恐懼的程度，在其鎮定與當時認真的行為中並非全然可以為證。Terr 認為這種行為是成熟的創傷後壓力症候群，孩童最終必須以文字方式說出玩具或其自身劇烈的情緒，用以避免他們在治療外以危險或不適當的方式將其感受付諸行動（Terr, 2003）。

　　提供特定遊戲材料來引出情境：治療者可藉由每回遊戲之前或在遊戲過程中，在房內安排特定玩具並介紹玩具以引出臨床情境。此方法提供具體的視覺線索，且對於處於象徵發展幼年階段的學齡前兒童很有幫助，且威脅性低於直接的口頭建議。對於不輕易用語言表達意見或情緒上受限於壓力或創傷的學齡前兒童，這些技巧通常是需要的。只要孩童的發展層次有納入考量，此方法也可應用於典型發展和發展遲緩的孩童身上。

　　特殊的遊戲教材在時間有限、問題導向的治療中，也十分有用。在這些治療中，特定問題和目標已隨著父母被公式化。一些孩童受到搬家、兄弟姊妹的出生、進入新學校，或父母分居／離婚等壓力源所影響，導致臨床層次的症狀。在這些個案中，治療可能是問題導向且短期的。治療者可能要建構玩具的選擇來引出關於特定壓力源的內容。隨著特定玩具的刺激，臨床的內容可能會出現得更快。治療者需要仔細地監看孩童的反應，以確定此遊戲是否進行太快和導致焦慮，這些常會透過孩童的遊戲瓦解而表現出來。

　　1. 離婚、搬遷：使用兩組玩偶之家可幫助孩童情緒壓力源的表達，像是父母分居、離婚或搬遷（Trebing, 2000）。這技巧使用於三歲九個月的Tom 身上，其女同性戀的父母（他叫她們媽媽與媽咪）正分居當中。他的父母關心他的攻擊和焦慮症狀（咬衣服）。因為 Tom 和其兄弟姊妹曾目睹父母的爭吵，因此讓這兩位母親輪流參與治療。治療者也為父母舉辦了主要以設限為主的附屬治療課程。兩組房屋提供了最初評估時期和兩個月期間的治療。

　　提供這些玩具以促使 Tom 引出其故事。治療者要求 Tom 辨別這兩組房屋。他認出一組是媽媽家（剛建好的新房），一組是媽咪家（家庭原本的房子）。他形容媽媽是隱形的，並解釋他們離婚且表達出他想回到媽咪家的願望。然後，他對玩具變得非常具有侵略性。媽咪聽著他的故事，但在臨床醫生的指示下並無設下明確的安全限度。生氣的 Tom 手中握著用來幫助其扮演憤怒的男孩玩偶，將它形容成壞蛋。藉著了解 Tom 是否認為這個男孩玩偶造成其父母的離異，這給治療者一個修正 Tom 錯覺的機會。接下來的治療課程中，這個憤怒的男孩玩偶持續地侵略這兩組房子。Tom 將所有的家人玩偶安置在一艘太空船中，但不讓那個憤怒的玩偶進來，直接扮演出懲罰的場景。他把兩位母親算入，代表他希望一家人能夠團聚。最後，憤怒的男孩玩偶得以進入太空梭，並被 Tom 重新認定為「悲傷的」男孩，這反映了在 Tom 侵略行為之下的感覺。在之後的治療課程中，Tom 能以這個憤怒的男孩玩偶來解釋，他是因為想跟媽咪和媽媽同住才變得憤

怒。使用兩組房屋和憤怒的玩偶使這些問題能迅速地顯現、被探索和解釋。兩位母親學習了解 Tom 的感覺且設定安全限制來遏制他的侵略行為。Tom 的侵略性與焦慮的行為減輕了，治療也因此在兩個月後終止。

2. **兄弟姊妹的誕生**：嬰兒玩偶與配件的使用有助於促進對兄弟姊妹的反應表達。五歲的 Mary 在其兄弟姊妹出生與保母改變之後，便呈現退化、焦慮和侵略的行為。在最初治療課程中，她抱怨母親的忙碌以及小嬰兒被照顧的時間長短。接著，Mary 說她不要玩嬰兒用品。她說：「我內心有一部分想長大，一部分想變小，因為小嬰兒得到所有人的關注。」提供嬰兒玩偶和教材之後，Mary 開始扮演嬰兒的角色，並要求治療者扮演母親或保母。她也同時分飾「壞」嬰兒的角色，裝滿真的奶瓶並喝下、扔掉它，然後撒在治療者身上。在幾個月的過程中，Mary 藉著遊戲中的幼兒和學步期孩童慢慢地進步。她自然地裹著毯子躺在地板上、假扮被治療者餵食和包尿布、坐在治療者的大腿上假裝餵奶、跟學步期孩童的玩具一起玩耍、看童書，直到她最終表現得像其年齡一般。有一天，她說：「我不再扮演小嬰兒了，我要當一個大女孩。」她用移情關係對如同母親般的治療者表達與扮演角色，她希望得到像新家庭成員的對待，以及她需要一步步表達其憤怒。治療者反映了 Mary 的感覺，並給予她許多表達憤怒與嫉妒心的出口，直到這些情形被消除及其症狀有減少的現象。多種嬰兒和學步期孩童玩具的用處使 Mary 扮演嬰兒角色並處理這些問題。她的母親則在附屬治療課程中學習。另一種選擇則是雙人治療（參閱後文「與父母共處的模式」部分）。

3. **分離焦慮和破壞學校**：我們提供患有分離焦慮、拒絕上學或在校有破壞行為的孩童一組玩具的校舍與玩偶。五歲患有破壞行為的 Peter，設定在校的說故事時間，跟老師一起對著學生說故事。突然間，故事中的恐龍出現在現實中且攻擊老師。幾個玩偶前來營救老師，其中之一就是 Peter 自己。這個玩偶騎在恐龍背上，直到征服它為止，老師和學校也因而獲救。這遊戲顯示 Peter 對老師的負面感覺和其展現的防禦心，企圖遏制他在遊戲中的侵略衝動。

4. **醫療創傷**：對於遭受醫療創傷或醫療疾病的孩童而言，真實和玩偶

的醫學設備十分有用。五歲的 Carly 非常擔心母親的慢性疾病。在雙人治療課程提供的醫藥箱（medical kit）中，她扮演醫生，而其母為患者。這為 Carly 開啟機會來詢問母親的健康狀況及回覆。

5. **大便失禁**：玩培樂多黏土（Play-Doh）、管類玩具以及玩偶，對大便失禁的學齡前兒童是很有幫助的。大便失禁屢次伴隨著學齡前兒童訓練使用廁所的習慣、便祕的經驗或應壓力退化的症狀而發生。玩黏土提供一個宣洩侵略衝動的出口，這可以有助於大便控制。把黏土推入管子中可提供害怕排泄的孩童練習與生理經驗。另一種方法中，治療者使用玩偶，例如像是便盆的玩具培樂多黏土來扮演排泄。治療者代表玩偶，發出聲音或描述出被嚇到的感覺。接下來，孩童掌管彩色塑泥，塑造並丟下「排泄物」。當孩童準備好時，他們全都前往真的浴室重複這個遊戲。雖然沖水的噪音使孩童驚恐，但他們仍被鼓勵沖廁所。家中成功的如廁可能會迅速地重新開始。如有需要，或在家中有更多玩偶遊戲的話，藉著貼紙簿的使用，這些行為技巧可被進一步的強化。像是睡眠呼吸、吹泡泡或聽故事等放鬆的技巧，可能會幫助他們繼續如廁。這些技巧整合了認知—行為的遊戲治療和表達技巧等層面。

6. **收養**：代表家人的玩偶或動物對被收養的孩童特別有幫助。它們給孩童一個溝通家人動態的機會。Sam，一個接受分離焦慮治療的養子。他未被父母告知收養這件事，因而對治療者露出像填充貓咪一樣被收養，因而與家中其他貓咪格格不入的訊息。他解釋自己有多個母親，他錯誤的收養故事反映學齡前兒童的不合邏輯（以自我為中心的）的推論。這給治療者一個機會幫助Sam收養故事裡的父母，並澄清他的誤解。一旦當他的收養故事被以治療遊戲納入其自我概念中，他在放學或上學層面獲得明顯的進步。

五歲的 Molly 已被告知收養史，但仍有未解決的感覺，她藉此表現出對養父母的反抗。她跟玩偶的遊戲包括一個核心家庭，此家庭接受過多被遺棄的孩童以致這些孩童沒有床位。她也把親生父母遺棄這些孩童的片段演出來。此遊戲使治療者能評論玩偶的感覺，這引導 Molly 說出她被親生父母拋棄的感覺。Molly 移情作用的養母給予她安全感，使她能表達內心

深處的傷痛感。

　　治療者探究遊戲：故事起源技巧（Story Stem Technique）。故事起源技巧最初是針對三歲孩童的情感而設計（Bretherton, Ridgeway, & Cassidy, 1990）。現今，此技巧成為就幼童內心世界的研究來引出故事的研究工具，包括情緒及表徵（Emde et al., 2003）。故事起源技巧已被焦慮評估（Warren, Emde, & Sroufe, 2000）與創傷治療（Gaensbauer & Siegel, 1995）所採用。治療者可使用此技巧，在遊戲情境下來實施更為直接的探討。此發現已由評估資料或孩童提供的遊戲內容所證實。玩具準備就緒之後，治療者開始說故事，而孩童會問「接下來呢？」此技巧代表先前所討論的問題，將共同創造出更有結構式延展的敘述技巧。

　　我們在多元呈現（像是拒絕上學的問題治療中），使用故事起源技巧。三歲女孩Jessie，由於在學齡前環境有社會排斥現象。因此，在治療階段，治療者使用一組玩偶的遊戲學校，在故事時間和玩偶之家中圍繞老師來建立故事起源。治療者描述一名女孩跑出學校，然後暫停。Jessie拿女孩玩偶並演出她跑回家以避開學校內部的噪音，接著返回遊樂場跟同儕遊戲。此反應使治療者能夠視 Jessie 的退縮為一種防禦措施。她在學校經歷的知覺已經超出其負荷，而非視為一種主要的社會問題。處遇著重幫助她辨識這些反應以及促使其父母決定轉學。Jessie轉到一個較小、較安靜的學校環境，在這裡她的參與及合作有明顯的改善。

遊戲治療的型態要素

治療者作為遊戲者

　　當眾多象徵和意義的能力僅存於結構中，Scarlett（1994）和 Slade（1994）探討遊戲的過程以作為治療中關鍵的要素。「孩童的表徵能力不成熟或許是由發展遲緩所構成，遊戲本身的過程通常似乎是具有強化且整合的特性」（Slade, 1994, pp. 81-82）。治療者必須著重其與孩童的遊戲，而不是在解讀上幫助孩童創造結構、發展故事、學習如何命名感覺且創造意義。Slade主張部分孩童可從眾多連貫的遊戲發展中得到療效，而不是使用語言或甚至允許治療者作出關於遊戲的評論。這些技巧可越過治療而被

使用，對孩童的發展遊戲意義重大。

　　許多學齡前兒童，尤其是在發展層面遭遇挑戰者，並無迅速有效的技巧，來用遊戲表達且處理問題性的議題。他們也從遊戲治療的型態層面中得益，在這裡治療者和父母必須促進新能力的發展或提升。Russ（2004）回顧幾個研究後，證實遊戲技巧可教導年幼的學齡前兒童或低功能性的孩童。這個型態要素側重增進自我意識的能力。其內容包含衝動控制、挫折的容忍、情感的管理、預測和反映的能力、昇華的能力，和透過遊戲或語言的溝通（Kernberg, personal communication, July, 2004）。Russ（2004）指出自我意識的能力可創造故事。Greenspan（1997）解釋發展中精神療法的原則，用以提高自我功能。遊戲治療亦可幫助自我調節功能的發展，可讓孩童學習控制侵略行為和衝動。父母在此過程的參與亦不可或缺。治療者必須呈現這些技巧，並且教育父母如何提升這些區域的功能。

型態要素的指標

　　治療型態要素的指標包含情緒和發展兩者的問題。部分孩童受限於情緒或因依附障礙症或創傷、焦慮、沮喪而退化。他們的「自我」功能較差。對於反抗、侵略和／或敵對行為等外顯疾患孩童而言，實證研究支持將重點放在「限制環境」及「促進遊戲」的親職訓練（Campbell, 2002; Eyberg et al., 1995）。鑑於父母的訓練技巧給予一種外在的方法來幫助孩童發展控制，遊戲治療和父母促進式遊戲可幫助孩童建立內在的自我調節。年幼的學齡前兒童通常只需要發展這些能力，並需要額外的鼓勵來加強技巧。發展遲緩和非典型的孩童對情緒的表達和溝通也有較限縮的遊戲工具。因此，發展遲緩的孩童在自律、遊戲和語言的發展中，可能需要額外的幫助。

策略和治療的過程

　　伴隨此年齡群，遊戲發展的支撐是此治療過程的固有部分。孩童語言、認知、處理、策略、象徵性遊戲和衝動控制層次的察覺，對策劃介入來說，相當重要。治療者可使用此察覺來支持孩童在多方面的高等能力。只有當孩童採用延伸現有能力的行為或概念，此處遇被視為有效。治療者

的技能習得變得容易且同時能注意孩童遊戲的內容和意義。

　　透過孩童對適齡防禦的靈活使用，自我能力的提升是遊戲治療中型態要素的重要部分。Davies（2004）將防禦描述成「用來調整影響和衝動的正常手段」，且注意到「只有對不適合的狀況或當他們排擠掉其他諸如認知和人際技巧等因應機制時，他們會變得類化過度（overgeneralized）（pp. 257-258）。Davies 認為學齡前兒童利用推測、拒絕、情感轉移和退化的典型防禦機制來管理壓力和焦慮。

　　在治療中，我們要促進靈活的因應策略和適當的問題解決之道。這可透過幾個不同的策略來處理：像是詢問「倘若……將發生什麼？」的問題，建議選項、角色扮演或排練新方法，且提出新的解決之道。無能為力感是幼童對無法理解也無法控制的情況的每日體驗。無助感可以深深地使人感到混亂。當孩童彼此合作、發展出實際的因應策略時，遊戲治療在支持幻想解決辦法的防禦或因應策略上很有幫助，它具有恢復孩童無助感的可能。例如：當 Martin 兩兄弟目睹他們的父親在遠方城市接受癌症治療的一切時。兩歲半的 Martin 變得非常愛纏著母親，且不願離家，而他無症狀的五歲哥哥卻以言辭適當地表達其害怕的心理。幼童在紙上「畫出」一團黑色素瘤的標記，且希望父親能早日康復。治療者談及此化學療法且提議 Martin 假裝告訴黑色素瘤「離開」，並把紙撕成一片片。然後，他們（孩童、治療者和母親）隨著如廁一起沖掉。Martin 必須重複此遊戲，幻想的解決辦法給予他在表徵階段的控制感。他在家中變得更有活力且最終返回學校。

　　我們也用認知─行為遊戲治療（CBPT）的要素來發展因應技巧。為了因應像害怕或恐懼症等問題，認知─行為遊戲治療的要素很有目標導向，把幼童的因應技巧視為目標。治療者用玩偶和遊戲來和孩童的策略加以溝通。Knell（1993）就二到六歲的幼童發展出認知─行為遊戲治療的要素來整合認知的處遇、遊戲治療和行為的治療。一個玩偶可用來表述言語、問題解決技巧或把方法表演出來以解決問題。孩童被給予正面的因應言論，像是「我能做到」或「沒有鬼」。閱讀治療用書籍來呈現問題和解決辦法。系統減敏感療法（systematic desensitization）可用來減輕焦慮，但平靜

的遊戲背景或想像可能會用來代替肌肉放鬆技巧。可以利用像是身著火紅色內衣的怪獸等類的幽默來進行。治療者包含透過孩童主導的共同遊戲之孩童，以結構式目標導向型活動來加以平衡。父母被鼓勵參與行為的介入，例如：利用偶然的管理來從負面行為移除注意力且加強選擇行為，並實踐治療者在家中的認知與行為的方法。

　　增加衝動的控制對學齡前兒童而言，可能是治療的一個重要型態功能，因為他們易有衝動反應。當行為失去控制時，治療者可能需要設立安全限制（毆打父母、兄弟姊妹、同儕或治療者）並給予孩童選項，諸如用文字表達憤怒、表明情緒的量表。此量表由平靜至非常苦惱，或在安全遊戲治療中的情感發洩（對著目標擲橡皮球）皆具有梯度。不是在自發的遊戲（例如：球類遊戲）就是在更具結構式學齡前的圖板遊戲中，可被輪流結構化。關於分享玩具或決定遊戲中的主題（例如：家庭正在飛翔的玩具飛機裡度假），亦可輪流施行在遊戲中的兄弟姊妹身上。建設性策略可作為孩童和父母兩者的模範。其內容包含提供玩具來交換喜愛的東西或輪流使用定時器。對保持注意力且需學習控制分心的孩童來說，像是減少或限制帶出去的玩具數等環境的操作很有幫助。

　　擴充語言和遊戲的象徵能力是幫助學齡前孩童運用遊戲治療的重點。擴充表達性語言對於功能符合發展年齡的孩童以及語言遲緩的孩童均有所幫助。其策略包括標籤情感，常囊括孩童不同感情的表達圖像或畫作。語言結構和字彙可用互動式學習（INREAL）方法（Linder, 1993b）來擴張，此方法是透過自然的對話以擴張其能力。SOUL 的技巧（沉默、觀察、理解、傾聽）、鏡像（mirroring）、自我對話、平行交談、聲音監測（vocal monitoring）、反射、擴張和塑造可併入遊戲治療中。當孩童的行動被給予字彙時，語用學加以擴張；例如：當孩童抓取一輛玩具卡車時，治療者可詮釋「你要這輛卡車」。

　　象徵性遊戲對高功能學齡前兒童身上的自閉症系列的擴張也很重要，因為這是自我表達和同儕遊戲兩者的工具。實證研究已指出，根據孩童的發展程度之遊戲擴張的創建目標，是提升自閉症系列障礙孩童的遊戲發展（Rogers, 2005）。最初的目標即是擴張特定玩具的靈活使用，因為部分孩

童會呈現受限、重複的輪廓。例如：某天 Aaron 帶一條細繩進入辦公室且只想玩翻線遊戲。遊戲十分鐘過後，治療者建議進行細繩的另一種使用，例如：圍成一個圓圈而玩偶可在內部遊戲。其後，介紹使用細繩來作出字母的點子（在孩童了解的範圍內），整個遊戲專注於設計多種方式並利用孩童的細繩以擴大其探索。

在使用孩童的玩具或增加新玩具時，治療者亦可利用擴展來介紹較高等級的象徵遊戲。遊戲的發展順序之認知（Westby, 2000）很重要，所以治療者必須知道下一步要介紹什麼。鷹架作用可能包含從感覺運動期（例如：功能性遊戲）將孩童的遊戲移到早先表徵的等級，或從簡單、有關聯的想像策略（攪拌鍋、吃東西）到更複雜、計畫一個想像的下午茶。例如：一個患有自閉症系列障礙的孩童 Jack，正按照大小排列一疊杯子。在 Jack 反覆疊成堆的幾分鐘之後，治療者翻過杯子，讓 Jack 看杯底下有不同的動物且讓動物們彼此對話。孩童有語言和象徵性能力，但未使用較高階的感覺運動計畫來玩杯子。一旦治療者曾擴展杯子的使用且介紹遊戲的象徵性層次，Jack 便能跟著治療者在此較高的等級中，創造動物之間的簡易對話。這些對話提供治療者一個學習詢問 Jack 重要問題之機會，像是他在交友上的困難，這也告知了隨後的治療處遇。

另一個例子，功能性遊戲被擴大成象徵性遊戲，其對象就如同遊戲夥伴般，亦將父母納入其中。小男孩 Chin 會將火車串聯且喜歡推著它們在地板上跑。他的治療者利用 Duplos（樂高積木）建一座橋並邀請 Chin 來推火車過橋。然後邀請 Chin 的母親用伸直的腿站立以創造一座不同的橋樑。這不僅介紹了另一種造橋的方法，還將 Chin 的母親納入遊戲且鼓勵社會的互動。之後，治療者邀母親建造一個火車站，那麼 Chin 的火車就有目的地，而且可以讓乘客上下車。

與父母共處的模式

在學齡前兒童的治療中，我們建議多樣模式的治療者—父母的互動。對我們來說，使用何種模式的決定係根據治療的重點。孩童的年紀或父母的偏好亦是我們考量的因素。對許多治療者而言，此決定係根據先前的訓

練和理論導向。

雙人治療課程

　　父母、孩童、治療師一起加入可能涵蓋某些「父母—治療師」討論的聯合心理治療課程；此時應著重於彼此的互動關係。在針對情感問題、有衝突性、孩童與父母的關係、不良的父母協調，或難以吸引孩童的治療上，此模式特別有用。雙人以及以家庭為核心的治療指出，學齡前孩童的症狀在家中比在學校更為明顯，在創傷的治療（參見 Van Horn & Lieberman，本書第十六章；Lieberman & Van Horn, 2004）和在壓力與改變期間的預防性處遇，諸如離婚、家庭疾病與喪失等亦受到推薦。

　　由於治療者與父母之一方或雙方若不是參與遊戲便是在旁觀看，其活動會因而改變。治療者可能會跟孩童塑造遊戲且邀請父母加入並開始進行活動。這培養父母—孩童的承諾及支持每一次父母的參與。孩童和其遊戲所表達出來的情緒認定，通常在雙人課程之中是個有力的動態。當衝突形成時，治療者不僅能夠處理衝突，亦可親自為孩童與父母示範溝通協調策略。最好跟父母私下討論的治療觀察，可能會延後至較後面的時段進行。

　　心理動力學的幼兒—父母治療模式之貢獻，結合了人際關係理論的發展，將我們的焦點集中於學齡前兒童身上主要關係的連續影響，甚至將它們移往一個更廣闊的社會脈絡中。我們提過，學齡前兒童的父母有時把其子女的困難行為視為用手控制（「來抓我啊」），或辱罵的（「就像他的父親」）性質。這樣的父母並不注重問題的關係層面，而其處事風格則是責備。那麼評估與治療須區分，導致父母錯誤理解孩童的意圖和行為的「鬼魂」層面（源自伴侶親密關係或父母自身與兄弟姊妹或父母的童年關係），以及有關孩童的其他誤解來源。評估可能會顯現不真實的發展期望（孩童太幼小而無法在豪華餐廳的兩小時用餐時間中安靜地坐著）、普通的變化（高能量、積極的孩童）、父母個性中的不協調、孩童的實際障礙、對創傷的回應、父母不當的限制環境或其他養育問題。通常雙人治療課程比單憑父母成長史更能闡明這些誤解。在一個學齡前兒童的整合治療中，父母「幼兒室的鬼魂」問題，若經辨識將在各自的父母中受到處理，或者

父母可能會歸因於個別的精神療法。這些問題可被帶入父母的察覺和從父母對孩童行為的感覺中被「解開」。

有研究者（Benham, 1995）指出，在診斷評估期間適用的半結構式的親子遊戲課程，可用以探討扮演家庭關係且評估雙人治療的適當性。在此遊戲期間，家庭有十分鐘的自由活動且被指示：「使用遊戲室中的任何東西來建立你的房屋。接著，做一些你平日常做的事情。唯一的規則便是每人都須參與。」治療者在自由活動和建立房屋時，待在單相鏡之後，接著加入此家庭。家庭與治療者一起討論這遊戲感覺如何、父母由家庭互動中觀察到什麼，和為何每位成員選擇這種人物來代表自己。孩童被問到他們對父母選擇的看法，還有他們會選擇何種人物或動物來作為父、母親。這個技巧規律地用於學齡前兒童的家人、熱切參與的年長家庭成員和學步期常獨自遊戲或處遇兒童。許多家庭表示他們從未一起遊戲，但一起遊戲很有趣。這在家庭過程中，變成一種改變的重要動機，當父母無法保護學齡前兒童，遠離年幼、消極的學步期（一種慣常的動態），那麼生氣的、易反應的學齡前兒童常被視為「壞孩子」。治療者可辨別如此的型態，以幫助「壞」孩子用口語而非肢體來表達挫折感。治療者可為父母示範，如何使任務失敗且適當地依步驟遊戲來促進子女的參與。

在觀察者期間的父母

在早期探索孩童的恐懼或創傷時，父母的角色尤其有幫助。治療者可能跟隨孩童的自發性遊戲或以特別的教材，例如：使用醫學設備來玩得更加刺激。父母身為觀察者可以實現許多目標，不僅幫助其了解孩童的經歷和孩童對苦惱事件的看法，更可提高父母對孩童的同理心。即使父母在創傷事件中無法親身經歷，但他們擁有提供孩童支持和安慰的經驗以減輕孩童的創傷經驗（Gaensbauer, 2004）。對孩童僅記得片段的過去事件，父母可能成為主動的共同故事創造者。父母與治療者有時嘗試了解孩童的遊戲、行為和言辭。這些問題在收養孩童前的事件中皆出現暗示，尤其是當孩童處在孤兒時期、出生的家庭或寄養照顧中（參見本章的 Sasha, p. 390）。在創傷的最初探討之後，治療常變成更為經典的雙人治療，伴隨父

母在遊戲中積極的參與來作為下一階段的治療。

附屬父母課程的個別治療

　　附屬父母課程的個別遊戲治療模式適用於年齡較大之學齡前─幼稚園─年齡層的孩童（五歲以上），且對部分年幼的學齡前兒童有用。年長的孩童已發展出更多的獨立功能，並從其與治療者的個別關係中受益，這時可對他們的問題展開探索。此外，年長的孩童可能會更加熱心，但當其獨自面對且父母在場時，他們會更為羞怯。

　　在部分高度衝突的孩童─父母的關係中，父母不是過度地灌輸知識，就是孩童無法越過惱怒，或在重複、沒有結果的互動中讓父母參與。無論上述何種情況皆會干擾孩童遊戲和使用治療的能力。鑑於這些問題可能是治療的焦點，故在進行雙人的療程之前應優先進行一段個別的治療課程。對於經歷過父母虐待或創傷的孩童，或被信賴的成人施以性虐待的人，課程提供的穩私與安全將是不可或缺的（Gil, 1991）。

獨自與孩童相處

　　我們並未看到對幼童進行個別治療的角色，卻與主要照護者之間沒有顯著的互動。不熟悉治療過程的父母，可能會認為或偏好孩童接受獨自治療。這個原因可能需要在父母之間加以探索。治療者需要教育父母參與的重要性。倘若父母不是治療的重要部分，那麼孩童及治療者之間的親密關係發展，對已改善的家庭關係將產生反效果。治療者的角色便是幫助父母達成孩童的需要，而非奪取父母的角色。

　　當孩童沒有適合的人選或主要照護者一同參與時，這個治療可實行嗎？在這種情況下的治療，可能更有挑戰性且受限於不完整的資訊與成人（註：指的是孩童的主要照顧者）有限的參與度，但仍有助於促進孩童的安適感。在本書 390 頁中，一位名叫 Sara 的三歲孩童。由於母親的癌症及對彼此關係的影響，Sara 已跟母親一起接受雙人治療。但在母親突然過世之後，Sara 和父親開始進行雙人治療課程。不久，由於 Sara 對父親的窮困、侵略性行為與其自身的悔恨和憤怒，使得這位父親既不能處理這治療課程，也不能處理他對 Sara 的管理。然而，他放心地讓 Sara 接受一段時間

的個別密集治療。治療師與保母及親戚一起訂定的附屬治療並同時努力跟 Sara 的父親維持治療聯盟以支持 Sara 的治療。幾個月後，Sara 的父親願意重返正常的附屬治療課程來共同合作以支持女兒的復原。

那麼寄養照顧（foster care）中的孩童，他們已因離家導致其與原生家庭分離的事件而受到精神創傷，又該如何呢？許多這樣的孩童當他們的行為或情緒症狀變得嚴重時，會從緊急寄養家庭轉往長期安置機構，再轉往治療性的寄養家庭。如果幸運的話，將會有社工或律師持續陪伴他們。也會有治療者針對他們作持續的個別治療，以控制他們在生活中的情緒。再者，對主要照顧者的廣泛延伸，即使這些對象改變，治療仍是臨床醫師必要的責任。

父母參與部分治療課程

我們用類似 CBPT 的模式，處理部分年長的學齡前兒童的問題。在剛開始的十到二十分鐘，讓父母參與其中，其特別問題要以結構化方式加以處理。進行認知—行為的期間聚焦在分離的問題上的行為處遇。在先前一個星期中，父母自陳報告正在進行並觀察下一個處遇步驟，且父母與孩童同意未來一週的目標。如此一來，父母便會參與部分治療課程，而其餘的時數即為個別遊戲治療課程。此治療課程可能有非結構化的時間和治療者導向的要素，可用以處理孩童的主要問題或其他問題。這些要素也可以在雙人治療課程中加以整合。

父母附屬治療課程

偕同父母或看護者的全長（full-length）、規律、個別的治療課程，每個月至少要安排一次，針對獨立的孩童則安排個別和雙人的治療。學齡前兒童的年紀已經足以談論怨恨，但對於年紀過小而獨自坐在等候室的孩童則不合適。孩童對談論其「壞」行為或個人焦慮非常敏感。即使孩童應被告知其父母已代表他們參與臨床醫生的討論，但無意中聽到成人的討論也可能會損害孩童跟治療者的舒適。

此外，個別的成人課程很重要，因為治療者需要有關家庭與孩童生活的事件、行為和情緒起伏、學校報告和重要的成人問題，像是即將發生的

遷移、改變、分離或其他壓力源的固定資訊。治療者亦需父母的允許且跟老師和其他專業人士一同參與孩童的關懷。治療者和父母可能有處理與兄弟姊妹相關問題、經驗或婚姻上的困難，尤其是當治療者與父母和孩童起衝突時，孩童和／或其治療可能著重有關父母對其童年和教養的舊問題。父母需要機會來討論感覺和可能導致孩童內在表徵改變的問題。「鬼魂」（Fraiberg, 1987）扭曲孩童對父母親的看法，可使治療者清楚了解問題所在，治療者也可能決定在附屬治療中加以處理。

🌀 方法的整合

當特定的行為變成改變的目標時，會整合數種療法，且當探索這些行為的根本意義時，這幾種方法會成為治療的焦點。以下的案例整合了認知—行為的治療、遊戲治療和父母諮詢。

Chloe，四歲的獨生女。當她聞到起司味道時，不僅被評估為極度迴避某些氣味、食物與身體活動，而且伴隨著像是發怒等控制行為，以迫使其父母離開餐廳。當治療者排除強迫症和廣泛性發展疾患之後，Chloe 接受職能治療以治療其感覺反應和對粗大動作活動的迴避。在幾個目的性職能治療之後，隨著少量的進展，職能治療者要求進行第二次心理健康諮詢。

父母諮詢包含探索父母過度保護和失敗的來源，以支持或從時常堅持要母親陪伴的孩童身上要求更多的獨立。最初，當 Chloe 在獨自玩耍時，母親被要求在家閱讀三十分鐘的雜誌，當然母親也需要冒這個改變的風險。在進一步的病史蒐集之後，資料顯示於健康檢查期間，Chloe 的輕微創傷早在一年前便已開始。在遊戲評估和其後的治療中，Chloe 常隨著醫學遊戲從創傷中恢復，且帶有更多的外顯問題與陳述，直到其心中的問題得到解答為止。

每個遊戲治療課程的最初十分鐘都包含認知—行為的技巧。雖然Chloe不會放鬆運動，但治療者使用漸進式揭露的技巧。孩童、母親和治療者製作了一個有關起司的等級制度：談論它、看起司的照片、玩弄起司、觸摸起司切片，且摸與聞真的起司。Chloe在職能治療中受到勇氣的讚賞。在部分雙人認知—行為的治療之後，每個治療課程的剩餘部分都使用由 Chloe

所指導的個別精神遊戲療法技巧。在這其中，Chloe 從母親那裡得到極大的自主以處理有關健康問題及其猶豫。治療者注意到 Chloe 在許多領域的漸增自由，如同其母親以及孩童兩者回報的情形一樣，包含克服 Chole 對狗的恐懼、學著騎腳踏車、獨自玩耍、使用戶外的遊戲設備，並且前往餐廳用餐。在往後的治療課程，Chloe 對自己的獨立與能力感到慶幸與堅定，且學齡前機構所提供的報告，亦支持她這種自我概念的形成。

摘要

發展程序的集中性、問題的辨別與早期發展偏差的影響，提供使用直接處遇的學齡前兒童使用遊戲治療的基本原理。學齡前年紀被重要的社會、認知、運動、情緒與語言的能力所標記。結果孩童在漸增自律的能力，增加了成人對情緒與行為控制的期望。學齡前兒童在發展的差異、情緒的反應與診斷狀況上，比嬰兒與學步期兒童表現得更為清晰。在發展路徑當中的早期偏差，會以難以改善的方式影響著之後的發展。情緒和行為的問題應該及早被確認且以直接處遇加以精神治療。

在決定處遇需求時的評估是不可或缺的，此外，問題的本質、軌跡與嚴峻，以及神經發展、家庭和環境因素皆促成治療計畫。熟悉一系列的精神治療方法及現今有關學齡前兒童的有限實證研究文獻，對治療計畫相當重要。

根據發展的人際關係模式與多重港口的概念，我們的治療方法被一種發展的觀點所告知。此整合、互動的方法照料孩童與父母、照料每位遊戲者的行為和內在表徵、照料家庭與環境內的外在影響之角色，以及照料孩童的發展狀態。我們支持既定的方法（Schaefer, 2003），並根據孩童和其家庭的個別需求來挑選且整合不同方法。我們推薦一系列從支援性分布到引導性的互動技巧，用以決定孩童與家庭的治療需求。

父母在學齡前兒童的功能中相當重要，且被視為改變的首要媒介。父母的角色在治療中很關鍵，且需要成為任何一種治療方式不可或缺的要素。父母可透過雙人、觀察者或平行的角色加以靈活地結合，用以決定個

別家庭的需求與處理問題的本質。父母對孩童發展與情緒層次的理解，將引導他們促進子女的進步並降低症狀。改進孩童—父母關係可以增加家庭參與和互相享受（mutual enjoyment）的能力。提升的行為管理方法可增進父母的效能感。

為了外在行為問題的治療，實證研究重視遊戲中的父母訓練和設限。在許多額外的狀況中，單獨與父母共處可能會不適合。由於孩童發展的差異、父母缺乏理解，或藉由直接處理孩童的感覺與經歷來影響改變的需要，會導致此種情形發生。有時外化的症狀和內化的障礙會共同存在，這可能會更加難以分辨。研究支持使用遊戲來解決問題與減少焦慮（Russ, 2004）。遊戲治療可用以指示患有內化障礙的孩童；患有外化症狀，且可能遮掩較不明顯的內在焦慮、沮喪、壓力或創傷的孩童；患有發展遲緩且需要幫助以發展因應效用的遊戲能力之孩童；以及患有外化障礙且需要發展內在自律的孩童，這可以補充父母的外在策略。

遊戲治療用來治療學齡前兒童特別有用。由於遊戲是一種主要的表徵能力，且在學齡前兒童的世界中相當重要，所以遊戲治療被當成直接的治療。遊戲是用來溝通、探索、創造和有效表達的一種途徑。它支持語言、認知和自我功能的發展。遊戲是孩童偏愛的活動，而且提供進入孩童內在情緒的窗口。它證明孩童最高等級的能力，並被認為是促進成長與精神治療改變的最佳工具。由於行為與表徵之間的相互影響，遊戲提供一種參與孩童想法與感覺的直接方法以及改變的工具。它特別適合不以語言當成主要的自我表達方式之學齡前兒童。

我們的治療方法被形容為，採用治療中表達與型態層面的二分法，並經常被使用於組合中。在所有案例中，維持現狀的環境建立以及與父母孩童雙方的治療性聯盟，在治療初期是不可或缺的。遊戲治療的表達性要素，是被用來因應曾歷經憂傷與內在問題的孩童；並被用來證明情緒與行為的事件或內在狀況；遊戲治療的表達性要素亦證明情緒與行為的異常。它對能融入遊戲並透過遊戲和語言來溝通的孩童特別有幫助。表達性要素可能會自然地出現；或者，只要典型和非典型的孩童之發展層次有被納入考量，那麼其引導性技巧將會被促進。這些技巧包含孩童內心世界的探

索、促進認同、闡明曲解與行為、說出影響並處理創傷。其內容可由提供特定的遊戲教材和諸如以故事起源（story stem）的探查所引出。

遊戲治療可用來加強遊戲過程與能力，本章節的處遇被稱為遊戲治療的型態性要素。由於年紀輕、退化、情緒限制和發展的遲緩，遊戲治療對使用較差的發展自我能力孩童而言非常重要。引導性遊戲可提高自我能力，像是在語言及遊戲中的幻想解決之道、增加衝動控制與擴大符號的能力。

在案例中的四歲仙女／超級英雄已準備留下拯救世界的工作，她現在想享用喜愛的午餐、打算要擁抱故事、分享她在幼稚園一天中的勝利與悲傷、然後打盹一會兒。遊戲治療可支持她在溫暖與安全中，享受她與父母關係中所有的正常活動。

參考文獻

Achenbach, T. M. (1992). *Manual for the Child Behavior Checklist 2–3*. Burlington: University of Vermont.

Achenbach, T. M., & Rescorla, L. A. (2000). *Manual for the ASEBA preschool forms and profiles: An integrated system of multi-informant assessment*. Burlington: University of Vermont Department of Psychiatry.

Axline, V. (1947). *Play therapy*. New York: Ballantine.

Bagner, D. M., & Eyberg, S. M. (2003). Father involvement in parent training: When does it matter? *Journal of Clinical Child and Adolescent Psychology, 32*(4), 599–605.

Barkley, R. A. (1997). *Defiant children: A clinician's manual for assessment and parent training* (2nd ed.). New York: Guilford Press.

Barnett, L. A. (1984). Research note: Young children's resolution of distress through play. *Journal of Child Psychology and Psychiatry, 25*, 477–448.

Benham, A. (2000a). The observation and assessment of young children including use of the Infant–Toddler Mental Status Exam. In C. H. Zeanah, Jr. (Ed.), *Handbook of infant mental health* (2nd ed., pp. 249–265). New York: Guilford Press.

Benham, A. (1995b). *Family "Build your house" task*. Unpublished manuscript.

Brazelton, T. B. (1992). *Touchpoints: Your child's emotional and behavioral development*. Reading, MA: Addison-Wesley.

Bretherton, I., Ridgeway, D., & Cassidy, J. (1990). Assessing internal working models of the attachment relationship: An attachment story completion task for 3–year-olds. In M. T. Greenberg, D. Cicchetti, & E. M. Cummings (Eds.) *Attachment in the preschool years: Theory, research, and intervention* (pp. 273–308). Chicago: University of Chicago Press.

Bronson, M. B. (2000). *Self-regulation in early childhood: Nature and nurture*. New York: Guilford Press.

Bruner, J. S. (1982). The organization of action and the nature of the adult–infant transaction. In E. Z. Tronick (Ed.), *Social interchange in infancy: Affect, cognition, and communication* (pp. 23–25). Baltimore: University Park Press.

Campbell, S. B. (2002). *Behavior problems in preschool children, second edition.* New York: Guilford Press.

Casey, R. J., & Berman, J. S., (1995). The outcome of psychotherapy with children. *Psychology Bulletin, 98,* 388–400.

Chethik, M. (2000). *Techniques of child therapy: Psychodynamic strategies* (2nd ed.). New York: Guilford Press.

Ciccetti, D., Toth, S., & Rogosh, F. A. (1999). The efficacy of toddler–parent psychotherapy in increase attachment security in offspring of depressed mothers. *Attachment and Human Development, 1,* 34–66.

Clark, R., Tluczek, A., & Gallagher, K. C. (2004). Assessment of parent–child early relational disturbances. In R. DelCarmen-Wiggins & A. Carter (Eds.), *Handbook of infant, toddler, and preschool mental health assessment* (pp. 25–60). Oxford, UK: Oxford University Press.

Cohen, J., & Mannarino, A. P. (1993). A treatment model for sexually abused preschoolers. *Journal of Interpersonal Violence, 8*(1), 115–131.

Cohen, J., & Mannarino, A. P. (1996a). Factors that mediate treatment outcome of sexually abused preschool children. *Journal of the American Academy of Child and Adolescent Psychiatry, 34*(10), 1402–1410.

Cohen, J., & Mannarino, A. P. (1996b). A treatment outcome study for sexually abused preschool children: Initial findings. *Journal of the American Academy of Child and Adolescent Psychiatry, 35*(1), 42–50.

Cohen, J., & Mannarino, A. P. (1997). A treatment outcome study for sexually abused preschool children: Outcome during a one-year follow-up. *Journal of the American Academy of Child and Adolescent Psychiatry, 36*(9), 1228–1235.

Cohen, J., & Mannarino, A. P. (1998). Factors that mediate treatment outcome of sexually abused preschool children: Six- and 12-month follow-up. *Journal of the American Academy of Child and Adolescent Psychiatry, 37*(1), 44–51.

Cohen, N. J., Muir, E., Parker, C. J., Brown, M., Lojkasek, M., Muir, R., et al. (1999). Watch, Wait and Wonder: Testing the effectiveness of a new approach to mother–infant psychotherapy. *Infant Mental Health Journal, 20*(4), 429–451.

Cooke, J. L., & Sinker, M. (1993). Play and the growth of competence. In C. E. Schaefer (Ed.), *The therapeutic powers of play* (pp. 65–80). Northvale, NJ: Jason Aronson.

Cramer, B. (1995). Short-term dynamic psychotherapy for infants and their parents. *Child and Adolescent Psychiatric Clinics of North America,4*(3), 649–660.

Cummings, E. M., Davies, P. T., & Campbell, S. B. (2000). *Developmental psychopathology and family process: Theory, research and process.* New York: Guilford Press.

Davies, D. (2004). *Child development: A practitioner's guide, second edition.* New York: Guilford Press.

DelCarmen-Wiggens, R., & Carter, A. (Eds.). (2004). *Handbook of infant, toddler, and preschool mental health assessment.* Oxford, UK: Oxford University Press.

Denham, S. (1998). *Emotional development in young children.* New York: Guilford Press.

Emde, R. N., Everhart, K. D., & Wise, B. K. (2004). Therapeutic relationships in infant mental health and the concept of leverage. In A. Sameroff, S. McDonough, & K. L. Rosenblum (Eds.), *Treating parent–infant relationship problems: Strategies for intervention* (pp. 267–292). New York: Guilford Press.

Emde, R., Wolf, D., & Oppenheim, D. (2003). *Revealing the inner worlds of young children.* New York/Oxford, UK: Oxford University Press.

Erikson, E. (1963). *Childhood and society.* New York: Norton.

Eyberg, S. M., Boggs, S., & Algina, J. (1995). Parent–child interaction therapy: A psychosocial model for the treatment of young children with conduct problem behavior and their families. *Paychopharmacology Bulletin, 31,* 83–91.

Fonagy, P., & Target, M. (1994). The efficacy of pscyhoanalysis for children with disruptive disorders. *Journal of the American Academy of Child and Adolescent Psychiatry, 33*(1), 45–55.

Fraiberg, S. (1987). Ghosts in the nursery. In L. Fraiberg (Ed.), *Selected writings of Selma Fraiberg* (pp. 100–136). Columbus: Ohio State University Press.

Freud, A. (1966). *The ego and the mechanisms of defense.* New York: International Universities Press.

Gaensbauer, T. J. (2004). Traumatized young children: Assessment and treatment process. In J. D. Osofsky (Ed.), *Young children and trauma: Intervention and treatment* (pp. 194–216). New York/London: Guilford Press.

Gaensbauer, T. J., & Siegel, C. H. (1995). Therapeutic approaches to post-traumatic stress disorder in infants and toddlers. *Infant Mental Health Journal, 16,* 292–305.

Gil, E. (1991). *The healing power of play.* New York: Guilford Press.

Gil, E. (2003). Family play therapy: The bear with short nails. In C. Schaefer (Ed.), *Foundations of play therapy* (pp. 192–218). Northvale, NJ: Wiley.

Ginsberg, B. C. (1993). Catharsis. In C. E. Schaefer (Ed.), *The therapeutic powers of play* (pp. 107–141). Northvale, NJ: Jason Aronson.

Greenspan, S. I. (1995). *The challenging child.* Reading, MA: Addison-Wesley.

Greenspan, S. I. (1997). *Developmentally based psychotherapy.* Madison, CT: International Universities Press.

Greenspan, S. I. (1998). *The child with special needs.* Reading, MA: Addison-Wesley.

Guerney, L. (1993). Relationship enhancement. In C. E. Schaefer (Ed.), *The therapeutic powers of play* (pp. 267–290). Northvale, NJ: Jason Aronson.

Guerney, L. (2003). Filial play therapy. In C. E. Schaefer (Ed.), *Foundations of play therapy* (pp. 99–142). Hoboken, NJ: Wiley.

Harter, S. (1985). Cognitive-developmental considerations in the conduct of play therapy. In C. E. Shaeffer & K. J. O'Connor (Eds.), *Handbook of play therapy* (pp. 95–127). New York: Wiley.

Holmbeck, G. N., Greenley, R. N., & Franks, E. A. (2003). Developmental issues and considerations in research and practice. In A. E. Kazdin & J. R. Weisz (Eds.), *Evidence-based psychotherapies for children and adolescents* (pp. 21–41). New York: Guilford Press.

Hood, K. H., & Eyberg, S. M. (2003). Outcomes of parent–child interaction therapy: Mother's reports of maintenance three to six years after treatment. *Journal of the American Academy of Child and Adolescent Psychiatry, 32*(3), 419–429.

Jernberg, A. (1979). *Theraplay: A new treatment using structured play for problem children and their families.* San Francisco: Jossey-Bass.

Johnson, L., McLeod, E., & Fall, M. (1997). Play therapy with labeled children in the schools. *Professional School Counseling, 1*(1), 31–34.

Knell, S. M. (1993). *Cognitive behavioral play therapy.* Northvale, NJ: Jason Aronson.

Knell, S. M. (2000). CBPT for childhood fears and phobias. In H. G. Kaduson & C. E. Shaefer (Eds.), *Short-term play therapy for children* (pp. 3–27). NY: Guilford Press.

Knell, S. M. (2003). Cognitive behavioral play therapy (CBPT). In C. Schaefer (Ed.), *Foundations of play therapy* (pp. 175–191). Hoboken, NJ: Wiley.

Kot, S., & Tyndall-Lind, A. (2005). *Intensive play therapy with child witnesses of domestic violence.* In L. Reddy, T. Files-Hall, & C. Schaefer (Eds.), *Empirically based play interventions for children* (pp. 31–49). Washington, DC: American Psychological Association.

Landreth, G. L. (1993). Self-expressive communication. In C. E. Schaefer (Ed.), *The therapeutic powers of play* (pp. 41–63). New Jersey/London: Jason Aronson.

Leventhal-Belfer, L., Slotnick, C., Nichols, M., Blasey, C., & Huffman, L. (2000). *Understanding disruptive behavior in preschool children: Using the Zero to Three Diagnostic Classification.* Unpublished manuscript, The Children's Health Council, Palo Alto, CA.

Levy, D. (1939). Release therapy. *American Journal of Orthopsychiatry, 9,* 713–736.

Lidz, C. S. (2003). *Early childhood assessment.* Hoboken, NJ: Wiley.

Lieberman, A. F. (2004). Child–parent psychotherapy: A relationship-based approach to the treatment of mental health disorders in infancy and early childhood. In A. Sameroff, S. McDonough, & K. L. Rosenblum (Eds.), *Treating parent–infant relationship problems: Strategies for intervention* (pp. 97–122). New York: Guilford Press.

Lieberman, A. F., Silverman, R., & Pawl, J. H. (2000). Infant–parent psychotherapy: Core concepts and recent developments. In C. H. Zeanah (Ed.), *Handbook of infant mental health* (2nd ed., pp. 472–484). New York: Guilford Press.

Lieberman, A. F., & Van Horn, P. (2004). Assessment and treatment of young children exposed to traumatic events. In J. D. Osofsky (Ed.), *Young children and trauma: Intervention and treatment* (pp. 111–138). New York/London: Guilford Press.

Linder, T. (1993a). *Trans-disciplinary play-based assessment.* Baltimore: Brookes.

Linder, T. (1993b). *Trans-disciplinary play-based intervention.* Baltimore: Brookes.

McClellan, J. M., & Werry, J. S. (2003). Evidence-based treatments in child and adolescent psychiatry: An inventory. *Journal of the American Academy of Child and Adolescent Psychiatry, 42*(12), 1388–1400.

McDonough, S. C. (2004). Interaction guidance: Promoting and nurturing the caregiving relationship. In A. Sameroff, S. McDonough, & K. L. Rosenblum (Eds.), *Treating parent–infant relationship problems: Strategies for intervention* (pp. 79–96). New York: Guilford Press.

Muns, E. (2003). Thera play: Attachment-enhancing play therapy. In C. E. Schaefer (Ed.). *Foundations of play therapy* (pp. 156–174). Hoboken, NJ: Wiley.

Muratori, F., Picchi, L., Bruni, G., Patarnello, M., & Romagnoli, R. (2003). A two-year follow-up of psychodynamic psychotherapy for internalizing disorders in children. *Journal of the American Academy of Child and Adolescent Psychiatry, 42*(3), 331–348.

Ormland, E. K. (1993). Abreaction. In C. E. Schaefer (Ed.) *The therapeutic powers of play* (pp. 143–165). Northvale, NJ/London: Jason Aronson.

Perry, B. D., Pollard, R. A., Blakley, T. L., Baker, W. L., & Vigilante, D. (1995). Childhood trauma, the neurobiology of adaptation, and "use-dependent" development of the brain: How "states" become "traits." *Infant Mental Health Journal, 16,* 271–291.

Piaget, J. (1962). *Play, dreams and imitation in childhood.* New York: Norton.

Ray, D., Bratton, S., Rhine, T., & Jones, L. (2001). The effectiveness of play therapy: Responding to the critics. *International Journal of Play Therapy, 10*(1), 85–98.

Reid, M. J., Webster-Stratton, C., & Baydar, N. (2004). Halting the development of conduct problems in Head Start children: The effects of parent training. *Journal of Clinical Child and Adolescent Psychology, 33*(2), 279–291.

Rogers, S. (2005). Play interventions for young children with autism spectrum disorders. In L. Reddy, T. Files-Hall, & C. Schaefer (Eds.), *Empirically based play interventions for children* (pp. 215–239). Washington, DC: American Psychological Association.

Russ, S. W. (2004). *Play in child development and psychotherapy: Toward empirically supported practice.* Mahwah, NJ: Erlbaum.

Sameroff, A. J. (2004). Ports of entry and the dynamics of mother–infant interventions. In A. Sameroff, S. McDonough, & K. L. Rosenblum (Eds.), *Treating parent–infant relationship problems: Strategies for intervention* (pp. 3–28). New York: Guilford Press.

Sameroff, A. J., & Chandler, M. J. (1975). Reproductive risk and the continuum of caretaking casualty. In F. D. Horowitz, M. Hetherington, S. Scarr-Salapatek, & G. Siegal (Eds.), *Review of child development research* (Vol. 4, pp. 187–244). Chicago: University of Chicago Press.

Scarlett, W. G. (1994). Play, cure and development: A developmental perspective on the psychoanalytic treatment of young children. In A. Slade & D. P. Wolf (Eds.), *Children at play: Clinical and developmental approaches to meaning and representation* (pp. 48–61). New York/Oxford, UK: Oxford University Press.

Schaefer, C. E. (2003). Prescriptive play therapy. In C. E. Schaefer (Ed.), *Foundations of play therapy* (pp. 306–320). Hoboken, NJ: Wiley.

Slade, A. (1994). Making meaning and making believe: Their role in the clinical process. In A. Slade & D. P. Wolf (Eds.), *Children at play: Clinical and developmental approaches to meaning and representation* (pp. 81–107). New York/Oxford, UK: Oxford University Press.

Stern, D. N. (1995). *The motherhood constellation: A unified view of parent–infant psycho-therapy.* New York: Basic Books.

Stern-Bruschweiler, N., & Stern, D. N. (1989). A model for conceptualizing the role of the mother's representational world in various mother–infant therapies. *Infant Mental Health Journal, 10*(3), 142–156.

Stifter, C. A., & Wiggins, C. N. (2004). Assessment of disturbances in emotion regulation and temperament. In R. DelCarmen-Wiggins & A. Carter (Eds.), *Handbook of infant, toddler, and preschool mental health assessment* (pp. 79–103). Oxford, UK: Oxford University Press.

Sweeney, D. S., & Landreth, G. L. (2003). Child-centered play therapy. In C. Schaefer (Ed.), *Foundations of play therapy* (pp. 76–98). Hoboken, NJ: Wiley.

Target, M., & Fonagy, P. (1994a). Efficacy of psychoanalysis for children with emotional disorders. *Journal of the American Academy of Child and Adolescent Psychiatry, 33*(3), 361–371.

Target, M., & Fonagy, P. (1994b). The efficacy of psychoanalysis for children: Prediction of outcome in a developmental context. *Journal of the American Academy of Child and Adolescent Psychiatry, 33*(8), 1134–1144.

Terr, L. (1990). *Too scared to cry.* New York: Harper & Row.

Terr, L. (2003). "Wild child": How three principles of healing organized 12 years of psychotherapy. *Journal of the American Academy of Child and Adolescent Psychiatry, 42*(12), 1401–1409.

Thomas, A., Chess, S., & Birch, H. (1968). *Temperament and behavior disorders in children.* New York: New York University Press.

Thomas, J. M., & Guskin, K. A. (2001). Disruptive behavior in young children: What does it mean? *Journal of the American Academy of Child and Adolescent Psychiatry, 40*(1), 44–51.

Trebling, J. A. (2000). Short term solutions oriented play therapy for children of divorced parents. In H. G. Kaduson & C. E. Shaefer (Eds.), *Short-term play therapy for children* (pp. 144–171). New York: Guilford Press.

Vondra, J., & Belsky, J. (1991). Infant play as a window on competence and motivation. In C. Schaeffer, K. Gitlin, & A. Sandgrund (Eds.), *Play diagnosis and assessment* (pp. 13–38). New York: Wiley.

Vygotsky, L. S. (1967). Play and its role in the mental development of the child. *Soviet Psychology, 5*(3), 6–18.

Vygotsky, L. S. (1978). *Mind in society.* Cambridge, Ma/London: Harvard University Press.

Warren, S. L. (2003). Narratives in risk and clinical populations. In R. N. Emde, D. P. Wolf, & D. Oppenheim (Eds.), *Revealing the inner worlds of young children: The MacArthur Story Stem Battery and Parent–Child Narratives.* Oxford, UK: Oxford University Press.

Warren, S. L., Emde, R. N., & Sroufe, L. A. (2000). Internal representations: Predicting anxiety from children's play narratives. *Journal of the American Academy of Child and Adolescent Psychiatry, 39*(1), 100–107.

Webb, P. (2001). Play therapy with traumatized children. In G. Landreth (Ed.), *Innovations in play therapy: Issues, process, and special populations* (pp. 289–302). Philadelphia: Brunner-Routledge.

Webster-Stratton, C. (1985). The effects of father involvement in parent training for conduct problem children. *Journal of Child Psychology and Psychiatry, 26,* 801–810.

Weiss, B., & Weisz, J. R. (1990). The impact of methodological factors on child psychotherapy outcome research: A meta-analysis for researchers. *Journal of Abnormal Child Psychology, 18,* 639–670.

Weisz, J. R., Weiss, B., Han, S. S., Granger, D. A., & Morton, T. (1995). Effects of psychotherapy with children and adolescents revisited: A meta-analysis of treatment outcome studies. *Psychological Bulletin, 117,* 450–468.

Werry. J. S., & Andrews, L. K. (2002). Psychotherapies: A critical overview. In M. Lewis (Ed.), *Child and adolescent psychiatry: A comprehensive textbook* (3rd ed., pp. 1078–1083). Philadelphia: Lippincott, Williams & Wilkins.

Westby, C. (2000). A scale for assessing development of children's play. In K. Gitlin-Weiner, A. Sandgrund, & C. Schaefer (Eds.), *Play diagnosis and assessment* (pp. 15–57). New York: Wiley.

Winnicott, D. W. (1965). *The maturational process and the facilitating environment.* New York: International Universities Press.

Winnicott, D. W. (1968). Playing: Its theoretical status in the clinical situation. *International Journal of Psycho-Analysis, 49,* 591–598.

Winnicott, D. W. (1986). *Playing and reality.* London: Tavistock.

Zeanah, C. H. (Ed.). (2000). *Handbook of infant mental health, second edition.* New York: Guilford Press.

Zero to Three. (1994). *Diagnostic classification of mental health and developmental disorders of infancy and early childhood.* Washington, DC: National Center for Infants, Toddlers, and Families.

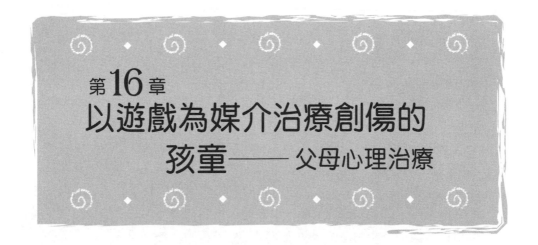

Patricia Van Horn、Alicia F. Lieberman　著

　　自從 Freud（1937）指出學步兒藉由向上丟東西至視線外，並藉由繩子將物品拉回的動作，結束他們對分離的焦慮，心理學家了解到遊戲在孩子建構內在世界所扮演的角色。Freud 認為夢是通往潛意識的最佳途徑，Erikson（1950）則進一步指出，遊戲是了解孩童整體自我的最佳途徑。Erikson 提出孩童透過遊戲塑造出實驗情境，嘗試不同的問題解決方式以及扮演在情境中的不同角色。在遊戲中，不會受到實體環境與社會現實的限制，孩童可以表達自身的恐懼與需求，並掌控挑戰與焦慮（Axline, 1947; Schaefer & O'Connor, 1983）。當孩童利用遊戲來處理自己的焦慮時，基本上可採用三種不同的方式。孩童會直接在遊戲中重複誘發焦慮的情境，或是在遊戲中重複該情境但修正其結果；抑或是在遊戲中完全避免該情境的發生（Watson, 1994）。

　　然而，遊戲並非僅只是探索孩童本身主觀經驗的工具。發展是發生於關係矩陣（relational matrix）中，孩童利用遊戲探索與表達其內在的願望與恐懼以及對所面臨社會環境中人際關係的感受。在早期 Freud 認為學步兒的遊戲是幼童焦慮被獨自留下以及失去自己所喜愛物品的表達。但是，相同的行為亦可視為孩童透過遊戲傳達對心愛的母親會回來的期待。母親

從孩童的視線中消失，卻會如常地出現，而母親的出現將讓孩童感到寬心與愉悅。學步兒的遊戲也表達出他對自己與母親關係的看法。我們認為孩童並非被獨自遺留，孩子則認為自己是值得母親回到其身邊的。這些豐富的內在心理與人際互動的含義都在這項簡單的遊戲中被傳達。

在本章節我們將會探討一項在親子間以遊戲為媒介的治療模式，除可促進治療性關係外，更可成為治療創傷幼童的工具。我們會簡短地描述親子心理治療，主要討論如何創造孩童遊戲的能力，以及創傷對孩童關係的瓦解性影響與其符號化的能力。我們將會使用臨床實務示範親子心理治療如何促進親子間共同創造故事，以表達孩童對創傷事件的恐懼與願望，並且讓孩童與父母能夠對創傷和親子關係給予新的含義。

親子心理治療及其對創傷孩童的治療

孩童—父母的心理治療是針對六歲以下的孩童，其內容主要是來自於嬰兒與父母心理治療的修改模式（Fraiberg, Adelson, & Shapiro, 1980; Lieberman & Pawl, 1993; Lieberman, 2004）。Selma Fraiberg 所發展出的嬰兒—父母心理治療，是針對出生後至三歲孩童的心理問題，而孩童—父母心理治療具有與其相同的理論基礎，重視父母親與孩童的關係中所互相建立的意義（Pawl & St. John, 1998; Lieberman, Silverman, & Pawl, 2000）。當 Fraiberg 介入三歲以下的孩童治療時，其治療重點在於揭露出潛意識的衝突，因為這些潛意識衝突會阻礙父母親將孩童視為獨特的個體並提供符合孩童需求的照護。若是治療的目標是年紀較大的孩童，則治療的焦點將會從揭露父母親的早期衝突，而轉移到著重於孩子的內在世界（Lieberman, 2004）。

幼童需要照顧者協助他們學習如何遊戲。嬰幼兒通常不會利用語言或符號表達自己的需求與意圖。他們大部分都依賴動作，例如：以哭泣、伸手、臉部表情、發脾氣或是跑開表達他們的需求以及對需求的強度。假如父母親可以了解孩童行為的意義，並且能夠視情況作出反應，則孩童將會內化這種被回應且被了解的經驗。當這些經驗隨著時間累積，孩子將有能力組織這些一致性的經驗，而建立起自我的內在運作模式（Bowlby,

1969/1982），了解能夠透過行為讓自己的感受與需求被他人了解，以及能夠影響他人。此發展是孩童具有說故事、使用抽象符號以及遊戲之前所需要發展出的能力（Slade, 1994）。假如父母親無法解讀孩子的行為意義時，他們將無法適當的回應孩子的需求，如此一來，父母親會發現自己與孩子陷入無法溝通的循環中，因為彼此無法了解對方的意圖，而相互疏遠。在這樣的狀況下，嬰兒—父母治療師或是孩童—父母治療師會指導父母親觀察自己的孩子，並且思考孩子的行為。同時，協助家長能夠具備良好的回應品質，讓孩子能夠覺得自己被了解，並且發展出組織自我經驗的能力。

當嬰兒或孩童的發展出現阻礙親子關係的衝突時，嬰兒—父母心理治療或是孩童—父母心理治療是適合的治療介入模式。若是心理創傷亦出現在描述中時，則需要額外的關注。在某些個案身上，創傷將會讓孩子的發展置於危險的處境中。首先，當孩子還沒有完全地學習到如何調整自己的情緒，且有賴於照顧者的協助時，創傷將會讓孩子在某段時間內完全處於負面情緒中。孩子將會把所受的創傷留於體內（van der Kolk, 1994）。創傷或許會讓孩子在自我調控上產生困難、缺乏自信、無法冒險，或避免肢體上的親密接觸。其次，由於無法從自我調控困難中逃脫，創傷會讓孩子無法將依附對象視為安全的堡壘與避風港。幼童會期待照顧者保護他們免遭受到打擊或是驚嚇，而此期待會因為創傷經驗而崩解（Pynoos Steinberg, & Piacentini, 1999）。第三，即使在創傷事件結束後，在孩童與照顧者暴露於會喚起創傷經驗與次發窘境的事件時，以及因為創傷而改變人們在關係中的預期行為時，其影響仍會持續發酵（Pynoos et al., 1999）。親子心理治療（Child-parent psychotherapy）會處理創傷在幼童生活中造成的所有這些影響。孩童—父母心理治療將會處理幼童遭受到創傷後的影響。

孩童—父母心理治療在創傷治療中是相當常見的，此療法可分擔許多基本的治療目標（Marmar, Foy, Kagan, & Pynoos, 1993），其內容包含促進對創傷事件的真實反應、維持合宜的情感警覺程度、重新建立起對親密關係的信任與互動，並促使個案區別出自己在目前是不斷地重新經驗創傷與扮演受創角色，或是了解、記住那個事件已經是過去式，最終能夠在想法上取代創傷事件，鼓勵重返正常的發展。雖然孩童—父母心理治療使用許

多治療的形式，包含協助處於日常生活中的明確問題、提供非結構化的發展指導、塑造適當的保護行為與解釋（Lieberman & Van Horn, 2004），但遊戲才是治療介入的核心模式。

孩童─父母親子心理治療中遊戲扮演的角色

　　心理分析對於遊戲的了解，使得治療師知道孩童在遊戲中所出現符號的深層含義，並提供對其含義的口語化解釋。治療師試著發現驅使孩童遊戲的潛意識願望與恐懼，並透過口語解釋讓潛意識層面的想法能在意識面呈現（Klein, 1932; A. Freud, 1965）。有些孩子所處的照護環境相當混亂無秩序，導致他們無法學習如何透過符號表達自己的感受，而在治療關係中，讓他們能夠發展出符號、敘事與反省的能力（Slade, 1984）。在個別孩童治療的模式中，孩童的遊戲被解釋且被視為對治療師的信任關係。

　　孩童─父母心理治療採取不同的模式（Lieberman & Van Horn, 2004），它將受創孩童與照顧者置於遊戲的場景中，治療師的角色是促使家長與孩童遊戲的媒介，在此治療關係的環境中，父母與孩子學習如何一起遊戲，創造一個同時滿足彼此的故事，並且了解到彼此對世界的看法。目前對受創孩童的孩童─父母心理治療模式，其前提是此創傷已經使得孩子內在運作模式無法將父母視為保護者。若是孩子想重回到正常的發展軌道，則他們對父母親的安全感必須要能夠恢復。受創孩童需要父母看到他們的恐懼、了解他們，並協助他們與恐懼戰鬥，進而在內在克服恐懼。孩童─父母心理治療透過協助親子共同遊戲，以講述關於此創傷的故事並探索他們對於創傷的感受，而達到上述目的。透過遊戲的過程，父母能夠了解孩子的內在世界。遊戲使得孩子跟父母分享自己脆弱的一面，讓父母有管道能協助孩子測試受到創傷所產生的扭曲性預期，並且使孩子與父母能夠共同經歷不同的結果，而取代創傷所產生的想法。

　　孩童─父母治療師在親子共同遊戲的過程中充當為一個容器。治療師並非只是著重於孩子遊戲中所存在的含義，而會協助父母親了解遊戲的過程中孩子如何闡述自己的經驗。假如，父母親抵抗或無法忍受孩子遊戲中

所代表的含義，治療師可以創造一個讓孩子能夠講故事、同時也支持父母親進行觀察的環境，並盡可能讓父母親在符合其情緒需求下參與活動。一旦父母親可以假扮遊戲中的角色，或是能夠參與說故事，那麼治療師就將主導的功能歸還於父母親，退居於促使親子遊戲的角色（Lieberman & Van Horn, 2004）。在下面的個案描述孩童—父母心理治療使用遊戲的方式不只能夠強化親子關係，並且能夠幫助孩童從創傷所導致的失序狀態到能夠符象化且建構敘事的可能性。

Olga 發生了什麼事？

　　Olga 的養母在她五歲時請求協助治療，在一開始的電話訪問中，Olga 的母親 Claire 告訴治療師，她已經快失去理智了，她說：「我必須請求協助，她已經毀了我的婚姻了。」

　　治療師與 Claire 進行了數次會談，並從中了解 Claire 和 Olga 的關係。Claire 解釋說，她和前夫 Tim，在嘗試了幾年都未成功懷孕後，決定到東歐領養小孩。考量他們的需求後，他們希望能領養年紀大一點的孩子，當他們帶著 Olga 回家時，她才剛滿三歲。他們也稍微了解了 Olga 的背景，Olga 的生母有酗酒的問題，在 Olga 一歲生日前幾週，就將她丟棄在孤兒院，接下來的兩年，Olga 就生活在缺乏鼓勵以及沒有適當照料的環境中。然而，Claire 相當害怕 Olga 在經歷過失去母親，以及兩年生活在沒有鼓勵、缺乏適當照護的環境後，已經受到傷害，她說：「在她身上一定發生過一些不好的事，才會讓她變得如此暴躁。」

　　Claire 說，Olga 的問題在他們帶她回家後就出現了，「我們是那麼期待有個孩子，但是 Olga 根本無視我們的存在。」Claire 提到，Olga 不會用正眼看他們，她會用頭撞擊牆壁，而當他們試圖阻止她的時候，她不是像個破爛的洋娃娃一樣毫無生氣，就是激動地撞擊、抓或咬他們。Olga 一開始不說話，在 Jim 和 Claire 的家住了幾個月後，她開始說一些字，但他們無法理解她的意思，即使Olga到了五歲，她還是很少說話。他們兩個都沒有辦法取悅她，不過他們還是不斷嘗試。她不像其他的小孩會幻想或玩遊

戲,事實上,幾乎沒有任何事物能取悅他。

面對這樣的情況,Claire 積極找尋能幫助 Olga 的方法,但 Jim 卻用長時間的工作來逃避,並且開始酗酒。Claire 對於 Jim 不願幫助她尋找解決方法感到十分沮喪,夫妻兩人都覺得自己是失敗的父母。Claire 說:「我們夢想中的生活,是組成一個擁有自己的孩子的家庭,但我們現在彼此都不太說話了,因為我們都對 Olga 的事很生氣,但我們還是很希望她能愛我們。有一天,Jim 發現 Olga 坐在我們養的狗身上,還用一條毯子蓋住他的臉,Jim 就帶著狗離開了,雖然他會支付孩子的養育費用,但他幾乎沒再回來看過我們。我就快要失去理智了。」

Claire 一直堅信 Olga 曾經遇到一些不好的事而受到傷害,治療師溫和地告訴她,Olga 失去母親,以及過去生活在不好的環境中的經歷,已經足夠造成現在的問題,但是 Claire 仍然堅信有其他更多的原因,並且也認為在治療 Olga 的過程中,能透過遊戲發掘更多未知的創傷。在與 Claire 幾次的面談之後,治療師安排了第一次同時與 Claire 和 Olga 的會面。

選擇玩具

在第一次會面中,讓 Olga 選擇玩具就是個挑戰,提供適當的玩具給曾經受過創傷的孩子拿到正確的玩具時,他們會在創傷後的遊戲中回想起過去的經驗(Terr, 1981; Drell, Siegel, & Gaensbauer, 1993),重演創傷事件並不會減緩他們的焦慮,反而可能讓情況更加惡化。Olga 在她快滿十二個月的時候就失去了親生母親,這件事情勢必會對年紀這麼小的孩子,造成深刻的傷害與混亂(Lieberman, Compton, Van Horn, & Ghosh Ippen, 2003)。雖然 Claire 堅信 Olga 曾經遭遇過其他傷害,但沒有人能夠提供有關 Olga 早期生活的資訊,治療師也很好奇 Olga 是否懂得「玩遊戲」?Olga 在家不會「假扮」,而且她使用的字彙也很有限。最後,治療師選擇了幾項玩具給 Olga,只要她願意,她可以用這些玩具呈現日常家庭生活的場景,那些玩具包括:積木、玩具餐具、醫生裝備、幾個成人、小孩、嬰兒的人形小玩偶以及一個嬰兒洋娃娃和一條毯子。治療師希望藉由提供這些玩具,讓 Olga 能用來重演她早期所失去的過去、建構用以圍繞或分隔玩偶的圍

牆，以及扮演、控制在她與 Claire 每天生活中的掙扎。

🌀 第一次親子會議

　　Olga 側著身體慢慢的走向遊戲室，既沒有看著她母親，也沒有看著治療師，即使 Claire 已經走進遊戲室並坐下，Olga 仍然不願意進去遊戲室，她沒有回應 Claire 的呼喚，只是靜靜地站在門外好幾分鐘，最後她走進遊戲室，但是她沒有走向 Claire 或是看她，也沒有走近玩具。另一方面，Claire 馬上開始談話，她鉅細靡遺地描述 Olga 為她所帶來的麻煩；Olga 對語言治療和物理治療毫無反應，她需要戴眼鏡，但已經弄壞了三副，當她疼痛的時候她不會哭，也不讓 Claire 安慰她。Olga 只是靜靜地站著，聽著母親用生氣的語調說話。治療師說：「妳相當努力，但是還是很多待解決的問題。」接著，為了能讓 Olga 參與其中，治療師問 Claire，是否有告訴 Olga 為什麼要來遊戲室？Claire 無奈地表示，她什麼也沒對 Olga 說，她說：「我只是希望帶她來這裡能有些幫助。」治療師要求親自向 Olga 解釋，Claire 依然無奈地說：「走吧！但她不會聽你說的，她甚至不會聽任何人說。」

　　治療師轉向 Olga，她正安靜地站在房間中央。治療師說：「你母親已經告訴我，你們遇到了許多問題，她也告訴我，你在和她一起住之前，曾經歷過一段非常悲傷、驚恐的生活。而我的工作就是幫助你處理那些悲傷、恐懼的感覺，也要幫助你和你母親能夠相處得更融洽。」Olga 轉而背對治療師。Claire 得意地繼續敘說著，要照顧一個不會看著她、也不聽她說話的小孩是多麼困難的一件事。治療師聽 Claire 說完，說：「我知道妳遇到了很多問題，但我想知道，Olga 站在這裡聽妳描述那些事情有多難，會有什麼樣的感覺。」Claire 沉默了一會兒，她和治療師靜靜地等著看 Olga 會做些什麼。治療師告訴 Olga：「這些玩具是讓你玩的。」

　　經過幾分鐘的沉默之後，Olga 走向沙地，她將一隻手慢慢地放進去，一開始只讓她的手指碰到沙，接著她將整隻手埋進沙中並四處移動。Olga 不斷地移動她在沙中的手，在幾分鐘後，她將另外一隻手也放進沙中，在這過程中，她沒有任何臉部表情，也沒有抬頭。Claire 說：「小心點，不

要把沙子弄到地板上了。」Olga 馬上把手從沙子中抽出來，接著一次一隻地把手放回沙中。治療師說：「她在聽妳說話了，她現在非常小心。」Claire 對治療師的話感到有些訝異，但她若有所思地看著 Olga，並點頭表示同意。接著治療師轉向 Olga，並說：「我想知道這些沙子是不是就像你的皮膚一樣，摸起來很舒服。」Olga 將她的手放得更深入沙子之中。治療師問 Claire：「你想和她一起玩嗎？」Claire 搖了搖手，但她將椅子移近沙地，並開始用手指濾過一些沙子。Claire 弄了一些沙子到 Olga 的手腕上，但沒有碰觸到 Olga。在這次會面接下來的時間裡，Claire 和 Olga 靜靜地玩著沙子。

在這次會面中，治療師必須平衡兩者，Claire 非常希望能減緩照顧一個拒絕親近她的小孩的壓力，然而，Claire 冗長的抱怨又將對 Olga 造成傷害。另一方面，Olga 一開始就像被凍住一樣無法移動，直到她發現沙堆，當她在沙中移動手，那種強烈的安靜，讓治療師聯想到一個嬰兒正在探索這個世界。治療師決定介入，希望能讓 Claire 和 Olga 更親密並發展親屬關係。治療師認為自己扮演著讓這對母女關係改善的關鍵角色。當 Claire 接受邀請，和 Olga 一起在沙堆中玩，母親與小孩有了幾分鐘安靜的對話，這對 Olga 是深具意義，這次對話屬於意識的層次，不需要任何言語。Claire 過去沒有參與 Olga 的幼兒時期，她也無法回到過去，但他們能夠分享這知覺探索的片刻時光。在這次的會面中，治療師並沒有在這樣的體驗過程中加諸任何語言，他只是單純地提供一個安全的環境，讓 Olga 和她的母親能夠以一種新的方式來碰觸彼此。

⟳ Olga 開始遊戲

在接下來的幾次會面中，Olga 都在沙地上玩，重複著她從第一次會面就開始的動作，每一次會面一開始，Claire 就帶有壓力地描述著在前一週，Olga 是多麼難以應付，如同往常，治療師會不斷地回應 Claire，而 Olga 似乎相當不好受，接著治療師說：「我想知道 Olga 聽到你是這樣描述她，有什麼感覺。」每一次 Claire 都無法輕易地停止抱怨並參與 Olga 在沙堆上的遊戲。治療師詢問過 Claire 是否需要轉診到個別治療，如此一來，她能有

自己的空間，可以好好探究她所面臨的困難，但是 Claire 拒絕了。然而，當她與 Olga 一起玩沙子時，出現幾次親密的片刻。在一次的會面中，當他們輪流將彼此的手放在沙堆中的時候，Olga 咯咯地笑了，這是她第一次在治療室發出聲音，治療師認為 Olga 喜歡和母親一起在沙堆中遊戲，而 Claire 也認為，這是個能讓她和 Olga 一起玩樂的好機會。

　　在開始治療後的第三個月，Olga 開始碰觸玩具，她拿了一個小型的嬰兒玩偶，把它放在沙地上，然後將它埋進沙中，Olga 將玩偶愈埋愈深，Claire 看了相當擔心，並告訴 Olga，小嬰兒不應該在沙子裡面，因為這樣子小嬰兒無法呼吸。治療師告訴 Olga，母親是希望小嬰兒可以安全，但 Olga 還是繼續在玩偶上堆沙子，當 Claire 試圖將玩偶從沙子中拿出來，Olga 就將她的手推開，並將玩偶埋得更深。治療師問 Olga，小嬰兒發生了什麼事？但她沒有回答。Olga 靜靜地將玩偶從沙子中拿出來、又埋進去，治療師說：「可憐的孩子，她一個人在沙子裡面，這麼黑，好孤單！她好像被壓得喘不過氣來了，就算她哭也沒有人聽見。」Claire 拿了一個大人的玩偶放在沙堆上，她說：「這個是媽媽，她要去照顧那個小嬰兒。」Olga 將大人的玩偶丟到房間的另一頭，Claire 坐回她的椅子，並且開始哭泣，治療師說：「你無法忍受看到嬰兒玩偶孤單地被埋在沙中，我想知道，你是不是認為這就是 Olga 被母親丟棄在孤兒院之後的生活。」

　　在接下來幾週的會面中，都發生同樣不愉快的情況，Olga 將嬰兒玩偶埋進沙中，她不回答任何有關遊戲的問題，她抗拒所有 Claire 想要幫助玩偶的行為。Claire 經常眼眶泛著淚光看 Olga 玩耍，有一次 Claire 試著將手放在 Olga 身上，但 Olga 將她的手甩開。治療師說著這個嬰兒是多麼孤單，以及 Olga 是多麼希望母親能知道這件事，有時候治療師問 Olga，有什麼人可以幫助小嬰兒，但 Olga 從來沒有回答過。

　　當 Olga 持續著那些用來表達小嬰兒孤獨的遊戲時，Claire 變得愈來愈焦慮，她希望 Olga 能獲得幫助，但每次被 Olga 拒絕時，她感到相當受傷，她說：「Olga 似乎不讓自己有個母親。」事實上，在 Olga 的遊戲中有個特殊的地方，遊戲主角的早期親屬關係並沒有提供主角一個有組織、有條理的世界，也沒有提供主角能夠體會創造這樣一個世界的機會。當 Olga 在

他們面前進行遊戲時,她母親和治療師能幫助她開始架構出一套有關她早期生活經驗的故事,Claire 和治療師告訴 Olga,小嬰兒是多麼孤單,以及她被埋在沙中一定相當害怕,Claire 一次又一次地試著要幫助小嬰兒並安慰 Olga,但 Olga 似乎一直困在自己的悲傷之中。

漸漸地,Olga 開始能夠接受 Claire 和治療師對於她的遊戲的評論和描述,治療師提到小嬰兒的孤單和寂寞,並且問 Olga 有沒有人可以幫助小嬰兒。Claire 和治療師都會拿著大人的玩偶去找尋小嬰兒,他們呼喚著她,並且敘說著他們是多麼想念小嬰兒。治療師對 Claire 說:「這小嬰兒需要母親抱著她,而你也想要抱著小嬰兒。」在這段期間,Claire 對 Olga 在會面以外行為的抱怨逐漸減少,有一天她高興地告訴治療師,當她帶著 Olga 去拜訪一位朋友時,結果 Olga 關上廁所的門卻出不來,但她會向 Claire 尋求協助,Claire 的精神為之一振,因為她發現 Olga 需要她,也會尋求她的幫助,Claire 不僅感到被排斥感降低,也更想要繼續幫助 Olga。

🌀 Claire 參與遊戲

Olga 的遊戲逐漸出現變化,雖然她在治療過程中,還是會把嬰兒玩偶埋進沙中,但是她開始發現到其他的玩具,也把它們一起埋進沙子裡,她把整個動物家庭的玩偶都埋起來,治療師告訴她,小嬰兒再也不會寂寞了。當 Claire 試圖拯救小動物玩偶時,Olga 會願意讓母親將玩偶從沙子中拿出來。

在接下來的幾週,Olga 不只在沙堆上遊戲,她發現一個有柵欄的玩具箱,她努力地將柵欄放在一起,有時候會尋求 Claire 的協助,他們一起用那些柵欄建構出一些小圈地,在最後,Olga 要求治療師讓圈地保持原樣,治療師也答應了她。在下一次的會面時,Olga 找到那些柵欄,並將動物玩偶分類放進圈地中,她把小動物和成年動物的玩偶放在不同的圈地裡。Claire 告訴她:「這些小動物需要媽媽來照顧牠們。」於是將一隻成年動物玩偶放進小動物的圈地中。Olga 並沒有抗拒母親的介入,她讓那隻玩偶留在小動物那邊,並且開始對成年動物玩偶進行分類。

連續好幾週,Olga 和 Claire 都在玩這些動物和柵欄,治療師也一直讓

這些圈地保持原狀，她靜靜看著他們完遊戲，有時候會提醒 Olga，小動物們很孤單，牠們需要母親的照料，她會說：「好多小寶寶沒有媽媽喔。」當 Olga 在圈地中移動這些小動物玩偶時，有時候治療師會問她這些小動物在做什麼？Olga 開始會有一些簡單的回應，有時候她說這些小動物在玩遊戲、有時候說牠們在睡覺，有一次她還說，這些小動物在找牠們的媽媽。

在檢視這些會面的結果中，我們可以發現 Olga 利用遊戲來組織她以往的經驗。在一開始，她的遊戲充滿孤立、分離的特性，她不接受母親的任何協助，而她母親在遊戲中也像現實生活一樣，一再地被 Olga 拒絕而感到難過。當 Claire 開始能夠暫時忘記被 Olga 拒絕的焦慮和悲傷，並且和治療師一起觀察 Olga 的孤立和寂寞，Olga 也漸漸地能夠接受他們的參與。她開始用一種發展未成熟的方式，去描述遊戲中主角的行為，她願意讓 Claire 參與她的故事，讓 Claire 加入母親的角色來保護孤獨的小寶寶。她也開始會尋求 Claire 的協助，並且要求治療師不要移動她的玩具，這代表 Olga 了解這些玩具和故事是可以延續下去的，最重要的是，Olga 開始在治療會談以外的場合尋找母親的幫助。透過遊戲的方式，Olga 和 Claire 能夠慢慢地強化彼此的親屬關係。

◎ Olga 說故事

在經過幾週安靜地玩著柵欄和小玩偶之後，Olga 的遊戲出現了戲劇性的改變，她在玩具中發現了一隻大恐龍，並且將牠設定為不斷攻擊小動物的怪物角色。在第一次的攻擊中，Claire 試著用一隻成年動物來抵抗這隻恐龍，她告訴 Olga，媽媽會保護小寶寶。Olga 馬上就讓恐龍吃掉成年動物，她笑著假裝是恐龍說：「現在我要吃掉這小寶寶。」治療師則假裝是這些小寶寶，表現出對這隻巨大又可怕的怪物的恐懼，Olga 讓一隻勇敢的小短吻鱷玩偶挺身而出來對抗這隻恐龍，並保護其他的小動物，Claire 又再一次試著讓成年動物協助抵抗，但是 Olga 依然拒絕幫助，治療師注意到小寶寶希望靠自己去對抗恐龍，她說：「小寶寶不認為有人能夠幫助她，她必須靠自己來抵抗。」治療師問 Olga，小寶寶是否會害怕？Olga 說：「不會，她會殺了這隻恐龍。」接著 Olga 讓這隻小短吻鱷咬了恐龍的腳，

恐龍就倒下、死去。

Olga重複著這樣的戲碼，每當這隻小短吻鱷擊敗了大恐龍怪物時，她就會開心地笑。Claire也不斷地試著想要幫忙，雖然Olga不讓Claire幫助她擊敗恐龍，但她願意讓Claire將成年動物放在小動物旁邊，以降低對怪物的恐懼。治療師試著找出Olga的遊戲和其過去的生活之間的關係連結，她對Olga說：「有時候你找不到任何人可以幫你，你總是孤單一人，而且感到害怕。」Olga聽不懂這樣的解釋，但她也沒有對治療師感到厭煩，她只是繼續她的遊戲，愉快地派出小短吻鱷去擊敗那隻恐龍。

在這樣以恐龍為主要角色的遊戲過程中，Claire對於Olga有了更深的了解，她似乎開始能接受Olga被生母遺棄，以及早年在疏於照料的孤兒院長大的經驗，是造成傷害的主因的說法。她不再尋找其他所謂「不好的事」，而開始參與Olga以孤立、恐懼、無助為主題的遊戲。隨著Claire愈全心投入這項遊戲，Olga的故事也變得更加豐富，最後，她讓Claire拿著成年動物玩偶協助小短吻鱷對抗恐龍。Olga和Claire將所有成年動物和小動物玩偶放在同一個圈地，然後一起對抗、擊敗那隻怪物。治療師提醒Olga，這隻怪物十分可怕，小寶寶們需要大人的保護，牠們才不會害怕。當Olga和Claire打敗了怪物之後，他們回到動物們的柵欄，Olga說：「怪物死了，牠們要開派對慶祝，大家都要吃恐龍。」她和Claire將所有的動物移到恐龍倒下的地方，然後假裝很高興地咬著恐龍。

在Olga和Claire一起用動物擊敗恐龍之後，Olga的遊戲又出現變化，她還是以小寶寶對抗怪物作為遊戲主軸，但這次她用小寶寶的人形玩偶取代小動物的角色。藉著Claire的幫助，她用積木幫小寶寶們蓋了一間房子，Claire說：「那些小寶寶沒辦法孤獨地在房子裡生活，他們需要有人照顧。」於是Olga選了幾個成人的人形玩偶，讓他們和小寶寶們住在一起，當恐龍出現並威脅住滿小寶寶的房子時，Olga從房子中選了一個小寶寶出來對抗恐龍，但是她又開始拒絕大人對這場戰鬥的幫助，在重複了幾次小寶寶擊敗恐龍的故事之後，Olga願意讓Claire拿著大人玩偶參與這場戰鬥，並且兩個人開始計畫合作策略，商討如何攻擊、捕捉這個怪物，並把牠趕走。

　　經過這次的遊戲後，治療師認為故事輪廓愈來愈清楚了。她對 Olga 因為小寶寶擊倒怪物的欣喜作出解釋，她認為，這代表那些在房子裡、害怕怪物的小寶寶們，因為有大人的幫助而感到高興。她並沒有將這個故事視為 Olga 的人生，她想知道是，這場遊戲的主要角色從動物轉變成人類，是否代表 Olga 憑著自己的力量愈來愈接近真實的自我；她相信，如果真是如此，那麼將這場遊戲視為 Olga 過往人生體驗的說法就相當可信。在這些用玩偶進行遊戲的會面中，治療師只是單純地記錄，並詢問一些有關遊戲的問題，而不對這項遊戲做過多的詮釋（Birch, 1997）。

雲霄飛車

　　在經過將近一年的治療後，Olga 和 Claire 因為有城外的朋友來訪，而暫停了兩次的治療，當他們恢復治療的時候，Olga 相當興奮地告訴治療師他們去遊樂園玩，而且坐了雲霄飛車。治療師第一次在 Olga 的臉上看到這麼歡樂的表情，在接下來的幾個禮拜，Olga 一直在遊戲室中重建雲霄飛車的場景。她將椅子排成一排，並要 Claire 和治療師坐在椅子上，她說：「你們現在在雲霄飛車上，開始尖叫吧！有鬼來了！」Claire 解釋說，當他們在遊樂場坐雲霄飛車的時候，有經過一段很暗的隧道，隧道中會突然出現一些鬼怪來嚇乘客，她本來擔心 Olga 會嚇到哭出來，但 Olga 卻坐了一次又一次，最後她被要求只能再坐三趟，然後失望地跟著大家前往下一個設施。

　　在遊戲室中，Olga 指揮著她母親和治療師：「你們現在正要往下降，你們很害怕所以一直尖叫！有個鬼來了！有怪物來了！你們要尖叫啊！」治療師從來沒看過 Olga 像現在這麼活潑，或是說這麼多話，她和 Claire 興奮地參與這項遊戲，聽從 Olga 的指示。經過幾次的「搭乘」後，治療師問 Olga 想不想也坐坐看，Olga 笑著點頭，Claire 說：「我會和你一起坐，所以你不用太害怕。」Olga 坐了治療師的位子，治療師刻意自言自語地問：「我應該說些什麼呢？」Olga 說：「告訴我們正在下降，告訴我們要尖叫啊！」在接下來的時間裡，Olga 興奮地眼睛發亮，不斷地指揮治療師，並聽從治療師的指示，有時候當治療師告訴他們要害怕，Olga 就會緊靠著

Claire 的椅子，Claire 也會抱著 Olga，並安撫她，Claire 說：「好可怕，但是很好玩，沒事的！我會保護你的。」

到了下週的會面，Olga 跑進遊戲室，將椅子排成一排，然後坐下，並對母親說：「來陪我坐嘛！媽咪。」Claire 就和 Olga 坐在一起，然後聽從治療師的指示。治療師向 Olga 詢問了幾次意見，最後，Olga 要治療師自己下指示，治療師問 Olga：「你相信我不會將這趟旅程變得太可怕？你相信媽媽會照顧你，你會沒事，而且玩得很開心？」這段話太長了，Olga 沒有回答，直接要求遊戲開始。

在第三次雲霄飛車的遊戲中，Olga 不加思索地說出：「我想念我媽咪。」Claire 說：「但是我就在這裡啊。」Olga 說：「不是你，是我其他的媽咪。」Claire 哭了起來，她說她曾經告訴過 Olga，她有一個親生母親，但是因為病得太嚴重而沒辦法照顧 Olga，她以為 Olga 沒有在聽，也不當一回事。治療師說：「看來 Olga 聽妳說了很多事情，包括那些你不確定她是否聽進去的事情。」Claire 抱起 Olga 坐在她的大腿上，而 Olga 也不反抗，Claire 告訴 Olga，她是出生在另一個很遙遠的國家，Claire 說：「你的媽咪很愛你，但是她病得很嚴重而無法照顧你，有人向我說了你的故事，所以我把你帶回來，因為我想要疼愛、照顧一個小孩。」Olga 認真地看著她說：「爹地也是嗎？」Claire 又開始哭泣，並無助地看著治療師，治療師說：「你的爹地已經離開很久了。」Olga 說：「他一直都不在。」治療師說：「你覺得不安，是因為你親生媽咪和爹地都離開了。」Claire 說：「我不會離開你的，寶貝，我會永遠在你身邊照顧你。」

在下一次的會面中，治療師帶來一些有關領養，以及小孩因為父親沒有來看她而難過的故事書，Olga 聽著 Claire 念故事，但她很快將焦點轉回到自己的故事，她說：「我的媽咪走了、我的爹地也走了。」Claire 和治療師清楚地了解到，Olga 發現自己的故事比書裡面的還要複雜。

到了下一次的會面，Claire 和 Olga 帶了一個小型地球儀來，Claire 指給 Olga 看她出生的國家，以及他們現在一起生活的國家，也告訴 Olga，她花了很長的時間坐飛機去看她，他們也一起坐了很久的飛機回來，Claire 也拿出一張法院開立的領養許可，並告訴 Olga，她承諾過會永遠照顧她。

治療師問 Claire，他們是否曾經在家裡談過這些事，Claire 說沒有，她說：「我自己是沒有關係，但我怕她會問我不知道如何回答的問題。」Claire 說她想要為 Olga 做一本剪貼簿，用來記錄她的生活點滴，他們也說好了下次的治療課程就進行這項工作。

Olga 的故事

　　有好幾個月，Claire 和 Olga 都帶著剪貼簿和照片到治療課程，他們和治療師談論著這些照片，有些照片是從孤兒院來的。他們沒有 Olga 親生母親的照片，所以他們按照 Olga 的想像，畫了一張畫像。剪貼簿的工作並不是每次都會進行，有時候 Olga 和 Claire 會玩遊戲，他們主要是以動物家庭來進行遊戲，但在這段時間有發展出新的遊戲主題，Olga 本來有超過一年的時間沒有玩嬰兒娃娃，最後她還是撿起、抱著那個小娃娃，接下來的幾個月，Olga 和 Claire 會一起玩那個嬰兒娃娃，他們一邊搖著娃娃，一邊唱搖籃曲。Claire 學了一些 Olga 出生國家的搖籃曲，也把這些搖籃曲教給 Olga。

　　當 Claire 與 Olga 一起玩娃娃和做剪貼簿進行一段時間後，他們漸漸能夠談論到 Olga 所遇到的困難：為什麼她的親生母親和父親要離開她？Claire 對此提出解釋，卻因為 Olga 表達出真實的恐懼而措手不及，有一天 Olga 說：「我太不乖了。」這句話導致在好幾次的會面中，娃娃都因為不乖而遭到處罰，她放聲大哭而被打屁股，她把食物吐出來，還弄溼了尿布，因為這種種的「過錯」，Olga 決定這小娃娃必須獨自待在房間的角落。治療師告訴她：「她只是個小嬰兒，這些是小嬰兒都會做的事，他們會哭、會尿尿，是因為他們還小，不懂得控制。」漸漸地，Olga 能夠調整她的是非觀念，她對小嬰兒不再那麼嚴苛，對自己也不再那麼消極。

　　Claire 和 Olga 會帶著剪貼簿參加治療課程，這本剪貼簿描述著一個小孩在很小的時候和母親一起生活，但有一天被迫離開，她因為想念母親而哭泣，但沒有任何人可以照顧她，直到 Claire 的出現。

　　在經過不到兩年的治療後，Claire 告訴治療師，她認為她了解 Olga 了，她說：「在她遊戲中所表達的每件事都是有關分離和孤獨，而且不知道有

誰可以照顧她、保護她。」Claire 認為，是結束治療的時候了，因為她有
信心能夠讓 Olga 感到安心。

就如同預期，Olga 無法接受這一切將要結束，她又開始處罰小娃娃。
治療師告訴她：「我說再見不是因為你不乖，你是一個很棒的小孩，我說
再見，是因為你和你媽媽現在能夠了解彼此的想法，你沒有什麼問題了。」
在最後一次的會面中，Claire 替 Olga 和治療師拍了一張合照，並且把照片
放進 Olga 的剪貼簿。他們一起寫了三張卡片，約定好治療師之後會寄給
Olga，在接下來的三個月，每個月寄出一張，治療師告訴 Olga：「這些卡
片會提醒你，即使我們不在一起，我還是會想著你，我們都會記得一起玩
遊戲的時光，即使你不再來這裡玩，你也會一直在我心中。」

摘要

Olga 藉由遊戲的方式，從一種無法運用文字或符號來表達想法和感覺
的混亂心理狀態，進步到能夠敘述、詢問有關她認為重要的事情，以及表
現出多種情緒的穩定狀態。因為她母親一直參與 Olga 這樣的轉變，所以
Olga 和 Claire 的關係更深，同時也變得更確定、更具彈性。

就如同我們所看到的，在 Olga 的治療中，Claire 是不可缺少的夥伴，
她在每個階段的參與，對 Olga 的發展都相當地重要。她一開始對於這些知
覺驅動的遊戲感到猶豫，後來和 Olga 一同進行這些遊戲，Claire 有機會能
分享並反映出 Olga 過往的生活經驗。從他們在沙堆中一起玩耍，到 Claire
加入 Olga 對抗怪物的戰鬥，兩人漸漸地發展出更親密的關係。Olga 在殺
死怪物的過程中，開始接受 Claire 的幫助，這對她在面對現實生活的危險、
恐懼和失去，會更加依賴母親的保護。隨著治療不斷地進行，Claire 和 Olga
都有所成長，彼此也更加親近。

在最後的分析裡，雖然 Claire 是向治療師尋求對 Olga 的幫助，但這樣
的治療是針對他們兩人的，Claire 和 Olga 都需要成長、改變，也需要學會
以更開放、更實際的觀點去看待彼此。Olga 失去親人照顧的經驗，讓她很
難相信 Claire、無法期待能從她身上獲得關愛。Claire 認為 Olga 在過去遭
受過虐待的想法，一直讓她無法正視「喪失親人」和「孤獨」已經嚴重影

響 Olga 對於這個世界的看法。為了幫助 Claire 和 Olga 有所改變，治療師必須提供一個安全的環境，讓他們去摸索。有時當他們因為不同的需求而出現衝突，治療師必須給他們心理上的支持，向他們保證能夠在這段關係中獲得溫暖和了解，有時當他們快失去信心，治療師也必須讓他們相信，他們的關係已經逐漸好轉了。

　　Claire 在治療中的適應情形良好，這象徵著她漸漸了解 Olga 的需求。我們可以看到，在治療初期，言語對 Olga 沒有任何作用，只能透過「簡單的遊戲」來幫助 Olga 組織自己的想法和感覺。在「簡單的遊戲」進行期間，對 Claire 是很大的挑戰，她有很多話想說，但是 Olga 對她的話一直無動於衷。孩童—父母心理治療課程神奇的地方在於，一旦 Claire 開始了解 Olga 只想要安靜地遊戲，她能夠先放下自己的問題，加入 Olga 的遊戲，最後為他們兩人帶來了改變。在治療室中，他們對彼此愈來愈了解，也能重新開始創造屬於他們的生活故事。

參考文獻

Axline, V. M. (1947). *Play therapy.* Boston: Houghton Mifflin.

Birch, M. (1997). In the land of counterpane: Travels in the realm of play. *Psychoanalytic Study of the Child, 52,* 57–75.

Bowlby, J. (1969/1982). *Attachment and loss: Vol. 1. Attachment.* New York: Basic Books. (Original work published 1969)

Drell, M. J., Siegel, C. H., & Gaensbauer, T. J. (1993). Posttraumatic stress disorders. In C. Zeanah (Ed.), *Handbook of infant mental health* (pp. 291–304). New York: Guilford Press.

Erikson, E. H. (1950). *Childhood and society.* New York: Norton.

Fraiberg, S., Adelson, E., & Shapiro, V. (1980). Ghosts in the nursery: A psychoanalytic approach to the problem of impaired infant–mother relationships. *Journal of the American Academy of Child Psychiatry, 14,* 387–342.

Freud, A. (1965). *Normality and pathology in childhood.* New York: International Universities Press.

Freud, S. (1937). *A general selection* (J. Rickman, Ed.). London: Hogarth Press.

Klein, M. (1932). *The psychoanalysis of children.* London: Hogarth Press.

Lieberman, A. F. (2004). Child–parent psychotherapy: A relationship-based approach to the treatment of mental health disorders in infancy and early childhood. In A. J. Sameroff, S. C. McDonough, & K. L. Rosenblum (Eds.), *Treating parent–infant relationship problems* (pp. 97–122). New York: Guilford Press.

Lieberman, A. F., Compton, N., Van Horn, P., & Ghosh Ippen, C. (2003). *Losing a parent to death in the early years: Guidelines for the treatment of traumatic bereavement in infancy and early childhood.* Washington, DC: Zero to Three: National Center for Infants, Toddlers and Families.

Lieberman, A. F., & Pawl, J. H. (1993). Infant–parent psychotherapy. In C. H. Zeanah (Ed.), *Handbook of infant mental health* (pp. 427–442). New York: Guilford Press.

Lieberman, A. F., Silverman, R., & Pawl, J. H. (2000). Infant–parent psychotherapy: Core concepts and current approaches. In C. H. Zeanah (Ed.), *Handbook of infant mental health* (2nd ed., pp. 472–484). New York: Guilford Press.

Lieberman, A. F., & Van Horn, P. (2004). *"Don't hit my mommy!": A manual for child–parent psychotherapy with young witnesses of family violence*. Washington, DC: Zero to Three: National Center for Infants, Toddlers and Families.

Marmar, C., Foy, D., Kagan, B., & Pynoos, R. S. (1993). An integrated approach for treating posttraumatic stress. In J. M. Oldman & A. Talman (Eds.), *American Psychiatric Association review of psychiatry* (Vol. 12, pp. 238–272). Washington, DC: American Psychiatric Press.

Pawl, J. H., & St. John, M. (1998). *How you are is as important as what you do*. Washington, DC: Zero-to-Three: National Center for Infants, Toddlers and Families.

Pynoos, R. S., Steinberg, A. M., & Piacentini, J. C. (1999). A developmental psychopathology model of childhood traumatic stress and intersection with anxiety disorders. *Biological Psychiatry, 46*, 1542–1554.

Schaefer, C. E., & O'Connor, K. J. (Eds.). (1983). *Handbook of play therapy*. New York: Wiley.

Slade, A. (1984). Making meaning and making believe: Their role in the clinical process. In A. Slade & D. P. Wolf (Eds.), *Children at play: Clinical and developmental approaches to meaning and representation* (pp. 81–107). New York: Oxford University Press.

Terr, L. C. (1981). Forbidden games: Post-traumatic child's play. *Journal of the American Academy of Child and Adolescent Psychiatry, 20*, 740–759.

van der Kolk, B. A. (1994). The body keeps the score: Memory and the evolving psychobiology of posttraumatic stress. *Harvard Review of Psychiatry, 1*, 253–265.

Watson, M. W. (1994). The relation between anxiety and pretend play. In A. Slade & D. P. Wolf (Eds.), *Children at play: Clinical and developmental approaches to meaning and representation* (pp. 33–47). New York: Oxford University Press.

第**17**章
自閉症的早期介入

Susan Faja、Geraldine Dawson　著

　　自閉症是一種神經發展疾病,會造成社會互動和溝通上的質性障礙,以及較為侷限的興趣或重複性行為。自從 Leo Kanner(1943)首先描繪出自閉症的特性後,陸續有許多的研究探索自閉症的病因學和治療方式。雖然已經大有進展,但仍無治癒自閉症的方法,且其病因學迄今仍了解有限。目前,估計每 10,000 人中有 11.1 人罹患自閉症,而包括自閉症在內之所有廣泛性發展障礙的盛行率,保守估計為 10,000 分之 27.5(Fombonne, 2003)。因此,自閉症不再被視為罕見疾病。因此,發展自閉症與相關系列障礙的有效治療方法,是教育上和大眾健康的一項重大挑戰,且具有重要的優先順位,因為許多不同單位中的專業人員都有可能遇到自閉症孩童。更為重要的是,這類疾病孩童的家人通常有嚴重的經濟和情緒壓力,以及低估對介入性研究進行謹慎科學評估的重要性。

　　許多有障礙和危險因子的孩童,包括自閉症在內,可受惠於訓練有素的專業人員提供早期、密集的介入,包括全面性、個別性和生態性的相關介入策略(Ramey & Ramey, 1998)。實證性資料指出,自閉症的早期介入比晚期介入來得有效;尤其是在學齡前即進入介入方案中的孩童,比那些學齡期才進入介入方案的孩童,有更佳的預後(Fenske, Zalenski, &

McClanahan, 1985; Harris & Handleman, 2000）。隨著近來早期發現自閉症的進步（例如：Osterling & Dawson, 1994; Robins, Fein, Barton, & Green, 2001，參見 Bishop & Lord，本書第十二章），早期自閉症介入將可早至嬰兒時期展開，近年來已出現許多針對學步期自閉症孩童的介入策略（Chandler, Christie, Newson, & Prevezer, 2002; Drew et al., 2002; Green, Brennan, & Fein, 2002; Mahoney & Perales, 2003; McGee, Morrier, & Daly, 1999）。這些研究或許可以回答早期介入的最佳時機。極早期的介入可以改善自閉症個體的長期預後，因為這些介入的時間點，具有最大的機會能夠影響孩童及其家庭的學習和發展（Mesibov, 1997a）。此外，年幼的孩童可能比年長的孩童更能受惠於治療，因為有較大的神經塑性，以及較少核心缺陷造成的次發障礙（Dawson, Osterling, Meltzoff, & Kuhl, 2000; Dawson & Zanolli, 2003; Rogers & DiLalla, 1991）。然而，不論孩童的年齡或能力高低，治療均對所有個體有顯著的效益存在（Bristol et al., 1996）。

評估早期介入：需要更多精確的科學實證

在一篇 1996 年對美國國家衛生院（National Institutes of Health, NIH）提出的報告中，Bristol 及其同事制訂出評估自閉症治療的方法。最重要的是，治療組的指派（實驗組和對照組）應以隨機分配來決定，以避免引起誤差。治療的評估必須由並未參與預後研究的獨立評估人員進行，且應涵蓋各種行為的標準化測量——同時在控制性的實驗室和較為自然的環境下進行。為了確保治療方式可以被他人重複進行，應使用執行完整性的測量。最後，除了立即性的預後，Bristol 等人（1996）建議也需要縱貫性的研究設計，以評估療效及隨時間變化的穩定性。本研究也建議直接比較各種治療方法，以及發展新的測量方法以解決比較治療組和安慰劑組時，所面臨的道德兩難。此 1996 年提出的指南和心理學領域評估臨床研究的常用方法同步進行研究，有助於對療效作出具體且有邏輯的結論（Chambless & Hollon, 1998; Lonigan, Elbert, & Johnson, 1998; Task Force on Promotion and Dissemination of Psychological Procedures, 1995）。評估可能的治療方法時，

需先建立研究療效（efficacy）或有對照組設計的治療效果，接著再建立實際療效（effectiveness）或超越研究限制的一般治療效果。

除了大型且需較多人力的對照組設計，單一受試者的設計時常用以測試新的治療方式，因為可允許假性對照，且時常較為可行——在臨床、道德和財務方面。謹慎的單一受試者設計（例如：多重基期）可作出一些關於因果關係的推論（Kazdin, 2002），但無法回答何種型態之孩童對某治療方法具有最佳治療反應、如何鑑別不同孩童的治療方法，或哪些變數可以預測治療預後等重要問題；因此，新型治療方法的小規模研究應以大規模的實證性試驗進行追蹤。因為回答這些問題以提供最具科學性的介入是非常重要的，本章強調使用對照組設計的介入方法。對此有興趣的讀者，建議可以回顧單一受試者或小樣本數策略的相關文章（e.g., Koegel & Koegel, 1995; Odom et al., 2003）。

本章主要針對學齡前孩童全面性的心理社會介入，並蒐集了一些預後資料（參見表 17.1）。並提供關於「局部」治療和藥物／生物學導向策略的簡要評論。最後提出結論和對未來研究的建議。

全面性早期介入模式

應用行為分析策略

Frester 和 DeMyer（1961）為第一個使用操作型辨別學習技術治療自閉症孩童的學者之一，並導致全面性應用行為分析（applied behavioral analysis, ABA）介入的發展。應用行為分析策略的使用，迄今仍十分受到愛戴。相關的技術仍持續不斷演變，包括許多的修訂並應用至許多特定的行為目標上。應用行為分析介入策略非常強調以系統性的測量持續蒐集資料，以及分析治療策略和孩童的行為，並檢視影響行為的環境因素。使用許多以操作型制約（Skinner, 1938）為基礎的技術，如行為雕塑、提示、鏈結和消褪。因為行為治療具有資料導向的特性，這種介入方法有相當強的科學證據支持。

表 17.1 回顧年幼自閉症孩童的早期介入

模式	年齡	樣本	密集度	診斷	實證
自閉症學齡前方案 Jocelyn 等人 (1998)	24 至 72 個月過去未曾接受治療；平均 = 44 個月	16 位治療組，19 位社區標準對照組；所有人多與每天 20 小時的日間照護	12 週 15 小時的班級 + 10 週每週 3 小時諮詢	自閉症和其他未證明之廣泛性發展疾患 (DSM-III-R)	保證—RCT：語言功能增加；母親和孩童照護者對自閉症知識的增加，父母感覺具有掌控感和滿意度；不同之自閉症嚴重度、知覺—動作、認知、社會情緒、適應能力或粗大動作發展間，並無差異（兩組均有改善）。
童言童語 Aldred 等人 (2004)	平均 = 48 (29 至 60) 個月	14 位治療組；14 位對照組	每週 3.5 小時 + 心理教育和 9 堂語諮詢	自閉症（自閉症診斷面談表；自閉症診斷觀察量表 1 分以內）無極重度智能障礙	保證—RCT：症狀嚴重度減低（特別是社會互動），表達性語言和同步溝通增加。適應功能或父母壓力兼併，無顯著差異。
Denver 模式—Colorado 健康科學 Rogers 等人 (1991)	平均 = 45.77 個月（標準差 = 10.02)	49 位自閉症組；27 位非自閉症系列障礙 (non-ASD) 組	平均 18 個月 22 小時	自閉症合併其他廣泛性發展疾患 (PDD) 相較於未合併其他疾患	所有孩童的語言和認知成長率均有改善。正常的語言成長率。照受試者。
結構化教學法 (Division TEACCH) Ozonoff & Cathcart (1998)	24 至 72 個月	11 位接受治療	1 小時諮詢 + 10 週 3.5 小時	自閉症	顯著改善心理教育技巧（正常速率的 2 倍）；基期分數較高的孩童改善最多。指派並非隨機分配。

方案／研究	年齡	受試者	時間	診斷	結果
Douglass 發展障礙中心—Rutgers Harris 等人 (1990 & 1991)	隔離教室＝58（49至66）個月。整合教室：平均＝55.8（52至60）個月	每組5位＋4位正常發展孩童於整合教室	1至2年期間 15至27.5小時的介入	幼兒自閉症（美國心理學會，1980）和相對高功能自閉症	正常兒童語言成長率增加以及1位自閉症症狀近正常成長率；自閉症兒童的IQ增加近18分，語言增加8分。隔離教室和整合教室的成長率似乎有增加。非隨機指派；無論是否有同儕出現，自閉症接受相似的治療。
FT（DIR） Greenspan & Wieder (1997)	22至48個月	200位接受地板時間（FT）；53位社區對照組	至少2年；並未報告每週的時數	自閉症或其他未註明之廣泛性發展疾患（DSM-III-R或DSM-IV）	圖表檢視與臨床描述性（非實驗性、無統計報告）。200位受試者中，58%有「良好到卓越」的預後（社區組為2%），包括自發性的符號表徵能力、意圖和情感，且CARS的分數低於自閉症的截止分數。
多地點幼兒自閉症方案 Smith, Groen 等人 (2000)	18至42個月；平均＝36個月	15位密集組；13位家長治療	2至3年vs.30小時和每週20至25小時	自閉症和未分類之廣泛性發展疾患	可能有效：顯著的IQ增加；也更佳的視覺-空間能力和學業成就，但和語言、適應功能或不良功能無關。
樞紐反應訓練—UCSB Koegel 等人 (1992, 1998, 1999)	37至65個月	3至6位孩童	無	自閉症（DSM-III和DSM-IV）	實證保證：多重基期、重複反轉、回溯分析和未控制的組別設計；發現句括增加目標語言反應、較少破壞行為、跨機構更自發性的起始，以及更佳的長期預後。

（續下表）

表17-1 回顧年幼自閉症孩童的早期介入（續）

模式	年齡	樣本	密集度	診斷	實證
Princeton 兒童發展機構 Fenske 等人 (1985)	60個月前（平均＝48.9個月）和60個月後（平均＝101.2個月）登記參與研究	N＝18；各年齡組9位	至少2年每週27.5小時，一些居家服務	自閉症（美國自閉症兒童協會1978年標準）	早期和晚期登記參與組分別為67%和11%的正向預後。自己選擇登記註冊的年齡組；無接受不同治療的對照組。小樣本數、較少預後測量，且大部分未標準化。
Scottish 自閉症中心 Salt 等人 (2002)	治療組平均＝42.4個月（標準差＝7.16）	12位治療組；5位等候治療候選	除了社區治療外，10個月每週8小時以上	自閉症（ICD-10）	參與活動的注意力、社會互動、模仿日常生活技巧、動作技巧和適應行為均有顯著的改善。
UCLA 年幼自閉症方案 Lovaas (1987)；McEachin 等人 (1993)	若無語言＜40個月，以及若為鸚鵡式語言則＜46個月	19位密集行為治療、19位非密集性、21位社區	至少2年，每週40小時以上和每週10小時	自閉症（DSM-III）無MR	比最低行為組增加31.1分，且比社區組在6至7歲時高出25.8分，以及較佳的教育安置。在後續追蹤期有顯著較佳的IQ、教育安置和適應功能。
Walden 模式 McGee 等人 (1992, 1994)	平均＝44個月（30至66）	單一受試者，未受控制的設計	每天，每年	自閉症（DSM-III-R）	學齡前孩童，報告於非同儕審閱的期刊（未控制的前測—後測研究）或特定介入方式的單一受試者設計。結果包括語言增加和同儕互動增加。

註：ADI：自閉症診斷訪談量表；ADOS：自閉症診斷觀察量表；CARS：自閉症兒童檢核表；FT：地板時間；MR：智能障礙；RCT：隨機對照試驗。

分解式操作：Lovaas 法

最早以應用行為分析為基礎的全面性早期介入方案之一，為 O. Ivar Lovaas（1987; Lovaas et al., 1981）所提出，並使用在一群參加 UCLA Young Autism Project（YAP）計畫的學齡前孩童中。此策略採用操作性制約（主要為正增加，有時使用嫌惡關聯），並著重於分解式操作教學（discrete trial training, DTT），即隔離出構成孩童行為缺陷的各種技巧成分，一次教導一個部分再將其鏈結起來。每個分解式操作均由簡要的說明、提示、孩童的反應和立即的增強所構成（參見 Smith, 2001，有關本技術的討論）。Lovaas 也使用忽略、隔離以及雕塑較具社會適應性的行為，以減少負向行為，如侵略性和自我傷害。一個重要的假設為花時間參與治療的重要性，此假設是根源於正常發展之孩童在清醒時間內會在各種組織環境中學習，但自閉症並不會自動以此方式進行學習的假設。因此導致 UCLA 介入企圖在年幼自閉症孩童的所有清醒時間內的所有環境中，由治療師和家長團隊建構環境提供孩童學習機會（每週約 40 小時），以使孩童能夠趕上正常的發展。治療的目標為漸進式的進步，從減少破壞性和重複行為、容易接受的語言、模仿和適切的遊戲開始。然後朝表達性和抽象性語言以及和同儕一起遊戲的目標邁進，並將治療設施擴大至涵蓋學齡前學校的教室內。盡可能讓孩童回歸主流參與公立學校與正常發展之孩童一起上課，並依需求發展個別化教育計畫。最後的目標則為學業活動、情緒、模仿其他孩童的學習以及適切的社會行為。簡而言之，YAP 與過去治療的不同處在於密集的治療頻率、具實證基礎的教學策略、是針對年幼孩童設計的，以及「正常的」同儕模式（Lovaas, Smith, & McEachin, 1989）。

初步預後的評估是以孩童六到七歲時，由學校的安置測驗和智力測驗為基礎（Lovaas, 1987）。密集治療組與較少接受治療或社區照護組相較，有顯著較高的 IQ（83 和 52 及控制組為 57）以及較高的教育安置。雖然追蹤時的平均年齡隨治療組而異，且一些資料有所遺漏，但幾年後仍可呈現出長期預後資料（McEachin, Smith, & Lovaas, 1993）。密集治療組的教育安置較為穩定，且顯著優於各對照組。治療組的智力分數在追蹤期也仍顯

著優於對照組。最後，父母的報告中也指出，孩童在溝通、社會化和日常生活上有較佳的適應性功能，而對照組有顯著較多的不適行為。YAP具有相當大的效應值，且密集治療組中的一些孩童表現出長期的學業表現進步。

　　Lovaas及其同事的UCLA YAP開創了自閉症治療的全面性探索。UCLA組的原始和追蹤工作（Lovaas, 1987; McEachin et al., 1993）刺激對可能之治療方式及方法學限制的興趣。其優點包括直接比較治療組和兩組對照組、使用治療手冊、仔細監督介入、長期評估治療穩定性、相對較大的樣本數，以及使用獨立的評估者。然而，基期評估以及使用較狹隘之測量所測得的療效，並未遵循特定的研究計畫書，且在許多設施中並非可行。並且未詳細記錄治療的總時數，且介入的持續時間依預後以及父母要求繼續服用藥物而有所變化，雖然所有孩童均曾接受至少兩年的治療。排除有極重度智能障礙的孩童，雖然 McEachin 等人認為，納入的孩童樣本是自閉症孩童的代表。最後，對Lovaas研究最明顯與持續的批評為並未採取隨機分配至治療組的方法。

在謹慎對照控制下的 UCLA 介入方案隨機分配評估

　　Smith、Groen 和 Wynn（2000）使用完全隨機分配設計，重複試驗Lovaas的早期密集行為介入（early intensive behavioral intervention, EBI），且滿足許多過去YAP調查研究的限制。此研究的方法學（先進行個別的單獨試驗，第二年之後再使用更為廣泛性的方法）、治療目標和理論基礎均與 Lovaas 的研究相似，並均使用相同的治療手冊（Lovaas et al., 1981）。然而，治療的密集度較低（以每週三十小時取代每週四十小時），家長不需像 Lovaas 研究中的家長一樣放棄工作一年，且較少使用嫌惡關聯（aversive contingency）。根據相同的治療手冊，比較由實習治療師輔以家長的 EBI，和家長訓練處遇間的異同。對照組每週接受十小時與治療組Lovaas理論架構相似的治療，且每週接受十至十五小時的特殊教育計畫。

　　方法學的改善包括配對診斷嚴重度和智商後隨機指派治療組、由相同機構獨立進行診斷評估、使用標準評量試驗計畫書仔細描述兒童在基期和追蹤期的特性。參與的家庭有各種種族和社經特性，且所有家庭在註冊後

均未退出研究。追蹤每位兒童花在治療中的時間量以控制治療的精確性，並提供治療手冊、提供學生治療師廣泛性的訓練，並記錄治療師及其指導者的證書。因此，本研究符合 Bristol 及其同事在 1996 年研究會議中提出且在 2001 年國際研究會議中獲得迴響的四項標準：隨機分配、標準化且多元預後評量、獨立的治療評估和治療施行的完整性。兩次會議均建議透過介入進行資料蒐集，而 Smith 及其同事（2000）確有做到，並蒐集長期資料。

　　Smith、Groen 等人（2000）發現，由治療師執行、接受密集治療組的初步預後具有較佳的智商，雖然平均的智商進步分數僅為 Lovaas 所觀察到的一半（1987）。且 Rogers（in press）指出，在 Smith 研究中接受治療的兒童，平均仍歸類為智能不足，且相較於原始研究的 47%，只有 13% 達到「最佳預後」狀態。接受密集治療組在視覺空間能力和學業成就上，也會有明顯進步，但在語言（Smith, Groen, & Wynn, 2001）、適應性或適應不良功能上並無差異。Smith 嘗試檢查各診斷組間（自閉症相較於廣泛性發展疾患，未分類之廣泛性發展疾患）的反應差異，但小樣本數和兩組間的不同表現，限制了偵測差異的能力，且並未發現任何差異，雖然其他未註明之廣泛性發展疾患組傾向於擁有較高的分數。依據這些結果，Smith、Groen 等人（2000）推論未分類之廣泛性發展疾患的兒童或許可從早期行為處遇中獲得至少與自閉症兒童相當的益處。最後，兩組家長均對處遇品質、對家庭的影響及其和治療團隊之關係，有正向的感受。

　　當更多優良的治療方法被提出後，Smith、Groen 等人（2000）的研究並非毫無限制，例如：樣本大小。此外，控制組的治療選擇（相同手冊、時數較短、父母導向而非中心導向的治療），亦造成解釋治療組間差異的困難。1996 準則（Bristol et al.）特別比較無治療和已有療效之治療，藉以釐清解釋。由治療師執行之行為處遇的適中效益，顯示兒童或許能夠從外部專家獲益；然而，兩組均受相同理論基礎的治療，因此仍不確定 YAP 特殊層面的必要性。已找出此項重複試驗的限制，而 Smith 表示最近一項多中心（multi-site）處遇方案已克服這些疑慮。

Lovaas 處遇計畫的其他評估：療效研究

其他群組（Birnbrauer & Leach, 1993; Shienkopf & Siegel, 1998）曾使用群組比較設計，獨立執行並調查行為分析處遇，雖然此方法的嚴謹度不如 Lovaas（1987）或 Smith、Groen 等人（2000）所使用的方法。但是，這些部分重複性研究，提供關於 Lovaas 模式在其他情境中的重要初步訊息。加州舊金山大學的團隊（Sheinkopf & Siegel, 1998）曾調查 Lovaas 方法由社區提供者執行時的療效。在未分類之廣泛性發展疾患和自閉症兒童樣本中報告的 IQ 明顯進步，顯示 Lovaas 模式即使在大學情境以外的環境中執行，亦可能具有療效。同樣地，莫道克大學早期處遇計畫（Birnbrauer & Leach, 1993）使用普遍對行為分析之經驗較少的社區志工執行 Lovaas 模式。並將功能較高的兒童排除（邊緣型或高 IQ）。在前兩年的治療後，雖然曾有視覺空間技巧和行為改善方面未達統計顯著意義的測試觀察，但並無智能增長的記錄。另有兩篇研究（Smith, Buch, & Gamby, 2000; Bibby, Eikeseth, Martin, Mudford, & Reeves, 2001）檢視家長管理處遇的療效，即透過工作坊的形式提供 UCLA 方法，而專業人員僅擔任家長及招募到之輔助治療師的諮詢人員（常見的服務遞送方法）。這些研究發現的療效較小且「良好」預後較少，可能是因為這些治療師執行治療的一致性較低所致。

總而言之，UCLA YAP 模式（Lovaas, 1987; Smith, Groen, et al., 2000）現在可能已被視為自閉症幼童或許有效的治療（Rogers, in press）。待其療效調查發布報告後，將需要獨立的重複試驗，以及調查其重要組成和在不同自閉症系列障礙兒童次組中的療效。

以 ABA 原則為基礎的其他早期處遇

道格拉斯發展失能中心

由羅格斯大學發展的道格拉斯發展失能中心（Douglass Development Disabilities Center, DDDC）處遇，使用順序性發展策略（sequential developmental approach）並以語言、認知、社會化、動作和自我協助技巧為訓練標的。由領有證照的特教老師執行教室活動，通常都是以分解式操作教學

開始而最後使用兒童團體運作的方式。道格拉斯發展失能中心模式也會利用家長訓練以及言語和語言治療師的定期指導。比較安置於分離式和整合式學前教室與同儕模式之自閉症兒童的語言發展（Harris, Handleman, Kristoff, Bass, & Gordon, 1990），以及自閉症和一般正常發展兒童之整合式教室的療效（Harris, Handleman, Gordon, Kristoff, & Fuentes, 1991）。所有兒童，包括一般正常發展的同儕模式，在語言發展上均有進步。同儕模式的出現並未影響自閉症兒童的預後，雖然他們的出現已證實會對社會發展造成影響（Odom & Strain, 1986）。然而，該自閉症兒童具有相當高的功能，教室作業的決定係以行為嚴重度作為基礎，且樣本數較小。當自閉症兒童和一般正常發展兒童相比時，雖然缺乏自閉症對照組的資料，但 Harris 及其同事（1991）仍報告出速度加快的成長速率。進入道格拉斯發展失能中心時的年齡和智商，明顯和長期預後有關，愈年輕、功能愈高的兒童具有愈佳的反應，而年紀愈大、功能愈低的兒童，其效益愈有限（Harris & Handleman, 2000）。

普林斯頓兒童發展機構

　　Fenske 及其同事（1985）使用應用行為分析策略，搭配治療師團隊執行處遇，並以語言、社會化、自我照顧和休閒技巧為標的。兒童在不同治療師間輪流接受三十分鐘處遇共五小時，且治療長度和服務形式係以每位兒童的需求進行設計，每個月進行一次和家長的諮詢，並以生活情境（家中與機構化相較）和學校安置測量預後。Fenske 等人（1985）也企圖調查年齡對治療的影響，並且發現在六十個月大前進入計畫的兒童，比較年長的兒童具有較佳的預後。然而，進入研究的年齡是自選的，且預後測量相當有限。

🌀 自然主義的 ABA 策略

　　分解式操作教學策略的重大批評之一為，行為處遇難以促進不同治療情境間的類化。因此，發展出更多的自然主義行為方法。這種方法已被認為是最佳的處遇實務（National Research Council, 2001），此執行方式具有

系統性且預先規劃的介入，已被認為是分解式操作教學的重要補充處遇。

隨機教學和 Walden 幼兒計畫

最早的行為方法強調較多自然主義的教學策略──「隨機教學」──在 1970 年代由堪薩斯大學所發展，藉以增進貧窮兒童的語言能力（Hart & Risley, 1974, 1975, 1980）且最後應用至自閉症兒童（McGee, Almeida, Sulzer-Azaroff, & Feldman, 1992），其內容也包括學步兒的初步研究（McGee et al., 1999）。隨機教學企圖創造控制性的自然環境，藉由擴充兒童適當發展層級的自發行為，進而促進學習。環境的結構相當縝密且富有創造性，以促進兒童的起始能力。此方法利用應用行為分析的原則，透過促進使孩童隨機取得想要之物品或活動以及收到讚美的初始行為，強化想要的溝通行為以及起始的能力。

McGee 及其同事（1999; McGee, Daly, & Jacobs, 1994）描述的 Walden 模式，同時強調教室及家庭中的隨機教學（透過 Walden 家庭計畫），以及重要的家庭參與。Walden 強調處遇的質與量，並使用特殊的方法促進和一般同儕模式的社會整合，並透過仔細規劃之環境下的有趣活動促進學習。老師謹慎追蹤兒童的行為，進而使用「可教導」的時刻，並藉由創造機會尋找增加起始能力的可能性（例如：「交易」可愛的玩具）。Walden 課程係由跨專業團隊所創造，藉以發展表達性的語言，和同儕及成人間的社會互動、適當的玩具遊戲以及適應性的功能。早期的目標包括回應老師以及和教室課題的適當互動；之後以表達性的語言為標的，以及最後的對話及同儕互動，進而使參與者能從他們的一般同儕處進行學習。Walden 學齡前處遇對語言和增進同儕互動的證據包括非同儕回顧的發表（e.g., McGee et al., 1994）和測試模式之特殊組成的單一受試者實驗（McGee et al., 1992）。一項令人興奮的新發展──艾默立大學的 Walden 學步期兒童模式（McGee et al., 1999）──係為年幼的自閉症兒童所設計。兒童進入學步期計畫的平均年齡為兩歲五個月，且參與的時間至少為六個月。初步的發現包括相較於基期，在語言功能、親近其他兒童、參與玩具遊戲以及適應功能上的改善，但並無對照組的結果報告。

核心反應訓練

在認同以分解式操作教學為基礎應用行為分析對許多兒童似乎有用時，Koegel 及其同事（1989; Koegel, Koegel, & Brookman, 2003）曾建議使用大量嘗試策略（mass trial approach）一次學習一種技巧，對所有參與者如兒童、家庭和治療師的要求均過高。因此，核心反應訓練（pivotal response training, PRT）的主要焦點在於教導可快速習得相關技巧的「核心」技巧，進而導致有效的行為改變（Kazdin, 1982）。此方法雖然亦採用刺激—反應—結果的架構，但強調有效率和節省成本的核心反應訓練，有別於其他重視密集介入並以許多分散的行為當作目標的應用行為分析模式。核心反應訓練可由許多人在多種自然情境下提供，包括家長在內。此課程將依兒童及家庭客製化設計，雖然核心區域強調溝通，且涵蓋對多重線索的反應性、兒童的起始能力、自我調節以及動機。核心反應訓練技術包括使用喜愛的教材或活動、讓孩童選擇的機會、自然的增強物以及維持和學習任務間的平衡，進而增加兒童的動機和成功。核心反應訓練假設此策略可達成：增加孩童自然專注於正確之線索上的能力；使其治療師分享注意力的機會達到最大化、減低挫折、讓孩童的精力更加專注於學習而非逃避活動以及增加動機，進而或許能夠減低教導某些不連續的、附屬的技巧，例如：眼神接觸（參見 Koegel, Koegel, Harrower, & Carter, 1999，檢視核心反應訓練技術和哲理）。例如：以提出問題為目標，Lynn Kern Koegel 將孩童喜愛的物品隱藏在不透明的包包中，並教導孩童開口詢問「那是什麼」，以取得包包內的物品。之後應用新穎的物品以及新的問題。共有四位在回溯性研究中相當於「預後不良」組的兒童，意即在治療前具有相似低起始能力的兒童，接受「那是什麼」的處遇。起始能力和適應性功能均有所增加，且相較於回溯性分析中的低起始能力組，明顯具有不同的長期社會、溝通和診斷性的功能（Koegel, Koegel, Shoshan, & NcNerney, 1999）。核心反應訓練研究一般以和測試之核心行為有關的預後為目標，而非較多的整體性預後（例如：IQ），且大部分學齡前的研究，曾使用單一受試者設計，而非比較核心反應訓練整體和其他廣泛性的治療（e.g., Koegel, Camarata, Valdez-Menchaca, & Koegel, 1998; Koegel, Koegel, Shoshan, & McNerney, 1999; Koegel, Koegel, & Surratt, 1992）。這些研究結果顯示：核心反應訓練能夠增加語言反應以及自發性的起始能力，並可減低破壞行為。

🌀 強調社會關係的發展方法

Denver 模式

根據自閉症主要是一種社交關係與溝通的疾病，由 Rogers、Herbison、Lewis、Pantone 和 Reis（1986）研發的 Denver 模式，強調共享的情感、聯合參與的活動、社會溝通以及遊戲、語言和認知。該模式的中心原則有三個：第一，考慮到自閉症的主要障礙難以和其他人建立關係，因此介入的主要目標為提升孩童與他人建立關係的能力（例如：關懷孩童與同一位教師間的正向關係發展）。本模型著重於介入本身之人際經驗間的關係層面，例如：透過愉悅之活動培養彼此間的正向情感。其次，本模型對於孩童在不同領域之發展以及用以促進新技巧之習得方法的發展，相當敏感。本模型的第三個原則為使用多種已獲驗證的應用行為分析方法，從諸如隨機教學的技巧，到諸如分解式操作教學等更具結構性的方法。

Rogers 和 Pennington（1991）所提出之 Denver 模式的理論觀點，認為錯失早期的社會化里程碑，會造成次發性的問題，包括從社會互動中被隔離，並導致錯失更多的學習機會。因此，孩童的關係，包括與家人和治療師間的關係，均為介入的焦點。為了符合所有家庭成員的需求，家人需整體參與治療決策的審慎判定。多專業團隊的方法，包括特殊教育、語言病理學、職能治療、心理學與小兒科，亦即治療均同時涵蓋目標技巧與治療策略。

關於 Denver 模式之實證發現最近且最完整的一項摘要彙總（Rogers & DiLalla, 1991），包含所有在九歲時參與中心式 Denver 模式幼兒園的孩童（包括自閉症系列障礙），以及其他行為、情緒或發展障礙的孩童。該彙總並未使用控制組，而是追蹤基期時預期的發展性成長。患有自閉症系列障礙與其他行為、情緒或發展疾患的孩童，比預期的初始成長率表現出更高的預後得分。雖然患有自閉症系列障礙的個案群在各領域均具有較嚴重

的障礙，他們的認知及語言成長率與其他疾病組相同，且在治療期間內患有自閉症的孩童具有較為正常的語言成長率。都市以及鄉鎮的回報中心對 Denver 模式均有相似的正向結果記錄（Rogers, Lewis, & Reis, 1987）。關於 Denver 模式的療效，受限於缺乏自閉症系列障礙的對照組，俾以移除成熟效應相較於介入療效的模糊地帶。此研究方法的一種強化方式，為使用多種重複性的測量追蹤長期以來的發展。

　　Denver 模式的溝通課程，最近被拿來與 PROMPT 法（Prompts for Re-structuring Oral-Muscular Phonetic Targets，重建口腔肌肉語音目標的提示）進行比較（Rogers et al., in press）。Denver 模式強調模仿、學習接受性語言及物我關係，並嘗試提升口語的近似度，而 PROMPT 著重於語彙發音的神經動作理論，並採用觸覺─動覺的資訊進行語言、認知及口腔動作功能的雕塑。針對在基期時，每天使用之字彙低於五個字的自閉症系列障礙學齡前孩童，比較實際與預期增長的語言量。兩組的孩童均可從接受這些自然主義的、發展性的語言介入方法中獲益，在三個月左右的時間後，平均可增長十個月的接受性語言能力，雖然兩治療組在初探研究中並無語言上的差異。這些組別在後測時的模仿量與功能性遊戲上，具有差異。

自閉症學齡前方案

　　Jocelyn、Casiro、Beattie、Bow 和 Kneisz（1998）研發了一種相當短期的多種專業介入，用以訓練加拿大社區日間照護中心（主要服務正常發展之學齡前孩童）的父母與孩童照護工作人員。自閉症學齡前模式（Child Development Clinic─Children's Hospital, Winnipeg）是發展性的，且主要目標為社會與溝通行為，使用的方法為訓練提供孩童服務的成人使用功能行為分析以及社會互動與遊戲的方法。介入方法包括講課、諮商、心理教育以及日間照護方案與其他方案之家庭支援服務。相較於許多其他介入模式，自閉症學齡前方案的介入時間相當短暫（三個月）、較不密集（每週數小時），並以主要照顧者為標的，而非直接針對孩童。接受訓練之照顧者的孩童組以及僅接受日間照護的孩童組，具有良好的人口學配對並予以隨機分配，且由對治療指派遮盲的專家，進行治療前、後的評估。雖然介

入的密集程度有限，仍可觀察到顯著的正向效益，包括主要照顧者的語言、自閉症知識的增長以及自覺的親職控制能力。兩組別在自閉症的症狀嚴重度上，並無顯著差異。因為兩組最後均接受介入，故無法測量長期療效。

自閉症蘇格蘭中心

　　Salt 及其同事（2001, 2002）設計了一套著重於社會發展、溝通與彈性的廣泛性、發展性方案。蘇格蘭中心使用自然主義、兒童導向的方法，著重於與自閉症有關的缺陷，例如：模仿、共同參考、語言、適應功能、情緒與情感調節、社會互動以及遊戲。治療技術包括孩童的模仿、干擾非社會性的遊戲，以及親職訓練，以精練溝通技巧。雖然治療遞送的密集程度低於許多行為方法，兩組孩童均額外花費大量的時間在學齡前教室與外部治療中。相較於明顯具有較高之治療前 IQ 的等候治療組，接受介入的組別在社會化、日常生活技巧、動作功能、適應行為、模仿與聯合注意力上，表現出進步，但未達統計顯著差異。雖然增長的形式，在「質」上與行為分析研究中報告的 IQ 改善不同，在模仿與聯合注意力之觀察測量值中，具有明顯的效應值，尤其是因為已經發現這些技巧是自閉症後期預後的重要預測因子（Dawson & Adams, 1984; Mundy & Crowson, 1997; Mundy, Sigman, & Kasari, 1990; Sigman & Ungerer, 1984; Stone, 1997）。然而，研究的結論受限於較小的樣本數與非隨機性的分配。因為等候治療組是在研究結束時才接受治療，故無法檢查長期療效。

發展性、個別差異、關係型模式／地板時間

　　Greenspan 和 Wieder（1999; Greenspan, 1999）研發的發展性、個別差異、關係型模式（Developmental, Individual-Differnce, Relationship-Based model, DIR），為高度個別化且著重於孩童目前的發展階段。DIR 著重於自閉症研究的文獻（例如：動作計畫），並融入其他專業的知識，包括語言治療、感覺統合、神經生物學與藥物。發展性、個別差異、關係型模式，從延伸性的功能—發展評估開始。並強調三種領域：功能性的情緒發展、感覺動作處理與計畫，以及關係。並假設父母參與孩童的程度與發展

適切度，和孩童的認知發展有關。DIR 也假設孩童具有獨特的生物性感覺—動作—情感特質，並因而需要特殊、個別化的社會情緒與認知發展協助。因此，地板時間強調情感表達與關係，處理與自我調節情緒的能力、互動性的溝通，以及手勢、問題解決、邏輯思考與創造力的使用。地板時間的一個明顯特性為，由孩童引導互動，並由父母或治療師建立兒童遊戲的介入方式，而無須針對特定的技巧。此模式的實證資料（Greenspan & Wieder, 1997），建構於曾接受至少兩年 DIR 模式介入之孩童的病歷回顧，並與接受社區型介入的孩童進行比較。超過半數參與「地板時間」的孩童，在自發性象徵能力、意圖、情感與症狀嚴重度上，具有「良好至傑出」的預後，而社區組僅有 2%，且與一般孩童的情緒功能間並無差異。

兒童的交談

　　此介入方法利用自閉症的核心社會與溝通缺陷（Aldred, Green, & Adams, 2004; Aldred, Pollard, Phillips, & Adams, 2001）。假設父母比專業人員擁有較多的資源可投資於長期治療。使用錄影回饋檢視特定的親職互動，並發展改善特定互動溝通技巧的策略，使更具同步性。如此可提供父母機會評估本身的互動技巧，並精練互動能力，以適合孩童的發展階段。強調共享注意力、父母的敏感性與回應性、適應性的溝通與模仿。雖然本試驗已排除無互動慾望或整體發展遲緩的孩童，但兒童交談的設計主要是專供語言功能偏低的兒童使用（即：排除亞斯伯格症候群的孩童）。介入從父母的心理教育開始進行，然後是六個月的諮商，之後為六個月頻率較低的維持性課程。治療期間，請父母每天花三十分鐘在家中執行治療，並希望該效用可「散播」至其他親子互動中。兒童的交談可用以補償其他治療方法。其效用相較於單獨使用社區標準照護，具有完美的方法學、隨機試驗，並使用多種症狀之標準測量的獨立評量。在接受之社區療法的型式與量，並無明顯的組間差異。雖然適應功能或父母壓力並無明顯的改善，但在症狀嚴重度、表達性語言、溝通起始與親子互動上，具有顯著的改善。

🌀 結構性教學法

TEACCH 模式（Treatment and Education of Autistic and Related Communication-Handicapped Children，自閉症與相關溝通障礙孩童的治療與教育）係由北卡羅萊納大學教堂山校區的 Schopler、Brehm、Kinsbourne 和 Reichler 所研發（1971; Schopler, Reichler, & Lansing, 1980）。此方案一般在教室環境中執行，旨在鼓勵探索與自閉症相關的優勢並代償其弱勢（例如：使用諸如學習教材之位置或圖畫式排程的視覺線索，以獲得利用視覺處理的優勢）。TEACCH模式亦可執行在多種環境中（包括家中），並可橫跨各年齡層（從學齡前到成人）。在學齡前階段，尤以社會及溝通發展為目標。使用預測性和習慣，而非治療師的判斷，建立結構性、以原則為基礎的環境。如此可促進假設是一種重要學習技巧的自我引導。TEACCH教室也利用學生的位置，且可從將孩童安置於個別之閱讀小空間內開始，因此他們的作業環境可相當安靜並遠離干擾物。漸漸地，孩童可以進步到具有隔間的桌子，並於最終進步到有其他學生同在的開放性桌面。如此可適當個別化並調整孩童的活動速度，俾以最為符合個別性的需求。父母會加入扮演協同治療者、引導參加專題討論會與心理教育，並被認為是治療成功的要素。TEACCH 的創建者，是提倡與家庭間之重要關係的先驅者（e.g., Schopler & Reichler, 1971）。

許多已發布的TEACCH方案研究均建議正向的效應；已被廣泛使用並宣稱具有長期效益（Mesibov, 1997b）。然而，大部分並未使用控制組，曾使用偽實驗或非實驗設計，且並未針對學齡前孩童進行研究。一項最近的研究（Ozonoff & Cathcart, 1998）比較未隨機分配至使用居家型、父母執行的 TEACCH 方案或無居家型介入。兩組中的許多孩童也會接受 Lovaas 型日間方案（在研究進行之州別中，為標準實務），且所有孩童均蒐集到某程度的日間計畫。進行治療的強度低於其他許多研究（每週約 4.5 小時，共十週）。方案設計並非人為設計，而是依據孩童個別性的需求及家人的需求，且含有共同的內容，例如：結構式教學、使用視覺優勢、排程，並強調預備技巧（preacademic skill）。一般而言，心理教育技巧可明顯改善

治療組，且基期分數較高的孩童，具有最佳的改善幅度。

成本效益分析

　　考慮到提供早期、密集性的介入需要大量的時間與金錢，處理成本相較於效益的問題是很重要的。Jacobson、Mulick 和 Green（1998）對自閉症的早期、密集行為介入（以應用行為分析為基礎）進行一項成本效益分析，發現不治療孩童的成本高於參與治療的孩童。假設 40-50% 接受治療的自閉症或廣泛性發展疾患孩童可表現出正常的功能，相對於治療無效或未提供治療者，至二十二歲時可節省約 275,000 美元，至五十五歲時可節省約 240 萬至 280 萬美元。依據 Jacobson 和 Mulick 的發現（2000），這些分析受限於專注在自閉症的財政衝擊，以及忽視了與正向結果（相較於負向結果）有關的情緒與人力成本。他們假設隨時間的變化是線性的，且長期心智健康服務的效益與成本和目前相當。並未根據提供替代性之行為與發展策略的不同方案，比較多種治療提供方法。另一項重要的限制為 Lovaas（1987）報告之 40-50% 的復原率，相較於其他治療研究（包括近期重複使用 Lovaas 的方法，例如：Smith, Groen, et al., 2000），具有相當大的正常預後效應值。使用較合適的正向預後會減低成本效益比。Marcus、Rubin 和 Rubin（2000）進一步提出，目前的成本效益分析可能無法完全融入現有知識的警告，因為即使具有最顯著進步（即：常規性的教育安置）的自閉症孩童亦不可能完全「復原」，且時常需要持續的支持，尤其是在社交領域方面。另一方面，雖然 Jacobson 及其同事（1998）使用樂觀之預後概估所執行的成本效益分析會有所爭論，因為他們並未涵蓋提供早期療育時可能存在的間接成本節省。這些成本包括：(1)預防所有功能層級之孩童的嚴重行為問題，且時常需要住院或高嚴謹度的治療環境（例如：一對一、24 小時的監督）；以及(2)預防或減緩為提供治療時，會帶給父母與手足高度壓力的醫療與心理問題。這些問題包括憂鬱、焦慮、婚姻障礙以及其他與壓力有關的身體病痛。因為自閉症是一種會影響兒童與家人的慢性疾病，重要的是了解療效並不僅限於特殊的症狀或其標的的症狀，亦包括對

整體孩童與家庭的影響。

對「病灶」療法與非心理性介入的簡短評論

　　亦針對自閉症相關之特殊障礙領域發展出多種介入處遇，而非全面治療所有症狀。這些介入有許多是搭配其他全面性的療法一起使用。近期的標的技巧採樣包括自我引導的遊戲（Morrison, Sainato, Benchaaban, Endo, 2002）、心智理論（Hadwin, Baron-Cohen, Howlin, & Hill, 1997）以及共同注意力（Whalen & Schreibman, 2003），但這些絕對不是完整的清單。最後，近期已由 Horner、Carr、Strain、Todd 和 Reed（2002）針對問題行為之行為研究進行回顧。

　　亦有關於直接針對自閉症個體之生物化學進行的治療描述。雖然大部分的醫療處遇並未在極年幼的孩童中進行嚴謹的檢測，且許多藥物之療效機轉的理論知識，會受限於對自閉症之神經生物學與基因學缺乏明確的了解，值得一提的關鍵發現並不多。隨著對於自閉症之神經發展與基因有更多的了解，對於整合神經化學研究發現與治療方法及自閉症現有行為知識的需求共識已逐漸上升（Tsai, 2000; Volkmar, 2001）。如同 Volkmar 所注意到的，精神科藥物在補充標的社會與溝通發展之行為處遇上，可能特別有用，因為生物化學或許可以明確地針對自閉症時常併發的重複行為、注意力與過動、睡眠障礙、行為缺乏彈性與自我傷害或攻擊性帶來療效。Luby 在本書第十四章將徹底回顧精神藥物學的治療方法。此外，自閉症兒童與所有兒童相似，均會經歷許多會干擾融入行為處遇之能力的醫療病況，例如：睡眠與腸胃道問題，對此已有更多的共識。讓臨床人員評估與治療此類病況是很重要的，因此可將心理社會處遇對孩子能力的效益發揮至最大。

　　亦出現了許多提出理論解釋的替代療法。這些處遇包括聽力或感覺統合技術、音樂治療、溝通系統（例如：促進式溝通）、飲食療法（例如：不含麩質與酪蛋白的飲食、維他命）、荷爾蒙療法（例如：褪黑色素、胰泌素）、免疫療法以及動物陪伴（例如：與海豚共泳、治療性的騎馬）。雖然已宣稱許多替代療法具有正面的療效，但截至目前，許多均仍缺乏科

學證據的支持。自閉症系列障礙的異質性可能造成部分孩子擁有獨特的致病因素，而使他們對某些較具理論根據的替代療法較具療效反應，例如：飲食療法。然而，辨識此類孩童的可能性與方法，仍有待科學性的評估。

近期由 Levy、Mandell、Merhar、Ittenbach 和 Pinto-Martin（2003）對補充性與替代性醫療處遇的使用評估，發現幾乎三分之一的父母均會使用某種替代性的處遇，包括有醫療風險的療法（例如：魚肝油、消炎藥、螯合療法或免疫抑制法）。讓服務提供者更加了解讓父母選擇替代性處遇的原因並更對其具敏感度，是很重要的。此種了解將可提供服務提供者與研發人員，有關父母選擇治療方法之過程、調控家庭對治療之遵囑性之父母因素的重要資訊，例如：察覺到正向的治療結果、直觀具有吸引力的理論基礎力、社會強化與父母支持等（Siegel & Zimnitzky, 1998; Smith & Antolovich, 2000）。對此類替代療法進行設計完善之療效臨床研究，也是很重要的。在隨機分配的胰泌素調查中，曾發現具有大量的安慰劑效應（Sandler & Bodfish, 2000; Unis et al., 2002），且 75% 的病患在被告知此曖昧之發現後，仍相信胰泌素為有效的治療。雖然在自閉症中，對安慰劑療效的了解相當不足，此現象可能會造成對許多治療具有直觀式的療效，包括替代性療法。如同 Hansen 和 Ozonoff（2003）所指出，替代療法提供臨床人員機會與家長合作，透過仍持開放態度、極新穎、缺乏無科學證據支持的治療方法間尋求平衡點，並對於潛在具有傷害性或會與具實證基礎支持之治療方法互相競爭資源競爭的治療方法提出警告。積極合作的方法之一為協助家長持續不斷評估治療效用。

未來研究方向

治療提供者與父母所面臨的一個關鍵問題在於，決定何種治療最符合個別孩童的需求。雖然強烈主張以實證為基礎之決策模式的需要性。重要的是，即使最有前途的治療方式亦缺乏一致的療效反應證據，強調了解個別差異以及研究不同治療方法在不同類型之孩童身上的效益（Rogers, 1998）。Delprato（2001）回顧了大部分的多重基期、倒返設計實驗，並與

個別試驗的研究結果進行比較，以在幼童身上找出更自然的介入處遇（例如：隨機教學、核心反應訓練），並發現接受自然處遇的孩童，有較佳的語言預後，但發現最好同時一起使用這些方法，因為各方法都可能有效促進不同層面的語言學習。更廣泛來看，不同治療類型間會出現某些重疊。許多研究已認同選取兩種治療模式，尤其是曾在接受應用行為分析治療時，接受間接、更具發展性或自然主義的方法（e.g., Smith, 2001; Ozonoff & Cathcart, 1998; Greenspan & Wieder, 1997; Aldred et al., 2004）。最後，許多孩童因素似乎可預期預後，而與治療選擇無關，包括認知功能、語言表達（即使是異常的語言模仿發聲）、早期模仿技巧、畸形學與重要的介入年齡（e.g., Fenske et al., 1985; Harris & Handleman, 2000; Lovaas, 1987; Mundy et al., 1990; Stoelb et al., 2004）。

　　雖然對於個別案例之治療反應的了解有限，在大量的科學實證支持下，父母已開始擁有更多的治療選擇，例如：UCLA模式（Smith, Groen, et al., 2000）。此類處遇至少可在某些孩童身上產生療效，意即在控制環境下接受細心的治療，這些孩童普遍均有所進步。但在直接之面對面試驗中，缺乏具有明確記錄的方法，且不了解此類治療方法的特殊「活性成分」為何，故亦需未來更多的研究。Dawson和Osterling（1997）辨識出某些要素可能與更多的正向結果有關：以注意力、模仿、語言、遊戲及社會互動為目標細心設計的廣泛課程；謹慎地架構並支持環境以促進學習，並搭建類化至其他情境的機會；可預測性以及規律；預防問題行為以及減低、消除既有之問題行為的功能性方法；培養在學習情境下的獨立性，準備進入幼稚園就學；融入家庭；以及高密度的處遇。其中已有許多均獲得國家研究院給臨床人員之建議的迴響（2001）。可明確區別既有治療的因素，例如：是否出現典型的同儕發展模式或親職溝通技巧等，尤其是在檢視哪些治療層面對不同類型之孩童最為有效時，特別令人感興趣。雖然近來研究已辨識出可接受之學齡前處遇的共同特徵，意即「最好的臨床實務」，但目前的臨床人員在尋求可使用的治療選擇中，仍面臨相當複雜的議題。在自閉症之概念及其病因學、短期及長期治療目標以及各種治療方法所重視的預後間，存有大量的差異。此外，根據目前的研究尚無法回答類似「多少才

足夠？」以及「何種治療方法最適合我的小孩？」的問題。目前，建議在開始治療前，應對每位孩童進行詳細的評估，並使用單一受試者實驗設計反覆進行進展評量（Woods & Wetherby, 2003）。根據既有的實證，國家研究院（National Research Council, 2001）強力建議學齡前自閉症兒童每週應接受至少 25 小時的結構式處遇。

透過探究更為廣泛的變項、克服評量的困難以及改良研究設計，將可對預測因子與預後有更多的了解。最近的回顧（Kasari, 2002; Wolery & Garfinkle, 2002）建議使用多種廣泛的標準評量，尤其包括症狀減少與處遇真實性，以及其他風險與保護因子。Wolery 和 Garfinkle（2002）注意到，關於模仿、注意力、社會參與或適當遊戲的評量工具不多，並建議評量父母的感受與功能，以及其他家庭因素，或許可以在治療預後中發現重要的處遇變項。也需要改良研究設計（例如：成長曲線分析、評量的可靠性報告、檢查處遇療效，例如處遇真實性）。為了提升目前的了解程度，明確需要更多的樣本數以回答大部分問題（了解個別差異、預後因子、重要處遇因子等）。在評估重要問題時，尤為有用的兩種分析型態為：因素分析，回答何種層面對於預後最為重要，並因而可更為有效地利用處遇資源；以及後設分析，回答何種治療最適合不同類型的孩童，以及產生療效所需要的處遇強度。然而，很明顯的是，既有的測量工具大幅限制了因素分析與後設分析的統計檢定力。同樣地，科學專家、臨床人員以及父母一同合作，共同檢測各種治療、預測因子與個別差異是相當重要的，並可嘉惠所有相關人員。

在既有了解上的進展

近年來，某些關鍵進展似乎可提供資訊給學齡前處遇的待回答問題。例如：Smith、Groen 等人（2000）的研究，比較目前的處遇方式，找出可能有效的治療。直接比較兩種既有之可接受的治療方法，可能比較像安慰劑或不提供治療，更加符合倫理與實務考量，以判定處遇療效。移除此類倫理與實務障礙後，將可針對學齡前兒童的其他處遇，進行更為嚴謹的療

效評估。此外，目前在多中心自閉症幼童專案（Multisite Young Autism Project）（Smith, Groen, et al., 2000）中的重複驗證，將非常有助於延伸對分解式操作教學療法的了解，包括有效性、療效，並了解孩童與重要治療因子間的交互作用。

　　州政府的補助機制有兩項額外的進展，亦使處遇研究與臨床方法的進步更具全面性。第一，與身心障礙個人教育法（Individuals with Disabilities Education Act）資助的教育系統合作，將可依據預後提供有效的替代療法。Arick 及其同事（2003）描述如何測量 Oregon 公立學校之兒童之進展幅度的模式，並透過不斷蒐集有意義的標準化測驗，進行全州大型的兒童世代研究。該計畫亦透過訓練、實作與教室觀察行為技術（例如：分解式操作教學、核心反應訓練與功能慣例）教育老師，並由樂意追蹤學生進展且接受諮詢的教師正向地提供檢視。心理學與教育的合作，或許可正向地補足既有的研究，提供機會進行大規模的處遇評量，或許也可作為比較不同治療模式的方法。

　　其次，美國國家衛生院致力於提升自閉症治療研究中心的合作，整合執行嚴謹之處遇研究所需要的人員、資金與專長。此類專案的參與者也可能同時登錄於自閉症病因學的基礎研究中，提供更好的機會了解對於治療預後的個別基因與其他生物學差異，並檢測處遇文獻中相互競爭的理論。國際心理健康協會已將新的早療研究融入至進階自閉症研究與治療（Advance Autism Research and Treatment, STAART）。例如：華盛頓大學的團隊成員，正在檢視 Denver 模式（提供自閉症學步期幼童廣泛、密集之早期處遇）往下延伸的療效。隨著早期偵測自閉症風險之方法的進展，發展可使用於嬰兒及學步兒的新策略，將漸趨重要。

　　總結而言，處遇療效之穩固的科學研究，在制訂長期公共政策決策時，是很重要的，因為成本效益分析是目前處遇研究藝術的最高原則。對於處遇進行徹底的科學評估，也可使臨床人員、教師與家人更能夠立即判斷何種治療最為有效，並可使父母與教育專業人員，一同合作將有限的資源作最適當的使用。使用不適當的治療策略，最好的情況下會延遲提供或無法提供更適當的處遇、影響自閉症兒童可能的正向發展，最糟的情況下

會使孩童出現我們不想要的負面結果、帶給家庭壓力，並浪費寶貴的時間
與金錢資源。雖然仔細評估處遇有如此多的重要理由，父母與臨床人員對
於這些具有極大之科學性實證支持差異的治療選擇，具有不同的先後排
序。這種治療選擇的排序，挑戰臨床科學專家對於新發展的方法進行即時
性的研究與評估，以及臨床人員評估既有之處遇選擇並提供家屬適當的建
議。

　　本章針對許多處遇不同的理論基礎、相似性、技術與實證支持，進行
討論。此類回顧，找出許多具有不同實證支持的治療選擇，供父母使用。
目前尚無具有結論性的實證資料可支持某種治療方法、了解在治療反應上
的個別差異或造成最大之正面療效的因子。目前正在進行使用更精緻之研
究方法及規模更大之多中心合作的第二波研究，並希望可嘉惠臨床人員、
家屬及自閉症幼童。早期偵測以及逐漸更加重視年幼的自閉症，可帶來額
外的希望。在研究與臨床的交互作用下，臨床人員可提供獨特的觀點解決
自閉症系列障礙所呈現的大型公共衛生議題，因為在社區環境中探究以中
心為基礎、仔細控制模式的處遇計畫，是研究人員相當重要的下一步。

致謝

　　本文是由美國國家兒童健康與人類發展院（NICHD）和隸屬於的國際
聽障及溝通障礙協會（NIDCD）所贊助（No. U19HD34565），為 NICHD/
NIDCD Collaborative Program of Excellence in Autism 計畫之一部分；並獲
國際心理健康協會（NIMH）的經費補助（No. U54MH066399），為 NIMH
STAART Centers 計畫之一部分。

參考文獻

Aldred, C., Green, J., & Adams, C. (2004). A new social communication intervention for chil-
dren with autism: Pilot randomized controlled treatment study suggesting effectiveness.
Journal of Child Psychology and Psychiatry, 45, 1420–1430.
Aldred, C., Pollard, C., Phillips, R., & Adams, C. (2001). Multidisciplinary social communi-
cation intervention for children with autism and pervasive developmental disorder: The
Child's Talk project. *Educational and Child Psychology, 18,* 76–87.

American Psychiatric Association. (1980). *Diagnostic and statistical manual of mental disorders* (3rd ed.). Washington, DC: Author.

American Psychiatric Association. (1994). *Diagnostic and statistical manual of mental disorders* (4th ed.). Washington, DC: Author.

Arick, J. R., Young, H. E., Falco, R. A., Loos, L. M., Krug, D. A., Gense, M. H., et al. (2003). Designing an outcome study to monitor the progress of students with autism spectrum disorders. *Focus on Autism and Other Developmental Disabilities, 18,* 74–86.

Bibby, P., Eikeseth, S., Martin, N. T., Mudford, O. C., & Reeves, D. (2001). Progress and outcomes for children with autism receiving parent-managed intensive interventions. *Research in Developmental Disabilities, 22,* 425–447.

Birnbrauer, J. S., & Leach, D. J. (1993). The Murdoch Early Intervention Program after 2 years. *Behaviour Change, 10,* 63–74.

Bristol, M. M., Cohen, D. J., Costello, E. J., Denckla, M., Eckberg, T. J., Kallen, R., et al. (1996). State of the science in autism: Report to the National Institutes of Health. *Journal of Autism and Developmental Disorders, 26,* 121–154.

Chambless, D. L., & Hollon, S. D. (1998). Defining empirically supported therapies. *Journal of Counseling and Clinical Psychology, 66,* 7–18.

Chandler, S., Christie, P., Newson, E., & Prevezer, W. (2002). Developing a diagnostic and intervention package for 2– to 3–year-olds with autism. *Autism, 6,* 47–69.

Dawson, G., & Adams, A. (1984). Imitation and social responsiveness in autistic children. *Journal of Abnormal Child Psychology, 12,* 209–225.

Dawson, G., & Osterling, J. (1997). Early intervention in autism: Effectiveness and common elements of current approaches. In M. J. Guralnick (Ed.), *The effectiveness of early intervention: Second generation research* (pp. 307–326). Baltimore: Brookes.

Dawson, G., Osterling, J., Meltzoff, A. N., & Kuhl, P. (2000). Case study of the development of an infant with autism from birth to two years of age. *Journal of Applied Developmental Psychology, 21,* 299–313.

Dawson, G., & Zanolli, K. (2003). Early intervention and brain plasticity in autism. In G. Bock & J. Goode (Eds.), *Autism: Neural bases and treatment possibilities* (Novartis Foundation Symposium 251, pp. 266–280). Chichester, UK: Wiley.

Delprato, D. J. (2001). Comparisons of discrete-trial and normalized behavioral language intervention for young children with autism. *Journal of Autism and Developmental Disorders, 31,* 315–325.

Drew, A., Baird, G., Baron-Cohen, S., Cox, A., Slonims, V., Wheelwright, S., et al. (2002). A pilot randomized control trial of a parent training intervention for pre-school children with autism: Preliminary findings and methodological challenges. *European Child and Adolescent Psychiatry, 11,* 266–272.

Fenske, E. C., Zalenski, S., Krantz, P. J., & McClanahan, L. E. (1985). Age at intervention and treatment outcome for autistic children in a comprehensive intervention program. *Analysis and Intervention in Developmental Disabilities, 5,* 49–58.

Ferster, C. B., & DeMeyer, M. K. (1961). The development of performances in autistic children in an automatically controlled environment. *Journal of Chronic Diseases, 13,* 312–345.

Fombonne, E. (2003). Epidemiological surveys of autism and other pervasive developmental disorders: An update. *Journal of Autism and Developmental Disorders, 33,* 365–382.

Green, G., Brennan, L. C., & Fein, D. (2002). Intensive behavioral treatment for a toddler at high risk for autism. *Behavior Modification, 26,* 69–102.

Greenspan, S. I. (1992). *Infancy and early childhood: The practice of clinical assessment and intervention with emotional and developmental challenges.* Madison, CT: International Universities Press.

Greenspan, S. I., & Wieder, S. (1997). Developmental patterns and outcomes in infants and children with disorders in relating and communicating: A chart review of 200 cases of children with autism spectrum diagnoses. *Journal of Developmental and Learning Disorders, 1,* 87–141.

Greenspan, S. I., & Wieder, S. (1999). A functional developmental approach to autism spectrum disorders. *Journal of the Association for Persons with Severe Handicaps, 24,* 147–161.

Hadwin, J., Baron-Cohen, S., Howlin, P., & Hill, K. (1997). Does teaching theory of mind have an effect on the ability to develop conversation in children with autism? *Journal of Autism and Developmental Disorders, 27,* 519–537.

Hansen, R. L., & Ozonoff, S. (2003). Alternative therapies: Assessment and therapy options. In S. Ozonoff, S. J. Rogers, & R. Hendren (Eds.) *Autism spectrum disorders: A research review for practitioners* (pp. 187–207). Washington, DC: American Psychiatric Publishing.

Harris, S. L., & Handleman, J. S. (2000). Age and IQ at intake as predictors of placement for young children with autism: A four- to six-year follow-up. *Journal of Autism and Developmental Disorders, 30,* 137–142.

Harris, S. L., Handleman, J. S., Gordon, R., Kristoff, B., & Fuentes, F. (1991). Changes in cognitive and language functioning of preschool children with autism. *Journal of Autism and Developmental Disorders, 21,* 281–290.

Harris, S. L., Handleman, J. S., Kristoff, B., Bass, L., & Gordon, R. (1990). Changes in language development among autistic and peer children in segregated and integrated preschool settings. *Journal of Autism and Developmental Disorders, 20,* 23–31.

Hart, B., & Risley, T. R. (1974). Using preschool materials to modify the language of disadvantaged children. *Journal of Applied Behavior Analysis, 7,* 243–256.

Hart, B., & Risley, T. R. (1975). Incidental teaching of language in the preschool. *Journal of Applied Behavior Analysis, 8,* 411–420.

Hart, B., & Risley, T. R. (1980). *In vivo* language intervention: Unanticipated general effects. *Journal of Applied Behavior Analysis, 13,* 407–432.

Horner, R. H., Carr, E. G., Strain, P. S., Todd, A. W., & Reed, H. K. (2002). Problem behavior interventions for young children with autism: A research synthesis. *Journal of Autism and Developmental Disorders, 32,* 423–446.

Jacobson, J. W., & Mulick, J. A. (2000). System and cost research issues in treatments for people with autistic disorders. *Journal of Autism and Developmental Disorders, 30,* 585–593.

Jacobson, J. W., Mulick, J. A., & Green, G. (1998). Cost–benefit estimates for early intensive behavioral intervention for young children with autism—General model and single state case. *Behavioral Interventions, 13,* 201–226.

Jocelyn, L. J., Casiro, O. G., Beattie, D., Bow, J., & Kneisz, J. (1998). Treatment of children with autism: A randomized controlled trial to evaluate a caregiver-based intervention program in community day-care centers. *Journal of Developmental and Behavioral Pediatrics, 19,* 326–334.

Kanner, L. (1943). Autistic disturbances of affective contact. *Nervous Child, 2,* 217–250.

Kasari, C. (2002). Assessing change in early intervention programs for children with autism. *Journal of Autism and Developmental Disorders, 32,* 447–461.

Kazdin, A. E. (1982). Symptom substitution, generalization, and response covariation: Implications for psychotherapy outcome. *Psychological Bulletin, 91,* 349–365.

Kazdin, A. E. (2002). *Research design in clinical psychology* (4th ed.). Needham Heights, MA: Allyn & Bacon.

Koegel, L. K., Camarata, S. M., Valdez-Menchaca, M., & Koegel, R. L. (1998). Setting generalization of question-asking by children with autism. *American Journal on Mental Retardation, 102,* 346–357.

Koegel, L. K., & Koegel, R. L. (1995). Motivating communication in children with autism. In E. Schopler & G. B. Mesibov (Eds.), *Learning and cognition in autism: Current issues in autism* (pp. 73–87). New York: Plenum Press.

Koegel, L. K., Koegel, R. L., Harrower, J. K., & Carter, C. M. (1999). Pivotal response intervention I: Overview of approach. *Journal of the Association for Persons with Severe Handicaps, 24,* 174–185.

Koegel, L. K., Koegel, R. L., Shoshan, Y., & McNerney, E. (1999). Pivitol response intervention II: Preliminary long-term outcome data. *Journal of the Association for Persons with Severe Handicaps, 24,* 186–198.

Koegel, R. L., Koegel, L. K., & Brookman, L. I. (2003). Empirically supported pivotal response interventions for children with autism. In A. E. Kazdin (Ed.), *Evidence-based psychotherapies for children and adolescents* (pp. 341–357). New York: Guilford Press.

Koegel, R. L., Koegel, L. K., & Surratt, A. (1992). Language intervention and disruptive behavior in preschool children with autism. *Journal of Autism and Developmental Disorders, 22,* 141–153.

Koegel, R. L., Schreibman, L., Good, A. B., Cerniglia, L., Murphy, C., & Koegel, L. K. (1989). *How to teach pivotal behaviors to autistic children: A training manual.* Santa Barbara: University of California Press.

Levy, S. E., Mandell, D. S., Merhar, S., Ittenbach, R. F., & Pinto-Martin, J. A. (2003). Use of complementary and alternative medicine among children recently diagnosed with autistic spectrum disorder. *Journal of Developmental and Behavioral Pediatrics, 24,* 418–423.

Lonigan, C. J., Elbert, J. C., & Johnson, S. B. (1998). Empirically supported psychosocial interventions for children: An overview. *Journal of Clinical Child Psychology, 27,* 138–145.

Lord, C., Risi, S., Lambrecht, L., Cook, E. H., Leventhal, B. L., DiLavore, P. C., et al. (2000). The autism diagnostic observation schedule—Generic: A standard measure of social and communication deficits associated with the spectrum of autism. *Journal of Autism and Developmental Disorders, 30,* 205–223.

Lord, C., Rutter, M., & Le Couteur, A. (1994). Autistic Diagnostic Interview—Revised: A revised version of a diagnostic interview for caregivers of individuals with possible pervasive developmental disorder. *Journal of Autism and Developmental Disorders, 24,* 659–685.

Lovaas, O. I. (1987). Behavioral treatment and normal educational and intellectual functioning in young autistic children. *Journal of Consulting and Clinical Psychology, 55,* 3–9.

Lovaas, O. I., Ackerman, A. B., Alexander, D., Firestone, P., Perkins, J., & Young, D. (1981). *Teaching developmentally disabled children: The me book.* Austin, TX: PRO-ED.

Lovaas, O. I., Smith, T., & McEachin, J. J. (1989). Clarifying comments on the Young Autism Study: Reply to Schopler, Short, and Mesibov. *Journal of Consulting and Clinical Psychology, 57,* 165–167.

Mahoney, G., & Perales, F. (2003). Using relationship-focused intervention to enhance the social–emotional functioning of young children with autism spectrum disorders. *Topics in Early Childhood Special Education, 23,* 74–86.

Marcus, L. M., Rubin, J. S., & Rubin, M. A. (2000). Benefit–cost analysis and autism services: A response to Jacobson and Mulick. *Journal of Autism and Developmental Disorders, 30,* 595–598.

McEachin, J. J., Smith, T., & Lovaas, O. I. (1993). Long-term outcome for children with autism who received early intensive behavioral treatment. *American Journal on Mental Retardation, 97,* 359–372.

McGee, G. G., Almeida, C., Sulzer-Azaroff, B., & Feldman, R. S. (1992). Promoting reciprocal interactions via peer incidental teaching. *Journal of Applied Behavior Analysis, 25,* 117–126.

McGee, G. G., Daly, T., & Jacobs, H. A. (1994). The Walden Preschool. In S. L. Harris & J. S. Handleman (Eds.), *Preschool education programs for children with autism* (pp. 127–162). Austin, TX: PRO-ED.

McGee, G. G., Morrier, M. J., & Daly, T. (1999). An incidental teaching approach to early intervention for toddlers with autism. *Journal of the Association for Persons with Severe Handicaps, 24,* 133–146.

Mesibov, G. B. (1997a). Preschool issues in autism: Introduction. *Journal of Autism and Developmental Disorders, 27,* 637–640.

Mesibov, G. B. (1997b). Formal and informal measures on the effectiveness of the TEACCH programme. *Autism, 1,* 25–35.

Morrison, R. S., Sainato, D. M., Benchaaban, D., & Endo, S. (2002). Increasing play skills of children with autism using activity schedules and correspondence training. *Journal of Early Intervention, 25,* 58–72.

Mundy, P., & Crowson, M. (1997). Joint attention and early social communication: Implications for research on intervention with autism. *Journal of Autism and Developmental Disorders, 27,* 653–676.

Mundy, P., Sigman, M., & Kasari, C. (1990). A longitudinal study of joint attention and language development in autistic children. *Journal of Autism and Developmental Disorders, 20,* 115–128.

National Research Council, Committee on Educational Interventions for Children with Autism, Division of Behavioral and Social Sciences and Education. (2001). *Educating children with autism* (C. Lord & J. McGee, Eds.). Washington, DC: National Academy Press.

Odom, S. L., Brown, W. H., Frey, T., Karasu, N., Smith-Canter, L. L., & Strain, P. S. (2003). Evidence-based practices for young children with autism: Contributions for single-subject design research. *Focus on Autism and Other Developmental Disabilities, 18,* 166–175.

Odom, S. L., & Strain, P. S. (1986). A comparison of peer-initiation and teacher-antecedent interventions for promoting reciprocal social interaction of autistic preschoolers. *Journal of Applied Behavior Analysis, 19,* 59–71.

Osterling, J., & Dawson, G. (1994). Early recognition of children with autism: A study of first birthday home video tapes. *Journal of Autism and Developmental Disorders, 24,* 247–257.

Ozonoff, S., & Cathcart, K. (1998). Effectiveness of a home program intervention for young children with autism. *Journal of Autism and Developmental Disorders, 28,* 25–32.

Ramey, C. T., & Ramey, S. L. (1998). Early intervention and early experience. *American Psychologist, 53,* 109–120.

Ritvo, E. R., & Freeman, B. J. (1978). National society for autistic children definition for the syndrome of autism. *Journal of Autism and Childhood Schizophrenia, 8,* 162–167.

Robins, D. L., Fein, D., Barton, M. L., & Green, J. A. (2001). The Modified Checklist for Autism in Toddlers: An initial study investigating the early detection of autism and pervasive developmental disorders. *Journal of Autism and Developmental Disorders, 31,* 131–144.

Rogers, S. J. (1998). Empirically supported comprehensive treatments for young children with autism. *Journal of Clinical Child Psychology, 27,* 168–179.

Rogers, S. J. (in press). Empirically supported comprehensive treatments for early autism. *Journal of Child Clinical Psychology.*

Rogers, S. J., & DiLalla, D. L. (1991). A comparative study of the effects of a developmentally based instructional model on young children with autism and young children with other disorders of behavior and development. *Topics in Early Childhood Special Education, 11,* 29–47.

Rogers, S. J., Hayden, D., Hepburn, S., Charlifue-Smith, R., Hall, T., & Hayes, A. (in press). Teaching young nonverbal children with autism useful speech: A pilot study of the Denver Model and PROMPT interventions. *Journal of Autism and Developmental Disorders.*

Rogers, S. J., Herbison, J. M., Lewis, H. C., Pantone, J., & Reis, K. (1986). An approach for enhancing the symbolic, communicative, and interpersonal functioning of young children with autism or severe emotional handicaps. *Journal of the Division for Early Childhood, 10,* 135–148.

Rogers, S. J., Lewis, H. C., & Reis, K. (1987). An effective procedure for training early special education teams to implement a model program. *Journal of the Division for Early Childhood, 11,* 180–188.

Rogers, S. J., & Pennington, B. F. (1991). A theoretical approach to the deficits in infantile autism. *Development and Psychopathology, 3,* 137–162.

Salt, J., Sellars, V., Shemilt, J., Boyd, S., Coulson, T., & McCool, S. (2001). The Scottish Centre for Autism preschool treatment programme: I. A developmental approach to early intervention. *Autism, 5,* 362–373.

Salt, J., Shemilt, J., Sellars, V., Boyd, S., Coulson, T., & McCool, S. (2002). The Scottish Centre for Autism preschool treatment programme: II. The results of a controlled treatment outcome study. *Autism, 6,* 33–46.

Sandler, A. D., & Bodfish, J. W. (2000). Placebo effects in autism: Lessons from secretin. *Journal of Developmental and Behavioral Pediatrics, 21,* 347–350.

Schopler, E., Brehm, S. S., Kinsbourne, M., & Reichler, R. J. (1971). Effect of treatment structure on development in autistic children. *Archives of General Psychiatry, 24,* 415–421.

Schopler, E., & Reichler, R. J. (1971). Parents as cotherapists in the treatment of psychotic children. *Journal of Autism and Child Schizophrenia, 1,* 87–102.

Schopler, E., Reichler, R. J., & Lansing, M. (1980). *Individualized assessment and treatment for autistic and developmentally disabled children: Vol. 2. Teaching strategies for parents and professionals.* Baltimore: University Park Press.

Sheinkopf, S. J., & Siegel, B. (1998). Home-based behavioral treatment of young children with autism. *Journal of Autism and Developmental Disorders, 28,* 15–23.

Siegel, B., & Zimnitzky, B. (1998). Assessing "alternative" therapies for communication disorders in children with autistic spectrum disorders: Facilitated communication and auditory integration training. *Journal of Speech–Language Pathology and Audiology, 22,* 61–70.

Sigman, M., & Ungerer, J. A. (1984). Cognitive and language skills in autistic, mentally retarded, and normal children. *Developmental Psychology, 20,* 293–302.

Skinner, B. F. (1938). *The behavior of organisms: An experimental analysis.* Oxford, UK: Appleton-Century.

Smith, T. (2001). Discrete trial training in the treatment of autism. *Focus on Autism and Other Developmental Disabilities, 16,* 86–92.

Smith, T., & Antolovich, M. (2000). Parental perceptions of supplemental interventions received by young children with autism in intensive behavior analytic treatment. *Behavior Interventions, 15,* 83–97.

Smith, T., Buch, G. A., & Gamby, T. E., (2000). Parent-directed, intensive early intervention for children with pervasive developmental disorder. *Research in Developmental Disabilities, 21,* 297–309.

Smith, T., Groen, A. D., & Wynn, J. W. (2000). Randomized trial of intensive early intervention for children with pervasive developmental disorder. *American Journal on Mental Retardation, 105,* 269–285.

Smith, T., Groen, A. D., & Wynn, J. W. (2001). Randomized trial of intensive early intervention for children with pervasive developmental disorder [Errata]. *American Journal on Mental Retardation, 106,* 208.

Stoelb, M., Yarnal, R., Miles, J., Takahashi, T. N., Farmer, J. E., & McCathren, R. B. (2004). Predicting responsiveness to treatment of children with autism: A retrospective study of the importance of physical dysmorphology. *Focus on Autism and Other Developmental Disabilities, 19, 66–77.*

Stone, W. L. (1997). Autism in infancy and early childhood. In D. J. Cohen & F. R. Volkmar (Eds.), *Handbook of autism and pervasive developmental disorders.* New York: Wiley.

Task Force on Promotion and Dissemination of Psychological Procedures. (1995). Training in and dissemination of empirically validated psychosocial treatments: Report and recommendations. *Clinical Psychologist, 48,* 3–23.

Tsai, L. (2000). Children with autism spectrum disorder: Medicine today and in the new millennium. *Focus on Autism and Other Developmental Disabilities, 15,* 138–145.

Unis, A., Munson, J. A., Rogers, S., Goldson, E., Osterling, J., Gabriels, R., et al. (2002). A randomized, double-blind, placebo-controlled trial of porcine versus synthetic secretin for reducing symptoms of autism. *Journal of the Academy of Child and Adolescent Psychiatry, 41*(11), 1315–1321.

Volkmar, F. R. (2001). Pharmacological interventions in autism: Theoretical and practical issues. *Journal of Clinical Child Psychology, 30,* 80–87.

Western Psychology Services. (1988). *Childhood Autism Rating Scale (CARS).* Los Angeles: Author.

Whalen, C., & Schreibman, L. (2003). Joint attention training for children with autism using behavior modification procedures. *Journal of Child Psychology and Psychiatry, 44,* 456–468.

Wolery, M., & Garfinkle, A. N. (2002). Measures in intervention research with young children who have autism. *Journal of Autism and Developmental Disorders, 32,* 463–478.

Woods, J. J., & Wetherby, A. M. (2003). Early identification of and intervention for infants and toddlers who are at risk for autism spectrum disorder. *Language, Speech, and Hearing Services in Schools, 34,* 180–193.

World Health Organization. (1992). *International Classification of Diseases* (10th ed.). Geneva: Author.

國家圖書館出版品預行編目資料

學齡前兒童精神健康手冊——發展、疾病和治療／Joan L.
　Luby 主編；林政佑，陳芝萍，陳威勝譯. -- 初版. --
臺北市：心理，2009.09
　　面；　公分. --（心理治療；116）
含參考書目
譯自：Handbook of preschool mental health: development, disorders,
and treatment
　ISBN 978-986-191-294-3（平裝）

1.兒童精神醫學　　2. 手冊

415.9517026　　　　　　　　　　　　　　　　　98014356

心理治療 116　**學齡前兒童精神健康手冊─發展、疾病和治療**

主　　　編：Joan L. Luby
譯　　　者：林政佑、陳芝萍、陳威勝
責任編輯：林嘉瑛
執行編輯：林汝穎
總　編　輯：林敬堯
發　行　人：洪有義
出　版　者：心理出版社股份有限公司
社　　　址：台北市和平東路一段 180 號 7 樓
總　　　機：(02) 23671490　　傳　　　真：(02) 23671457
郵　　　撥：19293172　心理出版社股份有限公司
電子信箱：psychoco@ms15.hinet.net
網　　　址：www.psy.com.tw
駐美代表：Lisa Wu　Tel：973 546-5845　Fax：973 546-7651
登 記 證：局版北市業字第 1372 號
電腦排版：臻圓打字印刷有限公司
印 刷 者：東縉彩色印刷有限公司
初版一刷：2009 年 9 月

讀者意見回函卡

No. _____   填寫日期： 年   月   日

感謝您購買本公司出版品。為提升我們的服務品質，請惠填以下資料寄回本社【或傳真(02)2367-1457】提供我們出書、修訂及辦活動之參考。您將不定期收到本公司最新出版及活動訊息。謝謝您！

姓名：_____   性別：1□男 2□女

職業：1□教師 2□學生 3□上班族 4□家庭主婦 5□自由業 6□其他____

學歷：1□博士 2□碩士 3□大學 4□專科 5□高中 6□國中 7□國中以下

服務單位：_____ 部門：_____ 職稱：_____

服務地址：_____ 電話：_____ 傳真：_____

住家地址：_____ 電話：_____ 傳真：_____

電子郵件地址：_____

書名：_____

一、您認為本書的優點：（可複選）

　❶□內容 ❷□文筆 ❸□校對 ❹□編排 ❺□封面 ❻□其他____

二、您認為本書需再加強的地方：（可複選）

　❶□內容 ❷□文筆 ❸□校對 ❹□編排 ❺□封面 ❻□其他____

三、您購買本書的消息來源：（請單選）

　❶□本公司 ❷□逛書局⇨_____書局 ❸□老師或親友介紹

　❹□書展⇨____書展 ❺□心理心雜誌 ❻□書評 ❼其他_____

四、您希望我們舉辦何種活動：（可複選）

　❶□作者演講 ❷□研習會 ❸□研討會 ❹□書展 ❺□其他____

五、您購買本書的原因：（可複選）

　❶□對主題感興趣 ❷□上課教材⇨課程名稱_____

　❸□舉辦活動 ❹□其他_____   （請翻頁繼續）

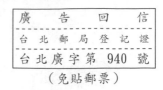

 心理出版社 股份有限公司

台北市 106 和平東路一段 180 號 7 樓

TEL: (02) 2367-1490
FAX: (02) 2367-1457
EMAIL:psychoco@ms15.hinet.net

沿線對折訂好後寄回

六、您希望我們多出版何種類型的書籍

❶□心理　❷□輔導　❸□教育　❹□社工　❺□測驗　❻□其他

七、如果您是老師，是否有撰寫教科書的計劃：□有□無

　　書名／課程：＿＿＿＿＿＿＿＿＿＿＿＿＿＿＿＿＿＿＿＿

八、您教授／修習的課程：

上 學 期：＿＿＿＿＿＿＿＿＿＿＿＿＿＿＿＿＿＿＿＿

下 學 期：＿＿＿＿＿＿＿＿＿＿＿＿＿＿＿＿＿＿＿＿

進 修 班：＿＿＿＿＿＿＿＿＿＿＿＿＿＿＿＿＿＿＿＿

暑　　假：＿＿＿＿＿＿＿＿＿＿＿＿＿＿＿＿＿＿＿＿

寒　　假：＿＿＿＿＿＿＿＿＿＿＿＿＿＿＿＿＿＿＿＿

學 分 班：＿＿＿＿＿＿＿＿＿＿＿＿＿＿＿＿＿＿＿＿

九、您的其他意見

＿＿＿＿＿＿＿＿＿＿＿＿＿＿＿＿＿＿＿＿＿＿＿＿＿＿＿＿

謝謝您的指教！　　　　　　　　　　　　　22116